耳鼻咽喉・頭頸部 手術アトラス 上巻

| 第 2 版 |

監修

森山　寬　東京慈恵会医科大学・名誉教授

編集

岸本誠司　亀田総合病院頭頸部外科・部長
村上信五　名古屋市立大学大学院医学研究科耳鼻咽喉・頭頸部外科学・教授
春名眞一　獨協医科大学耳鼻咽喉・頭頸部外科・主任教授

医学書院

耳鼻咽喉・頭頸部手術アトラス[上巻]

発　　行	1999年3月15日　第1版第1刷
	2013年7月15日　第1版第3刷
	2018年5月15日　第2版第1刷©

監　修　森山　寛
　　　　もりやま　ひろし

編　集　岸本誠司・村上信五・春名眞一
　　　　きしもとせいじ　むらかみしんご　はるなしんいち

発行者　株式会社　医学書院
　　　　代表取締役　金原　俊
　　　　〒113-8719　東京都文京区本郷 1-28-23
　　　　電話　03-3817-5600(社内案内)

印刷・製本　三美印刷

本書の複製権・翻訳権・上映権・譲渡権・貸与権・公衆送信権(送信可能化権を含む)は株式会社医学書院が保有します.

ISBN978-4-260-02105-0

本書を無断で複製する行為(複写,スキャン,デジタルデータ化など)は,「私的使用のための複製」など著作権法上の限られた例外を除き禁じられています.大学,病院,診療所,企業などにおいて,業務上使用する目的(診療,研究活動を含む)で上記の行為を行うことは,その使用範囲が内部的であっても,私的使用には該当せず,違法です.また私的使用に該当する場合であっても,代行業者等の第三者に依頼して上記の行為を行うことは違法となります.

JCOPY〈出版者著作権管理機構　委託出版物〉
本書の無断複製は著作権法上での例外を除き禁じられています.複製される場合は,そのつど事前に,出版者著作権管理機構(電話 03-3513-6969,FAX 03-3513-6979,info@jcopy.or.jp)の許諾を得てください.

執筆者一覧（執筆順）

須納瀬　弘	東京女子医科大学東医療センター耳鼻咽喉科・部長
内藤　　泰	神戸市立医療センター中央市民病院・副院長
髙橋　晴雄	長崎みなとメディカルセンター耳鼻咽喉科
朝戸　裕貴	獨協医科大学形成外科学・教授
柿木　章伸	神戸大学大学院医学研究科外科系講座耳鼻咽喉科頭頸部外科学分野・特命教授
加我　君孝	国際医療福祉大学言語聴覚センター・教授
和田　哲郎	筑波大学医学医療系耳鼻咽喉科・准教授
原　　　晃	筑波大学医学医療系耳鼻咽喉科・教授
林　　達哉	旭川医科大学頭頸部癌先端的診断・治療学・特任教授
湯浅　　涼	仙台・中耳サージセンター・理事長
飯野ゆき子	東京北医療センター難聴・中耳手術センター・センター長
田中　康広	獨協医科大学埼玉医療センター耳鼻咽喉科・主任教授
植田　広海	愛知医科大学耳鼻咽喉科学・教授
山本　悦生	山本中耳サージセンター・所長
土井　勝美	近畿大学医学部耳鼻咽喉科・教授
小宗　静男	社会医療法人祐愛会織田病院　小宗神経耳科学研究所・所長
森山　　寛	東京慈恵会医科大学・名誉教授
東野　哲也	宮崎大学医学部耳鼻咽喉・頭頸部外科学・教授
暁　　清文	鷹の子病院・名誉院長
谷口雄一郎	聖マリアンナ医科大学耳鼻咽喉科学・准教授
岩永　迪孝	ひろしば耳鼻咽喉科京都みみはな手術センター・所長
阪上　雅史	兵庫医科大学耳鼻咽喉科・頭頸部外科学・主任教授
山本　　裕	東京慈恵会医科大学耳鼻咽喉科学・教授
欠畑　誠治	山形大学医学部耳鼻咽喉・頭頸部外科学・教授
枝松　秀雄	前　東邦大学耳鼻咽喉科・教授
小林　俊光	仙塩利府病院耳科手術センター・センター長
小島　博己	東京慈恵会医科大学耳鼻咽喉科学・主任教授
角田　篤信	順天堂大学医学部附属練馬病院耳鼻咽喉科・准教授
中川　尚志	九州大学大学院医学研究院耳鼻咽喉科学分野・教授
小川　　郁	慶應義塾大学医学部耳鼻咽喉科・教授
池園　哲郎	埼玉医科大学耳鼻咽喉科・教授
喜多村　健	湘南医療大学・副学長
河野　　淳	東京医科大学耳鼻咽喉科・頭頸部外科学・教授
白井　杏湖	東京医科大学耳鼻咽喉科・頭頸部外科学・講師
伊藤　壽一	滋賀県立総合病院研究所・所長
宇佐美真一	信州大学医学部耳鼻咽喉科学・教授
北原　　糺	奈良県立医科大学耳鼻咽喉・頭頸部外科学・教授
鈴木　　衞	東京医科大学・学長
村上　信五	名古屋市立大学大学院医学研究科耳鼻咽喉・頭頸部外科学・教授
橋本　　省	国立病院機構仙台医療センター・院長
羽藤　直人	愛媛大学大学院医学研究科耳鼻咽喉科・頭頸部外科・教授
古田　　康	手稲渓仁会病院・副院長
柳　　　清	聖路加国際病院耳鼻咽喉科・部長
尾尻　博也	東京慈恵会医科大学放射線医学・教授
友田　幸一	関西医科大学・学長
野中　　学	東京女子医科大学耳鼻咽喉科・臨床教授
藤枝　重治	福井大学医学部耳鼻咽喉科・頭頸部外科学・教授
池田　勝久	順天堂大学医学部耳鼻咽喉科学・主任教授
吉川　　衛	東邦大学医療センター大橋病院耳鼻咽喉科・教授
春名　眞一	獨協医科大学耳鼻咽喉・頭頸部外科・主任教授

竹内　万彦	三重大学大学院医学系研究科耳鼻咽喉・頭頸部外科・教授
平川　勝洋	広島大学・名誉教授
杉本　一郎	医療法人杉本クリニック・副院長
山下　公一	金沢医科大学・名誉教授
鴻　　信義	東京慈恵会医科大学耳鼻咽喉科学・教授
原田　　保	川崎医科大学・名誉教授
和田　弘太	東邦大学医療センター大森病院耳鼻咽喉科・教授
菊地　　茂	埼玉医科大学総合医療センター耳鼻咽喉科・教授
飯村　慈朗	東京歯科大学市川総合病院耳鼻咽喉科・准教授
市村　恵一	石橋総合病院・病院長
佐伯　直勝	国際医療福祉大学市川病院・病院長
中川　隆之	京都大学大学院医学研究科耳鼻咽喉科・頭頸部外科学・講師
三輪　高喜	金沢医科大学耳鼻咽喉科学・主任教授
黒野　祐一	鹿児島大学大学院医歯学総合研究科耳鼻咽喉科・頭頸部外科学・教授
後藤　　聡	東京慈恵会医科大学眼科学講座・講師
吉田　尚弘	自治医科大学附属さいたま医療センター耳鼻咽喉科・教授
花澤　豊行	千葉大学大学院医学研究院耳鼻咽喉科・頭頸部腫瘍学・准教授
松根　彰志	日本医科大学医学部耳鼻咽喉科学・教授
片岡　真吾	松阪中央総合病院耳鼻咽喉科・部長
川内　秀之	島根大学医学部耳鼻咽喉科学・教授
上田　晃一	大阪医科大学形成外科・教授
松脇　由典	医療法人社団恵芳会松脇クリニック品川・理事長

イラストレーション

中野　朋彦

第2版 序

 この度『耳鼻咽喉・頭頸部手術アトラス』の上巻(耳科,鼻科と関連領域)の改訂版を上梓しました.本書の源流を遡れば,堀口申作先生の編集により1961年(昭和36年)に本邦で初めて刊行された『耳鼻咽喉科手術書』にたどり着きます.その後1977年(昭和52年)に,同じく堀口申作先生,橋本泰彦先生,佐藤靖雄先生,山下公一先生方の編集により手術の図を豊富に挿入した『耳鼻咽喉手術アトラス』の上・下巻が刊行され,欧米の手術書に頼っていた当時の耳鼻咽喉科医の手術の向上に大いに貢献したものと確信しています.

 その後,医学・医療の進歩に合わせるように内容を一新して,小松崎篤先生の監修のもと,犬山征夫先生,本庄 巖先生と私の編集により『耳鼻咽喉・頭頸部手術アトラス』上巻(耳科,鼻科と関連領域)を1999年に,下巻(口腔・咽喉頭,気管・食道,頸部)を2000年に刊行致しました.そして発刊以来,耳鼻咽喉科・頭頸部外科領域のスタンダードな手術書として,若手からベテランまで多くの読者に支持されてまいりました.とくに各領域の専門家による執筆と美麗なイラストを用いた術式・手技の解説は高い評価を得ております.

 しかしながら前版の発行より19年が経ち,低侵襲性の手術の開発など手術手技も日々進歩し,光学機器はじめ手術支援機器の発達も目を見張るスピードで進んでおります.また境界領域となる関連科との共同手術も行われるようになり,頭蓋底手術など適応拡大も進んでおり,現今の状況に合わせ改変するべき内容も多数みられるようになりました.そこで,前版の基本方針ならびに評価の高いところを生かしつつ,近年の進歩を取り込み一層の充実を図り,最新の手術書とするべく改訂版とした次第であります.

 今回は私が監修し,各領域のエキスパートである岸本誠司先生,村上信五先生,春名眞一先生に編集の労をおとりいただきました.その特徴は,スタンダードな術式を一人のイラストレーターにより統一した画で提示したこと,若手医師の教育に役立つ構成をめざすとともに,ベテラン医師にも知識の整理やインフォームドコンセントに活用できる内容としたことであります.編集会議を重ね目次構成を見直し,各項目に相応しい執筆者にお願いしました.したがって,本書は本邦における経験豊かな執筆者らによる基本・標準的な手術書であり,手術手技がわかりやすく解説されています.手術概念,手術の適応,術前に必要な検査,術前に注意すること,手術の実際,術後管理が簡潔に記載され,さらに手術のポイントや臨床解剖も丁寧に解説されています.

 より良いアトラスとすべく何度も推敲を重ねた結果,本アトラスの執筆をお願いしてから4年越しの刊行となりました.本書を編集するにあたり,多忙な時間をさいて寄稿いただいた先生方に深く感謝申し上げるとともに,本書が,今後の耳鼻咽喉・頭頸部外科領域の医学・医療の向上に少しでも役に立つことを念願する次第です.

 最後に本書を刊行するに際して,企画当初からお世話になった医学書院の林 裕氏や関係者の方々,本書の膨大なイラストをお一人で描いていただいた中野朋彦氏に厚く御礼を申し上げる次第であります.

2018年5月

森山 寛

初版 序

　耳鼻咽喉科・頭頸部外科関係の手術アトラスを医学書院より出版することの依頼をうけたのは，3年前のことであった．この種の手術書は，欧米においては従来より多く出版されているのは周知のことである．しかし，本邦ではこのようにまとまった手術書は過去20年間には出版されていない．そのため，現時点での耳鼻咽喉科・頭頸部外科関連の手術書として集大成すべく犬山征夫教授（北海道大学），本庄巖教授（京都大学），森山寛教授（東京慈恵会医科大学）に編集責任者としてお願いすることにした．

　本書は上下2巻に分かれており，上巻には耳科学・鼻科学およびその関連領域が含まれている．また，下巻には口腔・咽頭・気管・食道・頸部およびその関連分野を網羅するよう配慮した．

　近年の耳鼻咽喉科，頭頸部外科の手術は，以前と比較してその進歩のあとは著しい．それらのなかには顕微鏡視下のマイクロサージャリー，内視鏡視下の手術，レーザー手術などがあげられる．

　顕微鏡視下でのマイクロサージャリーは，耳鼻咽喉科においては中耳の慢性炎症を中心とした耳科手術が中心になっていたが，現在では喉頭微細手術などとしても重要な位置を占めるようになった．また，内視鏡手術は特に鼻科領域で発達し，鼻・副鼻腔の複雑な解剖学的位置関係を明確に観察しながら手術を行うことにより，この領域の手術に大きな進歩をもたらしている．

　これらの新しいテクノロジーは，耳鼻咽喉科・頭頸部外科領域での手術療法の進歩に大きな役割を果たしているが，従来の耳鼻咽喉科手術の延長上にあるだけではなく，基本的なコンセプトを変えるに至った分野もある．

　さらにもう一つの最近の進歩としては，耳鼻咽喉科・頭頸部外科の境界領域の手術の進歩である．具体的には頭蓋底外科，あるいは上縦隔などへのアプローチであり，これらは脳神経外科，胸部外科，あるいは形成外科との協調により手術が進められることも多い．

　また，手術法の発達とともにビデオ技術の進歩も見逃すことはできない．CCD内蔵によりビデオカメラが小型化し，取扱いが容易になったばかりでなく，鮮明な画像も得られるようになった．また，電子内視鏡も実際に使用されており，またImage guided surgery も実用化しつつある．

　これらテクノロジーの進歩により術野がより確実に明視化され，多くの医師が同時に観察することができ，また医学教育の面でも重要な役割を果たしている．

　このような背景にたって，「耳鼻咽喉・頭頸部手術アトラス」を出版することになったが，本著の特徴は，ほぼ以下のようなものである．

　1）手術解剖を十分に取り入れていること．
　2）術前の準備についての記載を十分にしたこと．
　3）いわゆるインフォームド・コンセントについての配慮を行ったこと．
　4）手術の実際に関しては可及的に模式図化し，理解の一助にしたこと．
　5）手術のポイントは箇条書きに示したこと．
　6）近年の新しい分野についても十分に取り入れたことなどである．

　このなかでもインフォームド・コンセントに関連した項目は，これから手術，あるいは医療を行う上ではきわめて重要な役割を果たすものである．したがって，本書ではこの分野についてのコメントも十分に取り入れるように配慮した．

この手術書を通読しても，当然のことながらただちに手術ができるというものではなく，手術書を十分に参考にしてさらにその分野でのエキスパートの手術を見学することは手術の上達の早道であり，その点でも本書がなんらかのお役に立つことを期待している．

　本書に出版するに当たり，企画当初にお世話になった医学書院の山崎恵美氏，また多くの困難を乗り越えて出版にこぎつけた下田祥子，永吉脩両氏，さらに本書のイラストを受け持たれた中野朋彦氏に厚く御礼申し上げる次第である．

1999年1月

小松崎　篤

目次

耳科学

1 手術のための臨床解剖 ―― 須納瀬弘　3
2 手術のための画像診断 ―― 内藤　泰　12
3 中耳の換気・調圧生理 ―― 髙橋晴雄　22

外耳　25

4 耳介奇形 ―― 朝戸裕貴　26
5 先天性耳瘻孔 ―― 柿木章伸　31
6 外耳道閉鎖症 ―― 加我君孝, 朝戸裕貴　34
7 外耳道腫瘤 ―― 和田哲郎, 原　晃　39

鼓膜　41

8 鼓膜切開術, 鼓膜換気チューブ挿入術 ―― 林　達哉　42
9 鼓膜形成術：接着法 ―― 湯浅　涼　46
10 鼓膜形成術：inlay 法 ―― 飯野ゆき子　50
11 鼓膜形成術：underlay 法 ―― 田中康広　54

中耳　59

12 中耳奇形 ―― 植田広海　60
13 耳小骨連鎖再建術（耳小骨形成術）―― 山本悦生　64
14 チタン製人工耳小骨を用いた聴力改善手術 ―― 土井勝美　70
15 乳突洞削開術 ―― 小宗静男　76
16 中耳真珠腫に対する手術 ―― 森山　寛　81
17 鼓室形成術：canal wall up 法 ―― 東野哲也　90
18 鼓室形成術：staged tympanoplasty method ―― 暁　清文　96
19 鼓室形成術：transcanal atticotomy ―― 谷口雄一郎　101
20 鼓室形成術：cartilage tympanoplasty ―― 田中康広　105
21 鼓室形成術：canal wall down 法（後壁削除法）―― 岩永迪孝　110
22 中耳根本術：radical mastoidectomy ―― 阪上雅史　116
23 再手術例：乳突腔充填術と後壁再建術 ―― 山本　裕　120

24	内視鏡下中耳手術	欠畑誠治	125
25	髄液漏への対応	枝松秀雄	132
26	半規管瘻孔への対応	小林俊光	135
27	錐体尖病変へのアプローチ	小島博己	138
28	グロムス腫瘍	角田篤信	143
29	顔面神経鞘腫	中川尚志	147
30	側頭骨悪性腫瘍	角田篤信	152
31	アブミ骨手術	小川 郁	160
32	耳管開放症に対する手術：耳管内チューブ（耳管ピン）挿入術	小林俊光	166

内耳　171

33	内耳窓閉鎖術（外リンパ瘻）	池園哲郎	172
34	埋め込み型骨導補聴器（BAHA）挿入術	喜多村健	177
35	人工内耳：通常例	河野 淳，白井杏湖	182
36	人工内耳：小児例	伊藤壽一	189
37	人工内耳：特殊例（再手術例，中耳炎症例，蝸牛閉塞例）	宇佐美真一	193
38	めまいに対する手術：内リンパ嚢開放術	北原 糺	200
39	めまいに対する手術：半規管遮断術	鈴木 衞	203

後迷路　207

40	聴神経腫瘍：経中頭蓋窩法	村上信五	208
41	聴神経腫瘍：経迷路法	橋本 省	216

顔面神経　221

42	顔面神経減荷手術	羽藤直人	222
43	顔面神経麻痺に対する神経再建術，整容術	村上信五	227
44	顔面痙攣：ボツリヌストキシン注射療法	古田 康	234

鼻科学

45	手術のための臨床解剖	柳 清	239
46	手術のための画像診断	尾尻博也	260

鼻・副鼻腔　265

47	鼻・副鼻腔手術の支援機器	友田幸一	266
48	鼻茸切除術	野中 学	274
49	下鼻甲介切除術（粘膜内・粘膜外）	藤枝重治	277
50	後鼻神経切断術	池田勝久	281
51	鼻中隔矯正術	吉川 衞	283

52	内視鏡下鼻内副鼻腔手術	春名眞一	289
53	上顎洞手術	竹内万彦	299
54	前頭洞根本手術(鼻外前頭洞手術)	平川勝洋, 杉本一郎, 山下公一	305
55	前頭洞単洞化手術	鴻 信義	311
56	術後性上顎嚢胞	原田 保	316
57	前頭洞嚢胞, 篩骨洞・蝶形骨洞嚢胞	和田弘太	321
58	蝶形骨洞嚢胞	菊地 茂	326
59	鼻副鼻腔乳頭腫	飯村慈朗	330
60	鼻前庭嚢胞などの顔裂嚢胞と歯原性嚢胞	市村恵一	335
61	内視鏡下経鼻的下垂体手術のアプローチ	春名眞一	338
62	経蝶形骨洞下垂体手術	佐伯直勝	342
63	鼻性髄液漏閉鎖	中川隆之	348
64	先天性後鼻孔閉鎖症	三輪高喜	353
65	鼻出血に対する手術	黒野祐一	356

視器付属器　363

66	涙嚢鼻腔吻合術：鼻外法	後藤 聡	364
67	涙嚢鼻腔吻合術：鼻内法	吉田尚弘	368
68	内視鏡下鼻内視神経管(視束管)開放術	森山 寛	371

顔面外傷　377

69	眼窩壁骨折：鼻外法(経上顎洞法, 経下眼瞼法)	花澤豊行	378
70	眼窩壁骨折：鼻内法	鴻 信義	383
71	鼻骨骨折	松根彰志	389
72	上顎骨・頬骨骨折	片岡真吾, 川内秀之	392
73	下顎骨折	上田晃一	398
74	内視鏡下鼻内頭蓋底手術	松脇由典	401
75	内視鏡下眼窩内手術	春名眞一	409

和文索引　413
欧文索引　417

耳科学

1 手術のための臨床解剖

　側頭骨は人体の中で最も複雑な構造を有する骨である．微小で繊細な構造を傷つけずに病変を処理する術野を展開するには，側頭骨の解剖を熟知して各構造の3次元的位置関係を把握しておくことが欠かせない．

耳介・外耳道の臨床解剖

　耳介の形状はひと続きの耳介軟骨により保たれ，皮膚・皮下組織が表面を覆っている．下端部の耳垂付近では軟骨を欠いており，外耳道軟骨は耳介軟骨の内側への延長である．耳珠-耳輪脚間は軟骨が欠損するため，この部位に皮切を加えれば耳介軟骨を損傷することなく外耳道を大きく展開することができる（耳内法皮膚切開）．

　外耳道外側1/3は外耳道軟骨と毳毛や耳垢腺を含む厚い皮膚からなる軟骨部であり，内側2/3は骨膜と一体化した薄い皮膚が覆う骨部である．外耳道は多くの場合に後上方を凸とする屈曲を呈し，前壁と下壁が突出して手術時に鼓膜前下部が観察しにくいことが少なくない．鼓膜が前下方に傾くため，外耳道-鼓膜角は前下方で狭小となり，炎症性ないし医原性の瘢痕で埋まりやすい（anterior blunting）．骨部外耳道前下半は鼓室骨が，後上半は癒合の良好な乳突部と鱗部が作る．前〜下壁を作る鼓室骨は下壁で厚く，蜂巣や貫通する神経はほぼないため手術での削開に危険はないが，前壁と顎関節の間は外側で厚いことが多いものの鼓膜付近は1 mm以下となることが多く，関節包の不用意な開放に注意が必要である．鼓室骨は後下方の鼓室乳突裂，前上方の鼓室鱗裂でそれぞれ乳突部，鱗部と接合する．外耳道皮膚はここで線維性に硬く結合するため，剥離は時に鋭的操作を要する．鼓室乳突裂からは外耳道と鼓膜の後下方を支配する迷走神経の枝であるArnold神経が，鼓室鱗裂外側からは顎関節上から出て外耳道と鼓膜の前上部を支配する耳介側頭神経の枝が出る．外耳道麻酔ではこれら2枝のブロックが重要となる．

　鼓膜は直径約1 cm，厚さ0.1 mm，鼓膜の剛性と弾性を担う線維層（中間層）の表面を角化上皮からなる皮膚層，内面を粘膜層が覆う．大部分を占める緊張部は中間層の延長である線維性鼓膜輪を介して外耳道骨壁の鼓膜溝（tympanic sulcus）と結合する．鼓膜の全層剥離時には鼓膜輪を損傷せずに骨壁から外すことが重要である．鼓膜溝上方にはRivinus notch（リビニ切痕）と呼ばれる小さな切り欠きがあり，これとツチ骨外側突起との間の弛緩部（pars flaccida）は中間層と鼓膜輪を欠く．弛緩部内側でツチ骨頭との間の間隙はPrussak腔と呼ばれ，弛緩部型真珠腫の陥入経路となる．

耳小骨の臨床解剖（図1，図2）

　ツチ骨柄は耳小骨連鎖の鼓膜との接合部である．ツチ骨外側突起上のキャップ状の小軟骨を鼓膜とともに剥がすとツチ骨柄と鼓膜の剥離を下方に進めることができるが，下端の鼓膜臍部分は全体に硬い骨膜に包まれ，結合が強固である．術後の鼓膜浅在化を予防するにはツチ骨柄先端部と鼓膜の結合を可及的に保存したほうがよい．

　耳管上壁の鼓膜張筋半管内で耳管と並走する鼓膜張筋は，鼓室内側壁に出るとサジ状突起で外側へと屈曲，鼓膜張筋腱となりツチ骨柄上端部内側に停止する．この前方には前ツチ骨靱帯が付着する前突起がある．ツチ骨頭の上端部には上鼓室天蓋との間に上ツチ骨靱帯があり，後面はツチ-キヌタ関節でキヌタ骨体部と連絡する．キヌタ骨体部から後方に伸びるキヌタ骨短脚は骨性鼓膜輪と外側半規管隆起の間の狭小な骨裂隙であるfossa incudisに収容されており，短脚先端部に後キヌタ骨靱帯が付着する（図3）．

　短脚はfossa incudis外側壁ときわめて近いことに加え，体部からやや外側に向かうため，乳突腔側から上鼓室を開放する際にドリル先端が当たりやすい．耳小骨連鎖が保存された状態では注意が必要である．ツチ骨，キヌタ骨と上鼓室壁との距離は症例によってはきわめて近く，鼓室硬化症病変による固着が起こりやすい．

　キヌタ骨とアブミ骨は長脚先端内側面の豆状突起とアブミ骨頭が作るキヌタ-アブミ関節で連絡する．アブミ

骨は前後脚とアブミ骨頭からなる上部構造と，輪状靱帯を介して前庭窓にはまる底板からなり，繊細な上部構造は緊張部型（後上部型）真珠腫で破壊されやすい．アブミ骨筋は顔面神経鼓室部の内側を並走して神経を受け，錐体隆起で前方へ屈曲してアブミ骨筋腱となり後脚上端部に停止する．アブミ骨上部構造は下方の岬角側に傾いており（**図4**），両者の距離が近い症例では瘢痕や鼓室硬化症により上部構造が岬角に固定されやすい．また，距離が近い症例で上部構造上にコルメラを立てると，アブミ骨を岬角側に倒す力が働いて癒着による伝音障害が残りやすい．顔面神経と上部構造の間を通して底板上にコルメラを立て，Ⅳ型とするほうがよい結果が得られることもある．

耳小骨連鎖に付着する腱や靱帯の単独の石灰化もまた連鎖可動性低下の原因となる．可動性の低下した連鎖を保存する術式を目指す場合には，各構造を入念にチェックする必要がある．

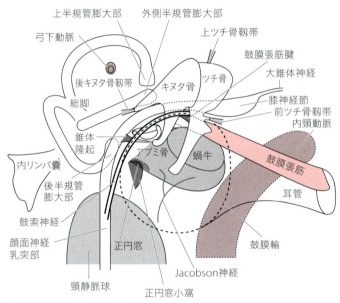

図1　右鼓室周辺の重要な構造

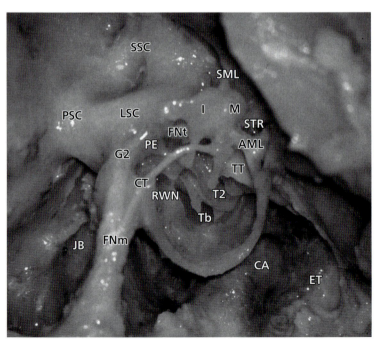

図2　右鼓室周辺の重要な構造

AML：前ツチ骨靱帯，CA：内頸動脈，
CT：鼓索神経，ET：耳管，
FNm：顔面神経乳突部，
FNt：顔面神経鼓室部，
G2：顔面神経第2膝部，I：キヌタ骨，
JB：頸静脈球，LSC：外側半規管，
M：ツチ骨，PE：錐体隆起，
PSC：後半規管，SSC：上半規管，
SML：上ツチ骨靱帯，
STR：耳管上陥凹，
RWN：正円窓小窩，
T2：蝸牛第2回転，
Tb：蝸牛基底回転，TT：鼓膜張筋．

鼓室の臨床解剖

A. 上鼓室

顔面神経鼓室部と骨性鼓膜輪から上方の部分は上鼓室と呼ばれ，ツチ骨頭とキヌタ骨の主要部分が収まる．ツチ骨頭前方にはしばしばcog（上鼓室前骨板）と呼ばれる不完全な隔壁が存在し，耳管上陥凹と呼ばれる大きなスペースが発達していることもある（図5）．耳管上陥凹は時に耳管と連絡し，真珠腫の前方から耳管方向への進展経路となる．内側壁には顔面神経鼓室部が前上方から後下方に向けて斜走している．手術時には顔面神経上を並走する細い栄養血管を視認できることが多く，神経同定

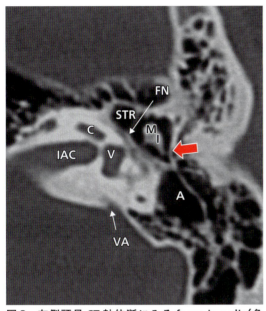

図3　左側頭骨CT軸位断にみるfossa incudis（色矢印）
キヌタ骨短突起は外側に向かい，fossa incudis外側壁の距離はきわめて近い．
A：乳突洞，C：蝸牛，FN：顔面神経，I：キヌタ骨，IAC：内耳道，M：ツチ骨頭，STR：耳管上陥凹，V：前庭，VA：前庭水管．

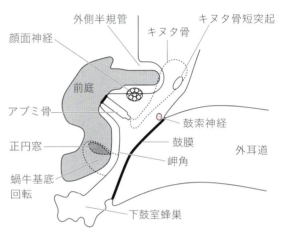

図4　後方から見た右鼓室後方の主要構造の位置関係（概念図）

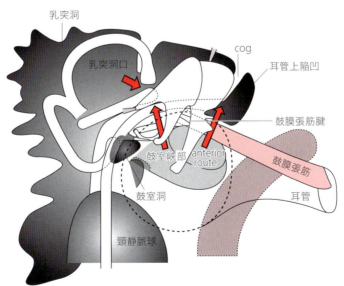

図5　右中耳の重要な含気スペース

の大きな手掛かりとなる．鼓室部最前部の膝神経節は鼓索神経と大錐体神経に含まれる味覚線維の神経細胞体に対応し，ここから鼓室部を前方へ延長した方向，前方内側やや上方の中頭蓋窩硬膜に向けて大錐体神経が分枝する．大錐体神経は涙腺・鼻腺の分泌線維や軟口蓋の味覚線維を含み，顔面神経への栄養血管が伴走する．顔面神経鼓室部上方で上鼓室内側壁を削開すると，サジ状突起よりも前方で膝神経節と約60度の狭い角度をなして内耳道底へと到る迷路部をみることができる（**図6**，**図7**）．迷路部は内耳道底前上部から蝸牛と前庭の間を抜けて前

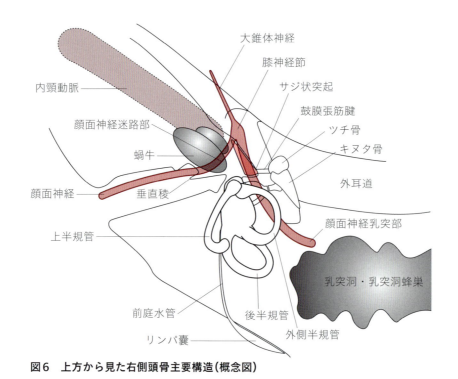

図6　上方から見た右側頭骨主要構造（概念図）

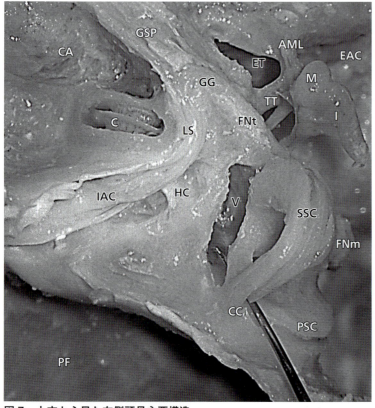

図7　上方から見た右側頭骨主要構造

AML：前ツチ骨靭帯，C：蝸牛，
CA：内頸動脈，CC：総脚，
EAC：外耳道，ET：耳管，
FNm：顔面神経乳突部，
FNt：顔面神経鼓室部，GG：膝神経節，
GSP：大錐体神経，HC：横稜，
I：キヌタ骨，IAC：内耳道，
LS：顔面神経迷路部，M：ツチ骨，
PF：後頭蓋窩，PSC：後半規管，
SSC：上半規管，TT：鼓膜張筋腱，
V：前庭．

方外側へ向かう3～5 mm程度の短い区分で，前方の蝸牛基底回転上端部とはきわめて近い．顔面神経は大錐体神経を分枝後に急峻に後方外側に屈曲する．

上鼓室内側壁後方には外側および上半規管の膨大部が位置し（**図1**），後方には乳突洞と連絡する乳突洞口が開く（**図5**）．上鼓室の換気は顔面神経鼓室部外側を介した中鼓室との連絡が担うが，この間隙は鼓膜張筋腱により前後に二分される．鼓膜張筋前方は粘膜や結合織の隔壁によりしばしば閉じられており，後方のみが換気を担っていることが少なくないが，このスペースにはキヌタ骨長脚，アブミ骨，鼓索神経に加えて多数の粘膜ヒダが存在し，換気経路は狭小で鼓室峡部（tympanic isthmus）と称される（**図5**）．この部位での換気経路遮断が真珠腫や上鼓室癒着の形成に大きく関わっており，術後の換気確立のために鼓膜張筋やその前方の処理が必要となること

とも少なくない．

B．中鼓室

鼓膜の高さに相当する部分は中鼓室と呼ばれる．中鼓室内側壁の解剖は中央付近の岬角を中心に考えるとよい．岬角は厚い緻密骨からなる迷路骨包に包まれた蝸牛の基底回転に相当する隆起であり，蝸牛頂で連絡する2つの外リンパ腔に開く2つの窓，卵円窓（前庭窓：アブミ骨底板に相当）と正円窓（蝸牛窓）がこれに近接している（**図8，図9**）．蝸牛軸は内耳道底から前方外側に向かい，第2回転と頂回転は岬角の前上方に位置する．

鼓室階と関連する正円窓は岬角後方の深い陥凹である正円窓小窩の前面上方にあり，しばしば完全ないし不完全な粘膜隔壁に覆われる．ひさし状に高まる正円窓小窩前上縁のため外耳道から正円窓膜は直視できないことが

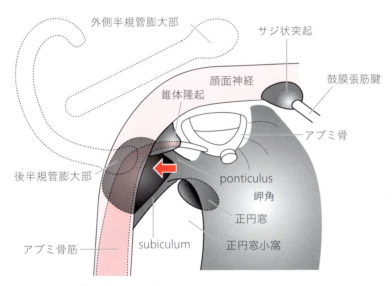

図8 鼓室洞（矢印）周囲の構造

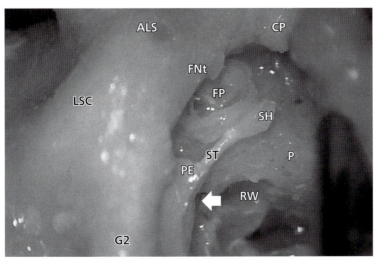

図9 後方から見た右卵円窓小窩周囲の構造（矢印：鼓室洞）

ALS：外側半規管膨大部，
CP：サジ状突起，
FNt：顔面神経鼓室部，
FP：アブミ骨底板，
G2：顔面神経第2膝部，
LSC：外側半規管，P：岬角，
PE：錐体隆起，RW：正円窓，
SH：アブミ骨頭，ST：アブミ骨筋腱．

多い．岬角直上にある卵円窓（前庭窓）小窩の底部には，前庭階に関連する卵円窓が位置し，輪状靱帯を介して前庭外側壁に相当するアブミ骨底板と結合する．

アブミ骨を中心とする中鼓室後上部は耳科手術解剖の要となる（図8, 図9）．卵円窓小窩前上縁を作るサジ状突起は耳管上壁を走行する鼓膜張筋腱がツチ骨頸内側で外側に屈曲して鼓室内に出る部位に形成される骨隆起で，直上の上鼓室内側壁を顔面神経鼓室部が走行する．サジ状突起は真珠腫などの病変に破壊されにくく，卵円窓とともに鼓室部の重要なランドマークとなる（図10）．卵円窓小窩上壁は顔面神経鼓室部に相当する．サジ状突起付近からアブミ骨上方までは顔面神経を覆う骨が菲薄で，病変下に神経が露出されやすい．またしばしば先天的な裂隙が存在し，炎症が加わると神経の一部がアブミ骨側に膨隆・脱出することがある．そのため卵円窓小窩上方の病変の扱いには十分な注意が必要である．卵円窓小窩後方にはアブミ骨筋腱が出る錐体隆起がある（図8, 図11）．顔面神経は卵円窓小窩後上方から外側半規管下面をすり抜けるように後走後，下方やや外側に屈曲して第2膝部を形成して鼓室後壁を走行する乳突部に移行す

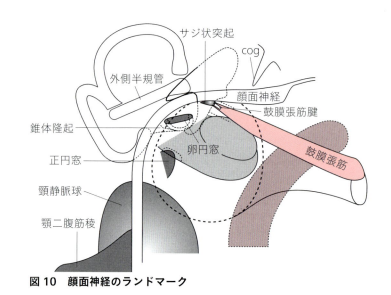

図10　顔面神経のランドマーク

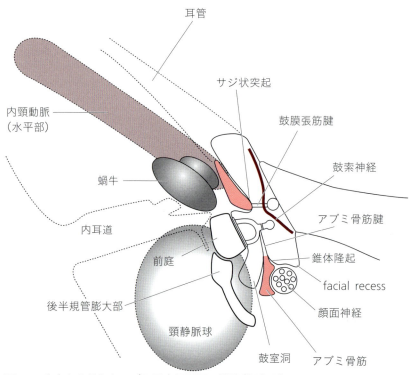

図11　上方から見た右アブミ骨底板周囲の構造（概念図）

る．錐体隆起は顔面神経乳突部内側を並走するアブミ骨筋が前方に屈曲してアブミ骨筋腱として鼓室に出る部位で形成される骨性隆起で，神経のやや内側前方に位置している．錐体隆起の内側の陥凹が前庭窓小窩の後方への延長となる鼓室洞（tympanic sinus）であり，正円窓小窩後上縁から錐体隆起に向かう骨隆起（ponticulus）と後下方に向かう骨隆起（subiculum）が上縁と下縁を形成する（図8）．

鼓室洞の大きさやponticulusとsubiculum形成の程度には個人差が大きいが，発達した鼓室洞は顔面神経内側に深く入り，錐体隆起を削除しても鼓室側からの直視は困難で病変が入ると遺残しやすい．深部の処理には乳突側からの顔面神経内側の開放を要する場合もある（subfacial tympanotomy）が，鼓室洞内側壁に後半規管膨大部があるため，注意が必要である．顔面神経の外側で鼓膜輪との間に形成される陥凹はfacial recessである．真珠腫手術や人工内耳埋め込みで必要となる後鼓室開放（posterior tympanotomy）は乳突側からのfacial recess開放に相当する．

鼓索神経は茎乳突孔に近い顔面神経乳突部末梢で分枝し，鼓索神経小管内を鼓膜輪後上部内側へと上行して鼓室内へと出る．含気のよい骨ではこの部位と顔面神経管との間のfacial recess内（図11）にchordal crestと呼ばれる小骨梁が形成され，posterior tympanotomyで鼓索神経のランドマークとなる．鼓索神経はRivinus notch後下縁の後ツチ骨靱帯内側でキヌタ骨長脚と鼓膜の間を通り，鼓膜張筋腱上方を通過して前ツチ骨靱帯内面に沿って錐体鼓室裂に入る．

鼓膜後縁より後方が後鼓室と称されることがあるのに対し，前縁より前方は前鼓室と称される．ここには上咽頭に向けて前方内側やや下方に走行する耳管が開口する．頭蓋底から頸動脈管に入って上行した内頸動脈垂直部は蝸牛前方へと向かい，前鼓室内側壁で耳管と交差するように前方内側やや上方へと大きく屈曲して水平部となる（図1，図2，図6）．

C．下鼓室

下鼓室は鼓膜輪より下方の陥凹で，内側壁は蝸牛を包む迷路骨包下方の含気蜂巣（下鼓室蜂巣）により占められ，前方に内頸動脈垂直部，後方に頸静脈球が位置する（図1，図2）．頸静脈球は，頭蓋内血流の主要導出経路である横静脈洞が側頭骨後面で屈曲・陥入してS状静脈洞へと移行後，頸静脈孔から出て内頸静脈となる直前に形成される深い陥入部で，顔面神経鼓室部下半の内側に位置する．顔面神経鼓室部より前方に張り出して下鼓室後方の内側壁に隆起を形成することが多いが，位置とサイズには個人差・左右差が大きい．ほとんど形成をみない症例がある一方，鼓室後下方に膨隆して鼓膜や鼓膜輪と接し，あるいは内側で内耳道や後半規管と隣接する場合もある（高位頸静脈球）．下鼓室内側壁には舌咽神経の枝で鼓室の知覚と耳下腺の分泌を担うJacobson神経が現れ，中鼓室内側壁で鼓室神経叢を作る．蝸牛骨包の下方で内頸動脈と頸静脈球の間に作られる三角形の領域で下鼓室蜂巣を削開すると，錐体尖下方に到達でき，錐体尖コレステリン肉芽腫へのアプローチに採用されることがある（迷路下法）．鼓室骨により形成される下鼓室外側壁は削除可能だが，後方で顔面神経鼓室部に留意する必要がある．

乳突洞と乳突蜂巣の臨床解剖

上方の中頭蓋窩硬膜はしばしば外側で下垂し，また上鼓室天蓋に向けて低くなることが多いため，乳突削開時には注意が必要である．S状静脈洞は後頭蓋窩と中頭蓋窩の移行部であるsinodural angle付近で側頭骨後面へ陥入しながら下方内側へと屈曲し，顔面神経内側の頸静脈孔へと向かう．S状静脈洞の位置とサイズは症例による違いが大きく，皮質骨直下に突出して透見されて外耳道後壁と近接する場合もあれば，後壁から大きく離れてわずかにしか陥入しない症例もみられる．最大の蜂巣である乳突洞の外側は側頭骨鱗部と錐体部の接合部に相当し，しばしば蜂巣が少ない隔壁（Koerner's septum）が形成されている．乳突洞前方は乳突洞口で上鼓室と連絡し，内側壁前方には約30度の傾きをもって外側半規管隆起が存在する．乳突洞口下方がキヌタ骨短脚を容れるfossa incudisに相当する．

乳突側からの顔面神経同定にはキヌタ骨，外側半規管，顎二腹筋稜が重要である（図10，図12）．顔面神経はキヌタ骨短脚内側やや下方で外側半規管隆起の下内側を抜けて外側半規管隆起後端部より浅い位置へ出て下外側に向けて屈曲（第2膝部），茎乳突孔へ向かう（乳突部）．第2膝部の位置と屈曲の程度には個人差が大きい．後方に突出する症例で外側半規管隆起後方下側を不用意に削開すると神経を損傷するため注意が必要である．茎乳突孔は顎二腹筋後腹起始となる乳突切痕の直前に位置するため，切痕の乳突側への突出である顎二腹筋稜を前方に辿ると直交するように走行する顔面神経鼓室部が同定できる．神経は茎乳突孔に向けて被膜が厚くなるため，神経同定は乳突部下半で行うと安全性が高い．

外側半規管後方にこれと直交するように後半規管が，

上方に2つの半規管と直交するように上半規管が位置する(図12). 各半規管を包む迷路骨包は厚く, 通常は迷路周囲蜂巣を含む周囲の骨組織との判別が可能である. 上半規管は後端で後半規管上端と総脚を形成するため, 内側に深く向かう. 感覚上皮を有する膨大部は各半規管の前端部にある. 上半規管のアーチ内を弓下動脈(subarcuate artery)が通り, 上半規管の位置を推定するランドマークとなる(図1). 外側半規管隆起の後方への延長線はDonaldson's lineと呼ばれ, 内リンパ嚢はこの線上ないしやや下方の後頭蓋窩硬膜上に見られることが多い. 内リンパ嚢は後頭蓋窩硬膜から離れると後半規管後方から内側の骨中に入り, 前庭水管となって総脚に到る(図1, 図3, 図6).

内耳道の臨床解剖

顔面神経と内耳神経は, 延髄-橋接合部で前者を内側, 後者を外側として隣り合って脳幹を出ると, 小脳橋角部で顔面神経が前方, 内耳神経を後方として内耳孔から内耳道に入る. 内耳道外側端である内耳道底は横稜(horizontal crest)により大きく上下に分かれ, 上部はやや低い垂直稜(vertical crest, Bill's bar)によってさらに前後に分けられるが(図7, 図13), 下部に明確な隔壁はない. 内耳道底上部前方は顔面神経, 下部前方は蝸牛神経が占

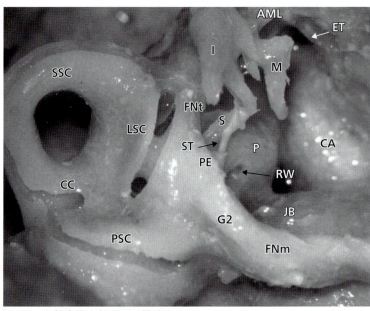

AML：前ツチ骨靱帯, CA：内頚動脈, CC：総脚, ET：耳管, FNm：顔面神経乳突部, FNt：顔面神経鼓室部, G2：顔面神経第2膝部, I：キヌタ骨, JB：頚静脈球, LSC：外側半規管, M：ツチ骨, P：岬角, PE：錐体隆起, PSC：後半規管, S：アブミ骨, SSC：上半規管, ST：アブミ骨筋腱, RW：正円窓.

図12 右鼓室後上部周辺の構造

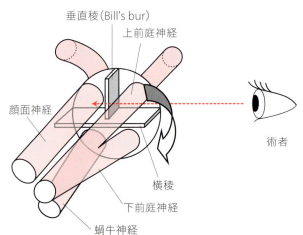

図13 右内耳道底の解剖
外側半規管膨大部から追跡して同定した上前庭神経を矢印のように術者側に翻転すると, 垂直稜の奥に顔面神経が確認できる.

め，後方はそれぞれ上下前庭神経が占める内耳道底後下方には下前庭神経から分枝して後半規管膨大部に到る単神経が入る singular canal が開いている．

聴神経腫瘍や錐体部真珠腫で迷路削開をする場合，内耳道底での顔面神経の同定が重要である．一般には内耳道底上面を露出して垂直稜を確認，前方で顔面神経を同定するが，Sanna らは外側半規管膨大部への枝を内側に追跡して上前庭神経を同定，これを後方に翻転して垂直稜後面を確認して前方の顔面神経を見つける方法を推奨している（図13, 図14）．

頸静脈球とその周辺の臨床解剖

顔面神経内側，内耳道後下方に形成される頸静脈球の壁はきわめて薄く，不用意に露出すると破綻して大きな出血となる．高位頸静脈症例で内耳道下方に術野を拡げるには，頸静脈球上面を慎重に露出してサージセルと骨蝋で下方に圧排するとよい．頸静脈孔の外側後方は内頸静脈が通過するが，前方は蝸牛水管と第9～11脳神経が通る領域である．頸静脈球前方と内耳道の間の骨内を頸静脈孔の前上部 pars nervosa 上端から蝸牛基底回転鼓室階に向かう蝸牛水管が走行する．蝸牛水管尾側に舌咽神経が走行し，迷走神経と副神経も近い．経迷路法で内耳道開放時にこれら脳神経の損傷を避けるには，蝸牛水管を削開の下限とする必要がある（図14）．

（須納瀬　弘）

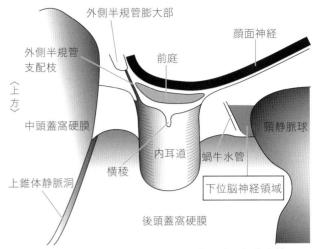

図14　右内耳道後面3/4の露出と頸静脈球，蝸牛水管，下位脳神経の位置関係

2 手術のための画像診断

耳科画像診断の特徴

側頭骨は外耳道から中耳，内耳，錐体尖に至る立体構築の中に，耳小骨，蝸牛・前庭や脳神経などの微細な器官とS状静脈洞，内頸動脈の大血管が存在し，中頭蓋窩，後頭蓋窩に隣接して頭蓋底を形成する．その病変は主に難聴，めまい，顔面神経麻痺などをきたすが，疾患の広がりによってさらに多彩な臨床症状を呈する．本項では耳科領域における検査画像選択の考え方を解説し，各疾患診断の鍵となる画像を示す．

CT，MRI，PET検査の対象となる病変

側頭骨画像診断で基本となるのはCTとMRIであり，その特徴と相違点を**表1**にまとめる．CTはどちらかというと骨などの硬い組織の観察に適しており，MRIは軟部組織の描出に優れている．例外はあるが，大まかにいえば外耳道と中耳疾患にはCT，内耳道や頭蓋内疾患にはMRIが第一選択の検査法で，内耳疾患では両者が必要になる．

CT/MRIに加えてPET（ポジトロン断層撮影）も，この領域の画像診断に有用である．現在，糖代謝亢進の検出で腫瘍診断を行うFDG-PETが臨床的に最も広く用いられているが，側頭骨領域で保険適用となるのは悪性腫瘍で，他の検査，画像診断により病期診断，転移・再発の診断が確定できない場合である．しかし，保険適用にはならないが，頭蓋底の炎症や感染などでも，PET検査が有用な場合がある．

CT検査と放射線被曝・コーンビームCTについて

側頭骨の通常のCT検査による放射線実効被曝線量はおおむね自然被曝線量の1年分のレベルあるいはそれ以下である．これは即座に医学的影響が生じる値よりはる

表1

	CT	MRI
硬組織の描出	良好	不良
軟部組織の描出・識別力	低い	高い
解像度	高い	やや低い
放射線被曝	あり	なし
検査時間（動きの影響）	短い（少ない）	長い（大きい）
騒音と閉塞感（閉所恐怖）	少ない	多い
埋め込み機器への影響（人工内耳，ペースメーカなど）	ない・小さい	大きい
造影剤の副作用頻度	高い	低い

かに小さいが，その低減努力は必要であり，成長期にある小児ではなおさらである．CT検査の目的を明確にし，できるだけ検査回数を減らし，可能であればMRIなど放射線被曝を生じない他の方法の選択も考慮することが肝要である．

最近，耳科領域での活用が拡大しているコーンビームCTは，2次元平面に配置された放射線検出器を使用し，円錐状の放射線ビームにより3次元的データが得られる（**図1**）．このCTは通常のCTに比べて空間分解能が高く，被曝線量がはるかに少ないが，撮像範囲や撮像時間，散乱線ノイズ，濃度コントラストなどに問題もあるので，両者の特徴をよく理解し，使い分ける必要がある．

小児の正常画像：成長による変化

迷路骨胞と耳小骨は生下時から成人まで画像上の大きさに変化はみられないが，内耳道は年齢とともに長くなり，前庭水管も乳突部の発育に伴って外側後方に延長する（**図2**：上段矢印）．外耳道も生後，著明に成長する（**図2**：下段矢印）．最近は人工内耳手術のため，1歳代，あるいは場合により0歳代でも手術を行う機会がある．このような低年齢の乳幼児では，乳突部から外耳道周辺の

形態が成人と大きく異なり，これらは顔面神経走行とも密接に関連するため，手術に際しては成人との違いを十分に理解し，細心の注意を払う必要がある．また，人工内耳手術では電極を挿入する正円窓から蝸牛基底回転起始部の視野が必須であるが，低年齢では乳突部・外耳道後壁の発育が不十分で後鼓室開放の視野は後方に傾かざるを得ず（**図3a**：1歳，矢印），場合によっては外耳道後壁を薄くして，いったん前方に骨折あるいは移動させて正円窓周囲の操作を行い，後でもとに戻す手技が必要になる．乳突部，外耳道の発達とともに年少例での方向（**図3b**：破線）に比べて前方からの視野が取れるようになり（**図3b**：16歳，矢印），正円窓周囲の観察と手術操作がやりやすくなる．

乳突蜂巣も年齢とともに発育・拡大する．蜂巣発育が良好であれば中耳手術の成績は概して良好と期待できるが，発育不良の場合には手術後の中耳含気不良や鼓膜の陥凹なども考慮して手術方法を工夫する必要がある．

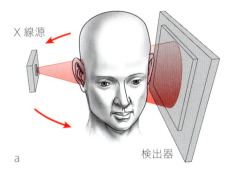
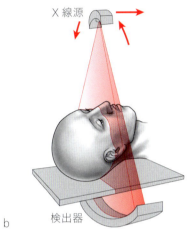

図1
a：コーンビームCTの撮像法．円錐状のX線と面状に配列された検出器を用いる．
b：一般的なCTの撮像法．扇状のX線と線状に配列された検出器を用いる．

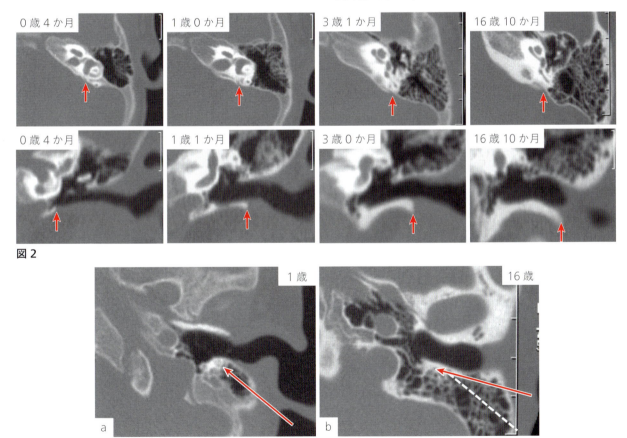

図2

図3

先天奇形：
外耳道・耳小骨・内耳・内耳道

　外耳道の先天奇形では主に閉鎖と狭窄が問題になり，外耳道真珠腫形成の有無についても注意を要する．耳小骨奇形は，外耳道奇形に合併する例と，単独で生じる例がある．耳小骨奇形の分類には種々の方法が提唱されているが，聴力改善手術の見地からは，耳小骨，特にアブミ骨の形態と，耳小骨連鎖の周囲骨との癒合・固着の有無が重要である．

　図4に示した症例は6歳男児で，主訴は両側難聴．側頭骨CTではアブミ骨の脚が単一で（図4a：矢印），アブミ骨筋腱が骨管内にあり（図4a：星印），アブミ骨頭に接続している．通常，アブミ骨底板は脚の基部がある前後端が厚く描出されるが，本例では中央部の1か所のみが厚い（図4b：矢印）．顔面神経鼓室部がやや下垂してアブミ骨底板と同じ断面で観察される（図4b：星印）．またキヌタ骨長脚先端と豆状突起の描出も不良である．手術では，アブミ骨の固着を確認し，骨化したアブミ骨筋腱と1本のアブミ骨脚，底板の肥厚部をレーザーで蒸散，底板中央に開窓してテフロンワイヤピストンを挿入し，ワイヤはキヌタ骨長脚のやや基部寄りに締結した．術後聴力は良好である．

　内耳奇形の分類はCT画像所見に基づき，内耳発生のいろいろな段階での発育停止の観点から分類を行ったSennaroglu・Saatciの分類が現在の標準である．この分類は多岐にわたるが，実地臨床上の頻度からいうと，蝸牛と前庭が分かれずに1つの腔になっているcommon cavityと，蝸牛と前庭は分離しているが蝸牛内の骨隔壁形成が不完全なincomplete partition type-I（IP-I），incomplete partition type-II（IP-II）の3種類が大多数を占めており，これらの特徴と相違点をしっかり理解すれば多くの内耳奇形例で適切な診断ができる．

　図5にcommon cavity奇形を有する2歳女児，両側高度難聴症例の右耳所見を示す．側頭骨CTでは内耳道から内耳まで軟部組織陰影が連続している（図5a：矢印）．MRIで第8脳神経が明瞭に観察されるが（図5b：

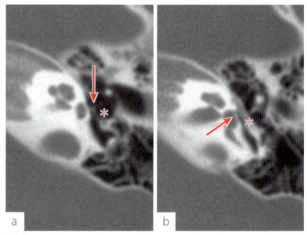

図4

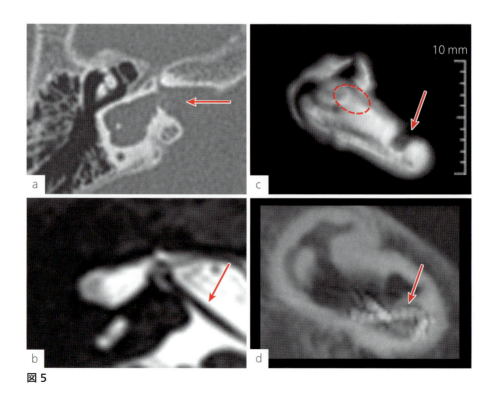

図5

矢印），蝸牛神経と前庭神経の分離は確認できない．3次元再構築MRIで腔の全体像がよくわかる（**図5c**）．図5cの矢印は顔面神経による腔のくびれである．内耳道と内耳腔の間の隔壁はMRIでも不明瞭で，内耳開窓でgusherをきたす可能性がある．左右のcavityの大きさを比較し，若干大きい右側の手術を行う方針とした．外側半規管隆起の前端付近（**図5c**：破線円）に開窓すると脳脊髄液のgusherが生じた．cavity内腔を観察し，gusher源の内耳道底より前方が蝸牛相当部分であると推測し，その部分に人工内耳電極を敷設した．gusherは筋肉や筋膜片を充填して制御した．術後のCT（**図5d**：傍冠状断平均CT画像）ではcavity前端付近を中心に内腔壁に密着して電極アレイを敷設できていることが確認された（**図5d**：矢印）．術中のNRT（神経反応テレメトリー）で2番から22番，eABR（電気刺激聴性脳幹反応）で5番から21番電極において反応が確認された．common cavity例の手術では，画像から腔の大きさを計測し，それに適した太さと長さの電極を選択する必要がある．

IP-Iの蝸牛は基底回転と上方回転が分離せず全体が嚢状に融合し，骨性の蝸牛軸が観察できず（**図6**：IP-I），蝸牛開窓でgusherをきたすことが多い．人工内耳の効果は総じてIP-IIより不良である．一方IP-IIは，多くが*SLC26A4*遺伝子変異を伴い，蝸牛の基底回転と上方回転は分離し，骨性の蝸牛軸が観察できるが，上方回転は嚢状に融合している（**図6**：IP-II）．人工内耳の効果は良好で，術中のgusherも原則としてない．前庭水管の拡大が本奇形の大きな特徴で（**図6**：IP-II矢印），高度難聴でも低音領域に聴力が残存する場合が多い．人工内耳手術でこの聴力を保存するためには，正円窓アプローチで細い電極を慎重に挿入する．これは奇形のない聴力残存例でも同様である．

内耳道奇形の診断は人工内耳の効果を予測するうえできわめて重要である．蝸牛軸基底部と内耳道をつなぐ蝸牛神経管は従来あまり注目されていなかったが，近年は人工内耳手術の術側決定や，一側性難聴の病因として，側頭骨CT上，必須のチェックポイントとなっている．**図7**の症例は1歳男児で，右片側聾，左側聴力は正常．上段がCTで，下段がMRIである．右側（**図7a, b**）では，骨性の蝸牛神経管径が小さく（**図7a**：矢印），MRIで蝸牛神経の描出が不良である（**図7b**：矢印）．左側（**図7c, d**）には異常所見がみられない．

耳硬化症・感染・炎症

耳硬化症の画像診断ではCTが有用であるが，画像上で異常所見がみられるのは，ある程度病変が進行してからであり，初期にはCT上異常な脱灰が観察できない場

IP-I

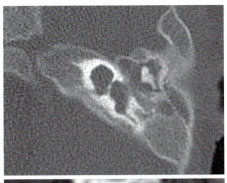

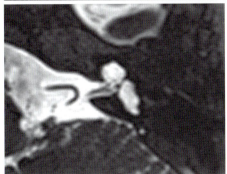

図6

IP-II

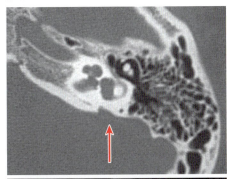

IP-IIの蝸牛

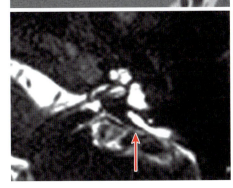

合や，CT上の濃度計測で初めて診断できる例などがある．典型例では前庭窓前方の脱灰がみられ（図8：軽度例），高度になると蝸牛の周囲全周に脱灰が観察できる（図8：高度例）．病期が進行し，病変部の骨化が進むと内耳や内耳道に骨が増生し聾となる例もある（図8：骨化例CT，MRI）．

感染や炎症について，例えば普通の急性中耳炎でCTなど高度の画像検査は不要であるが，合併症を伴う急性中耳炎，慢性中耳炎，中耳真珠腫などでは，乳突蜂巣発育や耳小骨連鎖の病態観察，手術の要否などの治療方針決定のために画像診断が必要になる．

中耳真珠腫のCT画像では上鼓室外側壁を形成する骨壁（tympanic scute），耳小骨や外側半規管などの骨融解像が慢性中耳炎との鑑別ポイントとなり，鼓膜所見と併せて読影することが大切である．一方，MRIでは，従来のエコープラナー法（echo planar imaging：EPI）と異なる方法を用いた拡散強調画像法（non-EP拡散強調MRI）により画質が飛躍的に向上し，真珠腫の診断や術後経過観察に用いられる．

図9は左錐体尖真珠腫例で，画像は経中頭蓋窩アプローチによる摘出術後7年のものである．CTでは真珠腫を摘出した骨欠損部（図9a：矢印）は軟部組織陰影があるだけで，それ以上の診断ができない．一方，造影T1強調MRIでは，同部内側1/2で辺縁が造影される低信号部分が遺残再発した真珠腫と診断され（図9b：矢印），その外側は脳組織と診断できる．さらにnon-EP拡散強調MRIをみると，造影MRIで確認された遺残再発真珠腫（図9c：下向き矢印）の外側にも微小な高信号（図9c：上向き矢印）があり，いずれも再手術時に遺残再発した真珠腫と確認された．

さらに，比較的まれだが看過すると重篤な問題が生じ，鑑別診断上，意義深いと考えられる症例を提示する．このような典型例を頭に入れておくと，全く同じ疾患でなくても，使用する画像法や診断上の注意点を想起するのに役立つ．

図10は5歳男児．左急性中耳炎発症後，抗菌薬治療にもかかわらず増悪する耳痛で来診．側頭骨CT，脳CT，MRIで急性乳様突起炎によるS状静脈洞血栓症と診断し，緊急で乳突削開術を行った．MRIで静脈血流を観察するMR venographyで左横静脈洞からS状静脈洞にかけての血流停止（図10a：矢印）と，治療後の再開通（図10b：矢印）が確認できる．

図11は55歳女性で両側の耳閉塞感と難聴で来診．混合性難聴で中耳は軟部組織陰影で満たされており（図

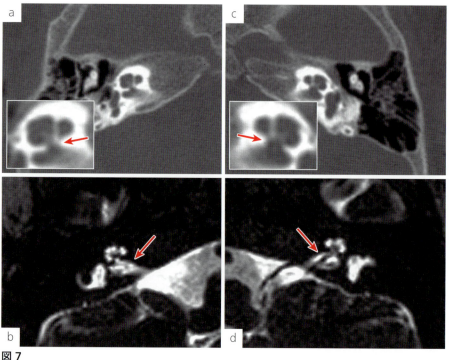

図7

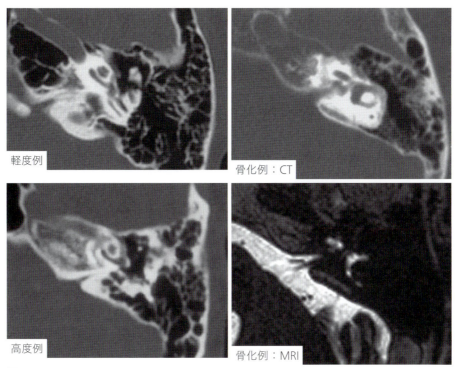

図 8

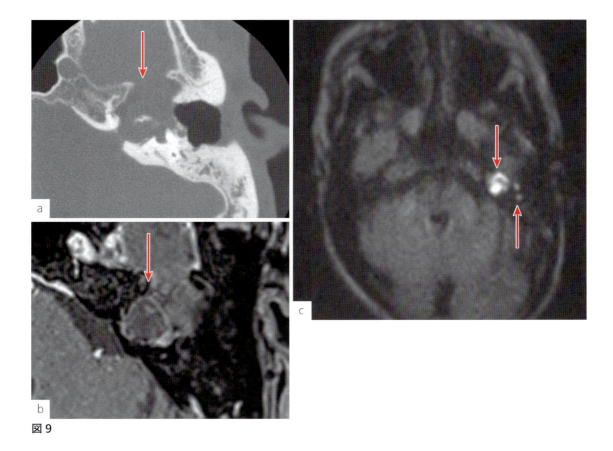

図 9

11a：矢印），中耳炎に合併した内耳炎と診断した．抗菌薬とステロイドで治療し，難聴は部分的に回復したが，その後も緩解と増悪を反復した．約1年後から発熱，倦怠感，咳などの全身症状が出現し，PR3-ANCA陽性が判明．副鼻腔炎と骨融解（図11b：矢印），肺病変（図11d：矢印）が観察された．Wegener肉芽腫症（多発血管炎性肉芽腫症）と診断し，シクロホスファミドとプレドニゾロンによる治療を開始した．図11cの矢印は別のWegener肉芽腫症例でみられた脳硬膜肥厚像である．

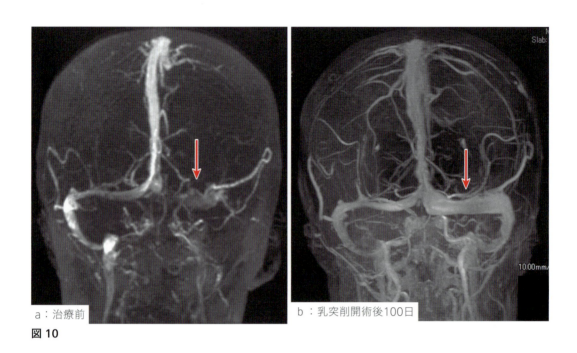

a：治療前
b：乳突削開術後100日
図10

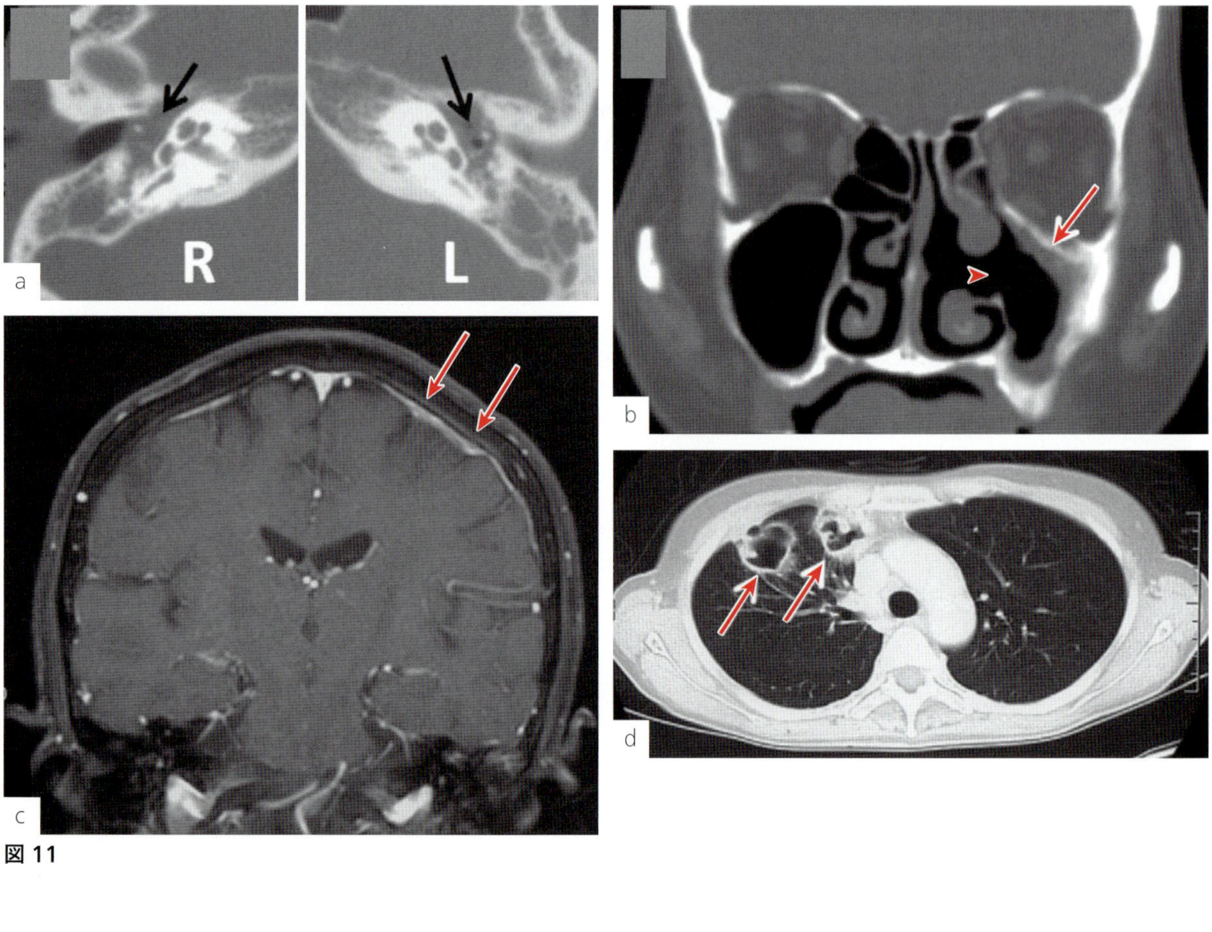

図11

外傷

側頭骨外傷は交通外傷や転落事故，転倒，暴力，銃創などで生じる．本症の画像検査では側頭骨高分解能CTが第一選択で，骨折線が錐体の長軸に対して平行であれば縦骨折，直交していれば横骨折と分類されるが，縦骨折の頻度が高く全体の70～90％を占める．機能的観点から，側頭骨骨折を迷路骨折の有無で大別する方法も唱えられている．迷路骨折があると基本的に同側の聴覚，末梢前庭機能が完全に失われる．一方，脳組織の損傷についてはsoft-tissue window 撮影の頭部CTで急性期の判断を行い，必要に応じて軟部組織コントラストに優れたMRI検査を行う．ここでは，側頭骨縦骨折の重症例を提示する．**図12**は60歳女性．交通外傷で，乗用車と接触し，引きずられて車の下敷きになった．救急搬送，救命処置後，頭部のCT診断を行った．右側頭部に

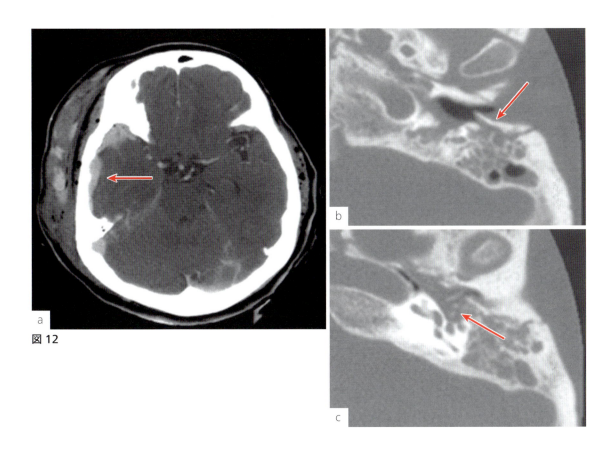

図 12

血腫，右中頭蓋窩に厚さ約1cmの急性硬膜外血腫（図12a：矢印）があり，左側頭骨の縦骨折（図12b, c）を認めた．外耳道後壁の骨片が割れて前方の外耳道内に突出（図12b：矢印）しており，耳小骨連鎖ではキヌタ・アブミ関節が離断（図12c：矢印）している．左側に高度の顔面神経麻痺があったが，CTで顔面神経管の骨折は確認できない．第1段階の手術で顔面神経減荷術，中耳の肉芽，血腫の清掃，外耳道，鼓膜の修復を行い，数か月後の第2段階手術で伝音系の再建を行った．顔面神経機能，聴力ともに良好な回復が得られた．

外傷のまれな例として，人工内耳の磁石逸脱例を挙げる．図13は側頭部の高分解能CTの3次元再構築像で，閾値設定を工夫して人工内耳の体内部分（受信・刺激ユニット）の形態が観察できるようにしている．側方から（図13a）と，やや前方から（図13b）の2つの視点から見た画像を作成してあるので，逸脱したマグネット（矢印）と本体機器の関係がわかりやすい．手術で受信・刺激ユニットの頭側に皮膚切開を行い，逸脱したマグネットを摘出し，新しいマグネットを所定の位置に入れ直した．

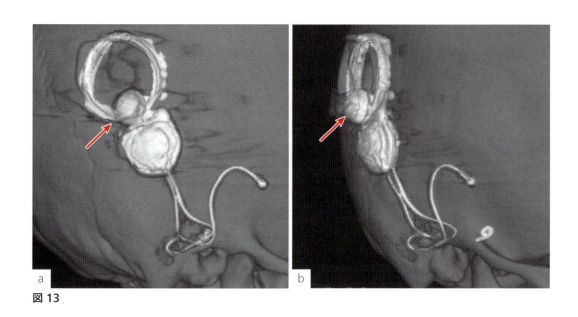

図 13

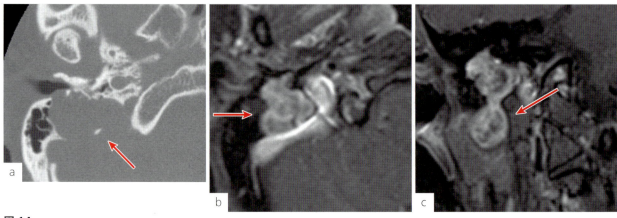

図 14

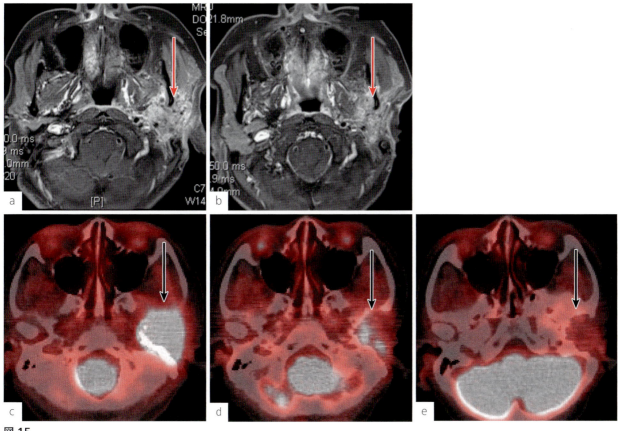

図15

腫瘍

本項では顔面神経鞘腫症例と外耳道癌症例を示す.

図14は50歳女性. 9年前から右顔面痙攣, 2年前から右顔面神経麻痺をきたし, 軽快と増悪を反復し, 当科を受診した. 側頭骨CT(図14a)で右乳突部を中心とする大きな軟部組織陰影が確認され, 後頭蓋窩との骨性境界も破壊されている(図14a: 矢印). 軸位断の造影MRI(脂肪抑制像)では側頭骨腫瘍がS状静脈洞, 頸静脈球に接しているのがよくわかる(図14b: 矢印). 冠状断MRI(造影, 脂肪抑制像)では腫瘍が茎乳突孔から耳下腺内にダンベル状に進展しているのが観察できる(図14c: 矢印). 乳突部と頸部からのアプローチを併用して腫瘍を全摘出し, 顔面神経は舌下神経と端側吻合して再建した.

図15は58歳女性. 3年来の左耳漏で来診. 左外耳道に肉芽病変があり生検で扁平上皮癌と判明. 左外側側頭骨切除術を施行した. 同手術で外耳道閉鎖をしたため耳内を直視できないので画像で経過を観察している. 術後3か月目のMRI(図15a: 矢印)とPET-CT(図15c: 矢印)で広範な再発が認められたため, 化学放射線療法を施行した. MRIでは治療効果がわかりにくいが(図15b: 治療終了直前, 矢印は病変部), PET-CTでは治療1か月後にFDG取り込みが著明に減少(図15d: 矢印), 5か月後に取り込み消失が確認された(図15e: 矢印). CT, MRIの形態画像で評価困難な病態においてPETのような機能画像が有効な場合がある.

(内藤　泰)

3 中耳の換気・調圧生理

中耳は伝音機構として機能するためには，常に平圧に保たれることが必要で，中耳炎耳ではその調圧生理が多くの例で破綻している．それを回復あるいは代償することを考慮して中耳手術を行わなければ，早晩元の状態に戻る．

本項では耳手術の各論の前に中耳炎の手術に臨むにあたって念頭におくべき基本的な中耳の調圧生理・病態とその対処を解説する．

中耳の換気・調圧機構

中耳の換気・調圧は耳管と，中耳，特に乳突蜂巣粘膜を介するガス交換によって行われる（**図1**）．耳管は安静時には閉じていて，嚥下などの際に開いて中耳を調圧する．一方，乳突蜂巣は粘膜が薄い単層扁平上皮から成り，ちょうど肺の構造に近似しており（**図2**），乳突腔と血中との間でガスの受動的行き来，すなわちガス交換が行われている．粘膜ガス交換はゆっくりではあるが中耳に生じた陽・陰圧を矯正し，中耳圧をほぼ平圧に保とうと働く．

中耳の換気・調圧障害と中耳手術

中耳炎耳では耳管換気・調圧能が障害されているものが少なくなく，また中耳炎のため肉芽，貯留液などが中耳腔に充満して空間が失われるとガス交換も障害される．もし中耳が耳管，乳突蜂巣いずれの経路からも換気・調圧されなければ，平圧の維持，滲出液の排泄などが困難となる．したがって，中耳という含気腔を再建するためには，耳管換気・調圧能か中耳粘膜ガス交換能の少なくともいずれかを保存する．もし両者ともに障害がある場合には何かでこれを代行することを考慮しつつ術式を選択することが必要である．

術前の耳管機能，ガス交換能障害とその対応

まず，聴力改善を目的として鼓室形成術を行う際には

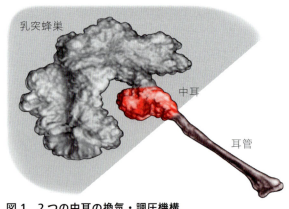

図1　2つの中耳の換気・調圧機構

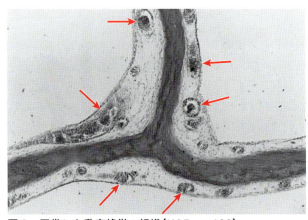

図2　正常ヒト乳突蜂巣の組織（H&E，×100）
単層扁平上皮の直下に豊富な毛細血管がある（矢印）．

術前の耳管機能検査は必須である．特に耳管閉塞・高度狭窄がある場合には鼓室形成術は成功しないため，術前に耳管通気，あるいは鼓膜穿孔がある場合には加圧・減圧耳管機能検査が必要である．耳管の器質的な狭窄に対しては，3か月程度のマクロライド少量長期投与療法（マクロライド療法）がある程度奏効する（図3）．奏効しなければ鼓室形成術の適応はない．

耳管の狭窄・閉塞がない場合には鼓室形成術の適応にはなるが，耳管の能動的換気能とCTでの乳突腔の含気（空間）の有無で中耳粘膜ガス交換能の有無を術前に評価することが勧められる．もし乳突含気（ガス交換能）があれば鼓室形成術は可能であり，予後も期待できるが，乳突含気がなければ耳管の能動的換気・調圧能が問題となる．もしこの耳管の機能が良好であれば鼓室形成術は可能だが，この機能も悪ければ，中耳はどこからも換気・調圧されないので，鼓室形成術中に鼓膜換気チューブの併用が望ましい（図4）．ただしこれらの中耳換気・調圧能障害には中耳，耳管，鼻咽腔などの炎症が関係していることが多いので，いずれの障害にもマクロライド療法をはじめとする消炎治療を術前に行うことは有意義である．

術中の乳突粘膜処理と術式選択

乳突腔に病変がある場合には，これを削除することが必要であるが，完全に乳突削開した場合にはガス交換に必須の粘膜が失われる．そのためこの部位の換気・調圧能は廃絶し，やがて肉芽，次いで瘢痕組織で置換されるため，含気腔は少なくとも早期には回復しない．このことは中耳手術を行う際に術者は留意しておくべきである（図5）．

これを基本にして術式選択の原則的考え方を解説すると，まず乳突削開後には，粘膜ガス交換能が失われ含気も回復しないため，乳突腔を保存する意義は少ないといえる．さらに術後に乳突腔に貯留する凝血塊や滲出液が器質化して縮小しても，乳突削開耳では粘膜ガス交換でそれを代償することができないため，上鼓室や外耳道後壁の陥凹をきたし，これが高度な場合は術後再形成性真珠腫に発展する可能性もある．したがって完全な乳突削開を行った場合には，外耳道後壁を削除して乳突腔を残さないのが得策と考えられる．

逆に乳突腔の粘膜を部分的にでも，特に上鼓室と連続して残すことができれば，術後乳突腔の含気は粘膜ガス交換により回復し，その後も換気・調圧能をもつ腔として機能しうるので，外耳道後壁を残した乳突腔の保存の意義があるといえる（図6）．

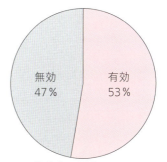

図3 耳管狭窄に対するマクロライド少量長期投与の効果

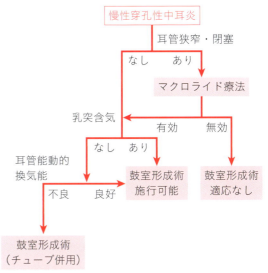

図4 中耳換気・調圧能の状態とその対応

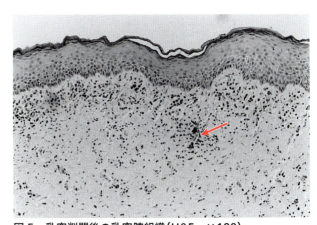

図5 乳突削開後の乳突腔組織（H&E，×100）
厚い瘢痕組織のみで粘膜はみられず，深部にわずかに血管がみられるのみである（矢印）．

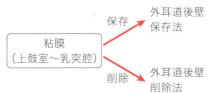

図6 乳突粘膜処理による外耳道後壁の処理の原則

小児の鼓室形成術

小児期では耳管機能が未完成であり，また中耳炎の重要な病因の1つである鼻副鼻腔炎やアデノイドなどの鼻咽腔の炎症も消退していないことが多く，鼓室形成術により鼓膜穿孔を閉鎖することでかえって滲出性中耳炎が生じたり，鼓膜の再穿孔をきたすことがある(図7)．中耳換気・調圧の立場からみると，小児の鼓室形成術は8～10歳まで待つのが得策であろう．しかし中耳真珠腫など手術を待てない場合は術後の鼓膜換気チューブの併用が望ましい．

閉鎖不全耳管（鼻すすりによる中耳疾患）

一方，耳管の通過性がよすぎる，いわゆる閉鎖不全耳管は，中耳真珠腫，鼓膜癒着症などに多くみられる．閉鎖不全耳管をもつ患者は自声強聴を矯正するために鼻すすりをして，中耳・耳管を陰圧にして耳管を閉じようとする．そのため繰り返し中耳に陰圧が生じ，これが滲出性中耳炎や中耳真珠腫，鼓膜癒着症などの鼓膜の高度陥凹の原因となる(図8)．耳管の通気度(通過性)がよすぎる場合には詳細な問診を行い，自声強聴が鼻すすりで楽になるという病歴があれば診断はほぼ確実である．この場合，鼻すすり禁止のアドバイス，鼓膜換気チューブの併用や耳管開放症に準じる耳管の治療などを手術と並行して行うことが必須で，これらを怠ると再発の確率は高い．患者は鼻すすりが中耳疾患の原因であることを知らないことが多く，アドバイスのみでも意外に効果がある(図9)．

中耳換気・調圧生理のポイント

1. 中耳は耳管と中耳粘膜の両者により換気・調圧されており，鼓室形成術を行う際には耳管機能検査，画像での乳突含気の有無を調べることが必要である．
2. 耳管機能障害，中耳粘膜ガス交換能障害のいずれもが鼻咽腔の炎症性病変に関連していることが多く，その治療にはマクロライド療法がある程度奏効する．また無効の場合には鼓膜留置チューブの併用が必要となる．
3. 乳突削開後には，乳突粘膜のガス交換能，乳突腔の含気ともに少なくとも早期には回復せず，かえって術後の上鼓室陥凹の原因となる可能性がある．したがって，これらを考慮した術式の選択が望ましい．
4. 小児の鼓室形成術は可能なら8～10歳まで待つことが望ましく，待てない場合は鼓膜換気チューブの併用が望ましい．
5. 閉鎖不全耳管は中耳真珠腫や鼓膜癒着症の原因として意外に多く，詳細な問診とともに適切な対処が必須である．

（髙橋晴雄）

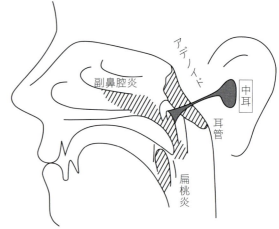

図7　小児期の耳管機能に関わる病態

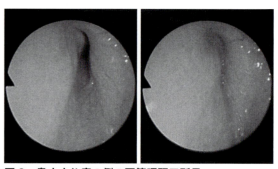

図8　鼻すすり癖の例の耳管咽頭口所見
耳管は鼻すすり前(左)には開いているが，鼻すすり後(右)は閉じている．

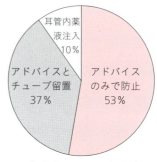

図9　鼻すすりによる真珠腫例に対する対応(30耳)

外耳

4 耳介奇形　26
5 先天性耳瘻孔　31
6 外耳道閉鎖症　34
7 外耳道腫瘤　39

4 耳介奇形

手術概念

耳介の先天性形態異常のうち，軽度で頻度の高いものに副耳，耳瘻孔，耳垂裂，埋没耳などがある．このうち埋没耳に対する手術は，耳介を側頭部に埋没させるように働く後耳介筋群を切離し，皮膚の不足を局所皮弁によって補う方法であり，使用する局所皮弁によって種々の方法が考案されている．中等度のものとして立ち耳，折れ耳，スタール耳などがあり，これらは耳介の構成成分の低形成を伴わない軟骨の変形である．これらに対しては軟骨に切れ込みを入れたり一部を切除したりする形成手術で矯正が可能である．

一方，高度なものとして耳介の構成成分が著しく低形成であるものは小耳症と呼ばれる．小耳症のうち最も典型的なものは耳垂型，耳介の下半分が残存するものは耳甲介型と呼ばれる．この他に両者の中間型である小耳甲介型，いずれにも属さない非典型型がある．構成成分がほとんどみられないものを無耳症と呼ぶが頻度はきわめてまれである（図1）．

小耳症に対する耳介形成術は，歴史的に，肋軟骨から作ったフレームワークを移植する自家肋軟骨移植による方法と，シリコンなどの人工物で作製したフレームワークを使用する方法がある．しかし後者は露出感染などのリスクが大きいため，わが国ではほとんどの施設で自家肋軟骨移植による手術が行われている．手術は第1期手術として肋軟骨移植術を行い，約半年後に第2期手術として移植した耳介を挙上する耳介挙上術を行う2段階手術として行われる．この第2期手術の際に外耳道形成術を同時共同手術として行うことも可能である．

適応

手術は患者が10歳になるまで待機して行う．術後管理において患者自身の協力が得られることが必要であり，患者自身が耳介形成手術を理解して希望する年齢に達するまで待機するのが望ましいからである．また，移植する肋軟骨の大きさが十分でないと3本の肋軟骨で耳介を作ることが困難で，採取する肋軟骨が多くなるとのちに胸郭変形が起こりやすいこと，片側小耳症の場合健側の耳介がほぼ成長を遂げるまで待たないと，再度耳介のアンバランスが生じること，なども手術を待機して行う理由である．

術前に注意すること

片側小耳症の場合，術前に反対側の耳介をフィルムにトレースしておき，滅菌して手術の際に参考として利用できるようにする．心臓保護の観点から，基本的に右側から肋軟骨採取を行うが，両側小耳症の場合は患側と同側の肋軟骨を採取する．当科では術前に側頭骨CTを撮影して中耳の発育状態を評価するとともに，皮膚トレースと骨トレースの3D CTを作成して，外耳道開口部として想定されるポイントが形成耳介の耳甲介内部になるように位置決めを行っている．

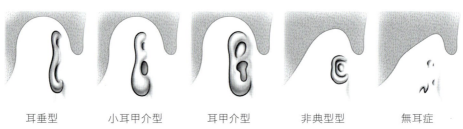

図1　小耳症の分類

手術の実際

I. 肋軟骨移植術

A. 耳垂の後方移動（図IA）

まず耳型のトレースを使って再建耳介の位置を決め，外耳道開口部に適した位置に径1cm程度の皮下茎部分を設定する．耳垂を引っ張って最も高さの得られる点から，前方は耳垂基部に向けて，また基部では少し下方に向けて珠間切痕の最下点に相当する部分までの切開線と，後方は耳垂の稜線のやや裏側で下降したラインでまず切開を行い，耳垂の後方移動を行う．再建耳介の外縁で耳垂が自然に移動できる点まで，耳垂裏面下方から切開線を延長する．また残存耳介の稜線に沿って上方へも切開線を延長する．

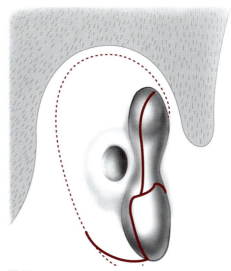

図IA

B. 皮下ポケット作製と遺残軟骨切除（図IB）

耳型のトレースで印した範囲よりやや広めに，耳介のフレームワークを挿入する皮下ポケットを作製する．剝離は皮下に一層の脂肪が付く程度の薄さで均一に行う．ただし皮下茎の部分は剝離せず温存する．皮下茎の後方で上下の皮下ポケットを連結させ，同じ深さの層で剝離されていることを確認する．次に遺残軟骨の裏側を軟骨直下で剝離して遺残軟骨切除を行う．後方移動した耳垂裏面を6-0ナイロンで縫合し，皮下ポケットにはバルーンカテーテルを挿入して注水し，術中の皮膚拡張を行っておく．

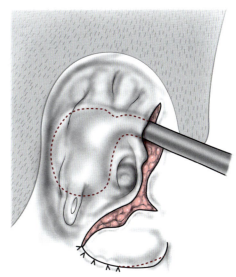

図IB

C. 肋軟骨採取とフレームワーク作製（図IC）

前胸部約5cmの横切開から，筋層を切開してⅥ，Ⅶ，Ⅷの肋軟骨を採取する．切除後の軟骨再生が起こりやすいよう，肋軟骨膜は丁寧にはがして温存する．Ⅵ，Ⅶの軟骨で基板，Ⅷで耳輪，ⅧあるいはⅦの一部で対耳輪となる部分を切り出し，軟骨の固定には5-0両端直針付きステンレスワイヤーを用いる．ワイヤーは表面に露出しないよう切込みを入れて埋没させて固定する．また細かな軟骨の細工には専用の彫刻刀を使用し，耳輪の彎曲が再現できるようにする．余った肋軟骨は耳介挙上術の際に用いるため，胸部皮下に浅くポケットを作って温存しておく．

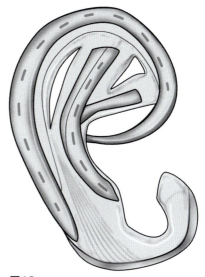

図IC

D. フレームワーク挿入と閉創（図 ID）

皮膚拡張を行っていたバルーンを取り出し，15 Fr 丸型の持続吸引ドレーンを挿入後，完成したフレームワークを皮下ポケットに挿入し，吸収糸で正しい位置に固定する．吸引をきかせて輪郭を確認しながら余剰皮膚のトリミングを行いつつ 6-0 ナイロンで閉創し手術を終了する．ドレッシングは湿綿花とレストンスポンジを用いて厳重に行い，ドレーンは 2 週間後に抜去する．

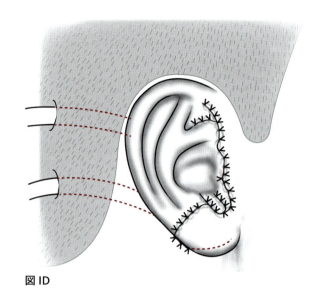

図 ID

II. 耳介挙上術

A. 手術のデザインと採皮，浅側頭筋膜の挙上（図 IIA）

耳介周囲の切開線と，側頭部耳介頭側約 7 cm 離した部位で約 6 cm の横切開をデザインする．この後方で約 4.5×10 cm 程度の採皮部をデザインする．はじめに気動式デルマトームにより 10/1,000 インチの厚さの分層採皮を行う．続いて側頭部の切開線から，毛根を傷つけないように注意しながら浅側頭筋膜の表層を剝離する．筋膜の末梢側，前後の辺縁を切開し，筋膜裏面を剝離していく．

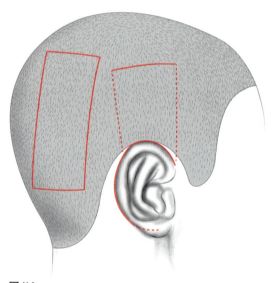

図 IIA

B. 耳介の挙上と支柱軟骨の作製および固定（図 IIB）

浅側頭筋膜裏面の層で耳介裏面を連続して十分に剝離を行い，浅側頭筋膜付きの再建耳介を挙上する．一方，前回の前胸部切開から，皮下に温存しておいた肋軟骨を取り出し，吸収糸を用いて C 字型に連結し支柱軟骨を作製する．支柱の高さは耳前方側約 11 mm，後方側約 13 mm で，C の彎曲は再建耳介の対耳輪下脚から対耳珠にかけての曲線に合わせるようにする．この支柱軟骨を正しい位置に固定してから挙上耳介と固定し，その後面を浅側頭筋膜で被覆する．

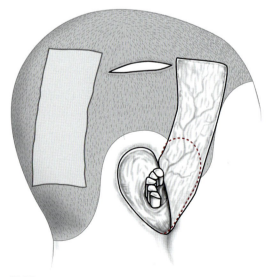

図 IIB

C. 植皮とタイオーバー固定（図 IIC）

こうしてできた耳後部の raw surface に対して，最初に採皮した分層皮膚片を植皮する．植皮片には数多くのドレナージ孔を空け，下層と縫合固定しながら凹凸を丁寧に再現していく．固定が強固になるよう，側頭部側のタイオーバー用糸は植皮辺縁でなく少し離した側頭部皮膚にかける．湿綿花とガーゼを詰めてしっかりとタイオーバー固定を行っていくが，強く締めすぎると浅側頭筋膜の血行が阻害されるため注意を要する．約10日後にタイオーバーを解除し，その後は連日の軟膏処置に切り替える．

術後管理

肋軟骨移植の術後は必要に応じてフレームワーク上の皮膚の血行と血腫や感染がないことを確認するが，原則として2週間包帯交換を行わず，ドレーンも出血量にかかわらず2週間留置する．ドレーン抜去後退院とし，翌週に外来で抜糸を行う．術後2〜3か月の間は患側を下にして就寝しないよう注意する．皮弁の色調に問題がある場合は，bFGF スプレーやプロスタグランジン E_1（PGE_1）軟膏の処置を行う．多くの場合は保存的加療で対応可能である．

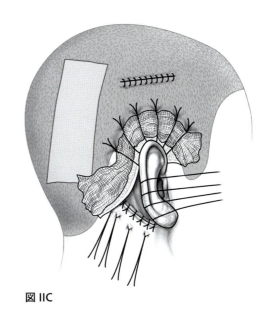

図 IIC

一方，耳介挙上術の術後も同様にタイオーバー解除までは原則として包帯交換を行わず，解除後生着が確認されるか自宅での処置が可能となったら退院させ，抜糸は外来で行う．植皮の生着が一部不良な場合は bFGF スプレーや PGE_1 軟膏処置を行うが，広範囲に壊死した場合は再植皮を行う必要がある．

手術のポイント

〈肋軟骨移植術〉

- フレームワークの凹凸が反映されるよう，皮下ポケットの厚さを一定に剝離することが重要である．皮下茎部分は最初大きめにしておき，血行を注意深く観察しながら径1cmほどまで少しずつ細くしていく
- フレームワークの厚さは基板が約5mm，耳輪および対耳輪が約5mmで，組みあがった最も高いところでも厚さは10mm以内とする．これ以上の厚さでフレームワークを作製しても皮膚の余裕が追いつかず輪郭が反映されない
- 吸引ドレーンが効果的に働くよう，フレームワークの舟状窩および三角窩の部分には基板にも穴を空けておくのがよい．吸引ドレーンは2本挿入し，1本は耳介の上半分，もう1本は下半分から耳甲介部を吸引できるようにする

〈耳介挙上術〉

- 凸面である頭部皮膚に気動式デルマトームが密着するよう，採皮に先立って生理食塩水を皮下に局所注射し，平面に近い状態を作っておく．採皮部は非固着性のハイドロコロイド材を貼付し，1週間ほどで抜去する．退院時には毛髪が生えてきていることが多い
- 筋膜をT字型切開で採取すれば術中の視野は良好であるが，この部位の縦切開線は毛髪の分け目となって術後の瘢痕が目立つことが多い．横切開のみで筋膜採取するために，筋膜表面の剝離の際には照明付き筋鉤を使用し，筋膜の切開にはバイポーラ剪刀を用いると操作が行いやすい
- 支柱軟骨をC字型に連結するのは支柱が倒れないようにするためである．4連あるいは5連で連結することができれば十分に丈夫な支柱軟骨を作製できる．このためにも初回の肋軟骨移植術の際に十分な量の軟骨を支柱用として温存しておく必要がある

> **⚠ 手術のピットフォール**
> - 長時間頭部を回旋して手術を行うため，術後合併症として環軸椎回旋位固定を生じることがある．回旋の程度をなるべく軽くして，手術台を傾けるなどの工夫で手術を行うことが重要である
> - 肋軟骨採取部に気胸を生じる場合があるので，採取後は必ず術中にリークテストを行う．また術後の疼痛によって無気肺を生じることもある
> - 再建耳介が有毛部にかかる場合は，2回の手術後経過をみてから外来局所麻酔下で数回にわたって電気凝固による針脱毛を行う．電気凝固の出力が強すぎたり針の刺入時間が長すぎると皮膚壊死を生じるため注意が必要である

（朝戸裕貴）

5 先天性耳瘻孔

手術概念

　耳介は胎生33日頃に第一鰓弓と第二鰓弓の両側面から6つの小丘が生じ，その後これらの6つの小丘より耳珠（第1小丘），耳輪（第2，第3小丘），対耳輪（第4小丘），対耳珠（第5小丘），および耳垂（第6小丘）が形成される．先天性耳瘻孔の原因は不明であるが，これらの小丘の癒合不全と考えられている．

　瘻孔の最も多い部位は前耳輪部とされ（90％前後），次いで耳輪脚基部，耳前部で，大多数はこの3部位にみられる．その他の部位は比較的少ない．瘻孔の多くは浅在性で瘻管の長さも通常は1〜1.5 cm以内であるが深在性で外耳道，中耳などへ進展している例もある．発症頻度は1％前後と考えられているが，本邦ではより高率との報告もある．

適応

　感染のない場合には手術を行う必要はない．瘻孔より白色あるいは粥状分泌物が出る場合は局所の消毒を行う．反復して感染を引き起こす場合には手術治療の適応となる．手術は瘻管，嚢胞などの化膿性病変が強い急性期には原則として行わない．感染時は抗菌薬を投与するが，感染が強く膿瘍を形成するような場合は切開，排膿などの局所処置によって急性炎症の消退を待ち，発赤，腫脹が軽減してから摘出術を行う．しかし，炎症が慢性化し皮膚の菲薄化，びらん，病的肉芽形成など湿潤傾向が軽快しない場合は手術適応となる．

術前に注意すること

A．検査

　手術は瘻孔，瘻管あるいは嚢胞を完全に一塊として摘出することにある．そのために術前に瘻管の走行あるいは広がり，また嚢胞の形状，部位を十分に把握しておくことが必要である．

　瘻管の追跡には様々な方法がある．日常の手術に際しては消息子誘導法と色素注入法が簡便でしかも優れた方法であり，実際の手術ではこの両方の併用がよい．前者は耳瘻孔の開口部よりゾンデを挿入し，病変の広がりを確認しながら病変を摘出する方法である．色素注入法は，通常手術2〜3日前から注入針で少量の色素液（0.5％メチレンブルーあるいはインジゴカルミンなど）を瘻孔から静かに注入し，嚢胞壁を染めておく方法である．ポイントは色素液を強圧下に注入し嚢胞壁外に漏出したり，染めすぎないようにする．染色された瘻管および嚢胞の形が皮膚を通して透見される程度に注入し，手術操作時に瘻管および嚢胞内には染色液が残留せず，腔壁が薄く染まっているのがよい．もし手術当日に染色液を注入する場合にはごく少量にとどめる．術前に嚢胞壁が明らかに破れているような場合には染色は行わない．

B．麻酔

　摘出術は術前より表在性で，短い瘻管であることがわかっている例以外は原則として全身麻酔下で行う．通常手術例にみられる瘻管は複雑に分岐している例が多い．また，出血があると病変と正常組織の見極めが困難となるので，エピネフリンを含むリドカイン塩酸塩液による浸潤麻酔を併用する．

手術の実際

手術用顕微鏡を使用して行う．要点は十分な視野を得るための皮切を加えることにある．

❶ 術前に明らかに瘻孔が浅在性でしかも周辺に膿瘍の形成などがない例では，瘻孔を中心に紡錘形に皮切を入れて瘻管とともに摘出する（**図A**）．

❷ 瘻孔周辺あるいは瘻孔部位から離れて感染性の囊胞を認める例で瘻孔部に加えた皮切のみでは，術中視野が狭く瘻管を見失ったり切断することがある．このような例は**図B**，**図C**に示すように瘻孔と感染した囊胞との中間に切開をおき，まず皮膚を囊胞末端方向に，青色に染まった囊胞を消息子で探りながら，破らないように剥離する．次いで瘻孔に向かい同様の操作を加え，最後に瘻孔開口部周囲に輪状に切開を加えて術創

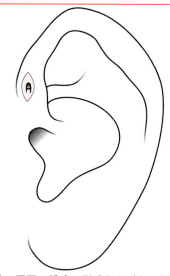

図A　浅在性で周囲に膿瘍の形成などがない例

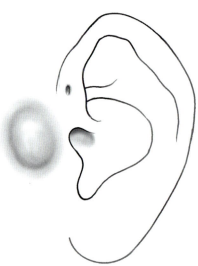

図B　瘻孔部位から離れて感染性の囊胞を認める例

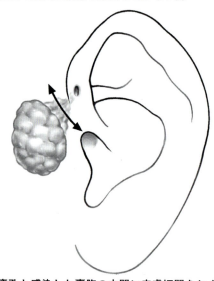

図C-1　瘻孔と感染した囊胞の中間に皮膚切開をおく

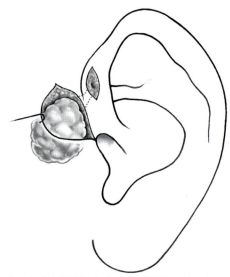

図C-2　皮膚を切開した後，まず囊胞末端方向に囊胞を破らないように剥離，次いで瘻孔に向かい同様の操作を加える

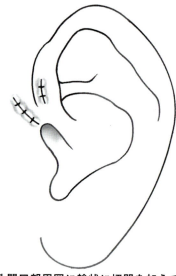

図C-3　瘻孔開口部周囲に輪状に切開を加えて術創から摘出，皮膚を縫合する

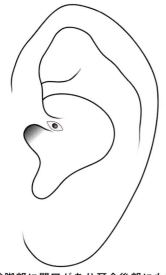

図 D-1　耳輪脚部に開口があり耳介後部にも瘻孔が走行している例

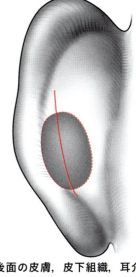

図 D-2　耳介後面の皮膚，皮下組織，耳介軟骨と耳輪脚の瘻孔開口部皮膚をくりぬくように摘出する

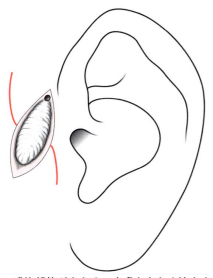

図 E-1　感染部位が大きく，皮膚を大きく摘出する場合

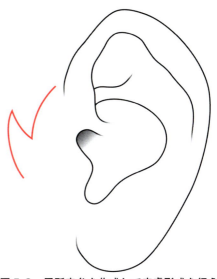

図 E-2　局所皮弁を作成して皮膚形成を行う

から摘出，皮膚を縫合する．この操作は瘻孔開口部を鉗子などでつまむ操作がないので，瘻管を切断あるいは見失うことはない．

❸耳輪脚基部に瘻孔があり，耳甲介腔部あるいは舟部に炎症性の囊胞がみられる場合にも瘻孔と囊胞の中間に切開をおくことによって十分な視野が得られる．瘻管，囊胞が軟骨に癒着していたり，耳輪脚部に開口がある場合には，その部の軟骨は周囲の結合組織を付けて切除する．ただし，耳輪脚部に開口がある瘻孔は耳介後部にも瘻孔が走行していることが多い．こうした場合には，耳介後面の皮膚，皮下組織，耳介軟骨と耳輪脚の瘻孔開口部皮膚をくりぬくように摘出する（図D）．

❹皮下部を5-0のポリグルコネートなど吸収性の縫合糸で合わせ，皮膚を6-0ナイロン糸で縫合もしくは皮膚表面接着剤で被覆する．軟骨の欠損が大きくなった場合は1～2針吸収糸で合わせておく．死腔を作らないことがポイントである．病変が深部に及んでいる場合には，顔面神経枝や浅側頭動脈の損傷に注意する．

❺膿瘍を形成し，皮膚の切除によって欠損をきたすこともまれではない．このようなときには皮膚形成も考慮する（図E）．

（柿木章伸）

6 外耳道閉鎖症

手術概念

耳介形成は第1期手術として肋軟骨移植術,約半年後に第2期手術として耳介挙上術を行う2段階手術法が一般的であるが,筆者らは第2期手術の際に,症例に応じて外耳道形成術を形成外科と耳鼻咽喉科の両科同時共同手術として行い,形態と機能の再建の両立を目指している(図1).

適応

外耳道形成術の適応があるかどうかは,術前に側頭骨高分解能CT(high resolution computed tomography;HRCT)を撮影し,Jahrsdoerferの10段階評価法(JD score)に基づいて評価する.小耳症・外耳道閉鎖症の場合,JD scoreによる外耳の形態の項目は0点なので9点を満点と考え,8〜9点は中耳伝音機構の構造がよく保たれ聴力改善の可能性が高く,6〜7点は聴力改善の可能性はあるが,5点以下は聴力改善の可能性が小さい,と判断している.さらにこの側頭骨HRCTから3D CTを作成し,骨トレースと皮膚トレースを合成した像から,側頭骨の外耳道形成予定部位に形成される耳介の耳甲介部が位置するよう,再建の作成位置を決定する.

両側小耳症・外耳道閉鎖症では,骨導式補聴器から気導式補聴器に切り替えることで患者のQOLは大きく改善されることから,JD scoreが低い場合でもできる限り外耳道形成を行う方針としている.片側小耳症においては,JD scoreが7点以上でかつ本人と家族の希望がある場合に第2期手術として共同手術を行う方針としている.

術前に注意すること

小耳症・外耳道閉鎖症には片側性と両側性がある.片側性の場合,健側が正常聴力のことが多く,耳介形成を形成外科で行うが,外耳道形成は患者が希望する場合と希望しない場合がある.筆者らは,JD scoreが良好であれば,第2段階で耳介形成と外耳道形成を行うべくすすめ,形成外科と耳鼻咽喉科の同日合同手術を行うこと

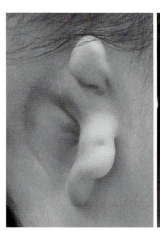 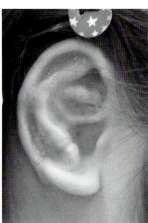 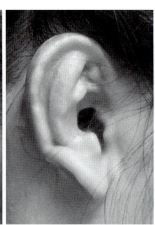 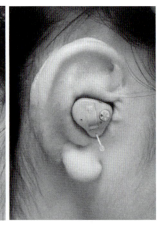

術前 / 第1回術後 肋軟骨移植による耳介形成術 / 第2回術後 耳介挙上と外耳道形成術,聴力改善手術 / 形成された外耳道に対する耳穴型補聴器

図1 小耳症・外耳道閉鎖症の段階的合同手術(形成外科+耳科)

で手術回数を少なくしている．

術前に 3D CT により側頭骨の軟部組織と頭蓋骨の側頭部をそれぞれ再構築して重ねることで，耳介と外耳道を再建する位置の基礎資料とする．耳介・外耳道形成のための設計図となる．外耳道は mastoid（乳突部）に作ることになるため，耳介の位置は，健側より約 1 cm 後方になる．この 3D CT の画像に基づいた説明は患者およびその両親にとっても理解しやすい．

小耳症・外耳道閉鎖症に対する術式は 2 段階に分けて手術を行っている．手術の回数を減らすだけでなく整容的にも機能的にも理想的な到達度を目指すためである．耳介の大きさが成人とほぼ同等になる 9 歳で第 1 段階手術を行い，その約半年後に第 2 段階手術を計画する．

手術の実際：耳介挙上と外耳道形成・鼓室形成の同時共同手術

耳介形成術の半年後に耳介挙上術と外耳道形成術の共同手術を行う．

耳介上方側頭部の横切開から浅側頭筋膜を挙上し，耳介周囲の切開と連続させる．再建耳介の裏面を剝離し，浅側頭筋膜付きで耳介を挙上する．また同切開部位から深側頭筋膜を挙上しておく．電動式デルマトームにより 0.012 インチの分層皮膚を採皮する（図 2）．

形成された耳介の耳甲介部分を弧状に切開して外耳道入口部を作成し，挙上耳介を反転させて形成外科から耳鼻科に術者を交代する．

耳鼻科が外耳道形成術を行う間，形成外科は胸部に保存しておいた肋軟骨を取り出し支柱を作成する．同時に採取した分層皮膚から外耳道用の皮膚管を作成しておく．外耳道形成に必要なコルメラはこの支柱軟骨の余剰部を活用し，鼓膜の代用には深側頭筋膜の一部を鼓膜圧迫子で伸ばして使用する．

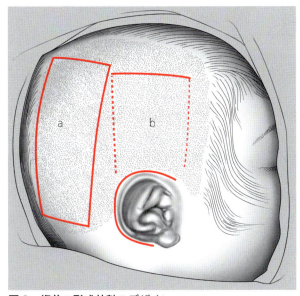

図 2　術前の形成外科のデザイン
耳介周囲と側頭部の横切開，分層採皮部（a）と浅側頭筋膜挙上部位（b）を示す．

A．耳介挙上と外耳道形成の準備

形成外科医が移植してある肋軟骨の耳介フレームワークの後方を持ち上げると同時に，その耳介の外耳道入口部に相当する位置に直径約 1.5 cm の外耳道孔を作成する．側頭部皮下より temporoparietal flap および deep-innominate temporal fascia flap を作成する（図 A）．形成する外耳道のための皮膚管を作るべく，Padgett 型デルマトームで頭皮より分層皮膚を採皮するので術後外耳道に毛髪が出現することがない．長さ 5 cm，直径 2 cm 弱の皮膚管を作る．先は部分的に盲端にすべく結紮する．

B．外耳道形成術

耳鼻咽喉科医に術者が交代する．マーカーで mastoid tip（乳様突起先端部），temporoparietal line（側頭頭頂線），顎関節後部および想定される外耳道入口部に印を付ける（図 B-1）．想定した外耳道入口部の後端に相当する部位を切開し，同部の筋膜，骨膜を有茎皮弁（pedicled

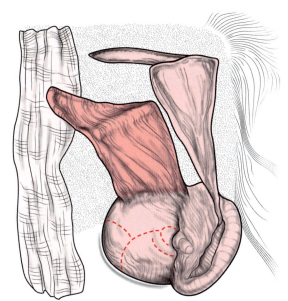

図 A　再建耳介を浅側頭筋膜とともに挙上反転し，深側頭筋膜も挙上する．この症例では鼓膜の代用として筋膜の一部を別に採取してある

flap）にする．mastoid の骨面よりノミで骨板を採取する．後の外耳道形成のための準備である．バーで乳突部に乳突洞削開術（antrotomy）を行う．mastoid antrum（乳突腔）に到達すると，さらに乳様突起削開術（mastoidectomy）を行い拡大する．次に乳突洞口（aditus ad antrum）に向かって上鼓室に向かって進めキヌタ骨の短脚を同定すべく注意深く拡大する．短脚を発見した後に，次に乳突部表面から中耳腔に至る厚い閉鎖板を削除し，耳小骨連鎖全体を露出させる．ツチ骨とキヌタ骨（malleus-incus）が1つの complex となった耳小骨の固まりとアブミ骨がある．多くの場合，ツチ骨の handle が欠損している．周囲の骨部や間葉組織の膜を除去し，可動性を確認する．顔面神経に損傷が生じないように顔面神経電気刺激で顔面神経の走行を確認しながら行う．アブミ骨の同定には顔面神経の近くを削らなければならずリスクがあり，注意深く進める．耳科手術用の内視鏡を使うとアブミ骨を確認ができるが，機能的には顔面神経電気刺激で耳小骨が動くか否か同定することができる．次に，すでに採取してあった骨板を用いて乳様突起削開術によって生じた大きな cavity をカバーするようにし，外耳道後壁形成とする．肋軟骨の一部を用いて，コルメラとし malleus-incus の complex の上に立て，フィブリン糊で固定する．その上に free の筋膜（innominate fascia）で鼓膜を形成する．このときにコルメラの先端が筋膜を通して，透見できるようにすることが聴力改善のコツである（図 B-2）．さらに deep-innominate temporal fascia flap をのばし，新たに形成された骨部外耳道全体がカバーされるようにフィブリン糊で固定する．不足分は初めに作成しておいた筋膜と骨膜の有茎皮弁で補う．このように外耳道形成の準備をして初めて皮膚管を挿入する（図 B-3）．色の付いたシルクガーゼを盲端の先端に入れ，その上に俵状にした小コメガーゼを次々に挿入して固定する．フラップが動かないように注意深く行う．

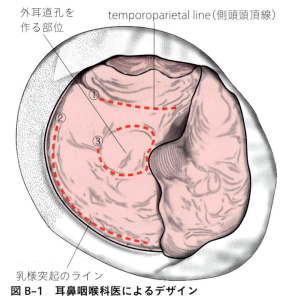

図 B-1　耳鼻咽喉科医によるデザイン
①頭蓋底と②乳様突起のライン，③外耳道形成予定部位を示す．

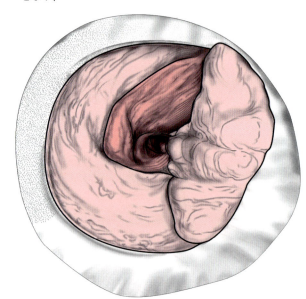

図 B-2　作成した外耳道周囲に沿って深側頭筋膜を挿入

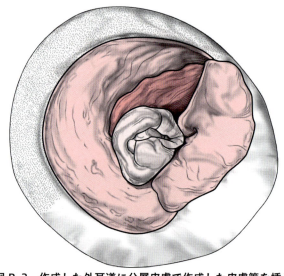

図 B-3　作成した外耳道に分層皮膚で作成した皮膚管を挿入

C. 耳介挙上と遊離植皮

再び耳科医より形成外科に交代する．支柱用に用意しておいた肋軟骨のブロックを用いて耳介が立つように固定する(図 C-1)．形成した骨部外耳道全体をあらかじめ用意してあった temporoparietal fascia flap で覆う．その上に遊離植皮で覆い縫合する(図 C-2)．外耳道入口部皮膚を皮膚管と縫合する．耳介をタイオーバー固定する(図 C-3)．

術後管理

抜糸と形成した外耳道内のコメガーゼと色の付いたシルクガーゼの除去は 1〜2 週間以内に行う．

手術後，左右の耳介の位置の差を気になることはほとんどない．むしろ外耳道ができているので耳介は自然な形状に感じられ，手術したことに気づかれない症例も少なくない．

現在は皮膚管には頭皮から摂取した毛根のない分層皮膚を用いている．最近の 10 年間では術式に改良を加え，皮膚管の素材を鼠径部全層植皮片から頭皮分層植皮片に変更して以来外耳道の感染がほとんどなくなった．この Padgett 型デルマトームで採皮した分層頭皮には毛根がなく，外耳道皮膚に毛が生えることはない．感染予防には骨部外耳道に血行の良好な deep-innominate fascia を活用するだけでなく，皮膚管の素材の選択も重要である．感染が予防されると同時に外耳道狭窄は著しく減少した．しかし外耳道の狭窄の予防に一時的にシリコンのチューブを留置して外耳道の形状を維持する．聴力検査を定期的に行い術後変化による浅在鼓膜化の有無をチェックする．

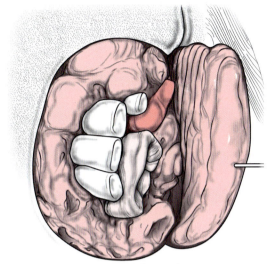

図 C-1 軟骨で形成した支柱を固定する

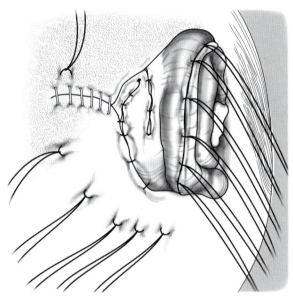

図 C-2 浅側頭筋膜で被覆した後に耳介後面に植皮を行う

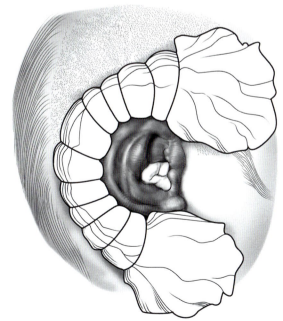

図 C-3 タイオーバー固定を行い，手術を終了したところ

📎 手術のポイント

- 乳様突起削開術のサイズは術後の外耳道のできあがりを予想して行う
- 耳小骨連鎖に障害を与えないように外耳道閉鎖板の削開の際に注意する
- 鼓室形成による聴力の改善のためにアブミ骨の可動性の有無をチェックする
- 顔面神経に障害を与えないように顔面神経刺激装置で注意しつつ手術を進める
- コルメラの長さを十分にとりツチ・キヌタ骨のcomplexの上に置く．倒れないように工夫する
- 皮膚管が形成鼓膜と接着するように行う

⚠ 手術のピットフォール

術後聴力がよいが，その後低下したり，初めから聴力が改善しない場合がある．その主要な原因として以下が挙げられる

- 鼓膜の浅在化，すなわち形成した鼓膜が成長とともに外側へ移動し，耳小骨から外れる
- 外耳道皮膚の肥厚と狭窄．感染などによる線維化
- 骨部外耳道の狭窄．骨部外耳道の増殖
- 鼓膜に骨膜を使用すると骨膜が骨化することがあるので用いず，筋膜を使う
- アブミ骨の固着が初めから存在する場合がある

いずれの場合もCTで診断し，聴力改善のための再手術を予定する

- 術後の形成外耳道の狭窄の予防に一時的にシリコンチューブを挿入することが必要である

（加我君孝，朝戸裕貴）

7 外耳道腫瘍

手術概念

耳介の腫瘍は，術後の形状が自然に近くなるように，摘出とともに整容的な面も考慮する．粉瘤（表皮嚢腫，アテローマ）あるいは表皮と剝離困難な腫瘍では皮膚も一部付けて摘出するため，その後の縫合に無理な張力がかからない切開デザインを考える．

外耳道の腫瘍では，摘出の結果，外耳道の皮膚が一部欠損する．摘出後の創傷治癒が順調に進むように配慮し，顕微鏡を用いるなど，丁寧に進める．

適応

耳介腫瘍では，表皮嚢腫，血腫，血管腫，母斑，線維腫，脂肪腫など，良性であっても炎症を繰り返したり，整容的な面から手術適応になることが多い．

外耳道の腫瘍では，良悪性が不明の場合，ならびに明らかに良性であっても外耳道を閉塞し，耳垢塞栓や伝音難聴の原因となる場合には手術の適応となる．具体的には，表皮嚢腫，母斑，脂腺腺腫，線維腫，乳頭腫，骨腫，基底細胞腫などが挙げられる．扁平上皮癌など明らかに悪性と考えられる例では安易な摘出術を行うのではなく，十分な評価のうえ根治性の高い集学的治療を考慮する．

術前に注意すること

画像診断について，外耳道骨腫では側頭骨 CT（thin slice，軸位断・冠状断の 2 方向）によって骨腫と周囲の関係を確認しておくことが大切である．また，組織型不明の比較的大きな外耳腫瘍では鑑別診断のために MRI が有用である．

聴力検査は手術前に施行しておく．特に，外耳道腫瘍では術前の評価と同時に，術後の合併症を確認するうえでも大切になる．

ケロイド体質の有無を術前に確認する．

腫瘍の位置と性状，ならびに患者が協力的であるかなどにより，局所麻酔で行うか，全身麻酔で行うかを決める．

この部位にできる腫瘍の多くは良性であるが，悪性も起こりうる．特に表面のびらんや色調の変化を伴う病変では悪性の可能性も念頭におき，病理組織の確認，悪性結果が出たときに遅滞なく後治療ができるような準備，患者への説明を欠かさないようにする．

手術の実際

例として外耳道骨腫の摘出術を示す．

❶ 皮膚切開：耳後法，耳内法いずれでも可能である．外耳道が広く，腫瘍が小さい症例では耳内切開のみで十分であるが，外耳道径に比べ腫瘍が大きい場合には，皮膚切開を耳前部に延長して，中耳手術に準じた良好な視野を確保する．ケロイド体質など耳前部の切開を避けたいとき，あるいは，有茎骨膜弁（Palva flap）を採取したいときには耳後切開を採用する（**図 A**）．側頭筋膜，皮下結合組織，骨膜弁のいずれかを採取しておく．

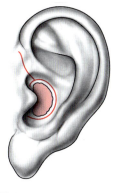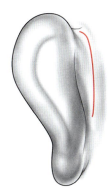

図 A

❷外耳道剝離と腫瘤摘出：骨腫では表面の外耳道皮膚を骨膜とともに愛護的に剝離，温存する．十分に剝離しておくことで，外耳道皮膚欠損を小さくできる(**図 B**)．

❸骨腫切除：ノミが意図せず奥に打ち込まれないように，奥にガーゼの小片を挿入し，クッション代わりとする．CT で確認しておいた骨の付着部を丸ノミで削開後，凹凸がないように骨面をダイヤモンドバーで平らにする(**図 B**)．

❹創の被覆：骨の露出や表面の不整は上皮の伸長を妨げる．特に乳突蜂巣が一部開放されたときには皮膚が入り込まないよう注意する．採取しておいた軟部組織で被覆した上に外耳道皮膚を戻す(**図 C**)．外耳道皮膚は先端が丸まったり，翻転しないように顕微鏡下に丁寧に戻す．

❺パッキング：皮膚を戻した上に，やや大きめにベスキチン®を置き，その上から皮膚がずれないように外耳道にガーゼを挿入し，創を圧着させる．

術後管理

術後の感染予防に抗菌薬(内服でも可)を投与する．外耳道のパッキングは 1 週間留置し，抜去後の外耳道皮膚にずれがなければ，その後は抗菌薬の点耳のみで上皮化を待つ．

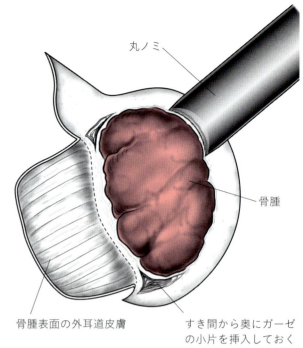

図 B

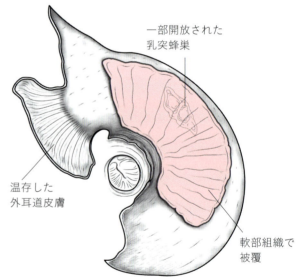

図 C

手術のポイント

・できるだけ上皮の欠損が少なくなるように骨腫と皮膚を剝離したのちに骨腫を除去する
・術前 CT にて乳突蜂巣の発育がよい症例では，骨腫を切除した際に乳突蜂巣が外耳道に開いてしまうことが少なくない．この上に一部欠損した上皮を戻すと，上皮が侵入し外耳道真珠腫を作ってしまう危険がある．創部から採取した軟部組織を外耳道皮膚に underlay する

手術のピットフォール

・骨腫が外耳道下壁寄りから生じている場合，術者のイメージよりも顔面神経が近接していることがあり，注意を要する
・骨腫により深部の視野がとれないため，術前の画像診断で顔面神経および鼓膜，中耳との距離感をつかんでおく

(和田哲郎，原　晃)

鼓膜

8 鼓膜切開術,鼓膜換気チューブ挿入術　42
9 鼓膜形成術:接着法　46
10 鼓膜形成術:inlay法　50
11 鼓膜形成術:underlay法　54

8 鼓膜切開術，鼓膜換気チューブ挿入術

手術概念

鼓膜切開術は中耳腔からの排液と中耳腔の換気の促進を目的に行う．急性化膿性中耳炎では排膿により菌量および炎症産物を減量し，速やかな耳痛の軽減と解熱を図る．同時に鼓膜切開は中耳貯留液の細菌学的検査を可能とし，切開孔は点耳薬の投与経路としての役割も果たす．切開孔からの換気は，耳管からの排液も促すため，滲出性中耳炎の治療目的に行われることもある．しかし，切開孔開存期間が短いため治療効果は限定的である．より長期の換気を目的に 1954 年 Armstrong により鼓膜換気チューブ挿入術が報告され，以来この方法が滲出性中耳炎の標準的治療の位置付けにある．

一方，チューブ挿入術の有害事象として，留置中の感染性耳漏，抜去，脱落後の鼓膜穿孔残存，鼓室硬化症，鼓膜の菲薄化，真珠腫形成の可能性を知っておく必要がある．

適応

鼓膜切開術の適応を**表 1**，鼓膜換気チューブ挿入術の適応を**表 2**に示す．

術前に注意すること

インフォームド・コンセントとして，以下について説明し，同意を得る．

1. 麻酔方法と有害事象：全身麻酔か鼓膜麻酔か．内耳麻酔によるめまい．
2. 小児患者で抑制具を用いる場合はその必要性と使用方法．
3. チューブ挿入術の欠点（前述）．
4. チューブの早期脱落と再挿入の可能性．
5. その他，チューブの鼓室内迷入など．

術前に手術用顕微鏡または内視鏡を用いて鼓膜をよく

表 1　鼓膜切開術の適応

1. 急性中耳炎〔小児例は「小児急性中耳炎診療ガイドライン 2018 年版」を参照〕
   - 単純急性中耳炎で鼓膜膨隆が明らかな例
   - 高度の耳痛を伴う例（低年齢小児では不機嫌，啼泣）
   - 耳漏があるが排膿が不十分な例
   - 難治性中耳炎：抗菌薬を投与しても症状，鼓膜所見が改善しない，抗菌薬を変更しても症状，鼓膜所見が改善しない例
   - 化膿性合併症例：急性乳様突起炎，骨膜下膿瘍，硬膜外膿瘍などの頭蓋内合併症
- 免疫不全例
2. 滲出性中耳炎
   - 両側貯留による難聴で，日常生活に支障がある例
3. 高気圧酸素治療，航空性中耳炎の予防
   - 嚥下やバルサルバ法により耳管を開放できない例

表 2　鼓膜換気チューブ挿入術の適応

1. 滲出性中耳炎（「小児滲出性中耳炎診療ガイドライン 2015 年版」を参照）
   - 発症あるいは診断から 3 か月間以上両側の中耳貯留液が遷延し，聴力障害を伴う（25 dB 以上で推奨，40 dB 以上で強い推奨）．
   - retraction pocket の形成，癒着を伴う鼓膜アテレクターシスなどの病的鼓膜所見を伴う．
   - 中耳貯留液が遷延し，滲出性中耳炎との関連が疑われる前庭症状，学習障害，QOL の低下などを認める．
2. 反復性中耳炎
   - 6 か月間に 3 回以上，12 か月間に 4 回以上急性中耳炎を反復
3. 難治性中耳炎
   - 抗菌薬の変更，複数回にわたる鼓膜切開術にも治療抵抗性を有する場合
4. 急性中耳炎化膿性合併症例
   - 急性乳様突起炎，骨膜下膿瘍，硬膜外膿瘍など
5. 術前検査で耳管機能不全が明らかな鼓室形成術時

表3 鼓膜換気チューブ

チューブ名称	形状	形状分類	付加形状	留置期間	鼓室内フランジ径	備考
アームストロング・ストレート型		ストレート型		中間	2.6 mm	鼓室内フランジが鼓膜の角度に合わせて斜めにカットされている
アームストロング・グロメット型		グロメット型				
シェパード・グロメット型		グロメット型	テール付き / なし	短期	2.4 mm	鼓室内フランジが小さくその形状と相まって外耳道の狭い低年齢小児にも挿入しやすい
パパレラI型		グロメット型		短期	2.4 mm	鼓室内フランジの切れ込み部分を切開孔に差し込み回転させて挿入
パパレラII型		グロメット型		長期	4.4 mm	
鼓膜ドレーンBタイプ		グロメット型	糸付き / なし	長期	4.0 mm	フランジは薄く柔らかく変形しやすいため長期型なのに挿入が容易
鼓膜ドレーンDタイプ		グロメット型	糸付き / なし	短期	3.0 mm	鼓室内フランジは小さいが硬い．比較的長く留置可．外耳道側フランジも小さいため鼓室内脱落に注意

観察する．大量出血の原因となりうる高位頸静脈球，頸動脈の走行異常，グロムス腫瘍が透見されることがある．色調は白色から暗紫色まで様々であるが，貯留液の存在下では透見できないこともある．

　チューブの選択：様々な形状の製品が利用可能である．特徴を理解し，目的に応じて選択する（表3）．

A. 患者の体位と固定

　成人や小児の鼓膜切開術は座位で行うことも可能だが，設備が許せば顕微鏡下に仰臥位で行ったほうが安定した固定を得やすい．

　体動が予想される若年小児に鼓膜換気チューブ挿入術を鼓膜麻酔下で行う場合は，抑制用のネット（図1）による確実な固定が必要となる．

B. 麻酔

　鼓膜に切開を加える場合は，いかなる場合も麻酔を行う．小児患者のチューブ挿入術は全身麻酔または鼓膜麻酔下に行われる．

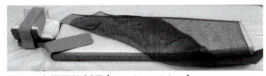

図1　小児用抑制具（レストレイナー）

1. 鼓膜麻酔液による鼓膜麻酔

　ツェンテール液（例：液状フェノール10 mL，テーカイン®5 g，l-メントール5 g，グリセリン10 mL）を小綿球に浸して，確実に切開部位に密着させる．安静が困難な若年小児の急性中耳炎患者にも確実に麻酔できる．また，耳漏があるが排膿が不十分な急性中耳炎症例にも安全に麻酔可能である．

2. イオントフォレーゼ（イオン浸透式）鼓膜麻酔

　4%リドカインと0.1%ボスミン液の2：1混合液を，体温に温めて外耳道に充満させる．電極を挿入して，500 μAで11分間通電する（詳細はそれぞれの製品の説明書を参照）．幼小児で通電中に耳痛を訴える場合には，設定電流を徐々に400～450 μA程度まで下げると麻酔継続が可能となることが多い．鼓膜穿孔が疑われる例では内耳麻酔の可能性があるので行わない．

手術の実際

I. 鼓膜切開術

A. 鼓膜切開術単独(図 IA ①)

鼓膜前上〜前下象限を鼓膜輪に平行に弧状に切開する．鼓膜固有層の線維は放射状に走行しており，切開をこれに直行させることにより，十分な開口が得られやすい．前上〜前下象限にかけて穿刺ではなく，メスを走らせ切開を行う．貯留液を十分に吸引する．

B. 鼓膜換気チューブ挿入術(図 IA ②)

鼓膜前下象限に放射状の切開を加える．放射状の切開は鼓膜固有層の線維の走行と一致するため，穿孔が広がらずチューブの固定を得やすい．また，切開線が外耳道の軸と直交することになり，グロメット型の場合，鼓室内フランジの端を切開孔に挿入し，外耳道軸に沿ってチューブを押し進めることにより，チューブの挿入が可能となる．切開線は臍直下を中心に前上象限と前下象限の境界付近が選択される．後象限寄りの切開は，鼓膜の migration によりチューブの早期脱落を招きやすい．

II. 鼓膜換気チューブ留置術

A. グロメット型チューブ(図 IIA-1, 図 IIA-2)

鼓膜ドレーンBタイプ以外は鼓室内フランジに柔軟性が乏しいため，鼓室内フランジと同程度の切開径が必要である．鼓室内フランジの一部を鼓室内にまず挿入し，チューブの軸をローゼン針で押し進めることにより安全に挿入できる．

B. 鼓膜ドレーンBタイプ

このチューブは鼓室内フランジの柔軟性が高いため，切開孔がフランジ径の2/3程度と小さくても，フランジが折りたたまれるように変形しながら鼓室内に挿入される．他のグロメット型チューブと同様の方法で挿入するが，ローゼン探針に持ち替えず耳用鉗子で外耳道側フランジを把持したままチューブを押し進めても挿入は可能である．しかしこの操作では，鼓室内にチューブが迷入する危険がある．視野を失ったら，決してチューブを離してはいけない．

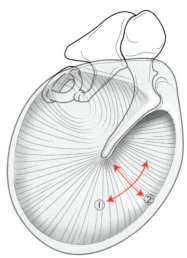

図 IA　鼓膜切開の位置と方向(座位，右鼓膜)
①弧状切開は鼓膜切開単独に，②放射状切開はチューブ挿入術に適している．後上象限にはキヌタ・アブミ関節があり，切開により耳小骨離断の危険性がある．

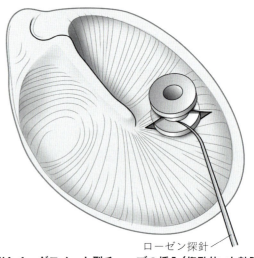

図 IIA-1　グロメット型チューブの挿入(仰臥位，右鼓膜)

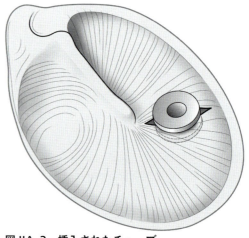

図 IIA-2　挿入されたチューブ

C. パパレラⅡ型(図ⅡC)

鼓室内フランジに切れ込みがあるタイプのチューブである．切れ込み部分が切開孔に挿入されるように耳用鉗子で運び，ローゼン針を用いて鼓室内フランジを回転させるように挿入する．

術後管理

留置直後：ステロイド点耳薬にてチューブの閉塞を予防する．

定期的観察：痂皮の付着，痂皮による閉塞にはステロイド点耳薬の耳浴を数日繰り返せば，吸引で除去できる．チューブ周囲の穿孔拡大は永久穿孔を示唆するので，チューブを抜去する．

感染性耳漏：生理食塩水による耳洗と点耳浴(ステロイド薬と抗菌薬)．制御不能な場合にはチューブの抜去を考慮する．

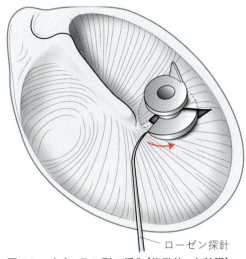

図ⅡC　パパレラⅡ型の挿入(仰臥位，右鼓膜)

> **手術のポイント**
> ・明視下操作：手術用顕微鏡あるいは内視鏡下に鼓室岬角粘膜に損傷を与えず，鼓膜のみを確実に切開する．視野を失った状態でチューブを離す行為は，チューブの鼓室内への脱落を招く
> ・切開の位置：後上象限は危険部位．まず，ツチ骨短突起の位置を確認し，外耳道切開や後象限の切開を防ぐ
> ・切開孔の大きさ：切開刀で一突きしただけでは不十分．メスを走らせ切開する

> **手術のピットフォール**
> ・菲薄化した鼓膜に対して切開を加えると，穿孔残存をきたしやすい．可能な限り菲薄化した部分を避けて切開する

（林　達哉）

9 鼓膜形成術
接着法

手術概念

　フィブリン糊を用いた鼓膜形成術(接着法)は発表以来25年以上が経過し，わが国では鼓膜形成術の1つのスタンダードとして広く普及し，その実用性が実証されている．それゆえ，本項では，接着法の適応拡大のための技術的な工夫を中心に記述する．本法の基本概念は鼓膜の旺盛な再生能力を最大限に利用し，穿孔鼓膜の閉鎖を促す方法といえる．そのため，形成鼓膜の形状は自然に近く，また術後の聴力も期待される値が得られる．基本操作は耳鏡内で行い，鼓室・外耳道に何も挿入しないため，改善された聴力は術直後からそのまま維持される．さらに，本法は低侵襲性で内耳への影響がきわめて少ないため，良聴耳(better hearing ear)，さらに，唯一聴耳(only hearing ear)にも安心して適応となる．また，外耳道は無タンポンであるために，術直後の移植弁の不具合などに対しても直ちに対処可能である点も特長である(図1)．

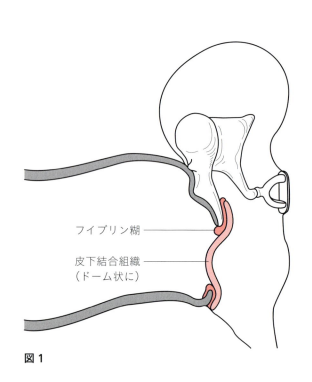

図1

適応

　慢性穿孔性中耳炎が最も頻度の高い適応症であり，鼓室形成術における鼓膜形成に対して本法を適用することにより，鼓室形成術の簡素化，術後成績の向上，術者の負担軽減などに大きく貢献する．一般には，耳漏のない小〜中穿孔が無難な適応症であるが，術の工夫により，大穿孔例，前・後方の辺縁性穿孔例も適応となる．陳旧性外傷性鼓膜穿孔例，あるいは小穿孔が本法の適応と考えがちであるが，大穿孔の術後成績はこれらの成績に比べ決して劣らず，真珠腫を除く大多数の慢性穿孔性中耳炎が本法の適応と考えてよい．適応年齢に制限はないが，術後の処置，外耳道の広さなどを考慮して6歳以上を適応とし，12歳未満は全身麻酔下で，12歳以上には局所麻酔で行う．

手術の実際

　本法が発表されてすでに25年が経過した現在，本法に関する基本的手技に関しては，本書第1版のほか，自著『実践鼓膜・鼓室形成術』(金原出版，2002)，『Q & Aによる鼓膜・鼓室形成術』(金原出版，2009)などを参考にされたい．本書では，本法の適応を拡大するための手技，注意点などにつき記す．

A. 大穿孔に対する手技

　接着法は一般に小穿孔のみが適応と考えられがちであるが，手技に工夫を加えることにより大穿孔まで適応が

拡大され，しかも穿孔の大小による恒久的穿孔閉鎖率に有意の差がみられない．大穿孔の症例に対しては大小2枚の組織を用いることにより，確実に穿孔閉鎖が可能となる．まず，前方に小さ目な組織を接着した後に，2枚目の大きめの組織を用いて残りの穿孔部位を閉鎖，接着する（図A）．

B. 穿孔縁全周の観察困難例

穿孔が偏倚して穿孔縁が完全に観察できない場合には，本法をそのまま適応することは困難であり，手技に工夫が必要である．穿孔が前（下）方に偏倚している場合と，後方に偏倚している場合とではその対処法が異なる．

1. 前方に偏倚している場合

①耳内切開を加えて外耳道後方から穿孔縁前方を観察，処置する方法（図B-1），②視野を妨げている外耳道前壁骨の削除による方法（図B-2），③内視鏡を用いる方

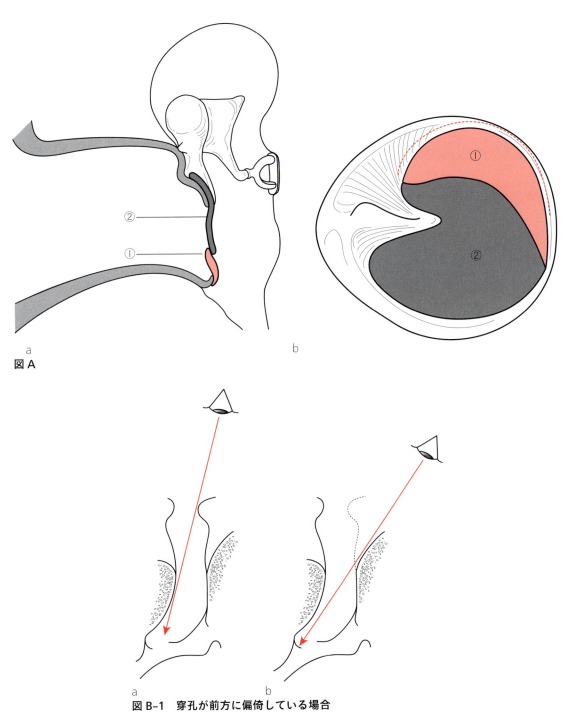

a
b
図A

a b
図B-1　穿孔が前方に偏倚している場合
　a：穿孔の前方観察困難．
　b：耳内切開を加えて後上方から観察可能．

法などがある.

①の方法は最も簡易な方法で,耳内切開を行い開創することにより,外耳道後方から鼓膜前方を観察・処置を行うことができる.

②の方法では経外耳道的に鼓膜前方の視野を妨げている外耳道前壁の骨削除を行い,鼓膜前方の視野を得るものである.具体的には骨部外耳道前壁の皮膚に弧状切開を加え,皮膚を剥離後に幅2~3mmのノミを用いて視野を妨げている骨を切除する.

③の方法は非観血的方法で優れた方法ではあるが,外耳道の狭小例,前方への屈曲例などには実施困難なことが少なくない.

2. 鼓膜穿孔が後壁に偏倚している場合

穿孔が後方に偏倚して穿孔縁が後壁に接している場合には真珠腫の存在を念頭におく必要がある.したがって,安易に穿孔を閉鎖することは危険である.そのため,外耳道後壁皮膚を剥離,翻転し,鼓室後方,鼓室洞,顔面神経窩,アブミ骨周囲,正円窓窩などに角化上皮の存在の有無を確かめる.角化上皮がなければ,移植弁(皮下結合織)を接着法に準じてunderlayして後端を外耳道後壁骨面と皮膚の間に置き,フィブリン糊で接着,固定する(図B-3).

3. 残存鼓膜の白色化の症例

残存鼓膜が白色化している場合は,石灰化によるものが大多数であるが,時に,残存鼓膜の鼓室側における角化上皮の存在によるものがあり,注意が必要である.安易に鼓膜穿孔を閉鎖することにより,術後,鼓室型真珠腫が形成されることがあるので,注意が必要である.

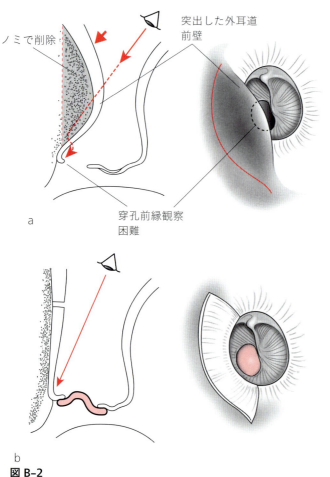

図B-2
a:外耳道前壁骨の突出のため穿孔前方の観察不可.
b:外耳道前壁の突出骨をノミで削除すれば,穿孔縁全周が可視化し接着法が可能.

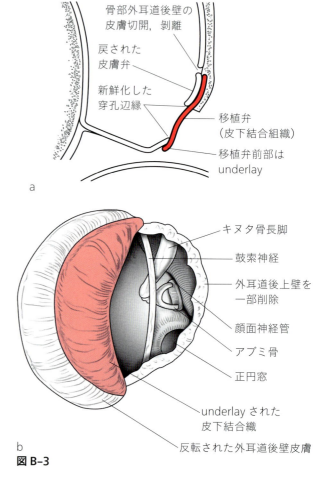

図B-3

手術のポイント

- 鼓膜麻酔：鼓膜麻酔液はフェノール，高濃度の麻酔薬を含むものを最小限用いる．特に，大穿孔例には，内耳麻酔を避けるために，極小綿球数個を穿孔縁に沿って置く
- 穿孔縁の新鮮化：穿孔縁全周を連続的に摘出できれば理想的．穿孔拡大を恐れずに，確実に穿孔縁を切除する
- 移植弁の固定：従来法に比べ，移植弁と残存鼓膜の新鮮化部位との接触面が著しく少ないので，移植弁はより厚めのものを用い，鼓膜面よりやや外側に盛り上がるよう（ドーム状に）留置し，固定する
- フィブリン糊の微量滴下：フィブリン糊はA，B両液ともに1〜2滴，最小限使用する．シリンジを拇指でスライドする要領で1滴を滴下できるよう，あらかじめ訓練する必要がある
- 大穿孔への応用：既述のごとく，本法は大穿孔例にも適応できるが，そのためには技術的な工夫が必要である．本法は中心性，小穿孔のみが適応であるという考えは誤りであり，技術的な工夫，経験により，ほとんどすべての鼓膜穿孔が適応になる
- 採取組織の乾燥凍結保存：本法の初回穿孔閉鎖率は直径1mm以下の針穴例も再穿孔例に含めれば77％と決して良好とはいえないが，初回手術時に採取した結合組織を乾燥冷凍保存することにより，再穿孔例には外来での処置で対応可能となる．その結果，最終穿孔閉鎖率は98％と向上する

手術のピットフォール

- 適応の選択：本法は慢性中耳炎の大穿孔例まで適応になるが，特殊例として，残存鼓膜内側に角化上皮が存在することがある．術後に再穿孔，真珠腫の発生などの懸念があるので，残存鼓膜の白色化に注意する
- 鼓膜麻酔液の内耳への影響：使用する鼓膜麻酔液は高濃度の麻酔薬を含有するので，余分な麻酔液の中耳腔への流出を避ける．特に，大穿孔例では極小綿球を穿孔縁に沿って留置することにより，鼓膜麻酔液の鼓室内への流出・鼓室粘膜の麻酔を防止して，術後のめまい，感音難聴，耳鳴，顔面神経麻痺などの発生を防止する
- 副損傷として以下が挙げられる
  ①ツチ骨柄への不用意な接触：鼓膜穿孔縁の新鮮化に際して，ツチ骨柄付近の操作に際して，ピックなどのツチ骨柄への不用意な接触により，伝音系への障害，さらに内耳障害の発生に留意する．同様に，後上象限（PSQ）の内陥がある場合にはキヌタ・アブミ関節が穿孔縁に接近している場合があるので，同様に留意する
  ②鼓索神経損傷：大穿孔，あるいは穿孔が後方に偏倚している場合には，穿孔縁の新鮮化に際して，鼓索神経を損傷する危険がある．防止策として，外耳道後壁からのアプローチが安全である（図B-3）
  ③内耳障害：本法は鼓膜の穿孔縁に対する操作のみであるため，内耳障害発生の危惧はきわめて少ないが，前述のごとく連鎖への不用意な接触により内耳障害発生の危険がある．また，余剰の鼓膜麻酔液の中耳への流出が内耳への影響を生じうる．術後の軽度めまい出現の頻度は低くないが，大多数は一過性で1〜2時間で消失する．まれに翌日まで麻痺性眼振を伴うめまいが続くことがあるが，対症療法で消失し後遺症は生じない．しかし，術後の恒久的感音難聴・耳鳴，一過性の顔面神経麻痺などの出現の報告があるので，前述のごとく鼓膜麻酔の使用にあたっては十分な配慮が必要である
- 心疾患を有する患者への注意：通常，術前処置として，迷走神経反射による徐脈対策として硫酸アトロピン1A（成人量）の皮下注射を行うが，不整脈，心房細動などの既往・現病歴のある場合にはこの術前処置は禁忌である．もし，術中に120以上の頻脈が持続する場合には，ジギラノゲン®（低血圧時），ワソラン®，セルシン®（高血圧時）などの静脈内投与が必要となる．それゆえ，術前の心電図，既往歴の聴取，術中の心電図のモニタリングはもちろんのこと，さらに麻酔医の指導により上記薬剤の投与方法を熟知し，速やかに対応できるようにしておくことが重要である．たとえ，短時間で終わる日帰り手術であっても全身管理，特に心肺機能に関しては十分な配慮が必要である

（湯浅　涼）

10 鼓膜形成術
inlay法

手術概念

鼓膜形成術あるいは鼓室形成術1型は，耳小骨連鎖が保たれている場合に行われ，この耳小骨をそのまま保存し，その上に様々な素材のグラフトを置き穿孔を閉鎖する術式である．以前は鼓膜形成術と鼓室形成術1型は同義語のように使用されることが多かった．しかし近年，経外耳道的アプローチによるフィブリン糊を用いた接着法や再生医療による鼓膜穿孔の閉鎖を狭義の意味で鼓膜形成術と呼び，一方，皮膚切開を加え外耳道骨面から外耳道上皮を剝離して鼓膜形成を行う場合は鼓室形成術1型と呼ぶ傾向がある．この際は，中鼓室と乳突洞，あるいは乳突蜂巣との疎通性を確認するためにコントロールホールを開ける．またキヌタ・アブミ骨関節をみるために外耳道後壁を少し削開し，耳小骨連鎖の可動性を確認する操作も含まれる．本項では鼓室形成術1型による鼓膜形成法（inlay法）を述べる．

適応

慢性穿孔性中耳炎，外傷性鼓膜穿孔，癒着が限局している癒着性中耳炎で，ツチ骨，キヌタ骨，アブミ骨のすべてが存在し，多少の骨融解，固着があっても連鎖が保たれている場合に行われる．しかし以下の場合は前述した狭義の鼓膜形成術の適応であるため，これ以外を鼓室形成術1型の適応とする．
 1）中穿孔以下
 2）感染，耳漏がないもの
 3）パッチゲインがあるもの
 4）上鼓室，乳突蜂巣の含気が良好のもの
 5）残存鼓膜の高度の萎縮，石灰化がないもの
 6）穿孔縁から中鼓室側に上皮が回りこんでいないもの
　すなわち本術式は大穿孔や感染，耳漏のあるもの，パッチゲインのないもの，蜂巣の含気がないもの，鼓膜の萎縮や石灰化の強いもの，上皮の回り込みのあるものでも適応となる．

術前に注意すること

A. 全身状態のチェック

全身麻酔下に行うことが多いため，術前に健康状態のチェックを行う．特に壮年期以降では無症状のうちに生活習慣病に罹患している場合があり，術前検査で初めて重症の糖尿病が発見される場合もある．

B. 聴覚の評価

聴覚検査は純音聴力検査と語音聴力検査を施行し，両者に矛盾がないかどうかを評価する．特に両側性の場合はアンダーマスキングになりやすく，正確な骨導閾値が得られない場合もあるため，検査を繰り返す．ベスキチン，あるいは湿綿花を使用したパッチテストは必須である．

C. 耳管機能の評価

チューブ留置後の穿孔の場合は穿孔閉鎖後に再び中耳貯留液が生じることもあるため，耳管機能を確認しておくことが必要である．通気，逆通気，あるいは耳管機能検査を行い，その状態を把握する．

D. 細菌検査

耳漏の細菌検査を施行し，感受性のある抗菌薬で術前に感染をコントロールする必要がある．また耳漏がなくとも外耳道に黄色ブドウ球菌などの病原菌が常在している場合もあるため，必ず外耳道の細菌検査を施行する．

E. インフォームド・コンセント

鼓膜形成術（鼓室形成術1型）の手術の目的は耳漏停止と聴力改善である．鼓膜穿孔が閉鎖すれば耳漏が停止する可能性は非常に高い．聴力改善に関しては，耳小骨連鎖の状態にもよるためパッチテストの結果を参考に説明する．パッチゲインのない場合は耳小骨連鎖や可動性に異常があることが多く，術式の変更を含め説明する．高

齢者では骨導閾値の上昇をみるものが多いため，穿孔を閉鎖しても補聴器が必要のままとなる場合もある．しかし耳漏停止が得られることにより，補聴器の装用が常に可能になることをお話しする．なお本術式を用いた場合の穿孔閉鎖率は99％以上である．

手術の実際（右耳）

A．皮膚切開とグラフト採取

❶耳後部に皮切を行う（図A）．側頭筋膜の層を大きく露出し，鼓膜のグラフトに用いる筋膜あるいは骨膜を採取する．感染耳では感染に強い骨膜を用いたほうがよい．採取したグラフトは圧迫鉗子で圧迫しておく．

❷骨膜に切開を入れ，側頭骨を広く露出し，骨部外耳道のランドマークである道上棘を確かめ，外耳道皮膚を外耳道壁から剥離する．

B．外耳道壁の削開および外耳道皮膚の剥離

失敗のない鼓膜形成を行うためには鼓膜の全貌を観察する必要がある．外耳道皮膚を剥離しながら外耳道壁を拡大するように，後方からの視野の妨げになる外耳道の後壁，あるいは下壁の削開を内方に進める．外耳道皮膚は後方から，右耳であれば1時から5時までを広く剥離する（図B）．炎症のない薄い鼓膜，石灰化した鼓膜の例では外耳道皮膚もかなり薄いものが多い．丁寧に，損傷することのないように剥離する．

C．鼓膜輪，ツチ骨柄からの上皮の剥離

❶右耳であれば8時付近で鼓膜輪が同定しやすい．鼓膜輪上から鼓膜上皮を上方および下方から前方の3時付近まで剥離する．下壁の鼓膜輪が骨部外耳道のオーバーハングで見にくい場合はすべて明視化になるように骨を削開する．

❷9時付近で鼓膜輪を切断する（図C-1）．9時から12

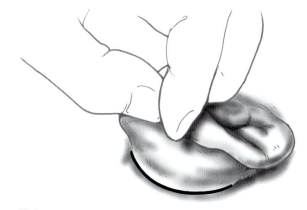

図A

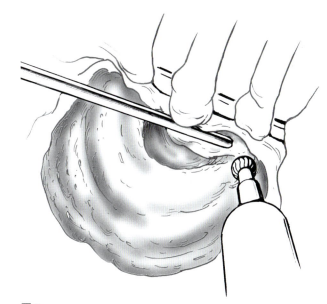

図B

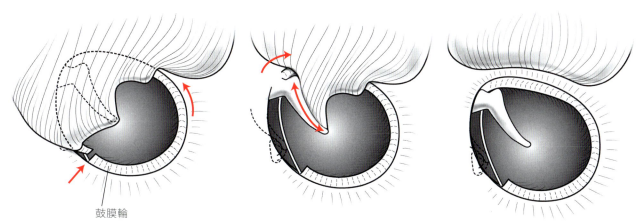

鼓膜輪

図C-1　　　　　　　　図C-2　　　　　　　　図C-3

時では鼓膜を全層で持ち上げる．こうすることにより，ツチ骨柄を明視下におくことができ，ツチ骨から上皮の剥離が容易となる．またキヌタ・アブミ関節の観察もしやすくなる．

❸12時方向からツチ骨短突起上の鼓膜上皮を剥離する．鈍的に剥離が難しい場合はビーバーメスなどを用い，鋭的に切離する（図C-2）．

❹12時から3時に向かって上方から上皮を剥離する．前方の固有層が石灰化が強く可動性が悪い場合は除去したほうがよい．下方からと上方からの上皮剥離を連続させ，すべての上皮を鼓膜輪から持ち上げる（図C-3）．

D. 耳小骨連鎖可動性の確認

❶外耳道後上壁最内方を削開し，キヌタ・アブミ関節を観察する（図D）．この部位では直下に鼓索神経が走行しているため，損傷しないように気をつける．

❷ツチ骨柄を鈍針などで軽く動かし，耳小骨連鎖の可動性，連動の状態を観察する．耳小骨周囲に鼓膜上皮の癒着や侵入，あるいは肉芽などがあれば除去する．

E. 疎通性の確認

外耳道後壁を削開している際，蜂巣の一部が開放される．中鼓室と蜂巣の疎通性の有無を生理食塩水を注入して確かめる．疎通性が悪いときは乳突洞を開放し上鼓室側へと削開を進め，ブロックの原因となっている病的組織を除去する（図D）．

F. 鼓膜形成

❶鼓膜移植片の安定と癒着防止を図るため，中鼓室内にジェルフィルムを留置する．

❷鼓膜輪全周を明視下におき，筋膜あるいは骨膜グラフトを鼓膜輪上におき，ツチ骨柄にしっかり接触するように押しつける（図F）．コントロールホールを開けた際は骨板などで閉鎖する．

❸前壁の上皮をグラフト上に戻し，次いで外耳孔から耳鏡を挿入し外耳道皮膚全体を戻す．

G. パッキングと縫合

❶外耳道内をガーゼなどでパッキングをする．特に前方の鼓膜輪上の皮膚は鼓膜の浅在化が起こらないようにきちんと圧迫をする．

❷皮膚の縫合をし，骨上にペンロースドレーンを挿入し，術を終える．短期滞在の場合は吸収糸による埋没縫合を行う．

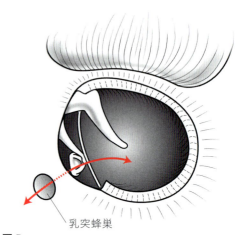

図D 乳突蜂巣

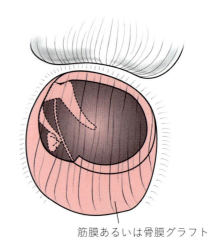

図F 筋膜あるいは骨膜グラフト

H. 鼓膜穿孔が後象限に限局している場合の鼓膜形成法（inlay-underlay 法）

❶ 穿孔が鼓膜の後方に限局しており，前象限が残存している場合は前述 A，B のあと，鼓膜輪からの鼓膜上皮の剥離は右耳ならば 5〜6 時付近まで，すなわち鼓膜穿孔前縁部を完全に超えた部位まで行う．
❷ 9 時で鼓膜輪を切断し，鼓膜輪ごとツチ骨柄が十分に見えるまで持ち上げる（図 H-1）．
❸ 中鼓室内にジェルフィルムを留置し，グラフトを下方は鼓膜輪上に，後方はツチ骨柄の下に挿入する（図 H-2）．
❹ 外耳道皮膚を戻し，パッキングする．

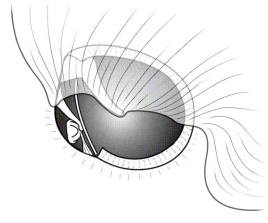

図 H-1

術後管理

感染のない場合，抗菌薬は術中，術後 1 日投与する．感染耳で耳漏がない場合は術中，術後 3 日間，耳漏がある場合で黄色ブドウ球菌，メチシリン耐性黄色ブドウ球菌（MRSA），緑膿菌が検出された場合は術前，術中，さらに術後 5〜7 日後の第一交換まで点滴による抗菌薬投与を継続する．また耳後部の血腫がないかどうかよく観察する．また痛みが強い場合は感染の徴候であるため注意が必要である．

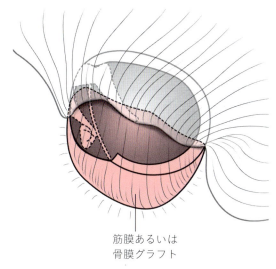

筋膜あるいは骨膜グラフト

図 H-2

手術のポイント
- 術前に感染をコントロールする
- 鼓膜輪全周が明視下におけるように外耳道壁を削除する．決して死角がある状況で鼓膜形成操作を行ってはならない
- 耳小骨連鎖は正常である場合がほとんどであるため，耳小骨を衝撃的に動かしてはならない

手術のピットフォール
- 鼓膜輪から鼓膜上皮を剥離する際，特に薄い鼓膜の場合，上皮が残存して術後に鼓膜内真珠を形成することがある
- すべて明視下において鼓膜形成を行えば再穿孔を起こすことはないはずである．下壁が高い場合は十分に外耳道壁を削除する必要がある
- 小児の場合は過度に後壁を削除すると，のちに外耳道前壁が突出してくるため，鼓膜輪全周が見える最小限の削開に留める
- 前壁のパッキングの圧迫が不十分な場合，鼓膜浅在化の原因となる

（飯野ゆき子）

11 鼓膜形成術
underlay法

手術概念

underlay法は鼓膜固有層より下に移植材料を挿入する鼓膜形成法であり，慢性穿孔性中耳炎や外傷性鼓膜穿孔に対して行われる．真珠腫性中耳炎や癒着性中耳炎の鼓膜欠損部を補うためにも用いられるが，本項では慢性穿孔性中耳炎に対する術式に絞って解説する．underlay法は，手術操作がそれほど複雑ではなく，耳科手術の導入として優れた術式である．overlay法やinlay法（サンドイッチ法）は鼓膜固有層の上に移植材料を置く鼓膜形成法であり，鼓膜前方や外耳道前壁皮膚の剝離操作によって鼓膜前下部の鈍角化（anterior blunting）や鼓膜の浅在化（lateral healing）をきたすことがあるものの，underlay法ではそのような合併症はほとんどない．また医原性真珠腫を生じる可能性もきわめてまれといえる．術後鼓膜の再穿孔率はoverlay法より高いとされるが，術後重篤な合併症がない点や再手術が行いやすい点などの利点も多い術式である．

適応

1. 慢性穿孔性中耳炎のうち鼓膜の石灰化が強い鼓膜硬化症例や，パッチテストによって聴力の利得が得られない症例などは，耳内法での限界と考えられ，本術式を用いる．
2. 外耳道の屈曲が強く顕微鏡下では鼓膜を明視下におくことが困難な症例で，かつ骨削開の必要な症例は，本術式の適応である．

術前に注意すること

インフォームド・コンセント：術後生じることの多い合併症として一過性の味覚障害，耳介知覚鈍麻は必ず説明しておく．また術後鼓膜の再穿孔や聴力改善を目的とした手術ではあるが聴力低下の可能性についても説明する．

手術の実際

A. 皮膚切開と移植材料の採取

耳後部皮膚を切開し手術を開始する．切開する部位は耳介付着部より数mm程度後方におく．切開部位を耳介付着部よりかなり後方にすると，前方の開創が不十分となり，術中に視野がとれず苦慮するため注意する．耳後部切開後は皮下結合組織もしくは側頭筋膜を採取する（図A）．結合組織が密な場合には結合組織を使用することもあるが，一般的には側頭筋膜を用いることが多い．側頭筋膜がきわめて薄い場合には側頭筋膜に上層の結合組織を付着させて採取すると，移植材料の挿入，接着が容易となる．採取した側頭筋膜は筋膜圧迫鉗子にて乾燥させ，脱水筋膜として鼓膜形成時まで保存する．

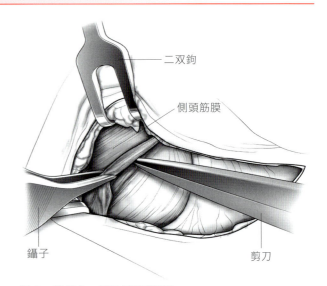

図A　移植弁の採取（側頭筋膜）

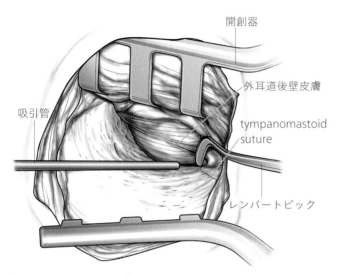

図 B-1　外耳道後壁皮膚の剥離操作

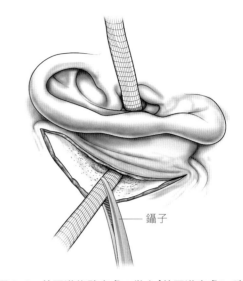

図 B-2　外耳道後壁皮膚の挙上（外耳道皮膚にガーゼを通して挙上する）

B. 外耳道後壁皮膚の剥離挙上

　移植材料である皮下結合組織もしくは側頭筋膜を採取後，骨面を露出させ開創器を装着する．手術用顕微鏡を用いて外耳道後壁皮膚を骨面より慎重に剥離し，深部へ進める（**図 B-1**）．鼓室乳突縫合（tympanomastoid suture）の剥離にはレンパートピックやテラメッサーを用いて深部より手前に向かって剥離を行い，外耳道皮膚の損傷を抑える．一方，鼓室鱗縫合（tympanosquamous suture）の骨隆起が著明な場合にも同様に深部より外耳道皮膚を確実に剥離してから，ノミを用いて削除する．外耳道後壁皮膚を鼓膜輪近傍まで剥離したのち，鼓膜全体を明視下におくために外耳道後壁皮膚に輪状切開を加える．外耳道入口部より長めのコメガーゼを挿入し切開部から通したのちに（**図 B-2**），頭側へガーゼを挙上して開創器を装着すると視野が格段によくなる（**図 B-3**）．輪状切開する部位は鼓膜輪の手前 3 mm 前後とし，外側に行きすぎないよう注意する．切開する部位に迷う場合は鼓膜輪の外側縁を確認してから切開する位置を決めるとよい．

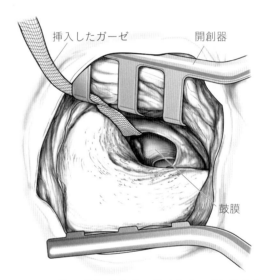

図 B-3　外耳道後壁皮膚の挙上（ガーゼを挙上し，視野を確保する）

C. 外耳道後壁の overhang に対する処置

　外耳道の屈曲が強く後壁骨の overhang が著明で鼓膜穿孔縁が全周性に確認できない症例では，ダイヤモンドバーを用いて隆起した部位の骨削開を行い，視野を広げる（**図 C**）．骨削開を行う場合には隆起した部位だけを削開するのではなく後壁全体を均等に，いわゆる"すり鉢状"に削開し，ワーキングスペースも確保する．

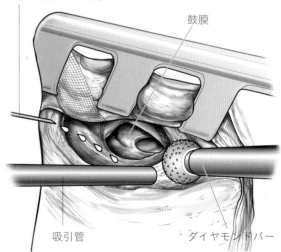

図 C　外耳道後壁の削開（外耳道後壁の overhang に対する処置）

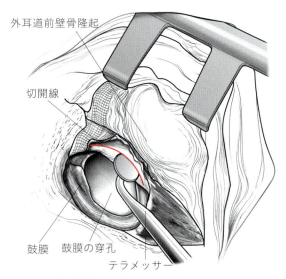

図 D-1 外耳道前壁皮膚の切開

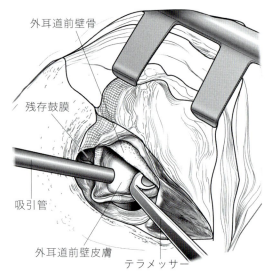

図 D-2 外耳道前壁皮膚の剥離

D. 外耳道前壁の overhang に対する処置

　外耳道前壁の overhang が著明であり，鼓膜全体が確認できない場合には前壁の骨隆起を削除して視野を確保する．前壁骨の削除に先立ち，外耳道後壁骨も溝ノミや手術用ドリルを用いて削開し，術野を拡大させておく．この操作によりワーキングスペースが十分に確保され，後壁骨により死角となっていた部位が消失するため顕微鏡下での視野がより広がる．

　前壁の骨隆起に対しては外耳道前壁皮膚に横切開を加え（図 D-1），前壁皮膚と骨の剥離を行い，剥離を前方へ進める．剥離した外耳道皮膚は吸引管にて保持し，テラメッサーを骨面に当て，さらに前壁皮膚を剥離する（図 D-2）．外耳道前壁の骨面を広く露出させたのち，溝ノミもしくはダイヤモンドバーを装着した手術用ドリルを用いて骨の削開を行う．基本的には溝ノミを用いて少しずつ骨を粉砕し（図 D-3），ローゼン探針にて粉砕した骨片を除去する．前壁皮膚の損傷は最小限に抑え，骨面の露出を防止するよう十分に注意する．前壁皮膚を外耳道前方に存在する鼓膜輪まで剥離すると，術後鼓膜の浅在化（lateralization）や鼓膜前下部の鈍角化（anterior blunting）をきたす可能性があるため，過度な剥離は行わない．

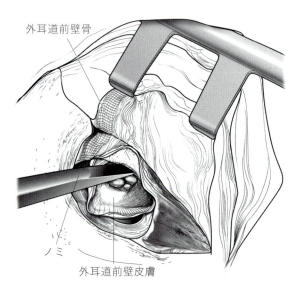

図 D-3 外耳道前壁骨の削開

E. 穿孔縁の新鮮化と硬化病変の除去

　鼓膜の緊張を維持し穿孔縁の処理を容易にするため，穿孔縁の新鮮化は tympanomeatal flap を作製する前に行う．穿孔縁の新鮮化には先端が鋭なローゼン探針を穿孔縁の外側に刺入して全周性に移動させ（図 E），穿孔縁の組織と残存鼓膜を切離する．切離したのちに穿孔縁の組織を鉗子にて除去する．この操作により穿孔が拡大し

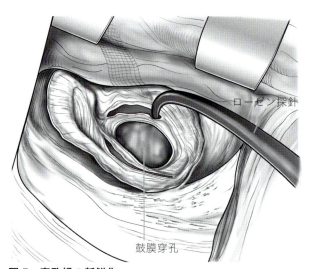

図 E 穿孔縁の新鮮化

そうな場合や残存鼓膜の表皮層が剝がれそうな場合には無理に残存鼓膜を引っ張らず，剪刀などを用いて鋭的に切離する．その後，鼓膜裏面をテラメッサーにて搔爬し，粘膜層の新鮮化を行う．

また，同時に残存鼓膜に硬化病変がみられる場合には鼓膜表皮層と硬化病変をローゼン探針やテラメッサーを用いて分離し，硬化病変のみを除去する．残存させる鼓膜表皮層は薄いことが多いため，硬化病変の除去に伴い鼓膜表皮層が残らず，結果的に大穿孔になりやすい．そのため，穿孔自体は小さい場合でも硬化病変を含む範囲全体が穿孔となる可能性を想定し，移植材料は大きめに採取し準備しておく．

F. Tympanomeatal flap の作製

穿孔縁の新鮮化が終了したのち鼓膜輪の手前3 mm前後の部位で切開された後壁皮膚の剝離を行う．骨性鼓膜輪と線維性鼓膜輪の間にローゼン探針を挿入し，線維性鼓膜輪を含めて tympanomeatal flap として剝離挙上する．針先を用いて剝離操作を行う場合には鼓索神経を損傷しないように注意を払う．挙上した tympanomeatal flap は剪刀にて上下に切離し（図F），これを上方および下方へ翻転させる．

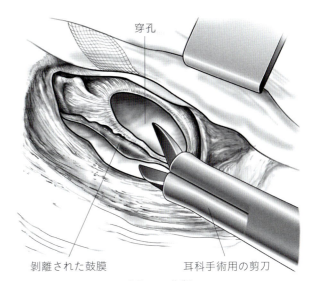
図F　tympanomeatal flap の作製

G. 鼓索神経周囲の操作と耳小骨連鎖の確認

慢性穿孔性中耳炎では，穿孔が大きく，穿孔を通してキヌタ・アブミ関節が明視下における場合以外は，一般に外耳道後壁骨の一部をノミにて削開し，キヌタ・アブミ関節を確認する（図G）．削開する部位には鼓索神経が走行するため鼓索神経を損傷しないように少しずつ慎重に骨削開を進める．時に骨削開を行った際に鼓索神経が骨片内を貫通するケースに遭遇する．そのような場合には，神経を覆う骨片の一番薄い部位を探してまずは剪刀を用いて切離を行う．骨が厚く剪刀での切離が不可能な場合にはマレウスニッパーを用いて，骨片内を貫通する鼓索神経と平行でかつ神経に最も近い位置で切離すると神経を骨片から外して温存できる．

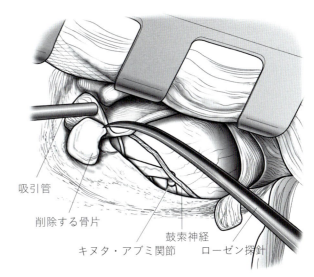
図G　耳小骨連鎖の確認（上鼓室側壁の骨削開）

鼓索神経は吸引操作による乾燥の影響により味覚障害をきたしやすいため，術中は吸引管で鼓索神経を直接吸引しない．また乾燥防止を目的として湿潤させたガーゼで神経を覆ったり，キヌタ・アブミ関節周囲の操作をしない場合には剝離した鼓膜を戻して神経を被覆すると神経の損傷を軽減できる．

骨の削開が十分に行われ，鼓索神経が温存されたのちアブミ骨周囲の状態や耳小骨の可動性を確認し，必要に応じて周囲の清掃や耳小骨形成を行う．

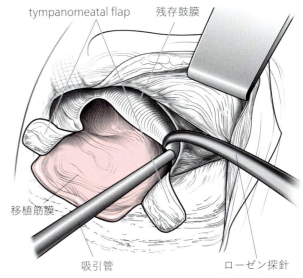
図H-1　移植筋膜の挿入（移植材料と残存鼓膜の接着）

H. 移植筋膜の挿入

　脱水した側頭筋膜もしくは結合組織は，穿孔の大きさや挿入部位の広さを考慮し形状を整え，残存鼓膜の下へ挿入する．術後移植材料の収縮やずれによる再穿孔を防止するために穿孔縁から最低でも1 mm，可能であれば3 mm前後，のりしろとなる部分を確保する．一方，逆に移植材料が過度に大きいと移植材料の挿入や固定する位置の調整が困難となるため，移植材料を挿入する前に適切な大きさに切って整えておく．

　移植材料である脱水筋膜や結合組織は血液の付着により徐々に軟化するが，脱水が強く操作が困難な場合には，生理食塩液を含ませた小綿球で湿らせてから鼓室内へ挿入する．そして，残存鼓膜と挿入した移植材料を段差のないように接着させ(**図 H-1**)，上方および下方へ翻転させていたtympanomeatal flapを戻し(**図 H-2**)，最後にフィブリン糊で固定する．挿入した移植材料は表面に凹凸があったり，皺ができたりすると術後の鼓膜表面がなかなか平滑にならず，同部の上皮化が遅延し，鼓膜表面の湿潤が持続する原因となる．そのため移植材料は残存する鼓膜面に対してフラットとなるように接着させる．

I. パッキング

　移植材料と残存鼓膜を接着したら，耳内のパッキングを行う．抗菌薬の軟膏をゼラチンスポンジ(ゼルフォーム®)に塗布し，軟化させた状態で鼓膜表面を被覆する．形成された鼓膜全体をゼルフォーム®で覆ったのち，外耳道のtympanomeatal flapおよび移植材料を，抗菌薬が塗布されたこより状のガーゼで圧迫する．ガーゼにて外耳道のパッキングを行う前に外耳道後壁の皮膚を骨面へと戻すが，本術式では輪状切開を加えているため皮膚の収縮による骨面の露出がないことを確認する．骨面が露出すると同部に痂皮が付着し，上皮化が進行しないため，骨面が露出する場合には側頭筋膜や結合組織を用いて骨面を完全に被覆する．後壁皮膚を戻し骨面の露出がないこと確認したら，外耳道全体をパッキングする．外耳道をパッキングする目的は，剝離した後壁皮膚が骨面と接着するように圧迫することであり，tympanomeatal flapや移植材料の下にパッキングガーゼが潜り込まないよう十分に注意する．

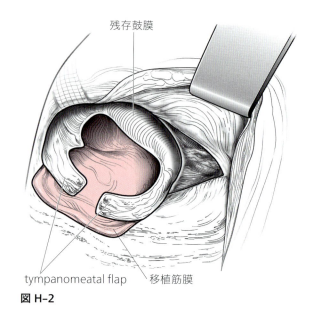

図 H-2

術後管理

　術後翌日まで抗菌薬の投与を行う．耳内ガーゼは術後1週間目に抜去をし，ガーゼの再挿入は行わない．耳内ガーゼの抜去後より1日1回で抗菌薬の点耳を開始する．

> **手術のポイント**
> ・穿孔縁の全周が確認でき，適切な手術操作ができるまで外耳道を削開して拡大させ，確実な視野とワーキングスペースを確保するまでは穿孔を閉鎖する操作に移らない
> ・再穿孔をきたす大きな要因となるため，盲目的な操作は絶対に行わない
> ・術野への出血を最小限に抑える工夫をし，常に良好な視野で手術を行う

> **手術のピットフォール**
> ・乳突蜂巣の発育が良好な場合，外耳道後壁骨の削開とともに乳突蜂巣が露出されることがあるため，術前にCTで蜂巣の発育をよく確認してから操作を行う．もし，蜂巣を外耳道に露出させた場合には，骨片もしくは骨パテを用いて被覆する
> ・ツチ骨柄から硬化病変を切離する場合に，ツチ骨を過度に可動させると内耳障害を生じるため，アブミ骨への負担が最小限となる操作を心掛ける

(田中康広)

中耳

12 中耳奇形　60
13 耳小骨連鎖再建術（耳小骨形成術）　64
14 チタン製人工耳小骨を用いた聴力改善手術　70
15 乳突洞削開術　76
16 中耳真珠腫に対する手術　81
17 鼓室形成術：canal wall up 法　90
18 鼓室形成術：staged tympanoplasty method　96
19 鼓室形成術：transcanal atticotomy　101
20 鼓室形成術：cartilage tympanoplasty　105
21 鼓室形成術：canal wall down 法（後壁削除法）　110
22 中耳根本術：radical mastoidectomy　116
23 再手術例：乳突腔充填術と後壁再建術　120
24 内視鏡下中耳手術　125
25 髄液漏への対応　132
26 半規管瘻孔への対応　135
27 錐体尖病変へのアプローチ　138
28 グロムス腫瘍　143
29 顔面神経鞘腫　147
30 側頭骨悪性腫瘍　152
31 アブミ骨手術　160
32 耳管開放症に対する手術：耳管内チューブ（耳管ピン）挿入術　166

12 中耳奇形

手術概念

本項では，外耳道・鼓膜形態が正常な中耳奇形について述べる．

耳小骨の奇形により聴力が悪く，手術目的は聴力改善となる．耳小骨の奇形は，ツチ骨・キヌタ骨の固着，キヌタ・アブミ関節の離断，アブミ骨の固着とその複合奇形に大きく分類され，手術法がそれぞれ異なっている．

適応

適応は，気骨導差のある伝音あるいは混合難聴である．術前に純音聴力検査(水平型は離断，スティフネスカーブは固着を疑う)，ティンパノメトリー(Ad 型は離断，As 型は固着を疑う)，耳小骨筋反射(対側刺激で反応があれば，軽度離断を疑う)である程度目安をつけておく．術前 CT は必須であり，顔面神経走行異常，内耳奇形を伴っていないかチェックして手術時のリスクを想定しておく．現在では，BAHA(埋込型骨伝導補聴器)などの人工中耳という選択肢もあることを念頭において患者とのインフォームド・コンセントを行う．

術前に注意すること

手術対象者は若年者が多いため，手術時期をいつにするか，術後安静を保てるかどうか，アブミ骨手術をした場合は，術後のサッカーなどの頭部に振動を与える可能性のあるスポーツの制限をどうするかなどの点を考慮する．術中，内耳障害の危険性が高ければ手術の途中撤退もありうることをインフォームド・コンセントしておく．

手術の実際

A. 皮膚切開および開創

❶ 術後の耳介の知覚麻痺あるいは眼鏡装着時の不快感を回避するため耳後切開を避け，耳内切開あるいは耳前部に補助切開を加えた耳内切開を原則とする．

❷ 耳輪脚部と耳珠部の間の軟骨のない部分に切開を加え，骨部外耳道まで垂直にメスを進める．後藤修二氏開創器(小)で開創部を拡大し鼓膜を明視下におく．さらに骨部外耳道の中央部付近まで骨膜ごと鼓膜に対し垂直に切開する(図 A-a)．

❸ 鼓膜上方の切開先端部よりローゼン氏耳内切開刀で輪状切開を加える．前方は，ツチ骨短突起を越えて前ツチ骨靭帯付近まで，下方は 6 時付近まで切開を延長する(図 A-b)．前上方では道内棘，後方は鼓室乳突裂に注意して，その部は鋭的に切離し他部位は骨膜ごと剝離する．

❹ テラメスで鼓膜に向かって骨膜下に骨と剝離を進めると白い索状物(鼓膜輪)を認め，さらに進めると中耳粘

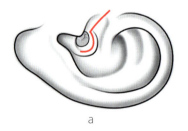

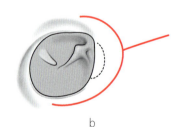

図 A

膜に達する．中耳粘膜を通して鼓室腔が透けて見えるため，その部をローゼン氏探針(微彎)で破り，中耳腔に入る．

B. 中耳腔の検索と病変部位の確認

❶中耳腔に入った部位を上下に拡大する．必ず中耳腔が透見できる中耳粘膜であることを確認しつつ，探針で拡大する．

❷必ず鼓索神経を確認保存する．外耳道後壁から鼓膜を剝がす際に鼓索神経の基部を同定できる場合もあるが，確認できない場合は，ツチ・キヌタ関節の下方を確認する．ツチ骨の裏面からキヌタ骨長脚上面に走行しており確認可能である．

❸前方はツチ骨短突起が鼓膜と離れるまで，下方は鼓索神経の基部より少し下方まで鼓膜を翻転する．

❹鼓索神経を外耳道後壁から探針(微彎)で剝がし，外耳道後上壁をツチ・キヌタ関節から卵円窓窩および正円窓窩が見えるまで削開する．削開は，2mmの丸ノミか径2mmのダイヤモンドバーにて外耳道後上壁の表層部の骨を薄くした後，骨鋭匙の強彎(丸)で削る．鼓索神経の基部を傷つけないように細心の注意を払う．

❺耳小骨連鎖を確認する．形態および連続性の視認を行う．次にピックにてツチ骨・キヌタ骨・アブミ骨を触診して可動性を確認する(図B)．1つの耳小骨が固着していると，他の耳小骨も固着しているように思われる場合があるので，疑われる場合はキヌタ・アブミ関節を，探針(直角)あるいはキヌタ・アブミ関節離断刀で離断し，触診にてそれぞれの耳小骨の可動性を確認する．

C. キヌタ・アブミ関節離断の場合

❶奇形で最も多いタイプで，キヌタ骨長脚が欠損あるいは索状になっている場合が多い．アブミ骨の可動性がよいことを探針による触診にて必ず確認しておく．

❷ツチ骨およびキヌタ骨の可動性がよく，キヌタ骨長脚とアブミ骨頭が近接している場合は，側頭骨片あるいは耳珠軟骨片をその間に介在させてフィブリン糊を滴下する．

❸近接していないときは，ツチ・キヌタ関節を探針で離断しキヌタ骨を摘出し，コルメラとして使用する．

❹キヌタ骨をクーパーあるいは小さなダイヤモンドバーにてトリミングしてアブミ骨頭とツチ骨柄との間に介在させる(伝音再建法Ⅲi-M)(図C)．アブミ骨頭とツチ骨柄の位置が横にかなり偏位している場合は，無理にツチ骨柄に接着せずにその後方の鼓索神経の下にキ

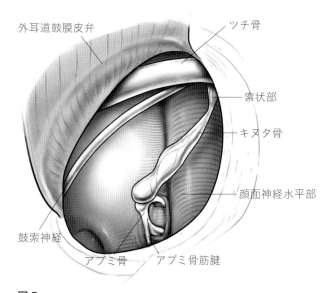

図B

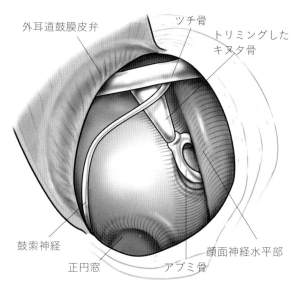

図C

ヌタ骨をもぐり込ませるように挿入（伝音再建法Ⅲc）し，フィブリン糊で接着する．
❺ツチ骨も可動性が悪ければ，ツチ骨頭をマリウス氏ニッパーにて頸部で切断し摘出する．それでもツチ骨の可動性が悪ければ，頸部前方の前突起をノミで切断しツチ骨の可動性をよくし❹の手順を行う．

D. アブミ骨上部構造欠如の場合
❶アブミ骨上部構造が欠損していれば底板の可動性がよいことを確認後，コルメラを底板の上に立てる．
❷コルメラの材料として，人工耳小骨（アパセラム），キヌタ骨，耳珠軟骨などがあるが，耳珠軟骨がトリミングしやすく，転位・周囲組織との固着が少なくよい材料と考える．
❸皮膚切開部より耳珠軟骨を採取し，メスにて長い二等辺三角形の形に切る．短い辺に凹みを付けておく．
❹トリミングした耳珠軟骨を底板の上に接触させ，凹みを付けた辺の部をキヌタ骨長脚（Ⅳi-I）あるいはツチ骨柄（Ⅳi-M）（図D）に潜り込ませるように挿入する．フィブリン糊を滴下する．
❺底板にのせた耳珠軟骨が確実に底板と接触していることを確認し，かつ他の周囲組織と極力接触しないように注意する．

E. アブミ骨底板固着（前庭窓閉鎖）の場合
❶アブミ骨の上部構造がある例は底板を確認しやすいが，上部構造がない場合は前庭窓と思われる部位を探す必要がある．CTで顔面神経の走行異常がなく前庭が正常に存在することを確認できた例は，顔面神経水平部の下方を手がかりとする．
❷ツチ骨・キヌタ骨の可動性がよく，アブミ骨上部構造が存在し底板のみ固着している例では，耳硬化症の手術に準じアブミ骨上部構造を外し，底板の中央部を小開窓するアブミ骨底開窓術（stapedotomy）を行う．人工アブミ骨（ワイヤピストンあるいはテフロンピストン）を開窓部に挿入し，キヌタ骨に締結する．
❸前庭窓閉鎖症例ではキヌタ骨欠損も多く，その場合は，ツチ骨アタッチメントを使用する．前庭窓部と思われる箇所をスキータードリルで削開する．開窓できた場合は，開窓部に外リンパの拍動を確認できる．通常拍動のみであるが，外リンパ液が中耳腔内に流出するようならば，gusherを考えそれ以上の開窓は断念し開窓部を皮下組織で閉鎖する．
❹拍動のみなら，開窓部をスキータードリルでさらにすり鉢状に十分拡大し，アタッチメントが楽に挿入でき

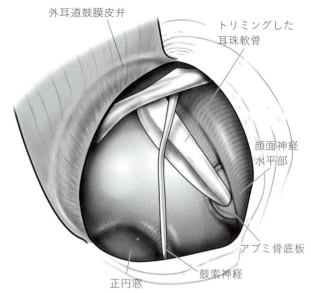

図D

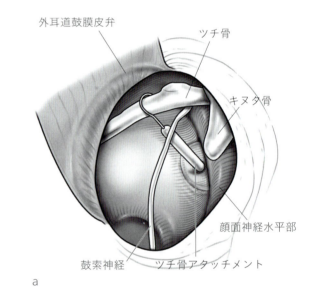

図E

るようにする．特に前方に向かって拡大するとよい．
❺長さ5.75 mmのツチ骨アタッチメントのピストン部を開窓部に挿入し(図E-a)，同時にワイヤ部をツチ骨柄あるいは頸部に装着する．ワイヤ部と鼓膜の接触を避けるため耳珠軟骨を挿入する(図E-b)．挿入できる深さに応じてアタッチメントの長さを変える．目安として，前庭窓に約0.5 mm挿入するのが適当である．

> **手術のポイント**
> - 伝音難聴の原因部位の特定が重要である．キヌタ・アブミ関節の離断のみでなく，アブミ骨固着の合併など複合奇形も存在するので術中の詳細な観察が必須である
> - コルメラを立てる場合は，できるだけ鼓膜に直角に，かつ接着する耳小骨にまっすぐ立てるようにする．フィブリン糊で接着しなくても安定しているように装着する
> - 前庭窓を開窓する場合は，顔面神経水平部との位置関係に注意し，内耳障害の回避に細心の注意を払い無理な手術操作を避ける．術後気骨導差の残存なら，再手術あるいはBAHAの使用が可能であることを念頭において，術中の撤退も考慮に入れる

（植田広海）

13 耳小骨連鎖再建術（耳小骨形成術）

手術概念

慢性中耳炎に対して病変根治に加えて聴力改善を目指す術式が発表されたのは，1950年代に入ってからである．Wullstein らによるもので，Ⅲ型，Ⅳ型の原法である．耳小骨連鎖再建術は，連続性が失われた伝音系を再建して聴力改善を意図するもので，日本耳科学会用語委員会が定めたⅢ型変法やⅣ型変法（→69頁）であり，鼓室形成術での一操作であるが，その成否を決定する習熟を要するきわめて重要な手技である．

従来，種々の形成材料が報告され，多くの再建法が工夫されているが，最近生体接着剤（フィブリン糊）が広く使用されるようになり，操作が容易になった．以下，筆者が行っている耳小骨連鎖再建法を，自家骨を用いる場合を中心に述べる．

適応

慢性中耳炎，耳小骨奇形，外傷性耳小骨離断などで，耳小骨連鎖が離断しているか，病変除去後に耳小骨の連続性がなくなった場合が適応となる．

骨導値や耳管機能がよく，気・骨導差が30 dB 以上のものが絶対適応である．骨導低下があったり，気・骨導差があまりない例でも，耳小骨が周囲骨に固着した例では，固着を解除することにより術後骨導が改善する場合もあり，症例によっては適応となる．

なお，耳硬化症も本法の適応であるが，アブミ骨手術については別項（→160頁）で記載があるので，本項では省略する．

術前に注意すること

耳小骨連鎖の異常の有無を十分にチェックしておく必要がある．まず，聴力検査で，気導と骨導の正確な閾値を測定し，気・骨導差の有無と程度を調べることである．さらに，画像診断（CT，MRI など）で，耳小骨離断の有無や病変部位を十分に推測しておく．

術前に，①聴力改善は必ずしも術後すぐに得られるものではなく，最終的な聴力結果は最低6か月以上経過せぬとわからぬこと，②すべてが期待通りの聴力改善が得られるとは限らないことを十分に説明しておくことが大切である．

手術の実際

形成材料として何を使用して，どのように形成するかが重要である．術中に残存耳小骨の状態（病変の有無と程度，可動性）を的確に把握して，可能な限り残存する健全な自家耳小骨を使用して連鎖形成を行うべきである．形成は鼓室含気腔を確保し，形成連鎖の安定した状態が維持できるように工夫する必要がある．慢性中耳炎の場合は，病変の除去が十分に行われ，病変が完全にコントロールされて鼓室内に含気腔が形成されていることが重要である．形成材料としては，以下のようなものが現在使用されている．

1. 自家組織：耳小骨（ツチ骨，キヌタ骨），側頭骨の骨片や骨パテ，耳珠軟骨，耳介軟骨
2. 人工骨：セラミック耳小骨（バイオセラム，アパセラム），金属（チタニウム製他）

筆者は伝導効率がよく異物反応のない自家耳小骨，骨片，骨パテを使用し，軟骨は固定に用いている．

それぞれ一長一短はあるが，最もよく用いられ，術後成績のよい人間の耳小骨についての連鎖再建法（連結と挿入がある）について述べる．

以下，図はすべて右耳で示す．

A. 形成材料（コルメラ）の採取

❶ツチ骨は，ほぼ全体が取れればIV型変法に使用できるが〔図B(1)d〕，主に頭部の利用価値が高い．頭部は，その頸部をマレウスニッパーで切除して得られる（図Aa）．長脚が欠損したキヌタ骨が残存している場合は，これを除去後切除する．鼓索神経や鼓膜張筋腱を損傷しないように，慎重な操作が必要である．ツチ骨頭およびその周辺の病変は，鼓室・乳突洞間をブロックしていることが多く，ツチ骨頭を切除して，この間の十分な通路を確保する必要がある．

❷キヌタ骨はアブミ骨との連続性がなければ，除去してコルメラとして利用できる（図Ab）．

❸側頭骨の骨片，骨パテは，耳後切開後の側頭骨の皮質骨から採取する．

❹軟骨は耳介（あるいは耳珠）より採取する．

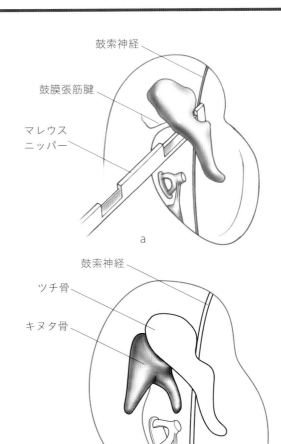

図A

B. 形成材料のトリミング

ダイヤモンド先端のドリルを使用して，形成材料がアブミ骨，ツチ骨や鼓膜材料と接着しやすくなるように削る〔図B(2)f〕．アブミ骨側は，骨頭が入る凹み〔III型変法用：図B(1)(2)のa〜c〕や底板上に立てる細身の突起〔IV型変法用：図B(1)d，(2)d，e〕を作製する．ツチ骨と直接接着する場合はその部位に応じた凹みを作製し，鼓膜材料に接着する場合はその側をなめらかな骨面とする．

（1）ツチ骨

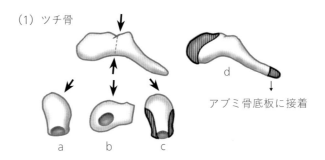

（2）キヌタ骨

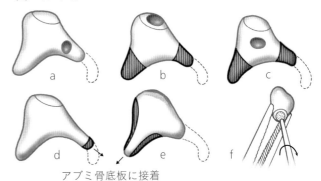

●：アブミ骨頭が入るようにドリルで作製した凹み
◨：斜線のところはバーで削除するところである

図B

C. 連鎖再建法

❶ツチ骨柄が残っている場合（図 C-1）

アブミ骨上部構造がある場合（図 C-1）は，ツチ骨頭かキヌタ骨をトリミングして作製したコルメラ（図 B）をツチ骨柄に接着させる（図 C-1a, c：Ⅲc 型再建）かアブミ骨とツチ骨柄の間に挿入して（図 C-1b, d：Ⅲi-M 型再建）鼓膜形成を行う．アブミ骨上部構造がある場合は，アブミ骨側はコルメラに凹みを作ってはめ込む．

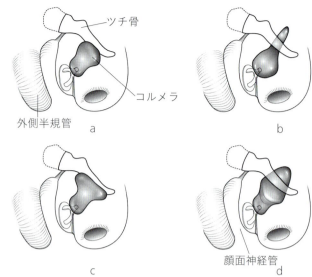

図 C-1　Ⅲ 型変法

上部構造がない場合（図 C-2）は，アブミ骨底板上に先端を細くしたコルメラを置く．コルメラはツチ骨に接着させる（図 C-2a：Ⅳc 型再建）かアブミ骨とツチ骨柄の間に挿入する（図 C-2b〜d：Ⅳi-M 型再建）．顔面神経管が張り出している場合は，コルメラを弓状にトリミングして使用する（図 C-2b, d）．

なお，耳小骨周辺の病変が比較的軽度で，耳小骨の骨欠損がキヌタ骨長脚先端に限局し，アブミ骨が健在で耳小骨連鎖の連続性がないものの各耳小骨の可動性が良好な場合は，欠損部を骨片，骨パテで充填する（図 C-3，Ⅲi-I 型再建）．

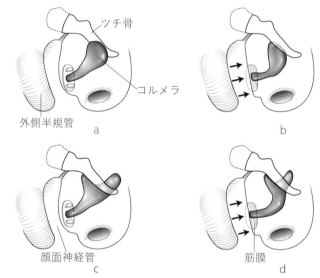

図 C-2　Ⅳ 型変法

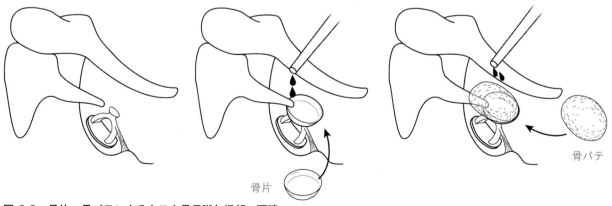

図 C-3　骨片・骨パテによるキヌタ骨長脚欠損部の再建

❷ツチ骨が残っていない，もしくは残せない場合（図C-4）

連鎖再建は難しいが，アブミ骨上部構造があればⅢc型（図C-4a），底板のみであればⅣc型（図C-4b）の再建を行う．コルメラは不安定なので，軟骨板やコラーゲンスポンジ（テルダーミス）での支えが必須である．鼓索神経が残っていればこれも利用する．

D. 形成連鎖の固定法

1. 直接的固定法

❶連鎖再建のポイントは，形成連鎖の固定法にある．固定には，既述の残存ツチ骨，軟骨板，コラーゲンスポンジ（図C-4）の他に鼓索神経も使用できる．これらを単独あるいは組み合わせて用いるが，さらにゼルフォームや生体接着剤（フィブリン糊）を用いると，固定はより確実となる．

❷鼓索神経は，できるだけ残してコルメラの固定に用いるようにする．コルメラをアブミ骨上に置いた後，この鼓索神経で固定してコルメラを留置する．鼓索神経でその頭部を直接固定する（図D-1a）か，横に引っ掛けて（図D-1b）コルメラの術後変位を防止する．

❸ゼルフォームや生体接着剤は，必要最小限量の使用にとどめる．

2. 間接的固定法

連鎖を形成した上に鼓膜材料を留置するが，術後変位を防止するには，外耳道内にタンポンをしっかりと密に挿入する必要がある．まず中耳手術用キチン膜（ベスキチンW）を筋膜，外耳道皮膚の上に全面に留置して，その上にガーゼタンポンを挿入する（図D-2）．タンポンは，奥に小さいものを，入り口になるほど大き目のものを入れる．このタンポンの代わりに医療用スポンジ（メロセル）を留置してもよい．

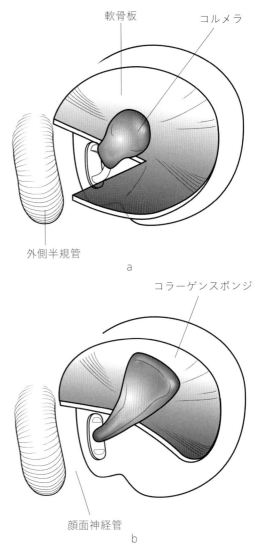

図C-4 ツチ骨がない場合の再建

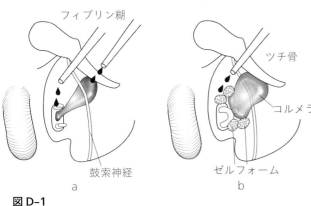

図D-1

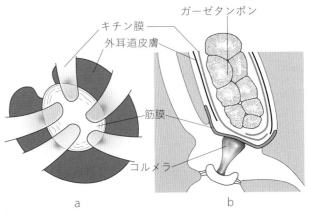

図D-2

術後管理

形成した耳小骨連鎖が術後変位しないように，中耳内圧の急激な変化(強く鼻をかむ，鼻すすりなど)，頭部打撲などに注意する．

術後の病変再発や耳小骨変位を聴力検査，画像診断(CT，MRIなど)で定期的にチェックする．

術後経過観察は，奇形や外傷性離断で3年間，慢性中耳炎では5年間は最低必要である．

> **手術のポイント**
> - 病変の徹底除去後，再発のない含気性鼓室腔の作製
> - 残存耳小骨の状態(病変の有無と程度，可動性)の十分な把握
> - 耳小骨，鼓膜など健全な組織の可及的保存と連鎖形成への利用
> - 残存ツチ骨，鼓索神経，軟骨板，コラーゲンスポンジ，フィブリン糊，ゼルフォーム，キチン膜などの使用による形成連鎖の固定

> **手術のピットフォール**
> - アブミ骨の動きと欠損部の確認：アブミ骨の動きが悪い場合は耳小骨形成を行っても意味がない．アブミ骨脚に欠損があり，骨頭と底板に連続性がない場合は，底板上にコルメラを立てるIV型変法が必須となる．
> - できるだけ簡単な形成：フィブリン糊の使用により微細な操作が可能なので，コルメラは単純な型の小さなものを使用し，固定材料も最小限量を用いて，できるだけ単純な形成を行うべきである．

(山本悦生)

表 耳小骨再建法の分類と名称

I型：3耳小骨ならびにツチ・キヌタ関節，キヌタ・アブミ関節の形態が保たれる（生理的な伝音機構）．Wullstein I型に相当．		
II型：キヌタ骨上に鼓膜を形成する．Wullstein II型に相当．		
III型：アブミ骨上部構造に連鎖再建する．すなわちアブミ骨の上部構造を利用し，この上に連鎖を再建し伝音効果の増大を図る．形成の仕方により，以下のように分類される．		
IIIc【III型コルメラ；type III with columella(columella on stapes)】アブミ骨上部構造の上にコルメラcolumellaをたて，ツチ骨，キヌタ骨を経由せず鼓膜から直接アブミ骨上部構造に伝音させる．		
IIIi【III型インターポジション；type III with interposition】アブミ骨とツチ骨との間またはアブミ骨とキヌタ骨の間に挿入interpositionして連鎖を再建する．両者を区別する場合には以下のような亜分類を用いる．	IIIi-M(interposition between stapes and malleus)アブミ骨-ツチ骨間．	
	IIIi-I(interposition between stapes and incus)アブミ骨-キヌタ骨間．	
IIIr【III型レポジション；type III with reposition(reposition on stapes)】キヌタ骨をrepositionしアブミ骨(頭)に連鎖を形成する．		
IIIo(III型オリジナル)アブミ骨上に鼓膜を形成する．いわゆるWullstein III型原法に相当する．		
IV型：アブミ骨底板上に連鎖の再建を行う．たとえアブミ骨脚が部分的に残存している例でも底板上に再建すればIV型となる．形成の仕方により，以下のように分類される．		
IVc【IV型コルメラ；type IV with columella(columella on footplate)】アブミ骨底板の上にコルメラを立てた例．TM(tympanic membrane)-footplate columellaなどと呼称されるのがこれに相当する．		
IVi【IV型インターポジション；type IV with interposition】アブミ底板とツチ骨あるいはアブミ底板とキヌタ骨との間に挿入interpositionした例．両者を区別する場合には以下のような亜分類を用いる．	IVi-M(interposition between footplate and malleus)アブミ骨底板-ツチ骨間	
	IVi-I(interposition between footplate and incus)アブミ骨底板-キヌタ骨間	
IVo：アブミ骨底板上に鼓膜を形成する．いわゆるWullstein IV型原法に相当する．		

wo：without ossiculoplasty 意図的に伝音再建を行わない鼓室形成術（段階的手術・聾耳など）

〔日本耳科学会用語委員会：伝音再建法の分類と名称について(2010)より〕

14 チタン製人工耳小骨を用いた聴力改善手術

伝音難聴の外科治療において，聴力改善を目的とする耳小骨連鎖の再建には生体材料や人工耳小骨が使用される．生体材料の代表的なものは，患者本人の耳介軟骨や耳小骨であり，現在でも国内外の多くの施設で鼓室形成術に際して選択されている．一方，アブミ骨手術や鼓室形成術で使用される様々な人工耳小骨が，1950年代より開発されてきた．伝音効率に優れ，中耳内で長期間安定な人工耳小骨として，合成ポリマー（プラステイポアなど），バイオセラミック，ハイドロキシアパタイト，ステンレス・スチール，ゴールド，プラチナ，チタンなどの製品がこれまで開発・導入されてきた．短期および長期の聴力成績，術者の慣れや術中の扱いやすさ，術後の排出率を考慮して，時代・年代の移り変わりもあり，それぞれの術者が最適と考える様々な人工耳小骨が選択されてきたが，現時点でも，どの人工耳小骨が最も優れているかの結論は得られていない．

最近の欧米では，アブミ骨手術でも鼓室形成術でも，チタン製の人工耳小骨が支持・選択される傾向にある．軽量でありながら材質強度は十分で，伝音効率ならびに組織適合性も高いチタン製人工耳小骨は，同時に，任意の形状・大きさに加工が容易であることから，従来の人工耳小骨と比較して，術中の取り扱いの面でも格段に優れているとの評価がなされている．

本項では，鼓室形成術とアブミ骨手術の両手術で選択されるチタン製人工耳小骨の使用法について概説する．

I. 鼓室形成術

チタン製人工耳小骨

欧米では様々なチタン製人工耳小骨がすでに開発・販売されているが，多くの施設で最も選択されているのはKurz社製（ドイツ）およびGyrus ENT社製（米国）のチタン製人工耳小骨である．いずれも，アブミ骨の上部構造が保存されている症例ではPORPが，アブミ骨底板のみ残存している症例ではTORPが使用される（**図1**）．両者は形状も大きさも微妙に異なり，周波数特異的な伝音効率を規定する質量に関しても，Kurz社製のものは4 mg，Gyrus ENT社製は5〜9 mgとなっている．両者ともに軽量ではあるが，Gyrus ENT社製のものがやや

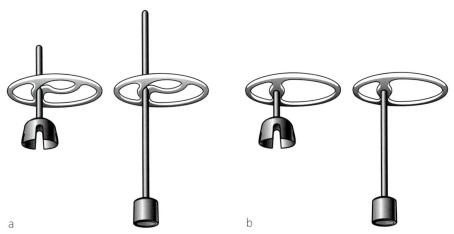

図1 鼓室形成術で使用するチタン製人工耳小骨
a：VARIO チタン製人工耳小骨（ドイツKurz社）（左がPORP，右がTORP）．
b：TUEBINGEN チタン製人工耳小骨（ドイツKurz社）（左がPORP，右がTORP）．

重くなっている．術後の排出防止のため，実際の使用時には鼓膜と人工耳小骨との間に耳介軟骨板が挿入されるので，総重量はさらに増大する．

チタン製人工耳小骨は軽量であると当時に，その形状が全体的にスリムで，シャフトは細く，頭部がオープンとなっているため，アブミ骨への装着・接続時の人工耳小骨細部の観察もより容易で，安定した連鎖再建を可能にする．筆者自身のKurz社製TORPの使用経験からも，従来のプラステイポアやアパセラムと比較して，術中の操作性は優れているとの印象がある．シャフト長が0.25 mm間隔で調整可能であることもKurz社製人工耳小骨の特徴である．

手術の実際

Kurz社製人工耳小骨の使用法について説明する．まずはサイザーを用いて使用する人工耳小骨の長さを決定する．PORP，TORPともに，いくつかの付属サイザーの中で適切と思われるものを切り出して（図IAa, b），次に，実際に鼓室内のアブミ骨上部構造もしくはアブミ骨底番板上に挿入して，鼓膜（もしくは側頭筋膜）下面と人工耳小骨上面との距離を確認する（図IAc）．Kurz社製人工耳小骨では，頭部上面に0.2 mmのピンが飛び出していて，そこに薄さ0.5 mmの薄切軟骨板を載せた状態で鼓膜下面と接着させるので，その厚みも考慮して人工耳小骨の長さを決定する（図IAd）．

人工耳小骨の長さを決定したら，続いてシャフト長の調整を行う．チタン製人工耳小骨を，決定した長さと同じ深さの溝に垂直に立てたのち（図IBa），専用ペンチを用いて頭部上面をシャフトに固定する（図IBb, c）．さらに専用カッターを用いて余剰のシャフトを切断すると（図IBd），求める長さの人工耳小骨が準備完了となる（図ICa）．鼓膜下面に留置した薄切軟骨板の下に人工耳小骨を挿入することで理想的な伝音再建となる（図ICb）．

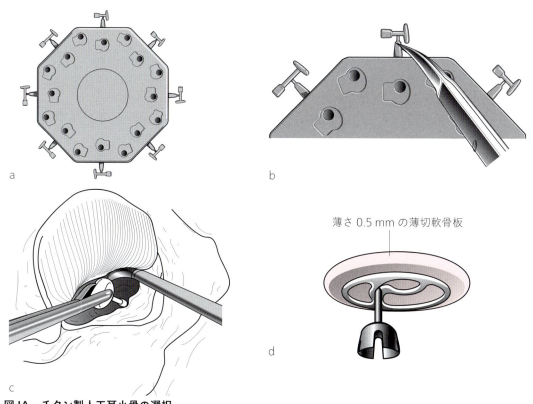

図IA　チタン製人工耳小骨の選択
a：様々な長さのサイザーとシャフト長調整用の溝．
b：選択した長さのサイザー切断．
c：選択した長さのサイザーの鼓室内への挿入．
d：チタン製人工耳小骨頭部上面への薄切軟骨板の留置．

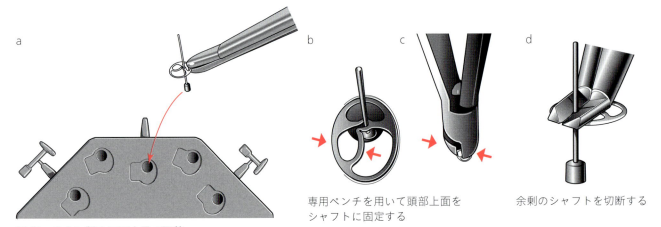

図1B チタン製人工耳小骨の調整
a：シャフト長調整用の溝への挿入．b：シャフトへの固定用の頭部上面デザイン．c：頭部上面のシャフトへの固定．d：余剰シャフトの切断．

手術成績

チタン製人工耳小骨の聴力成績についてはすでにいくつも報告が出ている．Kurz 社製人工耳小骨と Gyrus ENT 社製人工耳小骨との間では成績に差は認められず，いずれの耳小骨でも 2 kHz での聴力改善が最大で，より軽量の Kurz 社製人工耳小骨では全周波数で同等の聴力改善がみられ，一方，Gyrus ENT 社製人工耳小骨では低音域でより優れた成績を示した．非チタン製人工耳小骨の成績との比較では，統計的な有意差が確認されたものとそうでないものとがあるが，チタン製人工耳小骨の使用でより良好な短期成績が確認され，特に，2～3 kHz の周波数域での著明な聴力改善が観察されている．当然のことながら，TORP と比較して，PORP 使用時により優れた成績が得られている．チタン製人工耳小骨の術後の排出率は 0～8％とされ，非チタン製人工耳小骨と同等もしくはやや低率である．

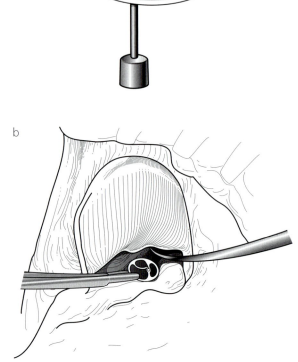

図1C チタン製人工耳小骨の調整
a：調整の完了したチタン製人工耳小骨
b：鼓室内にチタン製人工耳小骨を挿入

II. アブミ骨手術

人工ピストンの歴史

1956 年，John J. Shea（米国）は，Richards 社製のテフロン製人工ピストンを耳硬化症に対するアブミ骨手術で初めて使用し著明な聴力改善を得た．Shea の成功を契機に，より優れたアブミ骨手術の治療成績を目指し，人工ピストンのさらなる改良・開発が始まった．ポリエチレン・チューブに続いて，1960 年代には，ステンレス・スチール製ワイヤーにジェルフォームや脂肪組織などを巻きつけた人工ピストンが使用されたが，術後に感音難聴が出現すること，中長期的にキヌタ骨長脚の壊死を起こして伝音難聴が再発すること，再手術時のピストン抜去による内耳障害が頻発することから，両者ともにその後遺棄されることになった．この時期に開発された人工

ピストンでは，ステンレス・スチール製のバケットハンドル・ピストンが現在も世界中で使用されている．

人工ピストンの開発競争が進んでいたこの時期，アブミ骨手術法自体にも大きな改良がなされ，アブミ骨全体を摘出するトータル・スタペデクトミーから，アブミ骨底板後方1/3のみを摘出するパーシャル・ステペデクトミーが開始され，さらにアブミ骨底板に径1mm程度の開窓を行うスタペドトミーが開発された．いずれも，前庭窓開窓に起因する外リンパ瘻や内耳障害の発生を最小限に留めるため改良された手術法であった．

スタペドトミーの開発と同時に，径1mmの開窓部に挿入可能となるよう，様々な極細シャフトの人工ピストンが開発された．テフロン製人工ピストン，ステンレス・スチール製人工ピストンに続いて，テフロン製ピストンの上部にステンレス・スチール製ワイヤーループが付いたワイヤーテフロン・ピストンがデザインされ，代表的な人工ピストンとして現在も世界的に最も多くの施設で採用されている（図IIAa〜c）．キヌタ骨の代わりにツチ骨へ装着するマレウスアタッチメントピストンの開発も行われた（図IIAd）．なお，現在使用されているワイヤーテフロン・ピストンに関しては，ワイヤー部の非磁性化が行われていて，通常のMRI検査は安全に施行可能となっている．ワイヤーループ部には，その後，ゴールド，プラチナなど他の金属材料も採用されることになる．

チタン製人工ピストン

2000年代になると，アブミ骨手術の人工ピストンにもチタン素材が導入されることになった．ピストン上部に形状記憶機能を施したクリップを有するKurz社製（ドイツ）のチタン製人工ピストンや，ワイヤー部を約60℃に加熱すると自動的にキヌタ骨長脚へ巻きつくというGyrus ENT社製（米国）のニッケル・チタン製人工ピストンが開発されている．

手術の実際

Kurz社製人工ピストンの使用法について説明する．鼓室内に入ってアブミ骨の固着を確認した後（図IIBa），キヌタ-アブミ骨関節を離断させ，アブミ骨筋腱を切断し，さらに脚切鋏を用いてアブミ骨脚を切断（図IIBb），

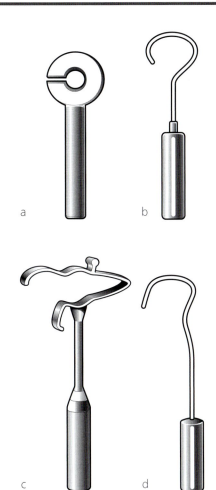

図IIA　アブミ骨手術で使用する人工ピストン
a：テフロンピストン（米国 Richards 社）．
b：ステンレスワイヤーテフロンピストン（米国 Richards 社）．
c：チタン製クリップピストン（ドイツ Kurz 社）．
d：マレウスアタッチメントピストン（米国 Richards 社）．

アブミ骨の上部構造を摘出する（図IIBc）．パーフォレーターを用いてアブミ骨底板に径1.0mmの開窓を行う（図IIBd）．

アブミ骨底板とキヌタ骨長脚の長さを測定して，使用するチタン製人工ピストンを選択し（図IICa），鼓室内でピストン先端を開窓部に挿入した後，ピストン頭部のクリップ部分をキヌタ骨長脚に接触させる（図IICb）．2本の曲針を使用してクリップをキヌタ骨長脚に装着する．左手の曲針でキヌタ骨長脚を前方から固定したまま，右手の曲針でクリップ部分の突起を前方に押し込むと，「カチッ」という感覚でクリップ部分がキヌタ骨長脚にはまり込んで固定される（図IICc）．ツチ骨を曲針で動かして，人工ピストンの動きを確認した後，ピストン周囲に結合織の小片を入れて開窓部の閉鎖を行う（図IICd）．

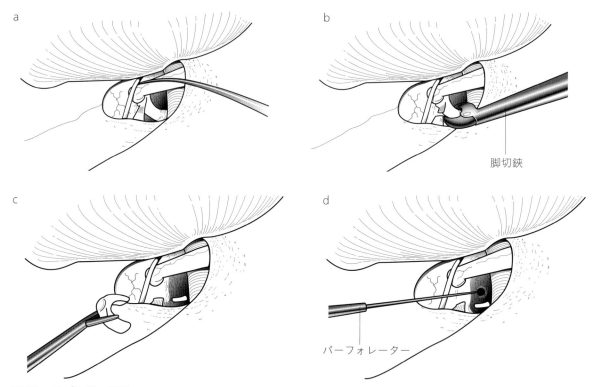

図 IIB　アブミ骨の処理
a：アブミ骨固着の確認．b：アブミ骨脚の切断．c：アブミ骨上部構造の摘出．d：アブミ骨底板の開窓．

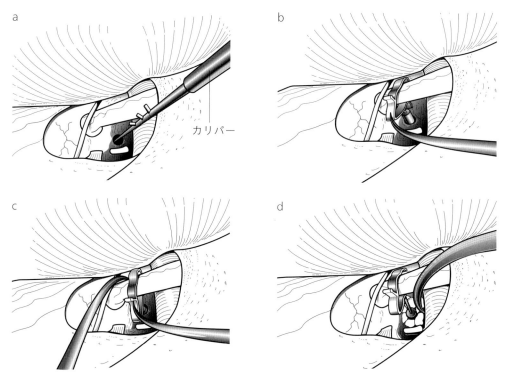

図 IIC　チタン製人工耳小骨の装着
a：人工ピストンの長さの選択．b：開窓部への人工ピストンの挿入．c：キヌタ骨長脚へのクリップ部分の装着．d：開窓部の閉鎖．

手術成績

　Kurz 社製のチタン製クリップピストンを使用したアブミ骨手術では，日本耳科学会の判定基準に従った聴力改善率は 92.5％ と安定した治療成績が得られ，また，キヌタ骨へのピストン装着時に締めつけ操作が全く不要であり，より短時間（平均 78 分）で安全，確実に手術操作を完了できた．アブミ骨手術を短時間で安全，確実に完了できるということは，聴力成績をより一層向上させ，術後の合併症を防止するという観点から，きわめて重要な利点となる．

まとめ

1. 欧米ではチタン製人工耳小骨の鼓室形成術への導入が推進されている．軽量でありながら材質強度は十分で，伝音効率ならびに組織適合性も高く，同時に，任意の形状・大きさに加工が容易であることから，従来の人工耳小骨と比較して，術中の取り扱いの面でも治療成績の点でもより優れているとの評価がなされている．今後も，より安全で確実なピストン装着，より良好な聴力成績を目指して，新しい概念や新素材を採用した新しいデザインの人工ピストンが開発されていくものと考えられる．
2. アブミ骨手術で使用される人工ピストンに求められる要素として，①生体適合性がよい，②超軽量で伝達効率が優れ，良好な聴力改善が期待される，③手術操作が容易で，ピストンを安全・確実に装着できる，④キヌタ骨への締めつけがなく，キヌタ骨長脚の壊死を起こすことなく長期間安定である，⑤ MRI 検査が可能であるなどが挙げられ，欧米ではチタン製人工ピストンの開発・導入が推進されている．
3. 国内においても，早期にチタン製人工耳小骨，チタン製人工ピストンの適応承認，臨床導入を進めるべきである．

　　　　　　　　　　　　　　　　　　（土井勝美）

15 乳突洞削開術

手術概念・適応

乳突削開術は1879年にSchwarzeによって初めて報告された．乳突蜂巣を削開開放し排膿を促し，炎症の沈静化を図ることを目的とした．当時は乳様突起炎に対する排膿，頭蓋内合併症の防止のために行われたが，今も術式の本来の目的は変わっていない．現在は排膿による炎症の沈静化だけでなく，真珠腫性中耳炎を代表とする慢性中耳炎，人工内耳，聴神経腫瘍の経迷路法，頭蓋底疾患へのアプローチのための手段として用いられる．耳科手術，様々な側頭骨内外の疾患，頭蓋底疾患を取り扱うのための基本術式としてきわめて重要な術式である．

術前に注意すること

A. 評価
CTは必須である．蜂巣発育程度，中頭蓋底，S字状静脈洞の位置，顔面神経管の走行骨破壊，内耳瘻孔の有無を確認しておく．

B. インフォームド・コンセント
顔面神経麻痺を含めた術中合併症についての説明を行う．図や頭蓋骨の模型を用いて，解剖学的危険性を十分に周知せしめることが必要であるが，むやみに恐怖を与えることは避けるべきである．起こりうる確率について大体の数値で示すことも必要である．

C. 剃毛
耳周囲2cmを目安に剃毛する．

手術の実際

A. 麻酔
最近では耳科手術もほとんど全身麻酔で行われるが，出血防止や麻酔管理への影響を考慮して局所麻酔は必ず行っている．キシロカイン®注射液1%エピレナミン(1:100,000)含有でまず耳介後部付着部に皮下浸潤麻酔を行い，次に耳介裏面に局麻を行う．耳介裏面は耳介上半部に2mL，外耳道後部に1mL，外耳道下壁に1mLを注入する．最後に外耳道入口部より2分くらいかけて外耳道の浸潤麻酔をする．

B. 皮膚切開
耳後皮膚切開は耳介上部の付着部後方から外耳道底の高さまでとする．外耳道軟骨後縁まで十分に皮下剥離を行う．側頭筋付着縁(linea temporalis)に沿って三角の骨膜弁〔パルバ(Palva)のフラップ〕を作成し剥離翻転する（図B）．

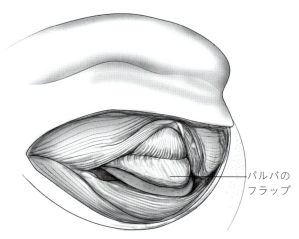

図B　パルバのフラップ

C. 骨削開の開始

骨削開の開始点は道上棘を目印とする（図 C-1）．一般にはこの棘を1辺とするその後ろの三角部（Macewen's triangle）が乳突洞へ到達するための削開開始部位とされる（図 C-1）．しかし実際には中頭蓋底が低い症例が少なからずあるため，この部位より尾側寄りから削開を行うのが安全である（図 C-2）．

削開開始点から開始するが，この際1か所で狭く深く彫り進むのは危険である．まず削開点を中心に削開範囲を想定し広く浅く削開を行う（図 C-3）．バーの方向は上鼓室方向または Macewen の三角の直下へ向かって進める．乳突洞が開放（図 C-4）されたら，そこを中心に後方，上方，下方，前方へと拡大を広げる．削開の範囲は，後方は S 字状洞，上方は中頭蓋底，前方は外耳道後壁，下方は終末蜂巣となる．これらで囲まれた逆三角形を Trautmann の三角という（図 C-5）．図 C-6 は乳突洞口の方向を示す．

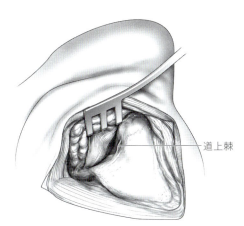

図 C-1　道上棘

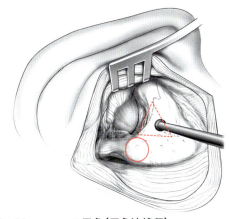

図 C-2　Macewen の三角（三角波線印）
実際にはそのやや尾側（〇印）から入ると安全である．

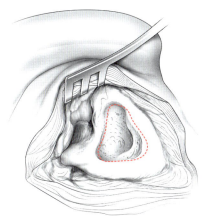

図 C-3　予定削開範囲を浅く削開したところ

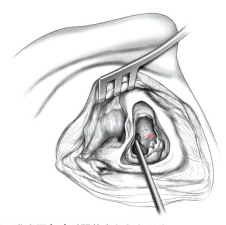

図 C-4　乳突洞（＊）が開放されたところ

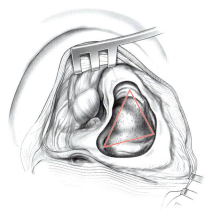

図 C-5　Trautmann の三角

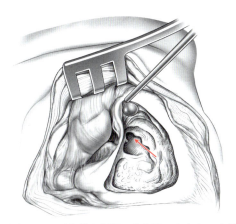

図 C-6　乳突洞および蜂巣を削開し乳突洞口方向を示す（矢印）

D. 上鼓室の開放

次に上鼓室の開放へと移る．上鼓室開放のときには中頭蓋底の高さに十分注意しなければならない．この部分で中頭蓋が最も低くなるからである．中頭蓋硬膜は近くなると pink line として菲薄化した骨面から透見できる．蜂巣がなくなってきたら硬膜が近いと考えて慎重に削開を進めなければならない．乳突洞から上鼓室へ削開を進める際には，外耳道の壁と平行に（外耳道壁が深部まで2〜3 mm の幅を保つように）削開を進めていくことが肝要である（図 D-1）．そのために外耳道後壁皮膚はある程度の深さまで剝離しておき，削開方向の目安にしながら彎曲に沿って前方へ削開を進めていく．乳突洞から上鼓室と外耳道に沿って前方へ削開を進めると，まず外側半規管隆起と，さらに外耳道寄りにキヌタ骨の短脚が現れてくる（図 D-2）．そこからさらに前方へと削開を進めるが，前方の削開の限度はツチ骨頭が十分に明視下におけるようになるまで行う．道内棘のレベルを目安にするとよい．鼓室前壁のレベルまで上鼓室を開放し，ツチ骨頭が十分に明視下に入るよう削開することが肝要である（図 D-3）．

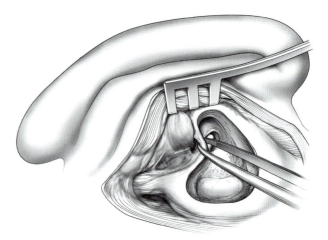

図 D-1 外耳道後壁が薄く高く保たれている

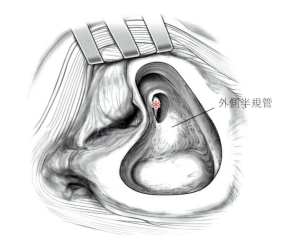

図 D-2 キヌタ骨短脚（＊）と外側半規管（矢印）を示す

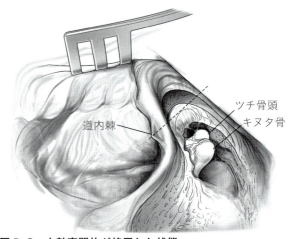

図 D-3 上鼓室開放が終了した状態
上鼓室前方骨は道内棘のレベルまで（破線）削開開放され，ツチ骨頭まで十分に明視下におかれている．

E. 前鼓室・後鼓室の開放

必要があれば anterior tympanotomy（前鼓室開放術），posterior tympanotomy（後下鼓室開放術）を行う．前者についてはツチ骨頭前方に上鼓室前骨板を確認し，これをバー，鋭匙で削除，耳管上陥凹を開放する（**図 E-1**，**E-2**）．後者はキヌタ骨短脚付着部近くから開放を始める（**図 E-3**）．外耳道後壁に沿って左右にバーを操作しながら骨削開を行うと後鼓室が開放される（**図 E-4**）．後鼓室が開放されたらこれを下鼓室方向へと慎重に拡大する．手前側に少し深く削開を進めると顔面神経を示す pink line が認められる．今は刺激装置を使いながら安全に手術を進めることができる．

削開が終了したら，削開腔内を十分に生理食塩水で洗浄する．ペンローズドレーンを留置固定して手術を終了する．

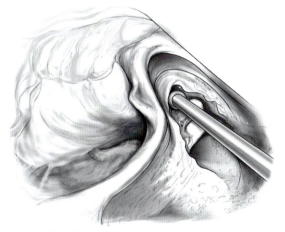

図 E-1 前鼓室開放の開始点
ツチ骨頭前方で上鼓室前骨板をバーで削開開放しようとしている．

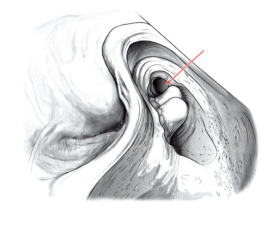

図 E-2 前鼓室開放が終了（矢印）

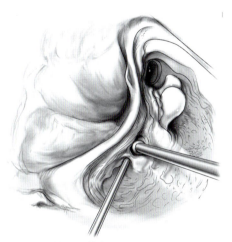

図 E-3 後鼓室開放の開始点
キヌタ骨短脚直下で削開を開始する．なるべく外耳道寄りで削開を行う．

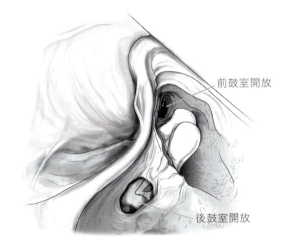

図 E-4 後鼓室開放が終了

F. 合併症と対策

硬膜損傷出血の場合には，小さい物であればバイポーラで軽く焼灼してもいいし，サージセル®，アビテン®で圧迫しフィブリン糊で固定すれば容易に止血できる．

髄液漏の場合には筋膜を当てフィブリン糊で固定するが，不十分な場合には損傷部位周囲の硬膜を剥離して筋膜を頭蓋底骨と硬膜の間に敷き込む．これで不十分な場合には側頭開頭で同様の処置をせねばならない．

顔面神経損傷をきたした場合はボスミンガーゼで止血しスポンジェルにステロイドを染み込ませて被覆しておく．術後麻痺が残れば顔面麻痺の治療に準じて行う．損傷部位周囲の顔面神経管を除去し浮腫の軽減を図るのもよい．小損傷であれば多くはほぼ完全回復する．

外側半規管損傷は小さな場合には骨パテ，筋膜，フィブリン糊で被覆する．大きな場合には速やかに軟組織を管内に充填し表面を被覆して固定する．リンパ液を長時間吸引しないよう注意する．

術後管理

抗菌薬は1週間投与する．

ドレーンは術後1週間で抜去するが，分泌液が多い場合は適宜留置期間を延長する．

術後出血が生じ耳後腫脹が著明な場合にはためらわず耳後縫合を外し開放創とし止血する．多くは浅側頭動脈の分枝からの出血である．翌日止血を確認して閉創する．

感染による腫脹が疑われる場合も開放創としてガーゼドレーンを留置し炎症の沈静化を図るのがよい．この場合は感染が収まるまで耳後部は開放創としておく．

手術のポイント

- バーの使い方には十分に注意しなければならない．ひとつ間違えば大事故につながるからである．バーを骨面に強く押しつけることは絶対にしてはならない．バーは骨を皿状に削るように用いること，そして内側から外側へと操作することが基本である
- 広い視野で掘り進むことが大切．1か所で深く掘り進むことは慎むべきである．そのためには削開の始めに削開予定範囲をあらかじめ広く浅く削っておくことである
- Intact canal wall の術式（外耳道保存鼓室形成術）の場合には外耳道後壁は高く保つようにすべきである．高さの目安は道上棘とするが，中頭蓋底が低い場合にはバー1個分道上棘より下の外耳道側で削開を行う
- 乳突洞から上鼓室へと削開を進める際には外耳道後壁を外耳道深部まで2〜3 mmの厚さに保ちつつ，後壁の彎曲に沿って平行に削開を進めることが大切である
- 上鼓室前方で頭蓋底が低くなる症例が多いので，上鼓室開放のときにはカッティングバーではなく，なるべくダイヤモンドバーを用いるようにする
- 必ず顔面神経刺激装置を準備して行う

（小宗静男）

16 中耳真珠腫に対する手術

手術の目的

　真珠腫性中耳炎に対する手術の目的は，病変の除去と伝音機構の再建である．理想的には，外耳道の形態と中耳腔粘膜の保存など，術後の生理的形態・機能の維持を考慮しつつ，真珠腫の完全除去と再発の防止，すなわち真珠腫上皮の遺残による遺残性真珠腫(residual cholesteatoma)と，形成鼓膜が再陥凹してできる再形成性真珠腫(recurrent cholesteatoma)の防止が基本方針となる．そのためには，真珠腫の病態に応じた術式の選択が基本的事項となる．ただし実際の臨床においては，患側の病変のみでなく，反対側の聴力や，患者の年齢，全身状態，また術者の経験，技能，手術器具を含めた背景など多くのことを考慮に入れ術式を選択するべきである．

中耳手術の歴史

　中耳炎に対する手術の始まりはcortical mastoidectomy あるいはSchwartze の手術(Schwartze's simple mastoidectomy)ともいわれる乳様突起単削開術である．その後，上・中鼓室，耳小骨周囲の病変を除去するために，中耳根治手術(radical mastoidectomy)が考案された．Zaufal(1890)の方法は，乳突削開を行った後に外耳道後壁を削除する方法である．これに対しStacke(1891)の方法は，上鼓室側壁より骨削開を始め，外耳道後壁除去，乳突洞開放へと進むものである．すなわちatticotomy(上鼓室削開)から始まり，atticoantrotomy(上鼓室・乳突洞口削開)へと削開が行われる．これはS状洞の前進，中頭蓋窩底の異常低などの含気蜂巣不良例に対し行われたものであり，現在でも有用な手順である．

　しかしながら根治手術は中耳の伝音機構を除去するため聴力が犠牲にされる欠点があるため，聴力保存の試みがStacke(1897)，Heath(1906)，Bryant(1906)，Bondy(1910)，Barany(1923)，鳥居(1941)，Beyer(1945)などにより行われた．これらは保存的根治手術(modified radical mastoidectomy)と呼ばれ，米国ではこの手術をBondy's mastoidectomyと呼び，本邦では聴保根治手術と呼称した(**図1**)．一般にはこの手術は，根治手術に準じ骨削開は行うが，Brucke(bridge)あるいは骨性鼓膜

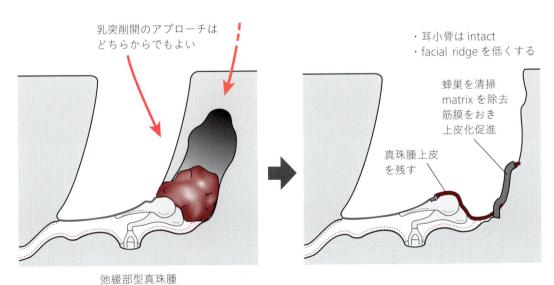

図1　Modified radical mastoidectomy(聴保根治手術)

輪を残し，鼓膜と耳小骨をそのまま保存する手術と理解されている．

その後，Wullstein(1955)は残存耳小骨の利用の仕方によって鼓室形成術を5つの型に分類した．これが初期の鼓室形成術(古典的鼓室形成術)であり，保存的根本手術と異なり，鼓室内に病変があればこれを処理したうえで，残存の耳小骨を利用，その上に遊離皮膚弁を移植して新たな鼓膜を形成し聴力の改善を図った．そしてこれは中耳の伝音理論に基づいた分類でもあるので，これが今日の鼓室形成術の基本型として定着した．

その後，いろいろな鼓室形成術の術式・アプローチが開発され，各施設において独自の名称が使用され，それにより術後成績の報告が行われてきた．しかし共通した名称を使用しないということは，各施設間での術式や手技の評価が十分には行いえないという一面があり，混乱を招く．そこで日本耳科学会の用語委員会において術式の名称が作成された(**表1**)．

表1 慢性中耳炎に対する鼓室形成術 tympanoplasty の術式・アプローチの名称について(2000年)

1. tympanoplasty without mastoidectomy 乳突非削開(型)鼓室形成術

2. tympanoplasty with mastoidectomy 乳突削開(型)鼓室形成術
  A. canal wall down technique 外耳道後壁削除型鼓室形成術
    (open method；open 法 乳突開放型鼓室形成術)
  B. canal wall up technique 外耳道後壁保存型鼓室形成術
    (closed method；closed 法 乳突閉鎖型鼓室形成術)
      posterior tympanotomy(Jansen, 1958)
      intact canal wall technique；ICWT(Sheehy, 1967)
      combined approach tympanoplasty；CAT(Smyth, 1969)
      などがこれに相当
※ canal wall up(down) tympanoplasty：外耳道後壁骨の処置を主体とした考え
※ closed(open) method tympanoplasty：削開乳突腔と外耳道を交通させるか否か

3. 併記(付帯手技)
  ・canal reconstruction 外耳道再建術
  ・mastoid obliteration 乳突腔充填術
  ・(planned) staged tympanoplasty 段階的鼓室形成術
  ・revision tympanoplasty 鼓室形成術の再手術
《記載例》
  ・外耳道削除(型)鼓室形成術・外耳道再建術
    canal wall down tympanoplasty with canal reconstruction
  ・外耳道削除(型)鼓室形成術・乳突腔充填術
    canal wall down tympanoplasty with mastoid obliteration
  ・外耳道保存(型)鼓室形成術・乳突腔充填術
    canal wall up tympanoplasty with mastoid obliteration
  ・外耳道再建(型)鼓室形成術・上鼓室削開術
    tympanoplasty with atticotomy and canal reconstruction
  ・外耳道再建(型)鼓室形成術・乳突腔充填術
    tympanoplasty with canal reconstruction and mastoid obliteration
  ・鼓室形成術の再手術・乳突腔充填術
    revision tympanoplasty with mastoid obliteration
※耳小骨形成法を明記するときは，鼓室形成術
  tympanoplasty のすぐあとにタイプ type ○ と付記する

4. その他
以下の手技は，鼓室形成術を行う手技ではないので，従来通りの名称を用いる．
  ・radical mastoidectomy 中耳根本(治)手術
  ・Bondy modified radical mastoidectomy 聴保中耳根本手術
  ・simple mastoidectomy Schwartz の単乳突腔削開術
  ・exploratory tympanoplasty 試験的鼓室開放術，など

病態に応じた術式選択

真珠腫の進展範囲と粘膜の病変程度や，術中の粘膜保存状態により選択される術式が大きく変わる．真珠腫の進展度分類は国際的に決められたものはないが，日本耳科学会用語委員会より，独自の進展度分類がなされている（表2）．

真珠腫手術に関しては，一期的な手術か二期的に行うか，乳突洞を削開するか否か，乳突洞を削開した際には外耳道後壁を保存するか削除するのか，あるいは削除した後に後壁再建をするのか，後壁保存の場合に削開乳突腔をそのままとするか充填するのか，あるいは段階手術とするか，などはそれぞれの真珠腫症例の病態により異なる．

真珠腫の完全除去のためには明視下の操作が可能なアプローチの選択が必要となる．したがって外耳道後壁を削除して行う canal wall down technique（open method；open 法）がその意味ではよいが，外耳道の形態は損なわれ，術後の乳突腔のトラブル（open cavity problem）を生じる．一方，外耳道の生理的形態を保持するために

表2　真珠腫の進展度分類 2010

I. 基本分類
1）弛緩部型真珠腫（pars flaccida retraction cholesteatoma） 弛緩部の陥凹から生じる真珠腫〔上鼓室型真珠腫（attic cholesteatoma）と同義〕 **Stage I**：真珠腫が上鼓室に限局（陥凹部の性状により2つの状態が区別できる） 　a：保存的治療で陥凹内の自浄能が保たれる状態（いわゆる上鼓室陥凹） 　b：陥凹内に貯留した debris の清掃が困難な状態 （記載例：弛緩部型真珠腫 Stage Ia など） **Stage II**：真珠腫が上鼓室*を超えて乳突部や鼓室内に進展 　＊後方境界：キヌタ骨短脚後端または fossa incudis 　＊下方境界：サジ状突起・鼓膜張筋腱〜顔面神経管 　＊前方境界：サジ状突起・鼓膜張筋腱〜上鼓室前骨板 **Stage III**：次のような合併症・随伴病態を伴う 　・顔面神経麻痺：FP（facial palsy） 　・頭蓋内合併症：IC（intracranial complication） 　・迷路瘻孔：LF（labyrinthine fistula）　大きく窪んだ瘻孔（母膜を内骨膜から容易に剝離できない状態） 　・高度内耳障害：LD（labyrinthine disturbance） 　　500，1,000，2,000 Hz のうち2周波数以上の骨導閾値がスケールアウト 　・外耳道後壁の広汎な破壊：CW（canal wall destruction）　骨破壊の骨部外耳道前壁長の1/2程度を目安とする 　・鼓膜全面の癒着病変：AE（atelectatic ear）　鼓膜緊張部 3/4 象限以上の器質的な癒着を伴うもの 　・真珠腫の錐体部進展：PE（pyramidal extention） （記載例：Stage III LD, Stage III LF/CW など）
2）緊張部型真珠腫（pars tensa retraction cholesteatoma） 緊張部の陥凹から生じる真珠腫で，癒着型真珠腫，後上部型真珠腫，鼓室洞真珠腫などが含まれ，いわゆる二次性真珠腫や先天性真珠腫は除外する． **Stage I**：真珠腫が後〜下鼓室（鼓室洞）に限局 　陥凹部の性状により2つの状態が区別できる 　a：保存的治療で陥凹内の自浄能が保たれ，癒着性中耳炎との区別が困難な状態 　b：陥凹内に貯留した debris の清掃が困難 （記載例：緊張部型真珠腫 Stage Ib など） **Stage II**：真珠腫が鼓室*を超えて上鼓室や前鼓室に進展 　＊上方境界：キヌタ骨短脚後端または fossa incudis 　＊前方境界：サジ状突起・鼓膜張筋腱〜上鼓室前骨板 **Stage III**：次のような合併症・随伴病態を伴う 　合併症，随伴病態は，弛緩部型と同じ．鼓膜緊張部 3/4 象限以上の器質的な癒着（AE）を伴う「癒着型真珠腫」はここに分類される． （記載例：Stage III AE, Stage III LD/CW など）

（つづく）

は，canal wall up technique(closed method；closed 法)が理想だが，常に術後の再形成性真珠腫の危険がつきまとううえ，天蓋の低い例などでは，術野をすべて明視下に捉えることができず，上鼓室などに真珠腫上皮遺残の可能性が高い．したがってcanal wall up technique の欠点を補うために，段階的(planned staged)手術が考えられてきた．また充填(mastoid obliteration)手術，外耳道の再建(canal reconstruction)術なども各種工夫されてきた．いずれにしろ中耳腔(鼓室腔)の確保や粘膜の上皮化促進，また中耳粘膜ガス交換能の再生のため，粘膜は可及的に保存する．

ただし真珠腫の清掃に関しては，現在は中耳の手術にも内視鏡が導入され，容易になりつつある．今後は，内視鏡の導入により，選択される術式も変わっていくと考えられる．

一方，小児の真珠腫(先天性，後天性)においては真珠腫上皮が細かな蜂巣に入り込んでいて完全清掃が困難な例も多く，鼓室に限局した先天性真珠腫を除いては，乳突洞に進展している例などは段階的手術になることも多い．

筆者は，次のような基本方針に従って適宜選択している．すなわち真珠腫の病態に応じた術式の選択である．

A. 先天性真珠腫

一部に滲出性中耳炎を合併する例もあるが，鼓室型の先天性真珠腫の多くは，耳管機能も良好で感染を伴うことは少なく，中耳腔粘膜は正常に近いため，再陥凹による真珠腫の再発は少ない．まれに真珠腫が多発性する例もあるのでCTにて乳突蜂巣に陰影が認められれば，乳突削開術を併用する．

また乳突蜂巣の発育がよいために，蜂巣の中に細かく侵入したり，鼓室洞へ深く侵入したりする例も少なくない．このため遺残性真珠腫の可能性も高く，乳突蜂巣に広く存在する先天性真珠腫に対しては段階的な手術が推奨される．真珠腫の進展状況によっては3~4回の手術を必要とする例もある．ただし多くの例で，乳突洞を削開しても，術後の粘膜再生は起こりやすく，再含気化の可能性は高いため，再陥凹による真珠腫の再発は少ない(特に10歳以下)ので，可及的に外耳道を保存する術式を選択すべきである．

表2　真珠腫の進展度分類2010(つづき)

II. 副分類
1) 真珠腫進展部位の区分(PTAM 区分) 　**P**(protympanum)：耳管・前鼓室(耳管上陥凹を含む) 　**T**(tympanic cavity)：中・後・下鼓室 　**A**(attic)：上鼓室 　**M**(mastoid)：乳突部 中耳腔を上記の4区分に分け，真珠腫の進展部位を表記する．弛緩部型真珠腫，緊張部型真珠腫の侵入門戸はそれぞれ上鼓室(区分 A)，鼓室(後〜下鼓室)(区分 T)に対応する．Stage II，stage III 症例の真珠腫進展範囲を表記する場合，基本分類のstage に続いてPTAM の順に進展部位を記す． (記載例：弛緩部型真珠腫 stage II AM，stage III AMT，緊張部型真珠腫 stage II PTA，stage III PTAM など) 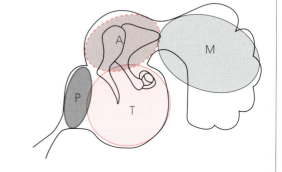
2) 乳突部の蜂巣発育程度と含気状態(MC0-3) 　**MC0**：蜂巣構造がほとんど認められないもの 　**MC1**：蜂巣構造が乳突洞周囲に限局しているもの 　**MC2**：乳突蜂巣の発育が良好なもの 　**MC3**：蜂巣発育が迷路周囲まで及んでいるもの 　乳突部の含気状態を加味する場合：術前 CT または術中所見で含気腔(aeration)が確認された例を区別する場合には a を付記する．(記載例：MC2a など)
3) アブミ骨病変の程度(S0-3) 　**S0**：アブミ骨上部構造および周辺粘膜が略正常 　**S1**：アブミ骨上部構造(アーチ構造)は保存されているが，肉芽や真珠腫などの病巣を伴う 　**S2**：アブミ骨上部構造(アーチ構造)が破壊・消失 　**S3**：高度の粘膜病変のために前庭窓窩が閉塞しアブミ骨底が確認できない状態 　(**SN**：アブミ骨を積極的に確認しなかった例)

B. 後天性真珠腫

弛緩部型（pars flaccida type）真珠腫では，鼓室や乳突洞ならびに中鼓室と上鼓室・乳突洞の間の鼓室狭部（tympanic isthmus；TI）の可及的な粘膜保存が術後の再形成性真珠腫の予防に重要であり，以下に述べる真珠腫の進展範囲，中耳腔粘膜の状態とCT所見より術式を選択する．

一方，緊張部型（pars tensa type）真珠腫では，弛緩部型に比較して中鼓室から鼓室狭部の粘膜の保存が困難であり，術後における上鼓室の粘膜再生が期待できないので，削開された上鼓室や乳突腔をそのままとすることは再形成性真珠腫を惹起させることにもなり，段階手術や一期的な充填術が選択されることが多い．一般的に緊張型は弛緩部型と比較して真珠腫の乳突洞への進展範囲は限られていることが多く，乳突洞の真珠腫除去よりも，鼓室洞（tympanic sinus）など鼓室後上部における真珠腫上皮の除去は，視野の点からも容易ではない．緊張部型真珠腫では，鼓膜の再陥凹も多く，軟骨による鼓膜後半部の形成（cartilage tympanoplasty）が施行されることもしばしばある．

1. 真珠腫が上鼓室に限局している症例（弛緩部型のStage I，緊張部型のStage II）

これらの症例はさらに2つに分けられる．

❶CTにて乳突洞にairを認める例

選択される術式は，外耳道再建（型）鼓室形成術・上鼓室削開術（経外耳道的なアプローチ）〔tympanoplasty with atticotomy and canal reconstruction（transcanal approach；TCA）〕である（図2）．

耳介後部の皮膚切開あるいは時に耳前部切開にて，経外耳道的に上鼓室の側壁や外耳道深部の後上部の骨壁を削除し，明視下に上鼓室に限局する真珠腫を摘出し，上鼓室側壁の欠損部は軟骨や骨片で再建する．乳突洞まで侵入していない進展範囲の限局した真珠腫に対しては，完全摘出も可能で，かつ中耳粘膜もできるだけ保存されるため，再陥凹や再形成性真珠腫の可能性も低くなる．またmastoidectomyを施行しないため，乳突洞の正常粘膜が保存される利点もある．

このアプローチは，乳突洞発育抑制例や低天蓋例においても，上鼓室やさらにその前方に進展した真珠腫が明視下に除去できるという利点がある．

❷CTにて乳突洞にairが認められず，陰影で占拠される例

術中の所見により異なる．

（a）選択される術式（その1）は，外耳道後壁保存型鼓室形成術〔canal wall up tympanoplasty with mastoidectomy（closed method）〕である．

術中所見で真珠腫が上鼓室までの侵入で乳突洞が滲出液の貯留など閉塞性病変を示す例において，鼓膜緊張部に病変がなく気胞化が良好であれば，外耳道後壁を保存しまた削開乳突洞の粘膜を可及的に保存することにより，術後の乳突腔は含気化が期待でき，形成鼓膜の再陥凹の可能性も低い．すなわち鼓室狭部（TI）から上鼓室にかけての粘膜や乳突洞の粘膜が温存される場合には，術後の削開乳突腔の粘膜再生やガス交換は良好に保たれると考えられる（図3）．

（b）選択される術式（その2）は，外耳道保存（型）鼓室形成術・乳突腔充填術（canal wall up tympanoplasty with mastoid obliteration）である．

気胞化不良例でかつ鼓室狭部から上鼓室の粘膜が消失

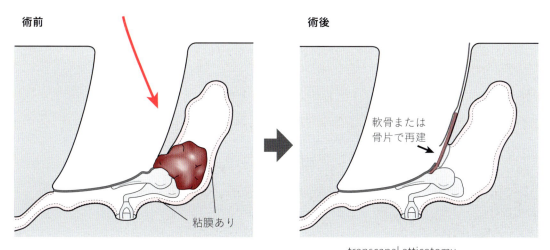

図2　真珠腫が上鼓室に限局し，乳突洞は含気を認める

transcanal atticotomy
経外耳道的上鼓室側壁削開術

し，乳突腔も肉芽性病変を呈している例では上鼓室から削開乳突腔の含気化は期待できず，術後の再陥凹の可能性が高い．したがって，粘膜がほとんど除去されたり，高度な病的粘膜例の場合は，真珠腫が完全に除去されていれば，削開乳突腔の充填を行う．また鼓膜緊張部の半分以上が癒着性の症例でも同様の術式がよい（図4）．

ただし耳小骨連鎖が正常で聴力が保たれている例では，TI付近の粘膜は残るので，乳突洞口を骨片で隔壁を作り（上鼓室のみに腔を作る），正常な耳小骨連鎖を残して削開乳突腔を充填する．

2. 真珠腫の進展が乳突洞まで至っている例（弛緩部・緊張部型の Stage II）

削開された乳突腔をどのように処理するかについては議論の分かれるところである．空洞性治癒となればよいが，含気化されなければ再度形成鼓膜が上鼓室に内陥し再形成真珠腫となる可能性が高い．また上鼓室前方に真珠腫が入り込んでいる例において，気胞化が悪く天蓋が低い例では，経乳突腔的なアプローチのみでは真珠腫の完全摘出は困難であり，経外耳道的に上鼓室側壁や外耳道後上部深部を削除（TCA）し，明視下に上鼓室の真珠腫の除去を行う術式を併用（combination法）することもしばしばである．

（a）選択される術式（その1）は，外耳道後壁保存型鼓室形成術（canal wall up tympanoplasty with mastoidectomy）（図3）である．

TIから上鼓室にかけての中耳腔粘膜の状況と気胞化の程度ならびに削開乳突腔粘膜の保存状態が，術後の再陥凹の発生に深く関係する．粘膜をかなり残せれば（少

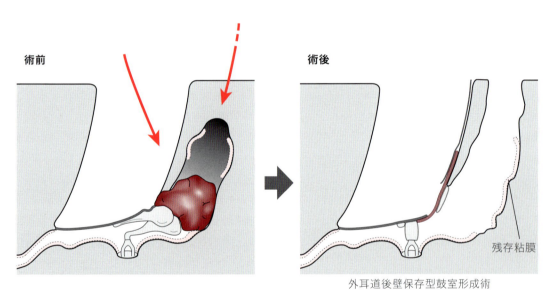

図3 真珠腫が乳突洞に進展するが，粘膜は部分的に残る

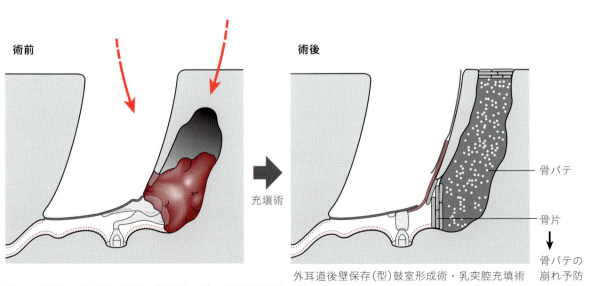

図4 真珠腫が乳突洞に進展，粘膜残らず，真珠腫遺残なし

なくとも上鼓室），削開乳突腔全体が含気化されなくとも，術後の上鼓室には含気化がみられることが多く，再陥凹は予防できる．また術後の再陥凹を予防するために上鼓室前骨板（anterior attic bony plate）を削除し，耳管上陥凹から上鼓室へ直接の換気をつける手技も提唱されているが，前方ルートの開放だけでは再形成性真珠腫を予防できない．

（b）選択される術式（その2）は，外耳道保存（型）鼓室形成術・乳突腔充填術（canal wall up tympanoplasty with mastoid obliteration）である．

気胞化不良例（多くの真珠腫はこれにあたる）では，乳突洞の蜂巣粘膜が残せず，削開乳突腔はほとんどの例でガス交換をもつような粘膜の再生は期待できず，術後に空洞性の治癒はなく，軟部組織で充填される．それゆえに弛緩部は再度陥凹し真珠腫が形成される可能性が高い．したがって真珠腫上皮の完全な除去ができれば，上鼓室から削開乳突腔を骨粉や骨片，結合織弁などで充填する術式が選択される（図4）．

（c）選択される術式（その3）は，段階的鼓室形成術（planned staged tympanoplasty）である．

再形成性真珠腫を完全に防止するためには，削開乳突腔を充填するのがよいが，上皮が小さな蜂巣に細く入り込んでいる例では，遺残の可能性も否定できないため安易に充填も行えず，やむなく段階手術となる例もある．外耳道後壁保存術式にて乳突洞削開を行い，耳小骨は形成せず，中鼓室から上鼓室にかけて，岬部から顔面神経まで広くシリコン板（0.2 mm）を挿入する（図5）．1回目と2回目の間隔は，通常約1年である．2回目に，真珠腫の遺残の有無を確認し，削開乳突腔に含気化が認められれば，削開乳突腔はそのままとし耳小骨の形成を行う（図5a）．

一方，形成鼓膜の陥凹があり，削開乳突腔に軟部組織

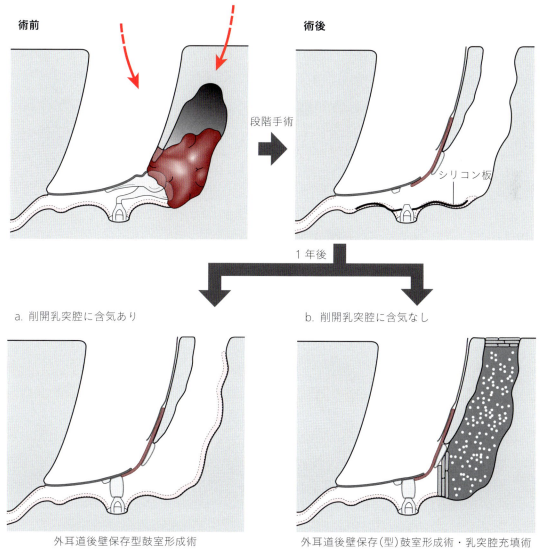

図5　真珠腫が乳突洞に進展，粘膜残らず，遺残の可能性あり

が充満していれば，真珠腫の遺残を摘出したのちに，乳突腔を充填する(図5b)．2回目の手術前のCTにより術式の予測が可能である．

3. 真珠腫が周囲臓器と広範に接するなど拡大進展例

(a)選択される術式(その1)は，段階的鼓室形成術(1回目：後壁保存＋乳突洞削開)である(図5)．

外耳道後壁を保存しながら乳突洞を削開しできるだけ真珠腫を摘出し，鼓膜のみ形成し，中鼓室から上鼓室にかけてシリコン板(0.2 mm)を敷く．約1年後に，上鼓室や乳突腔を再開放し，真珠腫の遺残の有無を確かめ，伝音機構の再建を行う．乳突腔は不良肉芽で充塞されている例が多く，骨片，骨パテ，結合織弁や人工資材で充填する．

やむなく外耳道後壁を削除しopen methodとした際に，若年者においては，二期的に後壁を再建すべきである．

(b)選択される術式(その2)は，外耳道後壁削除型鼓室形成術〔canal wall down tympanoplasty with mastoidectomy(open method)〕である．

外耳道の形態は生理的な状態に保存したいが，真珠腫徹底清掃のために外耳道後壁を除去せざるを得ない例もある．真珠腫例では気胞化も悪く，天蓋の低い例も多く，後壁を削除することにより上鼓室前方や，鼓室後上部など視野の取りにくい部位の真珠腫を除去する操作が容易となるため，遺残性真珠腫の危険性は低くなる(図6)．

外耳道後壁が大きく欠損している感染型の例では，削開乳突腔を外耳道に開放せざるを得ない．気胞化の極端に不良な例では，後壁削除術は適切な選択であり，術後のcavity problemも少ない．

また耳小骨の破壊が少なく聴力の保たれている弛緩部

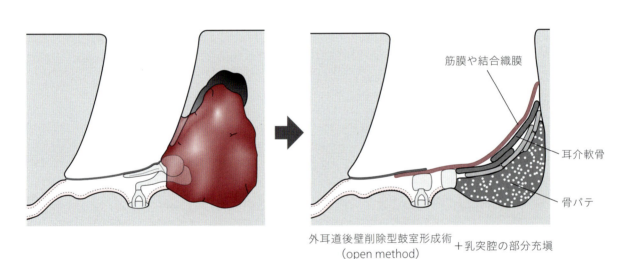

図6　真珠腫が乳突洞・蜂巣に広く進展し，後壁など部分破壊

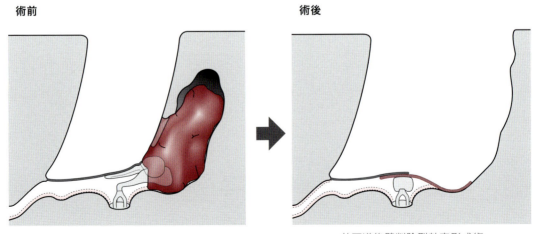

図7　真珠腫が乳突洞・蜂巣に広く進展し，後壁など部分破壊(乳突洞・蜂巣の発育がよい例)

型真珠腫症例に対しては，保存的根治手術(聴保中耳根治手術)が行われる(**図1**). only hearing ear などが対象となる．しかし長期間を経ると耳小骨が吸収され聴力の低下する例もあるし，削開乳突腔が大きければやがて open cavity problem が起こるので，適応症例は限定されるが，高齢者などではよい適応となる．

いずれにしろ後壁を削除する open method を行う際は，必ず外耳道入口部皮膚・軟骨を含めて拡大する手技(meatoplasty)を併用する．そうしないと術後に，削開された乳突腔の観察や治療が不十分となる．

(c) 選択される術式(その3)は，外耳道後壁削除型鼓室形成術・部分充填術(canal wall down tympanoplasty with mastoidectomy and mastoid obliteration)である．

感染などのコントロールがつけば，少しでも末梢の蜂巣を充填し可及的に cavity を狭くし，術後の cavity problem を減らすようにする．若年者や蜂巣の発育良好例が対象となる．軟骨，骨板(片)や骨パテで部分充填するが，筋膜や結合織で完全に充填物を覆うことが重要である(**図7**)．この場合でも外耳道入口部皮膚・軟骨の拡大は必要となる．

C. 小児真珠腫に対する手術

小児例においてはどの術式が適応となるかは議論の多いところである．真珠腫の進展範囲や感染の強弱など患者側の条件のみではなく，術者の技量など総合的に術式の選択が行われる．

一般的には，幼小児では細かな蜂巣に上皮がピッタリ張りついていて，一期的な完全摘出が困難な例も少なくない．また真珠腫が乳突蜂巣に広範囲に進展している例や鼓室洞へ真珠腫上皮の侵入をみる例も多く，mastoidectomy を行い乳突洞や乳突蜂巣を開放し真珠腫上皮を除去したつもりでも，遺残する例が多いので，約1年後に2回目の手術を行う段階的手術となる例が多い．初回の鼓室形成術の際にはできるだけ生理的な形態を温存する意味で後壁保存が望ましい．2回目の手術では，削開乳突腔が含気化していれば，真珠腫の遺残の有無を確認し，耳小骨再建を行う．また削開された乳突腔が含気化されず鼓膜の陥凹や上皮が陥凹進展している例では，陥凹上皮を可及的に除去し，骨パテや骨片，結合組織あるいは人工物で充填し，上皮の再陥入を防いだうえで耳小骨を再建する．しかし充填術は若年例では適応とならない．

小児ゆえ生理的な形態が保存されないと，術後の長い一生を考えると様々なトラブルが起こるので，できるだけ後壁削除術は避けるべきと考える．やむなくこの術式を行った際はその後に乳突腔充填術と外耳道後壁再建の必要がある．

文献

1) 森山　寛：5.中耳炎手術　2)病態による術式の選択．中野雄一(編)CLIENT 21　21世紀耳鼻咽喉科領域の臨床　No. 4　外耳・中耳．pp284-295, 中山書店，2000
2) 森山　寛，山本悦夫，湯浅　涼：日本耳科学会用語委員会報告―慢性中耳炎に対する鼓室形成術 Tympanoplasty の術式・アプローチの名称について(2000)．Otology Japan 11：59-61, 2001
3) 東野哲也，青柳　優，伊藤　吏，他：日本耳科学会用語委員会報告―中耳真珠腫進展度分類2010改訂案．Ontology Japan 20：743-753, 2010

〈森山　寛〉

17 鼓室形成術
canal wall up 法

手術概念

　上鼓室・乳突腔病巣処理を伴う鼓室形成術の術式名称については，以下の歴史的経緯から多少の混乱がある．すなわち，旧臨床耳科学会用語委員会報告(1983年)において，乳突閉鎖型(closed 法)，乳突開放型(open 法)と，削開乳突腔処理に主眼をおいた分類法が採用されたのに対し，日本耳科学会用語委員会2000年案では，外耳道後壁保存型〔canal wall up(CWU)法〕と外耳道後壁削除型〔canal wall down(CWD)法〕と，乳突削開術の際の外耳道後壁骨の処理を主体にした分類が前面に出された．その結果，乳突腔処理に主眼をおく closed 法・open 法と CWU 法・CWD 法のコンセプトに交錯が生じることになった．それぞれ closed 法と CWU 法，open 法と CWD 法が同義に使用された時期もあったが，乳突削開腔を外耳道に開放させない様々な手技(外耳道再建型，乳突腔充填型，いわゆる軟組織再建など)が急速に普及したことから，再度術式名称の改訂が必要になった経緯がある．このような背景から日本耳科学会用語委員会2010年案では，外耳道後壁の骨および皮膚の処理方法の組み合わせにより，乳突削開鼓室形成術が①外耳道後壁保存型，②外耳道後壁削除・乳突非開放型，③外耳道後壁削除・乳突開放型の3つに分類した．

　外耳道後壁保存型鼓室形成術(CWU 法)は，外耳道後壁の骨，皮膚ともに保存して乳突削開術が行われる術式であり，削開乳突腔は当然 closed 法で処理される．CWD 後の乳突腔を外耳道に開放させない外耳道後壁削除・乳突非開放型手術を広義の closed 法として捉えれば，CWU 法は closed 法のなかでも骨部外耳道が全周にわたって保存されたものと位置づけられる．ただ骨部外耳道後壁がどの程度保存されれば CWU 法とし，どの程度除去されれば CWD 法とするかについては，必ずしも線引きは容易でない状況がある．外耳道側からは後壁骨を全く削除しないものから，十分な経外耳道的の上鼓室開放(transcanal atticotomy)を行ったうえで乳突削開術を併用するものまで，CWU 法と称される術式の幅は広い．少なくとも経外耳道的に乳突洞が部分的にでも開放されれば(transmeatal antrotomy)CWD 法として取り扱われるべきである．

適応

A. 中耳真珠腫

　乳突削開型鼓室形成術の大半は真珠腫が絡む病態が対象である．真珠腫は病態が多彩で進行性の病態を示すことから，わが国では日本耳科学会用語委員会から提案された「中耳真珠腫進展度分類」により真珠腫病態の表記が行われている．中耳腔を Protympanum(前鼓室)，Tympanic cavity(鼓室)，Attic(上鼓室)，Mastoid(乳突洞・乳突蜂巣)に区分したうえで，後天性真珠腫(弛緩部型・緊張部型)が Stage Ⅰ～Ⅲに分類されている．乳突削開術は M 区分への進展例(Stage Ⅱ～Ⅲ症例)が対象になるのは言うまでもないが，CWU 法か CWD 法かの選択は術者の経験(または「preference」)から判断されているのが実情である．ただ，病巣除去だけの目的で CWD 法にせざるを得ないのは，極端な低位中頭蓋窩例や広範な後壁破壊による自然根治腔形成(StageⅢCW)例くらいである．乳突蜂巣発育良好例や小児例に対しては CWU 法が優先されることが多い．術後のめまいや開放乳突腔障害，水中スポーツの制限などの問題が生じやすいからである．

　また，乳突洞への進展がない病態(StageⅠ真珠腫・先天性真珠腫など)でも，上鼓室や後鼓室へのアクセス(posterior tympanotomy)の過程としての乳突削開に CWU 法が用いられる．

B. 慢性化膿性中耳炎・鼓室硬化症・癒着性中耳炎

　緊張部の単純穿孔性慢性中耳炎に対しては乳突削開そのものが不必要である(乳突非削開型鼓室形成術)．ただ，耳漏が多い活動性炎症が消退しない例や合併症併発例などに対して乳突削開術を行うが，その場合には CWU 法が基本となる．癒着性中耳炎や鼓室硬化症も乳

突非削開鼓室形成術で対応できることが多いが，乳突削開術を要する際はCWU法の適応である．

C. 人工聴覚器・顔面神経・内耳道手術の前段階

人工内耳・人工中耳埋め込み術，内リンパ嚢開放術，顔面神経減荷術，聴神経腫瘍など多くの耳科手術の基本手技としてCWU法が適応される．特に人工聴覚器手術においては削開乳突腔にリード線を収納する必要があるため，外耳道との間に骨壁がないと逸脱による合併症の危険性が高まる．

術前に注意すること

CWU法を適応するにあたっては，術前のCT検査で乳突蜂巣の発育や含気状態を評価するとともに，骨部外耳道の欠損状態を確認しておく．蜂巣発育良好例にはCWU法が有利であるし，逆に後壁骨の欠損が高度なほどCWU法を適用しても後壁形成や乳突充填などの追加手技が術後経過に大きな影響を与える．

経乳突洞的に十分に上鼓室を開放する場合(transcortical atticotomy)は，骨部外耳道後上壁と中頭蓋底の間にどれだけの作業空間がとれるかが手術の難易度を決める．術前CT検査で外耳道中頭蓋底間距離が5 mm以上あれば，問題なく外耳道全長を保存した状態で上鼓室へのアクセスが可能である．5 mm未満の「低位中頭蓋窩」症例の多くは，外耳道後上壁外側を部分的に削除することで経乳突洞的術野が確保できる．2 mm未満の著しい「低位中頭蓋窩」例に対しては後壁を温存して経乳突洞的な上鼓室アクセスは困難であり，transcanal atticotomyないしはCWD法が有利となる．

剃毛は耳介後上部の生え際が低い例だけに最小限で行っている．麻酔は局所麻酔でも対応可能であるが，Stage Ⅱ〜Ⅲ真珠腫例には全身麻酔を基本にしている．特にposterior tympanotomyを行って鼓室内病巣処理が必要な例に対しては，顔面神経の術中モニタリングが可能なように準備しておく．

手術の実際

A. 耳後切開・骨膜弁作製・耳介軟骨採取

耳後部の皮切を皮下組織の深さで止め，耳介軟骨膜下の結合織を剝離する．頬骨弓根部から側頭筋下縁に沿った骨膜切開と，その後端から乳様突起尖端に向かう切開でできる前方有茎三角骨膜弁(Palva弁)を作製する．耳介軟骨の採取は移植直前でもよいが，あらかじめ大きさがわかっていればこの段階で採取して保存しておく．舟状窩に入れた指で軟骨を押さえながらメスにて切離する．付着させる軟骨膜の厚さは症例に応じて調節する(図A)．

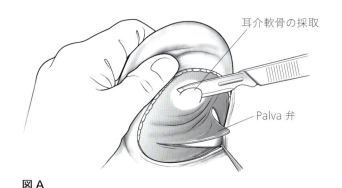

図A

B. Palva弁挙上と開創器による術野の確保

乳突部の骨面を骨膜下に剝離して，Palva弁を挙上，これに開創器をかけて術野を確保する．的確な骨膜下への浸潤麻酔が施されていればHenle棘前方の骨膜を前方に牽引しただけで骨部外耳道入口部の骨面が露出する．前上方は頬骨弓根部の骨面を十分広く露出する．皮切を耳輪脚前方まで延長させると容易であるが，側頭筋をフック(釣り針)で頭側に挙上することで皮切を少なくできる．Henle棘後上方にMacewenの三角をマーキングし乳突洞の位置を推定する．骨部外耳道後上壁を長辺とした，中頭蓋底(MF線)とS状洞(SS線)を意識した三角である(図B)．病巣の首座となる上鼓室前方や耳管上陥凹へのアクセスにはMF線に沿った前方への骨削開が重要だが，SS線に沿った下方への削開は病巣進展に応じた範囲に留める．

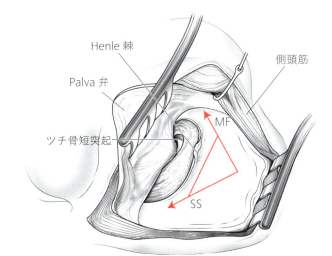

図B

C. 外耳道後壁皮膚〜鼓膜後半部の挙上・骨部外耳道後方拡大ならびに乳突洞の開放

外耳道後壁皮膚を破らないように剥離し鼓室腔に到達する．骨部外耳道入口部上方に突出した縫合部の骨は適宜削除する．弛緩部型真珠腫の場合は陥凹上皮を切離してツチ骨短突起前方まで剥離し鼓膜を挙上させる．外耳道側からの骨部外耳道削開は最小限に止めるが，必要に応じてキヌタ・アブミ（IS）関節離断やアブミ骨周囲病巣の処理ができる程度の骨削開は経外耳道的術野および薄切軟骨片留置スペース確保のためにも好ましい．

Macewen 三角から乳突洞をめがけ削開を始める．はじめは 5 mm 程度のカッティングバーを用いて骨部外耳道後上壁の方向と厚さを確認しながら削開を進める（図C）．外耳道後上壁と中頭蓋底との距離は個人差が大きいので術前 CT から得られた情報を参考にし，硬膜近接部位の削開にはダイヤモンドバーの使用が安全である．乳突腔側からのみの視線でバー先を進めると外耳道後壁に穴を空けてしまうので，時々顕微鏡の視軸を外耳道軸に合わせて，バー先の位置と外耳道壁の確認を行うことが大切である．

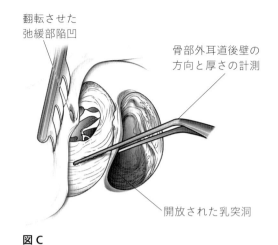
図 C

D. 経乳突洞的上鼓室開放

乳突洞に達したら骨部外耳道のカーブに沿って外耳道の削開を前上方に（可能な限り 12 時を超えるまで）進める．乳突洞口を拡大しながら後方から上鼓室に入りキヌタ骨短脚を確認する．耳小骨にバー先が触れないよう，キヌタ骨やツチ骨頭近傍はノミや鋭匙を併用しながら乳突洞側から外耳道後上壁深部を薄くしていく．病変部位によっては，この段階でキヌタ・アブミ骨関節を離断させておく．頬骨弓根部はコンパクトな骨でできているので，上鼓室前方に到達するにはかなりの量の骨削開が必要である．この部の骨削開は乳突削開というより，むしろ「頬骨弓根部削開」ともいうべき操作である（図D）．

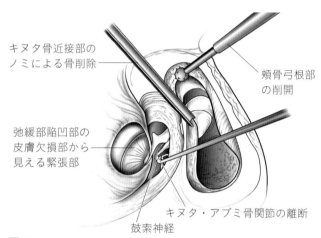
図 D

E. 乳突蜂巣の削開と後鼓室開放（posterior tympanotomy）（乳突蜂巣発育良好例）

開放された乳突洞病変が軽微な場合は末梢側の削開は不要であるが，乳突蜂巣への病巣進展に応じて末梢側への削開を拡げる．乳突削開腔の再含気化を目指すのであれば保存可能な粘膜や蜂巣構造はできる限り温存に努めるのが基本である．後鼓室開放を行う場合にはキヌタ骨窩，外側半規管隆起，顔面神経管を指標にしながら，径 1.5〜2 mm のダイヤモンドバーを用いて外耳道後壁深部の骨をさらに薄くしていく．短脚とほぼ平行に鼓索神経との間の骨を削開して顔面神経窩を開き，アブミ骨，蝸牛窓窩，下鼓室を明視化にする（図E）．耳小骨連鎖が保

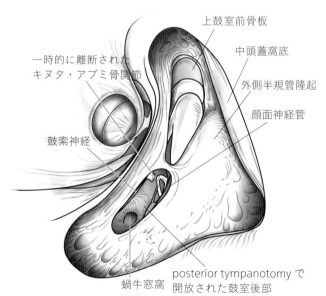
図 E

たれている例ではキヌタ骨単短脚にバー先が触れないよう注意し，また十分な生理食塩水灌流により顔面神経への熱負荷を避ける必要がある．

F. 耳小骨連鎖保存例での前鼓室開放術

弛緩部型真珠腫 Stage I や Stage II AM 例など，耳小骨連鎖を保ったまま真珠腫摘出が完了した場合の前鼓室開放手技である．頬骨弓根部の削開が十分に行われていれば，彎曲ノミ（前鼓室ノミ）を利用してツチ骨頭に触れることなく上鼓室前骨板の削除が可能である（図 F）．前骨板の基部とツチ骨頭の間にスペースがあれば，ダイヤモンドバーで削除するが，耳管上陥凹側の粘膜は可能な限り保存しておく．ツチ骨柄前方のスペースから挿入したピックを前鼓室側から耳管上陥凹方向に回転させて鼓膜張筋ヒダの粘膜を穿破する．粘膜ヒダの形成が良好な例では，この粘膜弁で上鼓室の削開骨面の一部をカバーし，フィブリン糊で固定する．確保された前方交通路の内視鏡所見（上鼓室側より挿入）を図 F 右下に示した．

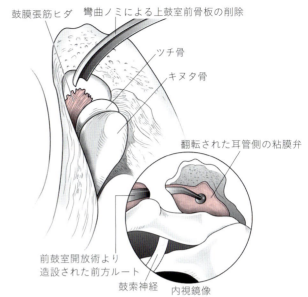

図 F

G. 薄切軟骨による上鼓室側壁補強・再建

採取した耳介軟骨を軟骨カッターで 0.3 mm 程度の厚さに薄切する（図 G 右上）．上鼓室側壁欠損部がツチ骨短突起すれすれまでカバーされるとともに，骨部外耳道後上部壁の彎曲になじむ形の薄切軟骨が必要である．1 枚の薄切軟骨でカバーできない場合は複数枚を組み合わせてフィブリン糊で固定する．緊張部の陥凹を伴った例には鼓膜後方まで薄切軟骨による裏打ちを追加する．鼓膜・外耳道上皮の欠損部を裏打ちした側頭筋膜がツチ骨頭部や鼓室壁と直接に接することがないよう注意が必要である．

H. 術直後耳内所見と外耳道内タンポン

経外耳道的に剥離した外耳道皮膚を戻すと鼓膜・皮膚欠損部が筋膜で裏打ちされ，耳内の大部分は残存鼓膜や外耳道皮膚に覆われている（図 H）．ベスキチン膜で被覆後，俵ガーゼを外耳道内に挿入するが，タンポンが強すぎると軟骨や筋膜が上鼓室内に圧出されるので注意が必要である．Palva 弁ならびに皮膚縫合，術後の抜糸を避けるためには埋没縫合を行う．耳後部のドレーンは活動性の炎症がない限り不要である．

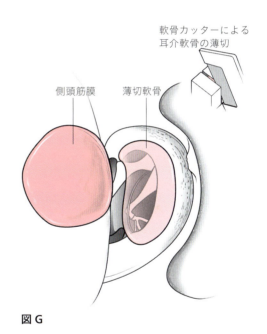

図 G

術後管理

外耳道の生理的形態が温存されているので，術後のガーゼタンポンを抜去したあとの術後処置は不要である．近年の在院日数の短縮により，第 1 交換は術後 1〜2 週間後に外来ベースで行うことが多くなった．弛緩部型真珠腫のように緊張部が正常な例では，術後 1 週間で上皮化が完了していることが多い．

図 H

弛緩部型真珠腫広範進展例
(Stage II PTAM)に対する手術

I. 上鼓室〜鼓室病変の除去

図I〜Kは経外耳道視野（左）と経乳突洞視野（右）を複合（一部の構造物や手術器具は重複して描かれている）させて描いた図である．すでに乳突洞から上鼓室後半部の真珠腫はキヌタ骨とともに摘出され，鼓膜張筋腱下方に鼓室後部への経乳突洞的術野が確保されている．アブミ骨や蝸牛窓周辺の病巣処理には，経乳突洞的術野と経外耳道的術野をいかに組み合わせるがポイントとなる（combined approach）．外耳道側から入れた探針操作を経乳突洞的視野で見るなど，保存された外耳道後壁を中心に顕微鏡の視軸を交互に変える自由度が必要である．前鼓室の観察には緊張部前上象限を挙上する必要がある．提示例ではツチ骨柄前方（前鼓室）に進展した真珠腫（**図I, ★**）が認められる．

J. 前鼓室病変の除去

ツチ骨頭前方から耳管上陥凹・耳管鼓室口（進展度分類の区分P）に進展した真珠腫上皮の除去過程を示した図である（**図J**）．頬骨弓根部の削開を十分に行い，ツチ骨頭前方への経乳突洞的術野を可能な限り拡げておくことが重要である．ツチ骨頸部をマレウスニッパーにて切断したのち，ツチ骨柄前方に顔を出した真珠腫嚢（**図J, ★**）を彎曲剝離子で上鼓室側に押し戻す．上鼓室内側壁鼓膜張筋腱に絡んだ真珠腫上皮と粘膜ヒダを探針で外せば，ツチ骨頭と一塊に真珠腫が摘出される．

K. 段階的鼓室形成術における前・後鼓室開放腔の確保

鼓膜張筋ヒダが付着する骨板基部を削除し，耳管側の粘膜を上鼓室側に反転させると，ツチ骨前方から耳管上陥凹〜上鼓室に至る前方ルートが完成する（前鼓室開放術）．耳管鼓室口と乳突削開腔が鼓膜張筋腱の前後のスペース（拡大した鼓室峡部）を介して広く交通したことになる．耳管狭窄がある例ではこの前方ルートから耳管鼓室口，耳管内への硬膜外チューブを留置することも可能である．本例では真珠腫の進展範囲が耳管方向に進展していたことから，鼓室内陰圧を避ける目的で緊張部に換気チューブを留置した．真珠腫上皮遺残の可能性や残存粘膜の状況などから一期的に連鎖再建をするか段階手術にするかの最終判断を行う．本例では段階手術を選択し，前方および後方のルート各々にシリコンシートを留置することにした．**図K**では耳管鼓室口に達する涙滴形のシリコンシートが後方ルートを介して留置されている．

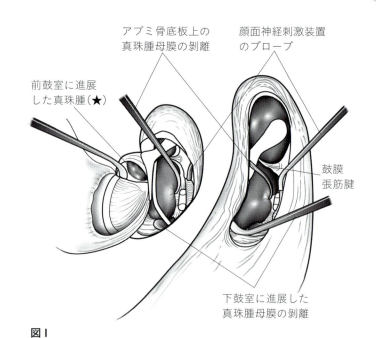

図I

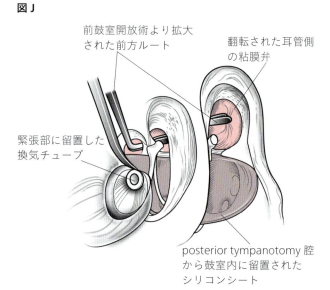

図J

図K

L. 段階手術後の2期的連鎖再建

良好な鼓室含気が形成され鼓室内操作が不必要であれば初回手術で確保された後鼓室開放腔を通して耳小骨再建が可能である．鼓膜を剝離しなければ，コルメラが適切な張力でアブミ骨に固定されるため，優れた聴力改善効果が得られやすい．人工耳小骨を用いる場合には，形成鼓膜との間に軟骨片を介在させておく（**図L**）．

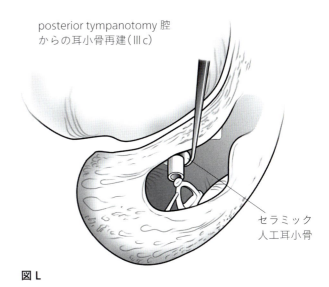

posterior tympanotomy 腔からの耳小骨再建（Ⅲc）

セラミック人工耳小骨

図L

📎 手術のポイント

- 手術器具は通常の耳科手術セットで対応できるが，保存した外耳道後壁でブラインドになる部位の真珠腫母膜の剝離操作は慎重に行う．母膜をできる限り連続して剝離することがポイントになり，その操作には種々のサイズの彎曲剝離子（ピック）が重宝する．また，耳小骨連鎖が保存された状況で上鼓室前方の骨処理（前鼓室開放術）を行うには彎曲ノミ（前鼓室ノミ）が不可欠である（**図1**）
- Macewenの三角から乳突洞をめがけて削開する際，外耳道上壁を前方（頬骨弓根部）に向かう面は中頭蓋窩硬を，外耳道後壁を下方（乳様突起）に向かう面はS状洞を意識しながら延長していくが，これらを避けようとしてバー先を極端に前方に向けて削ると外耳道後壁に穴を空けてしまう．時々顕微鏡の視軸を外耳道軸に合わせて，バー先の位置確認を行うことが大切である．また外耳道側のツチ骨短突起を視野に入れることで，骨削開の深さを知る目安にもなる
- 経乳突洞操作で上鼓室の病巣処理を行う場合は，頬骨弓根部の削開を可能な限り広く行うことがポイントである．頬骨弓根部はコンパクトな骨でできているが，骨部外耳道上壁12時を超えるまで削開を前方に進める．外側上方から上鼓室を広く開放することにより，ツチ骨前方，鼓膜張筋ヒダ，耳管上陥凹への術野が確保される
- 病巣除去とともに開放した上鼓室を耳管や前・中鼓室から孤立させないための方策が，真珠腫再形成を防ぐうえでも重要である．連鎖保存例における交通路造設は前鼓室開放術が基本となるが，耳管上陥凹粘膜弁の利用で開存性の維持に努める．tympanic isthmus 病変が高度の場合には，キヌタ骨，ツチ骨頭の除去を行い，シリコンシート留置による段階手術に持ち込む．耳介軟骨による上鼓室側壁形成は，再形成真珠腫の進入門戸を閉鎖するとともに，上鼓室側に露出する移植筋膜面を最小限にする役割がある

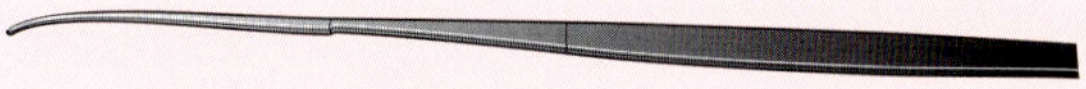

図1　彎曲ノミ（前鼓室ノミ）

⚠️ 手術のピットフォール

かつて慢性中耳炎が慢性側頭骨蜂巣炎と認識されていた時代には，真珠腫とともに蜂巣粘膜を徹底的に除去することが乳突削開術の基本であった．しかし近年の中耳炎・真珠腫病態の軽症化も相まって，上鼓室や蜂巣粘膜を温存可能な例が増えてきた．乳突削開は真珠腫母膜処理に必要な範囲にとどめることで，CWU法術後の再含気化の確率が高くなる．

上鼓室や乳突腔の再含気化のメカニズムは耳管機能や粘膜病変，蜂巣発育の程度など種々の因子が関わるが，術後の理想的治癒状態として重視すべきである．この点で乳突削開術のコンセプトがCWU法とCWD法（特に乳突開放型手術や乳突腔充填型手術）では異なることを認識しておく必要がある．

（東野哲也）

18 鼓室形成術
staged tympanoplasty method

手術概念

　鼓室形成術は中耳病変の郭清と伝音連鎖の再建を行って聴力改善を図る術式であるが，病変が高度のときは手術の成功率は低い．このような場合は無理に1度の手術で治そうとせず，計画的に手術操作を2期に分けて病変郭清と聴力改善を図る術式が段階的鼓室形成術である．初めて報告したRambo(1961)は外耳道後壁を削除するcanal down法で段階手術を行った．その後，Smith(1970)やSheehy(1973)は外耳道後壁を保存するcanal up法で段階手術を行い，これが現在の本術式の原型となった．1976年，柳原らは段階手術の1次手術にパラフィンの代わりにシリコン板を用いる方法を発表し，以来，高度中耳病変の標準的手術法の1つとなっている．

　段階的鼓室形成術の1次手術では，中耳病変の除去と鼓膜穿孔の閉鎖を行い，中耳にシリコン板を留置して鼓室腔の含気化を図る．半年から1年後に行う2次手術では，留置したシリコン板を抜去して遺残病変があれば除去し，耳小骨連鎖の再建を行う．2次手術で真珠腫遺残が見つかっても，炎症が消褪していれば摘出は概して容易である．再発を予防する目的で，2次手術に引き続き，上鼓室再建術や乳突腔充填術などを追加することもある．もし2次手術で根治が難しく，真珠腫の再発や遺残の可能性が高い場合は，さらに半年から1年後に3次手術を行う．あるいは外耳道後壁を削除して病変郭清を図り保存的中耳根治術とする．

適応

　通常の手術では真珠腫母膜の遺残の可能性が高い後上部型真珠腫や癒着型真珠腫，肉芽組織の増生が著しい慢性化膿性中耳炎，術後も再発傾向が高いコレステリン肉芽腫など，1度の手術で根治が難しい疾患が適応となる．

　高度中耳病変の手術法の選択肢としては，段階的鼓室形成術の他に，中耳根治術や保存的中耳根治術，外耳道削除−再建術がある．これらの術式は外耳道後壁を削開してcanal down法とするので，術野が広く病変の摘出操作は容易である．しかし中耳根治術や保存的中耳根治術では術後，乳突腔の骨面が外部に露出するので感染が起こりやすい．外耳道削除−再建術ではこのような問題は生じない．

　最近，真珠腫性中耳炎の一部は内視鏡手術で根治が可能となってきた．この術式によれば1度の手術で済むので患者の負担は少ない．しかし内視鏡手術は立体視ができず，片手操作となるので器具の取り扱いが難しく，出血が多い場合は適さないなどの短所もある．どの術式を選択するかは，中耳病変の程度や術者の知識・技能，使用可能な医療器具，患者・家族の希望などを勘案して決定する．

術前に注意すること

A．CT画像による病態の把握

　術前のCT画像をチェックし，側頭骨奇形の有無，乳突蜂巣の発育や含気程度，真珠腫の進展範囲，骨欠損の有無(頭蓋底，頸動脈，S状静脈，顔面神経管，骨迷路などの周囲)を確認し，手術の難易度や副損傷が生じやすい部位を予測しておく．

B．インフォームド・コンセント

　2度の手術が必要なので，その理由を患者や家族に説明し了解を得ておく．1次手術では麻酔リスク(ショック，歯牙損傷，挿管トラブルなど)や手術リスク(顔面神経麻痺，感音難聴，めまい，味覚障害など)に加え，予定する手術の詳細，想定される術後経過，退院までの予定(術後の安静期間，抜糸予定日，投薬期間など)，合併症が生じた場合の対応などを説明する．2次手術ではこれらに加えて，真珠腫の遺残や再発がみられた場合の対応法，真珠腫全摘が無理な場合の選択肢(3次手術を行う，あるいは外耳道後壁を削除して保存的根治術とする)を提示し同意を得ておく．耳小骨連鎖の再建を行う

場合は再建材料（自家骨，自家軟骨，人工耳小骨など）や再建後の問題点（再建材が移動すると聴力が悪化する，アブミ骨の可動性が悪いと聴力改善は限られる，など）について説明する．真珠腫やコレステリン肉芽腫は再発しやすい疾患であり，段階手術を行った後も長期にわたり定期的な診察が必要で，時に外来でCTやMRI検査を行う場合があることを説明し承諾を得ておく．

C. 準備する材料，器具
1. 1次手術では乳突腔から鼓室に留置するシリコン板（厚さ0.3 mmないし0.5 mm）を用意しておく．

2. 顔面神経損傷を避けるため電気刺激装置を準備しておき，顔面神経近傍を操作する際はいつでもチェックできる体制にしておく．全身麻酔の場合，術前に麻酔医に「術中に筋電図検査を行うので，作用時間の長い筋弛緩剤は投与しないで下さい」と連絡しておく．
3. 本術式は高度の中耳病変を対象とするので合併症が生じやすい．中耳の構造がわかりにくい場合に備え，術中，いつでも最近撮影したCT画像が見られるよう手術室に準備しておく．

手術の実際

I. 1次手術

以下，図は右耳で示す．

A. 皮膚切開（図 IA）
❶ 局所麻酔あるいは全身麻酔後，耳介付着部の後方に皮膚切開（以下，皮切）を入れる．
❷ 皮切の位置は，乳突蜂巣の発育が良好な場合は少し後方に，不良な場合は前方にすると，その後の手術操作が行いやすい．

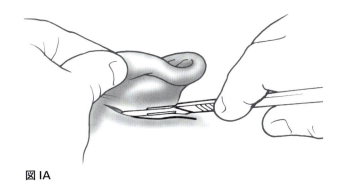

図 IA

B. 側頭骨の骨面露出と外耳道皮膚の剥離（図 IB）
❶ 道上三角から側頭線（temporal line）付近の側頭筋にC字型あるいはT字型の切開を加え，骨膜を剥離して側頭骨の乳突部骨面を露出する．筋肉を切断するときは出血が多いので，確実に止血しておく．
❷ 次いで骨膜に開創器を掛けて耳介を前方に押し上げ，骨部外耳道を確認する．外耳道入口部の道上棘（suprameatal spine）には結合織が強く付着しているので切断する．外耳道皮膚の剥離をある程度まで進めておくと，その後の術野のオリエンテーションがつけやすい．

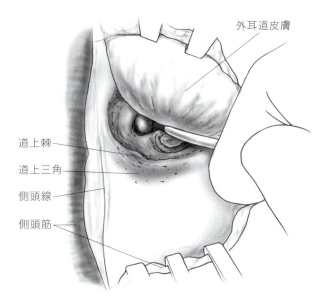

図 IB

C. 乳突洞削開と後鼓室開放(図IC)

❶ドリルで側頭骨の削開を進め,キヌタ骨が見えるまで乳突洞・乳突蜂巣を開放する.この際,回転しているドリルの刃がキヌタ骨に触れると感音難聴が起こるので,側頭骨深部の操作は慎重に行う.真珠腫や肉芽病変は確実に除去し,正常な粘膜は可及的に保存する.

❷真珠腫などの病変が耳小骨の内側に侵入している場合は,後下鼓室開放術(posterior hypotympanotomy)を行ってキヌタ−アブミ関節を離断し,キヌタ骨を摘出する.buttressと呼ばれる部分を削除した後,ツチ骨頭も切断して摘出する.キヌタ骨やツチ骨頭を除去すると乳突洞側から鼓室が見やすくなるので,残った病変の郭清を図る.これらの操作により鼓室と乳突洞の間に広い交通路が確保できる.

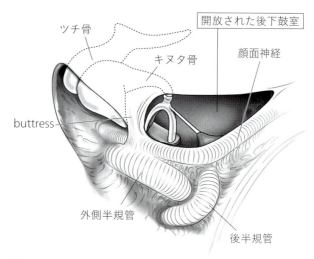

図IC

D. 病巣の清掃(図ID)

❶外耳道皮膚を骨面から剝離し,鼓膜を反転する.この際,鼓索神経を損傷しないよう注意する.外耳道側からと乳突洞側から鼓室を確認し,病変の取り残しがないかを確認する.前鼓室や鼓室洞,耳管周囲の病変は見逃しやすいので慎重にチェックする.

❷これらの操作にあたってはアブミ骨や顔面神経,半規管に最大限の注意を払い,合併症が起こらないようにする.顔面神経が露出している可能性があれば,電気刺激装置を用いて随時,チェックを行う.

❸病変が軽く再生が期待できる場合は中耳粘膜は可及的に保存する.

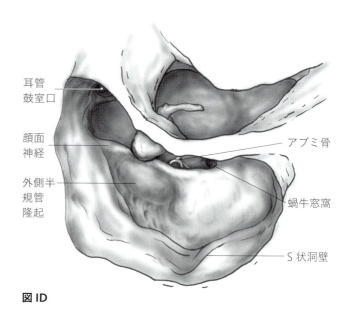

図ID

E. シリコン板の留置(図IE)

❶シリコン板を乳突洞側から鼓室腔に挿入し,鼓室含気化を図る準備をする.

❷耳管周囲の病変が高度な場合は,シリコン板を細工して耳管内に留置する.

❸鼓室粘膜が正常であれば,シリコン板の留置は必ずしも必要ないという意見もある.

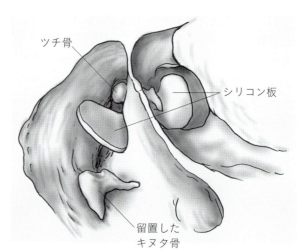

図IE

F. 鼓膜形成と創閉鎖（図IF）

❶ 側頭筋から筋膜を採取して鼓膜穿孔を閉鎖し，外耳道にジェルフォームやメロセル®，タンポンガーゼを挿入する．鼓室に留置したシリコン板は鼓室含気化だけでなく，形成した鼓膜の癒着防止にも役立つ．

❷ 通常，術後の乳突腔ドレーンは不要であるが，術前に耳漏がみられた例や出血が多かった例には2〜3日間，留置しておく．

❸ 切開した側頭筋を縫い合わせ，皮下の埋没縫合を行った後，表皮層をダーマボンド®で接着する．あるいは5-0ナイロン糸で縫合する．

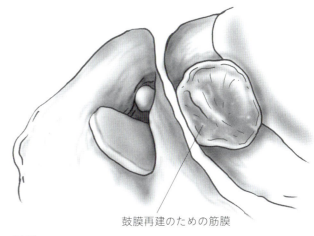

鼓膜再建のための筋膜

図IF

II. 2次手術

2次手術の時期は患者の身体的，社会的，時間的負担を考慮して決めるが，通常，1次手術の半年から1年後に実施する．このときまでには中耳粘膜は再生している．小児では真珠腫遺残があると進展が早いので，2次手術までの期間は6〜8か月後と成人よりも短縮する．

G. シリコン板の除去と中耳病変の確認（図IIG）

❶ 皮切の際は，間違って外耳道を破らないよう外耳道骨壁の存在を確認してから行う．

❷ 1次手術の傷痕に沿って皮膚を切開する．ケロイドが生じていれば切除する．

❸ 開創器を掛けて側頭骨の骨面や骨部外耳道を確認し，乳突腔内に生じた新生骨を削除する．骨削開時，吸引管に骨パテコレクターを接続して骨粉を採取しておくと，外耳道形成や乳突腔充填を行う際に役立つ．

❹ 1次手術で留置したシリコン板を確認し，これを覆う粘膜を切断して取り出す．薄く再生した粘膜は可及的に温存する．

❺ 外耳道皮膚や鼓膜を剝離し，鼓索神経の走行に注意しながら鼓室を開放する．もし鼓索神経を切断してしまった場合は，創閉鎖の直前に断端を突き合わせてフィブリン糊で接着する．

❻ 真珠腫遺残の有無をチェックする．遺残は上鼓室やアブミ骨周囲に多い．手術顕微鏡による観察が困難な場所は内視鏡や鼓室ミラーを用いて確認する．2次手術時にみられる真珠腫遺残の多くはclosed typeになっており，摘出は概して容易である．open typeの真珠腫は取り残しやすいので慎重に摘出する．

❼ 2次手術で外耳道後壁に大きな骨欠損がみられた場合，耳介軟骨や骨パテなどを用いて塞ぎ，骨部外耳道を再建する．あるいはcanal up法をあきらめてcanal

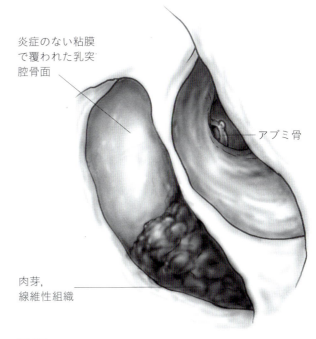

炎症のない粘膜で覆われた乳突腔骨面

アブミ骨

肉芽，線維性組織

図IIG

down法に変更する．

❽ 広範な真珠腫再発がみられる場合は，清掃手術を繰り返し3次手術の準備をするか，保存的根治術に変更する．

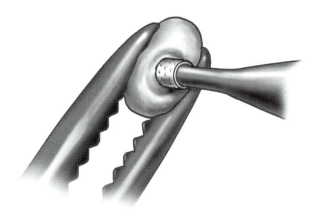

図ⅡH

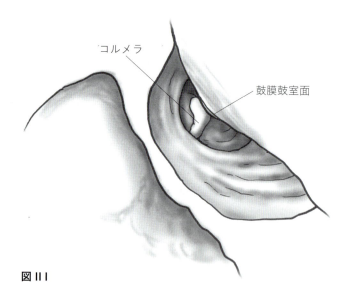

図ⅡI

H. コルメラの準備（図ⅡH）

耳小骨連鎖の再建には自家耳小骨が適しており，利用できるならこれを用いてコルメラを作成する．保存しておいたキヌタ骨を持針器で保持し，アブミ骨頭にはめ込むための小孔を作成する．この操作は連鎖再建をⅢcまたはⅢi型で行う場合には必要だが，Ⅳ型では不要である．

I. 耳小骨連鎖の再建，その他（図ⅡI）

❶ コルメラの小孔をアブミ骨頭にはめ込み，耳小骨連鎖を再建する．その後，コルメラの変位を防ぐため，周囲をジェルフォームの小片で覆う．コルメラの接合部にフィブリン糊を塗布し，アブミ骨との接着を補強してもよい．

❷ アブミ骨上部構造が欠けている場合はⅣ型の連鎖再建術の適応となる．コルメラには自家骨を用いてもよいが，著者らは人工耳小骨（アパセラムT®）の頭部を薄切軟骨で覆って用いている．

❸ 最後に外耳道にジェルフォームやメロセル®，タンポンガーゼを挿入し，耳後創を閉鎖する．

❹ 耳管機能不良例には鼓膜チューブの長期留置を，真珠腫再発リスクが高い例には上鼓室側壁形成術（scutumplasty）や乳突腔充填術などを追加する．

術後管理

術後管理は通常の鼓室形成術に準じる．1次手術後のベッド安静は手術当日のみとする．2次手術でⅢ型の耳小骨連鎖再建術を行った場合のベッド安静は当日のみとするが，Ⅳ型の場合は2〜3日間，可及的に安静を守らせてコルメラの変位を防止する．

退院後の定期的な外来診療は重要で，鼓膜所見や聴力などを確認する．真珠腫の再発が疑われた場合は積極的にCTやMRIを撮影して確認する．

手術のポイント

- 骨導聴力低下の可能性があるので，特に1次手術ではアブミ骨や正円窓周囲の肉芽は無理に除去しない．2次手術時には中耳の炎症は消褪し，真珠腫もパール状で摘出しやすい形状になっていることが多い
- シリコン板の鼓室への挿入時にアブミ骨側面に当たると，アブミ骨が卵円窓から外れてしまうことがあるので手術操作は慎重に行う
- 摘出した耳小骨を乳突削開腔内に保存しておくと，紛失のおそれがない

手術のピットフォール

- 1次手術で鼓膜内陥がみられた場合，2次手術後も鼓膜が内陥する例が多い．この場合は2次手術時に軟骨板で鼓膜の補強を行うか，鼓膜チューブを長期留置して鼓膜の内陥を防ぐ
- 2次手術で真珠腫遺残がみられる頻度は成人よりも小児に高い．遺残は，直視が困難な部位（上鼓室天蓋や鼓室洞など）や手術損傷リスクが高い部位（アブミ骨周囲や正円窓窩など）に多い
- 2次手術時に外耳道後壁に骨欠損が生じ，乳突腔と交通していることがある．これを放置すると真珠腫が形成されるので軟骨板や骨パテを用いて閉鎖するか，乳突腔の充填を図る．骨欠損が大きい場合はcanal up法をあきらめ外耳道後壁を削除する

（暁　清文）

19 鼓室形成術
transcanal atticotomy

手術概念

弛緩部型真珠腫では，中鼓室と上鼓室・乳突腔の間の鼓室狭部(tympanic Isthmus)のaerationルートの確保と，鼓室・乳突腔の可及的な粘膜保存状態が術後の再形成性真珠腫の予防に重要である．真珠腫が上鼓室に限局し乳突洞に含気を認める例では，低侵襲性の経外耳道的な上鼓室削開術により真珠腫を摘出し，側壁は耳介軟骨や皮質骨など骨片で再建する術式である transcanal atticotomy(経外耳道的上鼓室開放術)がよい適応となる．乳突洞まで侵入していない進展範囲の限局した真珠腫に対しては完全摘出が可能で，かつ中耳粘膜もできるだけ保存されるため，再陥凹や再形成性真珠腫の可能性も低くなる．また cortical mastoidectomy を施行しないため，乳突洞の粘膜が保存される利点もある．このアプローチでは乳突洞発育抑制例や低天蓋例においても，上鼓室やその前方に進展した真珠腫が明視下に除去できる．

一方，短所としては術後の上鼓室，乳突腔の含気化の状況によっては再形成性真珠腫の可能性のあることや，骨壁の再建に手間取ることなどが挙げられる．

適応

真珠腫が上鼓室に限局している症例で，乳突蜂巣の発育は比較的良好，かつ含気のみられるものがこの術式が適応となる．

術前に注意すること

A. 術前診断

術前診断が重要である．画像診断により進展範囲を予測し，乳突腔への進展の有無により transcanal atticotomy の適応を判断する．乳突蜂巣が発育不良でびまん性の陰影があれば本手術の対象とはならない．

B. 耳漏

耳漏がある場合には術前から点耳薬(抗菌薬，ステロイド)，抗菌薬点滴などを使用しできる限り炎症を抑えておく．

C. インフォームド・コンセント

聴力が正常あるいは軽度難聴の症例が適応となることが多いため，場合により術後聴力が低下する可能性があることを説明しておく．

手術の実際

A. 皮膚切開

❶耳後部切開でも耳内切開のどちらでもよい．ここでは耳後法によるアプローチを示す（右耳）．耳介付着部に近い部位で4 cm程度の弧状の切開をおく．筋膜を取り，後述するように必要であれば，先に耳介軟骨を採取しておく（図A）．

B. 外耳道皮膚剝離

❶耳介を前方へ挙上して骨性外耳道の入口部付近まで皮下を剝離してから，外耳道の入口に沿って半円形状に皮下組織を骨面まで切開する．外耳道後壁の皮膚を後壁骨より慎重に剝離して深部に向かう（図B）．

❷後壁皮膚の剝離は12時（1時）→5時（6時）の範囲で行い，鼓膜輪の手前まで剝離したところで鼓膜輪から約5 mm浅いところで外耳道後壁皮膚を輪状に切開する．外耳道皮膚を前方へ圧排し，開創器で外耳道を十分に展開し，鼓膜および弛緩部の陥凹を明視化におく．

C. 上鼓室側壁の除去

❶ツチ骨頭にドリルが接触しないように側壁を除去していく．それにはバーで側壁の遊離縁の外側をあらかじめ薄くしてから，ノミで落とすと安全に開放が行える（図C-1）．耳小骨への接触の危険のない部位はバーで側壁を削開する．耳小骨に近い部位ではなるべくダイヤモンドバーを使用する．上鼓室の前壁や天蓋の操作が十分できるまで側壁を除去する．後方は真珠腫の進展によりキヌタ骨短脚まで開放するが，側壁後部の裏

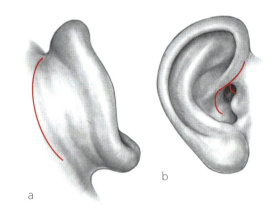

図A

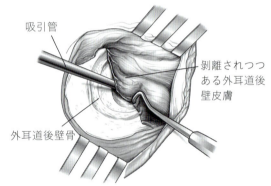

図B

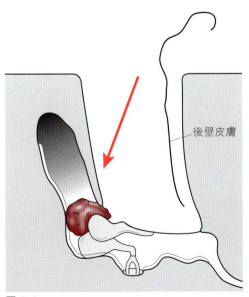

図C-1

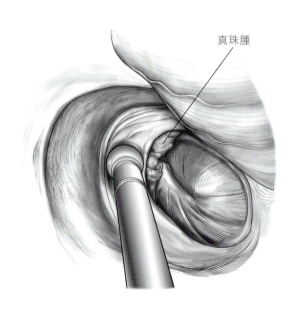

面にはキヌタ骨体が接していることがあるので，慎重な操作が要求される．これにより上鼓室に進展し，ツチ骨頭やキヌタ骨体部に接した真珠腫上皮が直視される（図 C-2）．

D. 真珠腫の除去と耳小骨連鎖の保存

❶聴力が正常あるいは軽度低下例では耳小骨連鎖が保存されている場合が多い．そして真珠腫上皮は耳小骨の外側に存在するので，キヌタ・ツチ関節を離断しないようにローゼンの針，小綿球などを使いながら真珠腫上皮を耳小骨より剥離し除去する．耳小骨の一部に骨の欠損があっても，関節が保存されていれば伝音機能はよいため連鎖は温存する．このような例では，鼓室峡部の粘膜は正常で，上鼓室に空洞が確保できる．

❷上鼓室の前部，上部，後部の真珠腫も完全明視下におき，できるだけ真珠腫上皮は一塊として除去，摘出する．耳小骨の破壊が著しい場合，耳小骨裏面に真珠腫上皮が侵入している場合にはキヌタ骨を摘出し，真珠腫上皮を除去しなければならず，耳小骨再建が必要となる．

❸ツチ骨頭，キヌタ骨体周囲の粘膜ヒダを除去し，aeration を確保しておく．

❹中耳ファイバー（30°）にて上鼓室に真珠腫上皮の遺残がないか確認を行う．

❺中鼓室における病変の有無も確認する（図 D）．

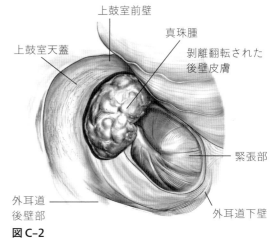

図 C-2

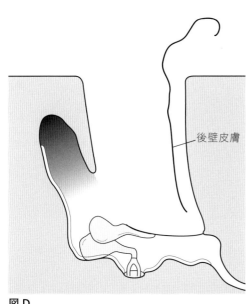

図 D

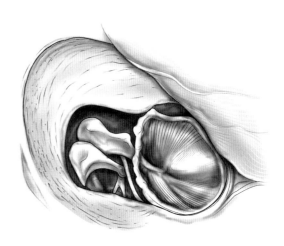

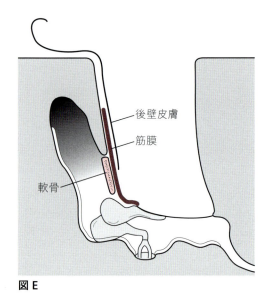
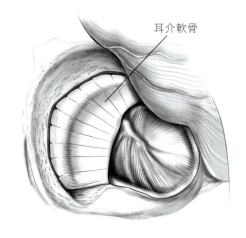

図E

E. 側壁再建

❶ 削開による骨壁欠損部の閉鎖には耳介軟骨や皮質骨を用いる．削開範囲に合わせて指の爪大のものを用いる．軟骨板の下部は軽いくぼみを作り，前下部を少し鋭角に後下部を鈍角に形づくると側壁深部にフィットする．この際，軟骨裏面に浅い縦の割を加え，上部の外耳道面に横の割を加えると外耳道骨面によくフィットする．耳介軟骨は割を加えてフレキシブルにし，フィブリン糊でよく接着させる．

❷ さらに再建軟骨全体を筋膜片で被覆し，外耳道側より剥離しておいた外耳道後壁皮膚を戻してガーゼタンポンを外耳道へ挿入する（図E）．

術後管理

術後7日目で耳内ガーゼタンポンを抜去し，耳後部の抜糸を行い，軽く通気をする．術後1週間は抗菌薬の点滴あるいは内服を行い，耳内ガーゼ抜去後に抗菌薬とステロイド点耳を開始する．術後に鼓膜の内陥を認める場合には，定期的に通気を行うかバルサルバの指導をする．

手術のポイント

- 真珠腫をなるべく一塊として摘出するために，十分に広く骨壁を除去して視野を確保する
- 耳小骨にピタリと張りついている真珠腫上皮は遺残のないように，各種の器具で慎重に剥離・除去する

手術のピットフォール

- 上鼓室側壁をバーで削開する際に，耳小骨に接触すると内耳障害を生じる可能性があるため注意が必要である．前述したように耳小骨へ接触の危険がある部位ではあらかじめ上鼓室側壁を薄く削開してから，ノミで落とすほうが安全である

（谷口雄一郎）

20 鼓室形成術
cartilage tympanoplasty

手術概念

中耳手術における軟骨の使用は1959年にUtechにより初めて報告され，1963年にはSalenが慢性穿孔性中耳炎に対して軟骨を用いた鼓膜形成法を発表した．その後もJansenやHeermannらによりその有用性が確認され，現在までに様々な工夫が施されている．鼓膜形成材料に軟骨を用いるこの術式の利点としては筋膜や結合組織などの軟組織に比べると血行不良に強く，また軟骨自体の厚さや硬さにより陰圧にも耐えうるため形成鼓膜が陥凹しにくいことが挙げられる．よって，術後鼓膜の再穿孔や再陥凹，再癒着をきたしやすい慢性の中耳疾患に対して施行される術式といえる．軟骨の使用法に関しては細かく分けると多岐に分類されるが，基本的には1枚の大きな軟骨板を用いる方法と，細切した軟骨を柵状に配列させる cartilage palisade technique の2つに大別される．

適応

1. 慢性穿孔性中耳炎のうち血流障害により筋膜を用いた通常の鼓膜形成では術後鼓膜の再穿孔をきたす可能性が高い症例がよい適応になる．具体的には熱傷や放射線治療後に生じた慢性穿孔性中耳炎および中耳結核後遺症としての穿孔残存症例などが挙げられる．
2. 緊張部型真珠腫や弛緩部型真珠腫のうち鼓膜緊張部や後上部に癒着のある症例，および癒着性中耳炎など術後に形成鼓膜の再陥凹や再癒着をきたしやすい症例に対して行う．ただし，癒着性中耳炎に関しては術前の聴力検査における気骨導差の程度，耳漏の頻度や持続期間，真珠腫へ移行する可能性，対側鼓膜の状況や聴力などを考慮して手術適応の適否を判断する．

術前に注意すること

インフォームド・コンセントとして，一般的な真珠腫性中耳炎や癒着性中耳炎に対する手術の説明と大きな違いはないが，アブミ骨病変が強く，特に術前のCTにてアブミ骨上部構造が消失している場合はコルメラが不安定となりやすいため聴力改善は容易でないことを説明しておく．

手術の実際

鼓膜の癒着部位と範囲によって軟骨板を挿入する位置が異なる．鼓膜の癒着が後上部に限局する部分癒着の症例では軟骨板の挿入は後上部のみに限局される．一方，鼓膜が全面癒着した場合は，大きな軟骨板を用いて全面を覆うように挿入するが，前方の一部には含気腔を残しておく．これは鼓膜の全面に軟骨を挿入すると術後鼓室内に滲出液が貯留しても見逃す原因となり，また鼓膜切開や鼓膜チューブ留置術などによる対応ができなくなるためである．

本項では癒着性中耳炎全面癒着症例に対する軟骨板を用いた cartilage tympanoplasty について解説する．

A. 皮膚切開と外耳道後壁皮膚の剝離挙上

❶耳後部皮膚を切開し，移植材料である皮下結合組織もしくは側頭筋膜を採取後，外耳道後壁皮膚を骨面より慎重に剝離し，深部へ進める．

❷外耳道後壁皮膚を鼓膜輪近傍まで剝離したのち，鼓膜全体を明視下におくために外耳道後壁皮膚に輪状切開を加える．

❸tympanomeatal flap となる外耳道皮膚を破かないよう吸引管およびローゼンの探針を用いて鼓膜輪に向かって剝離を行う（**図A**）．

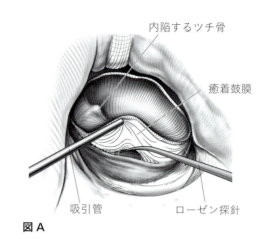

図A

B. 癒着鼓膜の剝離と中鼓室の開放

❶癒着性中耳炎や緊張部型真珠腫では鼓膜後半部が癒着もしくは高度に陥凹しているため，外耳道後壁をある程度削開しないと癒着上皮を剝離する際の操作が明視下におけず，盲目的となる場合がある．そのため，ノミまたはドリルを用いて後壁の一部を削開し，癒着鼓膜を破らないように鼓室粘膜から剝離を行う（**図B**）．

❷癒着鼓膜の連続的な剝離は困難なことが多く，癒着した鼓膜の一部が破れてしまうことはしばしば経験する．その際は鼓室内に癒着鼓膜の遺残がないように確実に除去を行い，さらに癒着鼓膜の剝離を鼓膜の前縁まで進め，鼓膜を本来の高さである位置まで戻して中鼓室の含気腔を確保する．

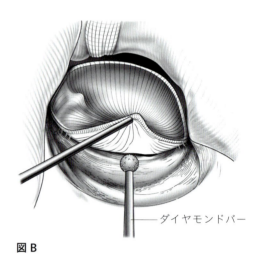

図B

C. アブミ骨周囲の清掃

❶アブミ骨上部構造の存在は術後聴力に大きく影響するが，癒着性中耳炎や緊張部型真珠腫ではアブミ骨底板しか残存していないことも多い．アブミ骨上部構造が存在しない場合は癒着鼓膜の剝離が比較的容易となるが，一方，上部構造が残存していると癒着鼓膜の剝離が困難なことが多く，両脚と底板の間などに鼓膜上皮の遺残がないよう完全な摘出を行う．その際に内視鏡を用いた高画質モニターによる遺残の有無の確認は必須である．

❷図Cではアブミ骨上部構造が残存し，キヌタ骨豆状突起と長脚の一部は消失していた．残存するキヌタ骨は摘出し，コルメラとして使用するため一時保存する．

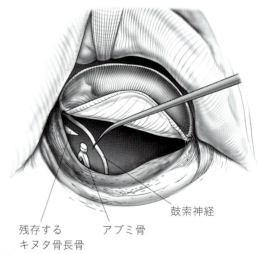

図C

D. 軟骨の採取

❶耳後部切開によるアプローチで手術が行われるため，通常耳介軟骨を用いる．軟骨は耳甲介または耳甲介舟より採取されるが，形成に必要な軟骨の量に応じて採取部位を選択する．耳介後部の結合組織を切開し軟骨を露出する．

❷十分な軟骨露出の後に円刃刀で逆U字切開をおき，眼科剪刀を用いて軟骨と耳介皮膚との剥離を行う．その際に左示指を耳介外側におくとその感触が伝わるので，深く切りすぎることが避けられる．軟骨を強く把持すると軟骨が割れるため，把持する際は必ず無鈎鑷子を用いるが，その使用は必要最小限に留める(**図D**)．

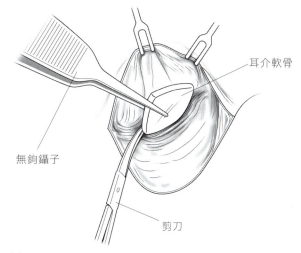

図D

E. 軟骨のトリミング

❶採取した軟骨は軟骨の彎曲が強くなると鼓膜を形成する際に使用しづらい．そのため，まず一側の軟骨膜をメスにて丁寧に剥離除去する．

❷次になるべく彎曲が強くならないようにメスを用いて軟骨の形状，大きさおよび厚さを調整していく．軟骨カッターを使用すれば，軟骨の厚さを正確に調整することは可能であるが均一な厚さとなるため，理想となる軟骨板の作製にはメスを使用している．軟骨がメスの刃先に対し斜めになるように中央部から外側に向かって軟骨を削ぎ，中央が厚く外側がやや薄くなるように軟骨の厚さを調整する(**図E**)．また陥凹にも強く，伝音効率もよい軟骨板とするため中心部の厚さは0.5〜0.6 mm程度に整える．

❸全面癒着の際には大きな軟骨板を作製し，後上部を中心とした緊張部型真珠腫の場合は鼓膜後上部を覆う程度の大きさの軟骨板を使用する．

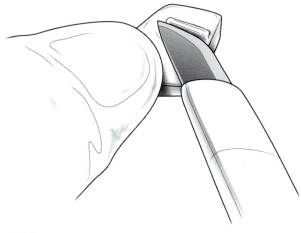

図E

F. 移植筋膜の挿入

❶癒着鼓膜が連続性に鼓膜前縁まで剥離できた場合は移植筋膜の挿入は不要であるが，連続性に剥離できず残存鼓膜に穿孔を生じる場合は軟骨板の挿入に先立ち，移植材料として側頭筋膜もしくは結合組織を残存鼓膜の下に，いわゆるunderlay法で挿入する(**図F**)．

❷穿孔が小さい場合は筋膜の挿入を行わず，軟骨膜を残した面を残存鼓膜と接するように軟骨板を挿入してもよいと思われるが，その場合は筋膜を挿入しないので外耳道後壁の骨面が露出しないように注意する．本法では外耳道皮膚に輪状切開を加えているので骨面が露出しそうな場合は筋膜の残りや結合組織を使用して骨面を覆う．

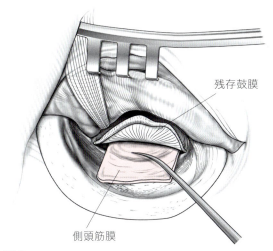

図F

G. 軟骨板の挿入

❶ 移植した筋膜の下に厚さと大きさを調整した軟骨板を挿入する．

❷ 軟骨板で鼓膜全面を覆うことはせず，残存鼓膜の前方には鼓室が透見できるスペースを残すように軟骨板を挿入する．軟骨板は後方の鼓膜輪と外耳道後壁の一部にかかるように留置し，軟骨板が鼓室内へ落下しないように工夫する（**図 G**）．

❸ 挿入した軟骨板と外耳道後壁の間に間隙ができるようであれば，軟骨をトリミングした際に切れ端として生じる薄切軟骨でその間隙を覆い，上皮が侵入するスペースがないようにする．基本的には 1 枚の軟骨板を用いるが，1 枚では形成が不十分な場合には，薄切した軟骨片を数枚に分けて使用する．

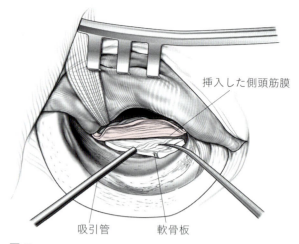

図 G

H. 耳小骨形成

❶ 耳小骨が使用可能であれば耳小骨，もしくは軟骨をコルメラとして使用する．本症例のようにアブミ骨上部構造が残存する場合は軟骨板との間にコルメラを留置するⅢcでの再建となる（**図 H-1**）．ただし，軟骨板自体の厚みもあるため鼓膜の位置が高くない場合は軟骨板そのものがコルメラとなり，直接アブミ骨と接する場合もある．癒着する鼓膜の程度により軟骨板を挿入する範囲は異なるが，Ⅲcで再建した場合の模式図を**図 H-2** に示す．

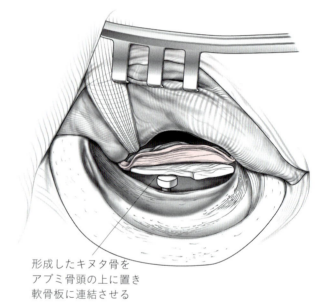

形成したキヌタ骨をアブミ骨頭の上に置き軟骨板に連結させる

図 H-1

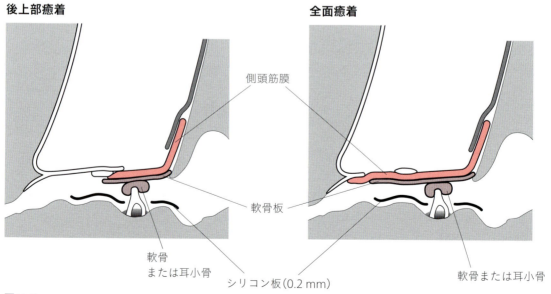

図 H-2

❷アブミ骨上部構造が消失しアブミ骨底板のみが残存する場合は，軟骨で作製したコルメラをアブミ骨底板の上に立て軟骨板との間にⅣc再建を行う(**図H-3**).

術後管理

術後3日間は抗菌薬の投与を行う．耳内ガーゼは術後1週間目に抜去を行い，ガーゼの再挿入は行わない．耳内ガーゼ抜去後より1日1回で抗菌薬の点耳を開始する．基本的に術後管理は通常の鼓室形成術と同じである．ただし，鼓膜を透した所見がとれないため軟骨の裏面に遺残性再発する可能性がある．よって，術後は定期的にCTおよびMRIを施行し，再発の有無を確認する．

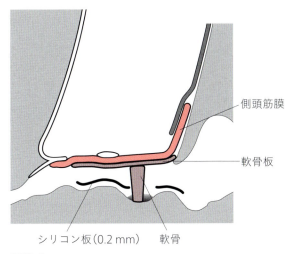

図H-3

🖉手術のポイント

- 耳介軟骨は耳珠軟骨に比べ彎曲が強いので，あまり彎曲が強くなりすぎないように軟骨をトリミングする．若干彎曲が残ってしまっても，その彎曲を利用して鼓膜が陥凹しづらいように鼓膜を形成することが可能であるので，軟骨板を挿入する向き(面)を間違えないようにする
- 軟骨のトリミングに際しては軟骨カッターを使用するより，顕微鏡下にメスを用いて軟骨の厚さや形を調整するほうが，病変にあった軟骨板を作製することができる
- 軟骨の外側縁が薄くなるように調整すると段差のない軟骨板による鼓膜がきれいに仕上がる
- 鼓室前方には鼓室内が透見できるスペースを残すように軟骨板を挿入する
- 1枚の軟骨板だけでは再陥凹を起こす危険性が高い場合は，再陥凹を起こしそうなスペースを薄切軟骨で覆い，再陥凹や再癒着を防止する

❕手術のピットフォール

- 癒着鼓膜の剝離の際に鼓膜上皮を鼓室に取り残すと遺残性真珠腫を生じるので，鼓膜上皮は完全に摘出する．高画質モニターと内視鏡を用いて遺残の有無を確認するが，完全に摘出できた自信がない場合は段階手術を検討する
- 軟骨を採取する際に示指で耳介軟骨を外側から押しながらメスで切離するが，不用意に行うとメスで指を切ることがあるため，指と軟骨の間にガーゼを挟み予防する

(田中康広)

21 鼓室形成術
canal wall down 法(後壁削除法)

聴力に対する関心の高まり,また真珠腫に対する認識の広まりにより,病態の軽症化した症例が増大している.手術的対応は多くの症例でcanal wall up法(closed method)により治癒可能となってきている.しかし,外耳道の再建が困難な症例,聴保根治術や中耳根治術後の経過不良例があり,canal wall down法(open method)は現在でも必要な手術法である.なお,従来canal wall up法(後壁保存法)はclosed method, canal wall down法(後壁削除法)はopen methodと呼ばれたが,近年は使用されていない.

手術概念

乳突洞の蜂巣を徹底的に削除し,乳突洞内に粘膜を残存させず,乳突洞を外耳道に連続した皮膚で覆われた空洞として乾燥耳にさせる術式である.中耳腔は耳管と連続した腔とし,耳小骨連鎖の再建により聴力改善を図る.canal wall up法よりも,視野の確保・操作の容易性に優れており,真珠腫の遺残,再発が少ないという長所がある.しかし,完全治癒の状態でも,耳垢の除去を患者自身で完全に行うことが困難なこともあり,定期的なフォローを要する症例が多い.また,術後に乳突腔障害をきたす症例があり,乳突腔を部分的に充填する必要が生じることがある.

適応

原則的には,乳突蜂巣発育不良の中耳真珠腫,コレステリン肉芽腫,慢性化膿性中耳炎が適応となる.また,耳管機能不全をきたしやすい口蓋裂術後,Down症候群の真珠腫症例,canal wall up法による手術後の再発例,聴保根治術・中耳根治術後の経過不良例に対しては適応を考慮すべきである.一方,乳突蜂巣の発育が良好な真珠腫,小児の先天性真珠腫,半規管瘻孔を伴う症例に対してはcanal wall up法が可能かを常に考慮すべきである.また,高齢者に対しても,術後の通院の問題や,本法を施行することによる三半規管の刺激によるめまい感を訴えるといった問題があり,極力canal wall up法を選択すべきである.

術前に注意すること

A. インフォームド・コンセント

鼓室形成術一般の説明を行ったうえで,外耳道入孔部が広くなること,手術創が上皮化し乾燥耳に至るのに1〜3か月を要すること,乳突腔障害をきたした場合には処置・手術が必要であることを説明する.

B. 鼓膜所見

真珠腫の型,外耳道後上壁の骨欠損,耳小骨の状態,鼓室内の含気化,鼓索神経に対する所見をとる.中耳ファイバースコープを用い鼓膜・外耳道の写真を撮影し,患者に提供する.

C. 画像診断

側頭骨CTにて,蜂巣の発育,真珠腫の進展度,耳小骨の病変,中耳腔特に鼓室の含気化,耳管部の病変,中頭蓋底・S状静脈洞,半規管・顔面神経管の骨欠損の有無を検討する.

D. 顔面神経の評価

電気味覚検査,できれば神経興奮性検査(nerve excitability test:NET)を施行する.

E. 麻酔

局所麻酔の場合は,前投薬として,ペチロルファン50 mg×2,ジアゼパム10 mg,アタラックス®P 25 mg,アトロピン硫酸塩水和物0.5 mgを投与する.局所麻酔としてキシロカイン®注射液1%エピレナミン(1:100,000)含有を12〜20 mL外耳道,耳周囲に使用する.全身麻酔の場合であっても,患者の全身状態を考慮したうえで可能であればキシロカイン®注射液1%エピレナ

ミン（1：100,000）含有の局所麻酔を行う．

手術の実際

右耳の上鼓室型真珠腫を例にとり説明する．真珠腫は上鼓室から乳突洞，ツチ骨前方，キヌタ骨長脚に存在し，ツチ骨頭，キヌタ骨短脚の骨破壊を認め，顔面神経水平部の骨欠損も認める．

A．皮膚切開，側頭骨の露出

通常の鼓室形成術と同様に耳後部切開を行う．側頭筋膜の深さで皮下組織を開創し，外耳道に沿うかたちで皮下組織・骨膜を切開し，骨膜を丁寧に剝離し，側頭骨を露出する（図A）．

B．外耳道皮膚の剝離，キヌタ・アブミ関節（I-S joint）の切離

外耳道の後上壁の皮膚を剝離し，外耳道後壁を大きく削除し鼓索神経を確認する．鼓索神経は周囲の肉芽を除去して鼓膜より剝離し保存する．鼓室内粘膜の病変を観察する．I-S joint 部の清掃を行い，joint を切離する（図B）．これにより，乳突削開，真珠腫摘出時の操作による内耳への障害を避けることができる．

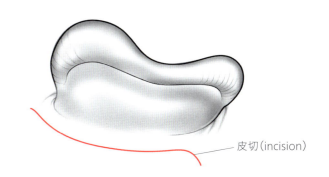

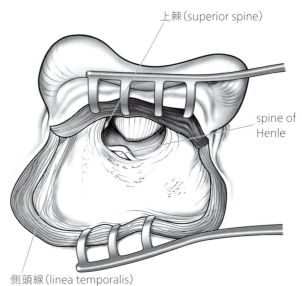

図A

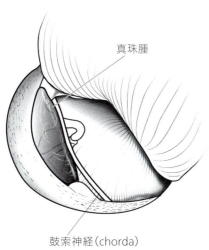

図B

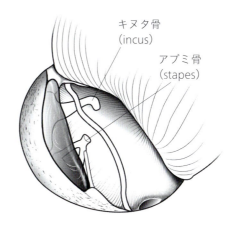

C. 乳突削開

乳様突起単削開術に準じ，Macewen's triangle より削開を始め，linea temporalis に沿い前方へは少なくとも superior spine まで，下方は乳突先端へ，sinodural angle 部も削開する．外耳道後上壁をできるだけ薄くする．真珠腫が薄い骨板下に認められたら，バーで上皮を破らないように注意し，最後の骨削除はノミを用いるほうがよい（図C）．Körner's septum は破壊されていることが多く，指標とならないことに注意を要す．

D. 上鼓室開放

外耳道皮膚，それに続く真珠腫上皮を破らないように，薄くした外耳道後上壁を削除する．

ツチ骨を鼓膜より剥離したうえで，鼓膜に切開を加え，外耳道上壁部，外耳道前壁へと切開線を延長し，外耳道部と真珠腫を分離する．前鼓室の真珠腫上皮を剥離し，鼓索神経を切除したり，引っ張ったりしないように注意し，ツチ骨を鼓膜張筋腱より切離する（図D）．

E. 真珠腫の摘出

真珠腫は一塊として摘出することが原則である．真珠腫の摘出は1か所のみから行うのではなく，乳突部・鼓室内・上鼓室と方向を変えながら上皮を破らないように進める．上皮を直接剥離するのではなく，不良肉芽・粘膜とともに骨面より剥離する．

❶真珠腫の剥離は乳突先端方向より始め，sinodural angle 部，中頭蓋底部より剥離し，外耳道後上部の骨欠損方向へ行う．剥離後の蜂巣をバーにて削開し，ワーキングスペースを拡大する（図E-1）．

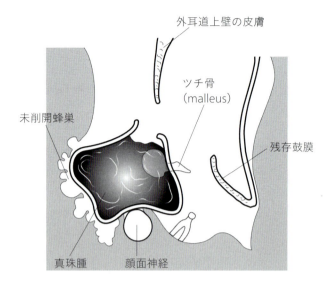

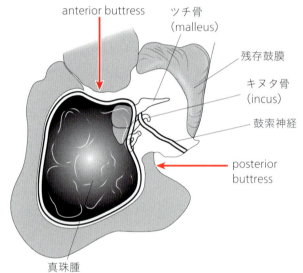

図D

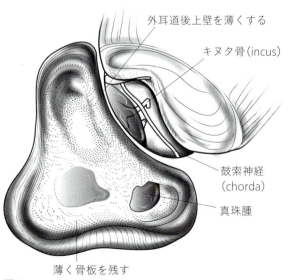

図C

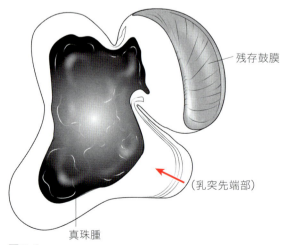

図E-1

❷ 真珠腫を上鼓室内側面，中頭蓋窩，後半規管，fossa incudis（キヌタ骨窩）より剥離する．外側半規管のfistel（瘻孔）に注意し，骨破壊があれば同部位は最後に操作する（**図 E-2**）．

❸ 顔面神経水平部・移行部の病態を確認し，神経を直接吸引したり，探針などで傷つけたりしないように，ボスミンを浸した綿花などを用い優しく丁寧に神経鞘より剥離する．最後に，アブミ骨周囲を清掃する．真珠腫を一塊として摘出するように心がける．摘出終了後に骨欠損を認める顔面神経水平部にデキサメタゾンを浸したスポンゼルを留置しておく（**図 E-3**）．

❹ 真珠腫の摘出が終了したら，上鼓室前骨板，粘膜ヒダも除去清掃し外耳道前壁と平滑になるようにanterior buttressを削開し，さらにattic（上鼓室）部，半規管周囲の骨削開を行う．posterior buttressの骨も削開し，facial recess（顔面神経窩）の骨も削除し，顔面神経垂直部が鼓膜・乳突部と平坦になり，外耳道底部とも平坦になるようにする．open methodでは，徹底的な乳突削開を行い，蜂巣の残存をなくすことが重要である（**図 E-4**）．

❺ 上鼓室前部から耳管上陥凹の粘膜が保存できない場合は軟骨を留置して術後の陥凹を予防する（**図 E-5**）．

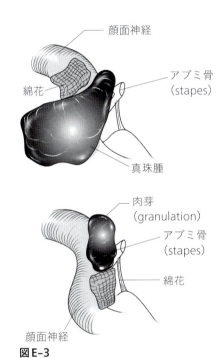

図 E-3

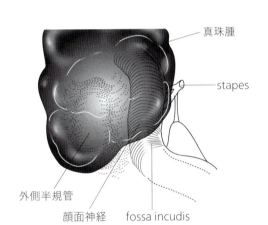

図 E-2

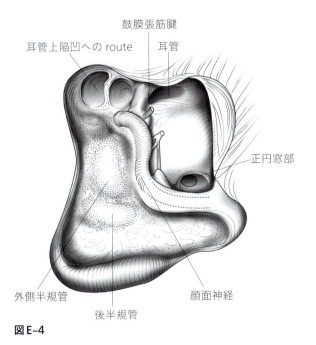

図 E-4

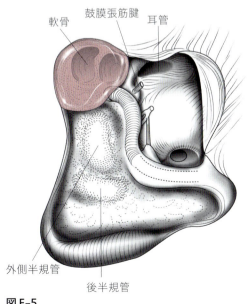

図 E-5

❻真珠腫上皮の連続性が確認できない状態で摘出を行った際，また鼓室内の粘膜を保存できない場合にはシリコンを留置して段階手術とする(図 E-6).

❼真珠腫母膜内の debris が多いときは母膜に切開を加えて減量をするが，上皮が破れやすくなることに注意する.

F. コルメラの作成

open method を行わざるを得ない症例では，自家耳小骨を使用できないことが多い．他家耳小骨の利用も現在では問題が多く，自家軟骨もしくは人工耳小骨を使用する．人工耳小骨を用いる際には，排泄予防のために軟骨膜を片面に付けた大き目の薄切した耳介軟骨で被覆する(図 F)．聴保根治術を行うときには，残存耳小骨部の上皮が凹凸不整をきたしやすく，上鼓室・外側半規管部と平滑になるように薄切した軟骨を留置したほうがよい.

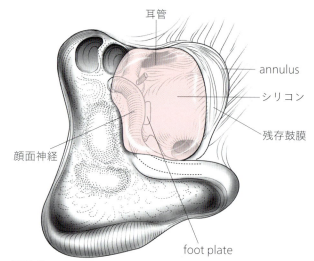

図 E-6

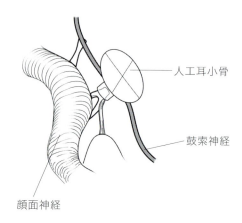

図 F

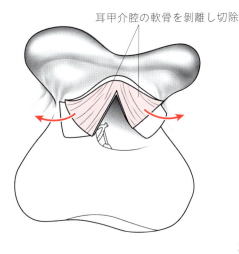
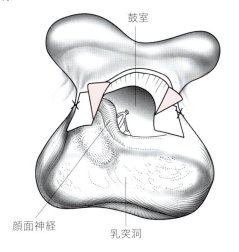

図 G

G. 外耳道入口部の拡大・外耳道形成

耳甲介腔に T 字切開を行い，外耳道後壁の皮膚にも縦切開を延長し，耳甲介腔の軟骨を切除し，入口部の拡大を行う．甲介部の flap を牽引して縫合固定する（**図 G**）．

H. 鼓膜形成

大きめの側頭筋膜を採取し，残存鼓膜の下へ underlay し，筋膜が上鼓室から乳突腔内面を被覆するように伸ばす．筋膜上に外耳道皮膚を戻す（**図 H**）．

形成された鼓膜から，被覆しえなかった骨面にベスキチン®を留置し，その上に抗菌薬を含ませたスポンゼル®を留置し，ガーゼタンポンにてパッキングする．

I. 縫合

耳後部はケロイドが形成されやすい部位であり，細い吸収糸で丁寧な縫合を行う．耳輪を挟むようにガーゼドレッシングを行い，3～5 日後にドレッシングを外す．

術後管理

耳内のパッキングは 7～14 日目に除去する．耳内の状態を観察したうえでベスキチン®を 14 日目位までに除去する．初回のパッキング除去後は抗菌薬を浸したガーゼタンポンを週 2 回位の頻度で交換する．3～4 週後には耳浴を行いながら経過をみる．

完全に上皮化するには 2～3 か月を要する．

不良肉芽の形成，石灰化をきたしたときには処置を早めに行う．

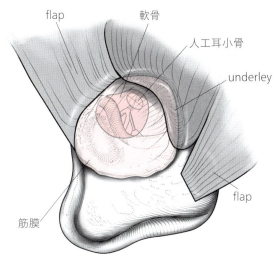

図 H

🖉 手術のポイント

- 中頭蓋窩，S 状静脈洞，sinodural angle 部の蜂巣郭清を完全に行う
- 顔面神経垂直部，外耳道底部が乳突部と平滑になるように削開する．zygomatic（頬骨）の蜂巣も削開し，外耳道前部が平滑になるようにする
- 顔面神経，半規管瘻孔，アブミ骨周囲の操作に注意を払う
- 外耳道入口部の拡大・形成を行う
- 真珠腫上皮の遺残，鼓室粘膜の保存が不可能な場合には段階手術とする
- 乳突腔障害に対しては，早期の処置を行い，部分充填も考慮する
- 聴保根治術を行うときは，残存耳小骨部が上鼓室・外側半規管部と平滑になるように軟骨留置を行ったほうがよい

（岩永迪孝）

22 中耳根本術
radical mastoidectomy

手術概念

中耳伝音伝音連鎖の再建は考慮しないで，炎症の治癒と耳漏の停止を目的とした手術である．乳突洞・乳突蜂巣の削開清掃と外耳道後壁・上鼓室側壁の除去などの一連の骨削開によって，これらの部位を外耳道に開放し1つの共通の空洞とし，その広い術創の完全上皮化を図り，乾燥した空洞を得るものである．通常，鼓室腔は形成しない．

適応

アブミ骨以外の耳小骨を含む伝音系を除去し，耳管機能を廃絶させる術式で，現代では適応となる症例はまれである．具体的には以下のような症例が適応となる．
・術前から有効な聴力の残っていない耳
・蝸牛瘻孔の存在
・深い鼓室洞の底部など完全に除去できない真珠腫

手術の実際

A. 皮膚切開

鼓室，乳突蜂巣を広く開放する中耳根本術には耳後部切開が適している．右耳後部付着部より5mm後方で耳介付着部の上端から下端まで皮膚を切開する．乳突蜂巣の発育が良好な症例では耳介付着部より1cm後方を切開する．メガネをかけている患者には，上端より1cm下部から切開したほうがよい．

B. 骨膜切開

電気メスで皮下組織をある程度切開した後，上のラインが外耳道上端（側頭筋下端），下のラインが外耳道下端になるようにコの字型に骨膜まで切開を入れる．骨皮質の露出が足りなければ，斜め後方に切開を追加する（図Bのa）．

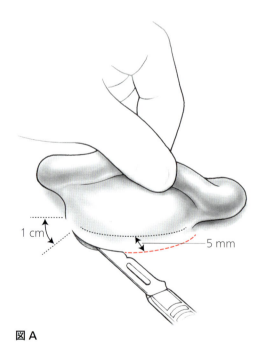

図A

C. 骨皮質の露出と外耳道の切開・剥離（図C）

❶側頭骨骨皮質の骨膜を上方，後方，下方に剥離し，開創器で圧排して乳突削開の術野を確保する．

❷外耳道後壁皮膚に，骨部外耳道入口部の高さで，12時から6時まで半輪状に切開を加える．この切開をおくことによって，外耳道から鼓膜を観察しながら外耳道皮膚剥離が可能となる．また，開創器で強く開創した際に菲薄な骨部外耳道皮膚が破れるのを防止する．

❸骨部外耳道皮膚を慎重に剥離する．剥離皮弁は外耳道皮弁形成の際に削開した乳突腔創面を被覆するので，できるだけ破らないようにする．

D. 乳突削開術

❶外耳道後壁削除型鼓室形成術（open method, canal wall down method；CWD）に準じて，中頭蓋（図Dのa），S状静脈洞（図Dのb），外耳道後壁（図Dのc）に平行にカッティングバーを動かしながら，乳突蜂巣を削開する．外耳道側から乳突削開するより（inside → outside），乳突側から外耳道後壁を薄くして乳突削開したほうが（outside → inside）オリエンテーションがつきやすい．

❷中耳根本術は乾燥した中耳を目的とするので，通常のCWDより徹底的に乳突蜂巣を削開することが多い．

E. 外耳道後壁の削除

❶薄い骨板として残された外耳道後壁をカッティングバーやダイヤモンドバーで徐々に低くしていく（図E）．

❷最後に耳小骨の外側に橋状として残った骨（facial bridge）を鋭匙やノミやダイヤモンドバーで慎重に削除する．直下にある耳小骨や顔面神経水平部を傷害しないように細心の注意を払う．

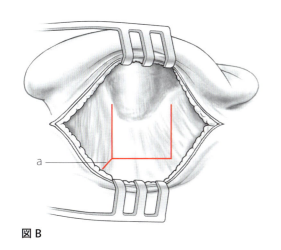

図B

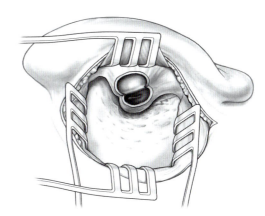

図C

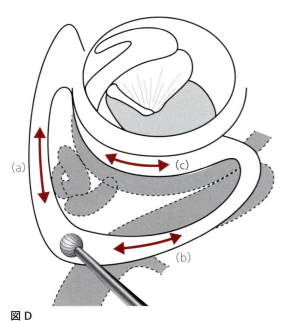

図D

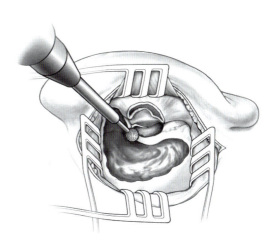

図E

F. 顔面神経隆起の平低化

❶ facial bridge 削除後に外耳道後壁下部に残った顔面神経隆起(facial ridge)を顔面神経, アブミ骨に注意しながら可能な限り低くする. 中耳根本術を行うような症例は, キヌタ骨が消失していることが多い.

❷ 外耳道下壁に近い顔面神経隆起最下部(図Fのa)や外耳道上前部の突出骨(anterior buttress, 図Fのb)を削除して, 削開乳突腔と外耳道がソラマメ状の形の腔になるように努める.

G. 鼓室の清掃

❶ ツチ骨, キヌタ骨が存在すれば摘出し, アブミ骨は必ず保存する. 鼓索神経は切断することが多い.
❸ 病的肉芽や鼓室粘膜を除去する.
❹ 耳管開口部を掻爬し, 骨片や軟骨, 骨パテなどで閉鎖する(図Gのa).
❺ 鼓室内に植皮して術腔の乾燥化を図った時代もあったが, 鼓室腔を作らずに筋膜や結合組織を岬角に置くだけで十分である(図Hのc). 残存健常鼓膜は筋膜の上に戻す(図Gのb).

H. 外耳道皮弁の作成

❶ 外耳道皮膚の半輪状切開創の上端から下端に向かって, 外耳道の軸と平行に切開を加え, 外耳道と乳突腔を交通させる. 切開によって作られた外耳道皮膚弁を後方に翻転して, 顔面神経隆起をできるだけ被覆する(図Hのa). 皮膚弁の皮下組織の厚い部分を削ぐように切除し皮膚弁を薄くする.

❷ 乳突削開後露出した乳突腔表面をできるだけ筋膜や結合組織, コラーゲン線維, PGAシートで被覆する(図Hのd).

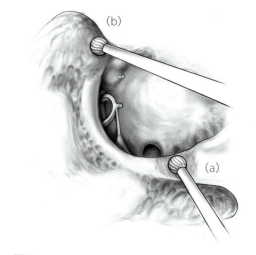

図 F

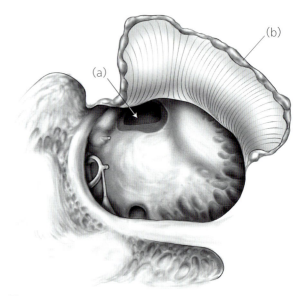

図 G

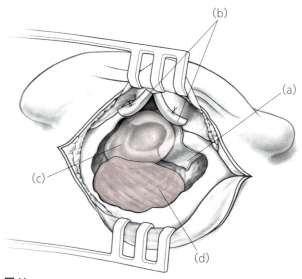

図 H

I. 外耳道入口部の拡大（meatoplasty）

❶外耳道皮膚側から耳甲介腔に切開を加え，軟骨の外側の結合組織を軟骨から剥離する．軟骨が十分に露出されたなら，軟骨を三角形に切除する（図Ｉのa, b）．

❷軟骨上の皮膚を乳突腔のほうへ翻転して，吸収糸で縫合する（図Ｈのb）．

術後管理

術後最初の耳内ガーゼ交換は感染が生じない限り術後14〜20日に外来で行う．移植した筋膜や結合組織を安定させるために7〜10日でガーゼ交換をしないほうがよい．その後は毎日か1日おきに行う．PGAシートで骨面を被覆した場合は，ガーゼを入れずに点耳のみでよい．

ガーゼ交換時にはfacial ridgeや中頭蓋に密着して置いた皮弁や結合組織がずれないように注意する．

移植した筋膜や結合組織が壊死に陥った際は，速やかに切除する．病的な肉芽が発生した際には，鉗子で鉗除するかブロー液や硝酸銀で腐蝕し，上皮化が円滑に行われるようにする．通常，耳内乾燥までに3か月を要する．

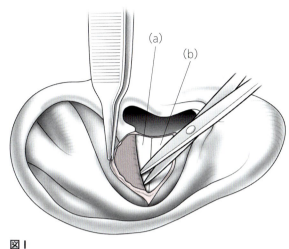

図Ｉ

🖉 手術のポイント

- 蝸牛瘻孔が存在して骨導聴力が残存している場合は，蝸牛瘻孔上の真珠腫上皮をそのままにしておく．万が一，剥離する場合でも，他の病変を清掃してから生理食塩水で何回も洗浄した後に上皮を剥離する．剥離するときは内骨膜をなるべく保存する．剥離後は，直ちに軟骨と結合組織で覆う
- 外耳道から乳突腔が外来で容易に観察できるように，meatoplastyを広く行う
- 上皮のmigrationが損なわれないように，顔面神経隆起を十分低くする（外耳道下壁を落とす感じで）．また，12時の部分の鼓室鱗裂（tympano-squamous fissure）を十分削除し，削開乳突腔をソラマメ型にする
- 外耳道皮膚弁や結合組織，PGAシートで削開した乳突腔骨面を被覆する
- 鼓室腔を形成する必要はないので，耳管鼓室口は閉鎖する

❗ 手術のピットフォール

- 中耳根本術の適応となる症例は，解剖学的なランドマークが欠落している症例が多い．CT所見を参考にしながら，顔面神経や内耳窓などへの副損傷が生じないように十分留意する
- 外来で処置しやすいように，①meatoplastyを大きくすること，②顔面神経隆起を低くすること，③12時の部分の鼓室鱗裂を十分低くすること，が肝要である

（阪上雅史）

23 再手術例
乳突腔充填術と後壁再建術

手術概念

　乳突腔は，単一腔である乳突洞と，蜂巣構造をもつ乳突蜂巣により構成される．抗菌薬発達前の時代では，乳突腔内に感染・炎症が生じると保存的に病変を制御することが困難であったため，腔を削開し病変を物理的に除去し外耳道に開放する術式がもっぱら選択された．もちろんこの術式は，現在でも真珠腫の病変進展例などでは優れた術式として採用されている．しかし乳突腔の不十分な削開による炎症・感染巣の遷延や上皮化不全が存在すると，術後年余にわたり耳漏，めまい，頭重感などが反復，持続する．そのため患者は生涯にわたり耳鼻咽喉科への通院を強いられる．この状態を乳突腔障害と呼ぶ．

　根治には残存した炎症巣を完全に除去した後，外耳道後壁を再建することにより乳突腔を閉鎖する必要がある．ところが後壁のみを再建した場合，死腔化した乳突腔へ再建後壁が陥凹し，病変が再発する危険性も否めない．そこで後壁の再建とともに乳突腔を充填し，外耳道後壁の形態を長期にわたり安定させるのが外耳道後壁再建術と乳突腔充填術との併用手術である．

適応

　過去に中耳根本手術や保存的中耳根本手術，外耳道後壁削除・乳突開放型鼓室形成術を施行された症例，あるいは外耳道後壁保存や再建を意図するも後壁が欠損してしまった症例で，外来処置では症状の消失をみないものが本手術の適応となる．

術前に注意すること

　過去の手術所見を可能ならば入手する．また純音聴力検査のみならず，語音聴力検査もなるべく実施し，対側耳を含めた術前聴力を評価する．耳後部創，外耳道所見（入口部の大きさ，形状），鼓膜所見（穿孔，癒着，耳漏の有無），乳突腔の所見（大きさ，上皮の状態，肉芽，耳漏の有無）を内視鏡も利用しながら入念に観察する．側頭骨CT検査の実施は必須である．乳突腔の削開範囲，残存蜂巣の有無，皮質骨の残存状態と厚み，中・後頭蓋窩，S状静脈洞の骨壁の状態，内耳瘻孔の有無，鼓室，耳小骨の状態などを把握する．

手術の実際

中耳根本手術後の再手術について述べる(左耳).

A. 皮膚切開
❶耳介側頭溝の5 mm 程度後方に皮切線を設定するが,近傍に前回手術の切開痕があればそれに沿うようにする.
❷切開が直接乳突腔に達しないように,やや浅い層で乳突部側面の骨膜ならびに筋膜を露出する(図A).

B. 骨膜弁の作成
❶骨膜弁の切開線は前回の削開乳突腔辺縁部より外側におき,前方の外耳道側に茎をもつU字型の弁(Palvaの骨膜弁)とする(図B-1).
❷骨壁のない削開乳突腔では,腔内の上皮を損傷しないように上皮下で組織を切離しながら骨膜弁を作成,挙上する(図B-2).

C. 開放乳突腔上皮の剝離
❶削開腔上皮を末梢側から中枢側へと完全に剝離する.
❷半規管や顔面神経管の骨欠損の存在に注意をはらう.
❸剝離上皮は袋状となり外耳道に開口する.切開を加えると外耳道内が観察される(図C).
❹健常な部分は外耳道後壁皮膚として再利用できるようにトリミングを行うが,肉芽やびらんを伴う上皮は積極的に除去する.

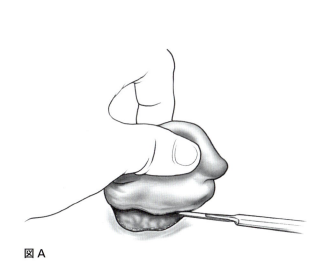

図A

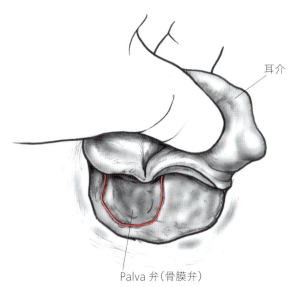

図B-1

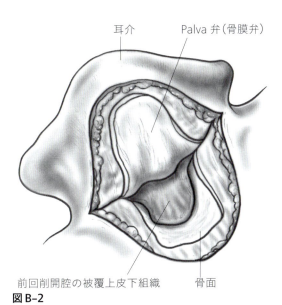

図B-2

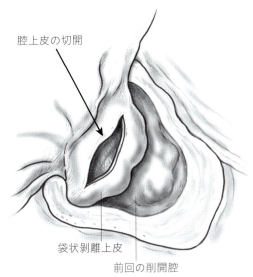

図C

D. 開放乳突腔と鼓室の清掃(図D)

❶ 乳突腔,上鼓室に炎症巣があれば,開放・清掃する.
❷ その後,乳突腔内部,周囲の骨が滑らかになるように改めてドリルで削開する.この際に外耳道後壁を作成する材料となる骨パテをパテコレクターなどで採取しておく.
❸ 鼓室内にも炎症巣があれば鼓膜を剥離,挙上し清掃を行う.

E. 骨パテの採取と加工

❶ 先の乳突腔の骨削開の際に骨パテの採取量が少ない場合は,乳突腔周囲の皮質骨表面を広く追加削開する.
❷ 採取した骨パテを生理食塩水で洗浄し(**図 E-1**),ガーゼで脱水,点耳用抗菌薬を散布したのち,直方体状に成型し,フィブリン糊で固める.
❸ ガーゼとともに圧迫鉗子で挟んで,脱水,圧縮し,外耳道後壁再建用の骨パテ板を作成する(**図 E-2**).

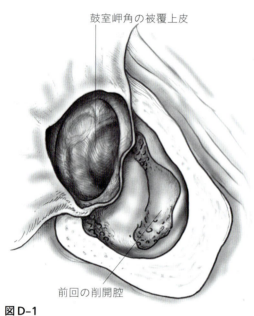

図 D-1

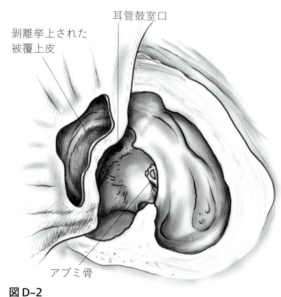

図 D-2

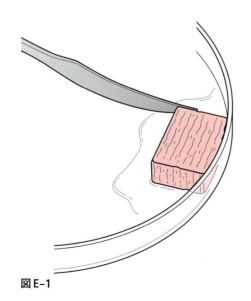

図 E-1

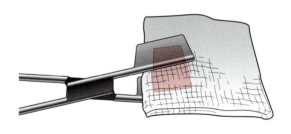

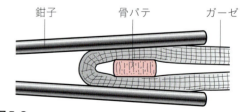

図 E-2

F. 骨片の採取

❶ 周囲の健常な骨を平ノミで採取し，充填材料を採取する（図 F）．

❷ 材料が不足する場合は，乳突腔周囲の骨膜を広く剝離し，採取範囲を拡大する．

G. 耳小骨連鎖再建，鼓膜形成と外耳道皮膚欠損部の被覆

❶ 必要に応じて耳小骨連鎖再建を行う（図 G-1）．健常な耳小骨を利用することが困難な場合は，皮質骨片や軟骨などを用いる．

❷ 大きめの筋膜，もしくは骨膜を採取し，underlay 法で鼓膜欠損部と外耳道皮膚の欠損部を同時に覆う．

❸ さらにその後方に Palva の骨膜弁を挿入し，補強を図る（図 G-2）．

H. 外耳道後壁の再建

❶ 骨パテ板を外耳道後壁部にフィットするように鋏でトリミングし，挿入する（図 H）．

❷ 残存後壁と再建後壁の接合部となる前上方と下後方の部分が滑らかになるように留意する．

❸ 上鼓室深部に余った骨パテを挿入し再建後壁を補強する．

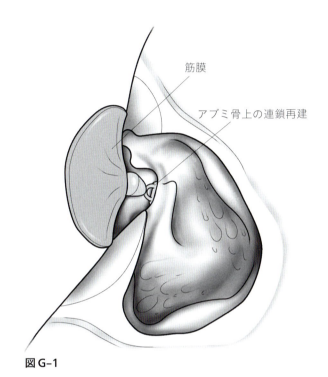

図 G-1

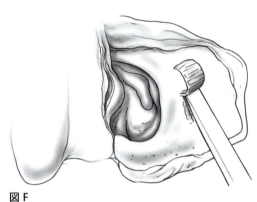

図 F

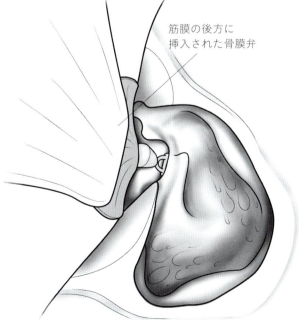

図 G-2

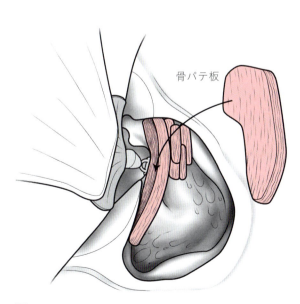

図 H

I. 乳突腔の充填

❶ ノミで採取した皮質骨片を，死腔が生じないようにできるだけ密に乳突腔に充填する．
❷ 充填後の乳突腔を余った骨パテで覆う（図I）．
❸ 外耳道内にガーゼタンポンを，耳後部皮下に持続吸引ドレーンを留置し閉創する．

術後管理

ドレーンは数日で，外耳道ガーゼタンポンは1週間ほどで抜去する．

ガーゼタンポン抜去後は，外耳道の腫脹が軽減するまで必要に応じてタンポンの交換・留置を行う．

手術のポイント

・乳突腔内の上皮の剥離時には，硬膜，S状静脈洞，顔面神経の露出，半規管瘻孔などの存在に十分留意する
・再建材料となる骨パテ，皮質骨の採取にあたっては，開放乳突腔上皮や炎症性肉芽の病変が混入しないように注意する
・外耳道入口部が狭い場合は，入口部拡大術を併用する

手術のピットフォール

・解剖学的なランドマークが欠落している症例が多いので，CT所見を吟味し参考にしながら，顔面神経や内耳窓などへの副損傷が生じないように十分留意する

（山本　裕）

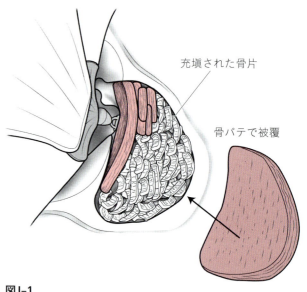

図I-1

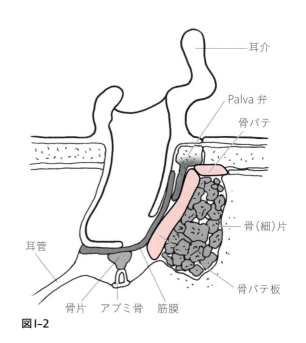

図I-2

24 内視鏡下中耳手術

手術概念

 経外耳道的内視鏡下耳科手術（transcanal endoscopic ear surgery；TEES）は，広角で死角の少ない内視鏡の特性を最大限に活かした，ほとんどすべての工程を外耳道内から内視鏡下に行う keyhole operation である．手術操作を明視下で安全確実に行える，生理的機能の回復を目的とする低侵襲な術式である．

 真珠腫に対しては，①死角を制御し，②換気ルートの回復を行い，③乳突腔の最大限の温存を可能とすることで真珠腫の完全摘出と再発の予防を目指している．

 Powered TEES とは，powered instrument を使って内視鏡下に retrograde mastoidectomy on demand (inside-out technique) を行うものである．これによりTEES の適応は乳突洞病変まで拡大した．

適応

 TEES のラーニングカーブはS字カーブを描くといわれている．最初は緩やかで，ある程度トレーニングを積むと急激に進歩するが，内視鏡下副鼻腔手術（ESS）に習熟している術者であれば，抵抗なく実施可能と考えられる．ただし，術者が立体的な中耳の臨床解剖を理解していることや，ESS よりも繊細な手術操作が必要であることを理解している必要がある．習熟度に応じて適応となる中耳手術が増えていく．下記の1から6へステップバイステップで TEES を実施するのが望ましい．

1. 換気チューブ挿入術，接着法から始める．顕微鏡手術でも片手操作となる術式なので実施しやすい．顕微鏡では外耳道彎曲のため死角となるような前方の穿孔でも，広角な内視鏡の術野では明視下において手術ができる．また，狭い外耳道の中で内視鏡と手術器械が干渉しないような操作方法の習熟ができる．
2. 慢性中耳炎（後方の辺縁性穿孔や大穿孔）で tympanomeatal flap を挙げる操作を含む手術を行う．TEES を行ううえで必要となる基本的かつ重要な操作である tympanomeatal flap を全層で挙げる操作をこの段階でマスターする．
3. 中耳奇形や外傷性耳小骨離断など耳小骨の操作を含む疾患，さらに上鼓室に病変のある鼓室形成術Ⅰ型で対応できる慢性中耳炎が対象となる．鋭匙やノミツチでの上鼓室開放に習熟する．
4. 上記のステップを習熟すれば，上鼓室に限局する弛緩部型真珠腫は容易に実施可能となる．次いで緊張部型真珠腫・癒着性真珠腫や posterior pouch に進展する弛緩部型真珠腫など，後鼓室に病変のあるものを扱う．良好な視野で明視下に手術ができる内視鏡のメリットが最大限に活かされる．
5. Powered TEES．乳突洞まで進展している真珠腫（ただし半規管瘻孔や広範な天蓋の欠損例は除く）を powered instruments を使い，取り扱う．
6. アブミ骨手術．アブミ骨周囲の解剖を明視下におきながら良好な視野で行える．

A. 器具：デジタルハイデフィニション（HD）システム

 立体情報の不足の解決のために，より繊細な画像が得られる高解像度デジタルハイデフィニション（HD）システムは必須である．カメラは高解像度3チップ型CCD HD カメラを，内視鏡は鏡筒部有効長18 cm，外径が2.7 mm のロッドレンズ型内視鏡を主に使用している．鏡筒部が細く長いので，CCD カメラ・内視鏡を持つ手と挿入する機器を持つ利き手との間に，十分なワーキングスペースを保てる利点がある．また，内視鏡の光源にLED を用いることで，従来のキセノンランプで問題となった観察部位の表面や鏡筒，カメラの温度上昇を減少させることが可能であるが，不要に内視鏡を長時間耳内に留置することは避けたい．

B. 器具：専用の手術機器

 低侵襲な TEES の実現のためには，それに見合った

機器の利用が必須である．狭い術野を妨げないために，細身の機器が望ましい．また，狭いアクセスルートから手術操作を行うため，手術機器の形状に工夫が必要である．

曲がりの吸引管や右向き・左向きの鉗子，弱彎・強彎のピック，先端が90度に曲がった剝離子，2か所で曲がった剝離子など専用の機器が有用である．

Powered TEES で上鼓室・乳突腔の骨削開を行うには，チップ先端に洗浄と吸引機能をもち，片手操作で洗浄と吸引を同時に行いながら骨を削開できる超音波手術器や，先端のみ回転しシャフトがシースでカバーされているカーブドバーを用いている．

手術の実際

典型的な弛緩部型真珠腫について手術手順を示す．

A. 耳内の観察

直視型または側視型内視鏡を用いて外耳道や鼓膜，陥凹部を観察する．外来の診察では死角となっていた部位に接近させて詳細に観察する．弛緩部型真珠腫の場合であれば陥凹の状態に注意し，特に陥凹の底部を観察して，その進展ルートが前方ルートなのか後方ルートなのかを観察する．さらに真珠腫が耳小骨（ツチ骨・キヌタ骨）の内側に深く進展していることが確認できれば，その段階で耳小骨を摘出する決定ができる．後方ルートの場合，posterior pouch を通って後上象限へ下垂する，いわゆる holotympanic cholesteatoma となることがあるので注意を要する．鼓膜が陥凹し癒着が疑われる場合には，笑気ガスを用いて鼓膜が持ち上がるか確認する．緊張部型真珠腫の場合にはキヌタ・アブミ関節の状態や耳小骨内側への陥凹の進展程度を観察することが重要である．

B. 局所麻酔

外耳道に局所麻酔を行う．これは外耳道皮膚剝離の際の出血を抑えるためばかりではなく，外耳道皮膚を骨部外耳道から液性剝離する意味があり，非常に重要である．30万倍エピネフリン入り0.5％キシロカイン®を2.5 mL シリンジに入れて，27 G の注射針で外耳道の軟骨部皮膚から刺入し，骨部外耳道の骨面に当てて皮膚をゆっくり剝離するように注射を行う．その際，水疱を形成しないように注意する．まず外耳道の後壁，右耳なら9時，左耳なら3時の方向から刺入する．大抵の場合，この注射で剝離が行えるのは tympanosquamous suture（鼓室鱗裂）から tympanomastoid suture（鼓室乳突裂）までであるので，これより前方の12時近辺に注射を追加して行う．また下方の剝離が足りない場合は6時方向に注射を追加するが，一般に後下方は外耳道皮膚が薄く液性剝離が容易ではない．

C. 外耳道切開

骨部外耳道皮膚は鼓膜皮膚層と連続しており，軟骨部外耳道皮膚と比べ非常に薄い．手術終了時に皮弁を戻すときに，外耳道骨に露出部が生じないように仕上げるために，ここでシャープに切開することが重要である．

外耳道切開は，通常は骨部外耳道の中間の部位にラウンドナイフまたはテラメスなどで行う．atticotomy（上鼓室開放術）または attico-antrotomy（上鼓室乳突洞削開）を予定している場合には軟骨部に近い骨部外耳道におく．切開が鼓膜に近くなりすぎると tympanomeatal flap が裂けたりめくれたりし，閉創の際に苦労する．外耳道切開の長さについては，左耳であれば11時から6時までの半周以上にわたる弧状の切開を基本とし，上鼓室の削開を行う際には上方の切開を10時まで前方に進める．弧状の切開の端から鼓膜方面に放射状の切開を加えると tympanomeatal flap をよりきれいに挙上することができる（図 C）．

D. tympanomeatal flap の挙上

剝離子にて tympanomeatal flap を挙上する際，出血が視野の妨げになる場合には適宜ボスミンを浸したベン

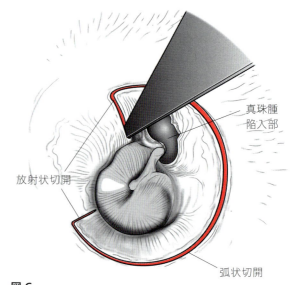

図 C

シーツ®で止血を行う．また，吸引付きの剝離子を用いるのも有用である．tympanomastoid suture や tympanosquamous suture から細い穿通枝が出ているので，ベザリウス®などの先細のバイポーラで適宜止血する．剝離は，1か所のみが深くならないように均等に flap を挙上していく．10 時と 6 時に置いた放射状の切開部まで確実に剝離する．その際，常に剝離子を骨に軽く押し当てるように操作することが重要である．

TEES では一般に，この tympanomeatal flap の挙上が初学者にとってはやっかいな工程といわれている．それは，出血のコントロールと内視鏡の安定した保持が簡単ではないからである．内視鏡手術で出血は少量でも視野・術野の妨げとなるが，前述のようにしっかりと止血を行えば何ら問題はない．また，軟骨部外耳道は，TEES では非常によい支点となるが，flap を上げる時点では，内視鏡の挿入が浅いため十分に固定することができないことに注意する必要がある．

線維性鼓膜輪が黄白色調の幅 1 mm 弱の帯状の構造物として鮮明に観察されたら鼓膜輪をなでるように持ち上げ，左耳であれば 3〜4 時くらいのところから鼓膜を全層で上げて，鼓膜輪を確実に鼓膜溝から挙上し，弱彎の鋭針などで中耳粘膜を分けて鼓室内に入る．鈍針の腹で鼓膜輪の挙上を下方まで十分に行う（図 D）．

次いで鼓索神経を同定・温存し，さらにツチ骨の外側突起を露出するまで剝離し Prussak's space を開放する．notch of Rivinus の部位に後ツチ骨ヒダがあるので同部で確実に切除し持ち上げる．

弛緩部へ上皮が陥入して真珠腫を形成している部位で，鼓膜として温存する部分と真珠腫として摘出する部分に切離する．tympanomeatal flap が外耳道前壁に付くまで十分に挙上し，安定した広い術野を得ることが TEES では特に重要である．前壁に付けた flap は表面張力でくっつき，術中邪魔になることはない．

E．中鼓室の処理

中鼓室を観察し，真珠腫が posterior pouch へ進展し後鼓室に下垂している holotympanic cholesteatoma の場合には，外耳道後壁を鋭匙またはノミにて必要最小限の削除をしたのち，真珠腫を明視下に後鼓室より剝離する（図 E-1）．次いで鼓索神経を真珠腫や周囲組織から剝離して，可能な限り温存する．真珠腫の浸潤が高度で真珠腫が鼓索神経から剝離不能な場合には，鼓索神経を早い段階で切離したほうがよい．真珠腫を顔面神経から剝離し上鼓室のレベルまで持ち上げておく（図 E-2）．通常直視型の内視鏡でこれらの操作は可能である．

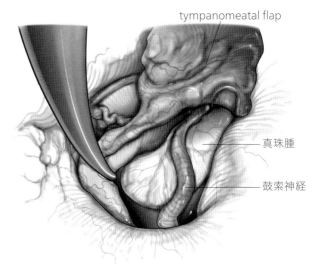

図 D

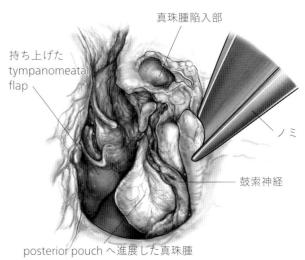

図 E-1

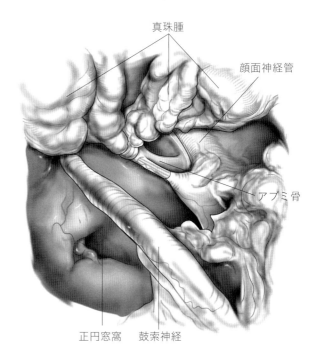

図 E-2

次に耳小骨連鎖の状態を確認する．連鎖が保たれている場合，キヌタ・アブミ関節を同定し，キヌタ骨を摘出しなければ真珠腫の摘出ができないと判断すれば，この時点でキヌタ・アブミ関節を外す．これは，のちに上鼓室削開や耳小骨からの真珠腫上皮の剝離などを行う際に，振動刺激が耳小骨を介して内耳障害を起こすことを避けるためである．アブミ骨が同定しにくい場合には，顔面神経を電気刺激しアブミ骨筋腱の動きを確認するのも一法である．アブミ骨の周囲に線維性結合組織などが付着している場合には，これを可及的に清掃してからキヌタ・アブミ関節を外したほうがよい．連鎖のある状態のほうがアブミ骨の動揺が少ないからである．

F. retrograde mastoidectomy on demand

真珠腫の進展範囲に応じて，transcanal atticotomy, aditotomy（乳突洞口開放），antrotomy を順次行う．真珠腫の進展範囲が上鼓室内に限局している場合は，鋭匙やノミによる最小限の削開で摘出が可能である．しかし，真珠腫が上鼓室を超え乳突洞にまで達している場合は超音波手術器やカーブドバーを用いて削開を行うのがよい．

主にソノペット®をカッティングバーの代わりとして外耳道側壁の大まかな部分の削開に用い，次いで内側の真珠腫との間に薄く骨堤を残すように，直径2 mmのファインダイヤモンドバーを用いて削る（**図 F-1, 図 F-2**）．これは powered instrument が直接耳小骨や顔面神経などと接しないようにするためである．薄く残った骨堤はノミや鋭匙で削除する（**図 F-3**）．

真珠腫が上鼓室内側に進展している症例でキヌタ骨を除去する場合は，ツチ骨頭を切除する．内側に進展していても，その進展が軽度の場合，内視鏡の広角な視野を利用して耳小骨連鎖の温存が図ることが可能である．

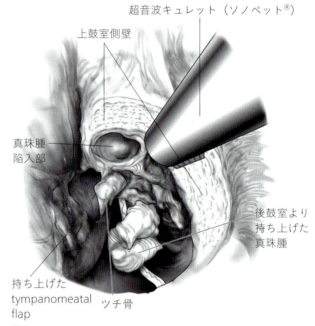

図 F-1

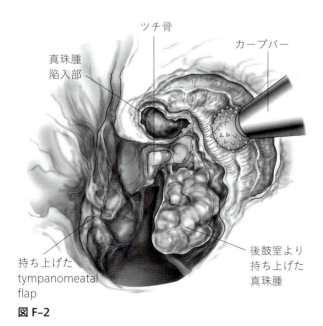

図 F-2

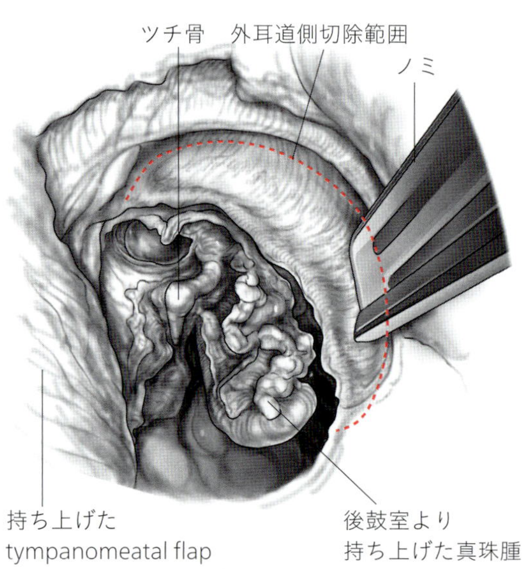

図 F-3

G. 真珠腫上皮の剥離

真珠腫上皮の後端を明視下においたら，Thomassin dissector のシングルベントやダブルベントなどを用いて真珠腫上皮を乳突洞側から上鼓室に向かって剥離挙上していく．このとき，できる限り正常な粘膜を温存するように剥離する．上鼓室天蓋の上皮も，外耳道の手前から曲がりの剥離子などを用いて剥離し，後方から剥離してきた真珠腫母膜と一塊になるように，斜視鏡なども駆使しながら剥離を進める．鉗子で軽く引き上げるような操作も有効である（図G）．ここでは，明視下に連続的に真珠腫上皮を剥離することが重要であり，真珠腫内の debris（デブリ）は適宜吸引管などで除去し，debulking（内減圧）しながら行うとよい．ツチ骨頭とキヌタ骨を後方から剥離してきた真珠腫上皮と一塊にして摘出する．

摘出後，乳突洞方向を 30 度の側視鏡で観察する．末梢に増生した肉芽があれば可及的に鉗子や曲がりの吸引管，Thomassin dissector などで除去し，乳突蜂巣末梢へのルートを確保する．

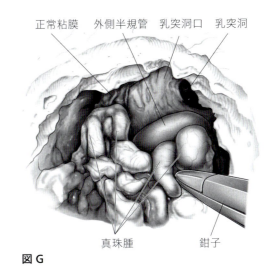
図 G

H. 前方ルートの確保，耳管上陥凹，耳管の確認

上鼓室前骨板（anterior attic bony plate, cog）を確認し前鼓室に入り，耳管上陥凹を清掃する．鼓膜張筋腱前方の鼓膜張筋ヒダを確認して閉鎖していれば，曲がりの吸引や直角に彎曲した針，Thomassin dissector などを使用して可及的に広く開放する（図H）．上鼓室側から 30 度の内視鏡で耳管鼓室口が確認できるまで開放する．鼓室峡部の清掃とともに，前方ルートの確保は換気ルートの回復のために重要な手術操作である．

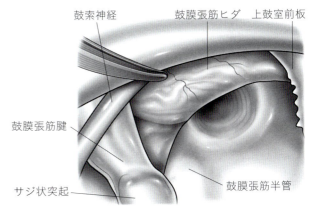
図 H

I. 鼓膜形成，耳小骨連鎖再建

耳珠軟骨を軟骨膜ごと採取し，片側の軟骨膜をはがし鼓膜形成に利用する．採取の際，耳珠軟骨の外側のフレームを残すように切除し，術後の耳珠の変形を予防する．

軟骨膜で鼓膜の欠損部をツチ骨裏面から underlay にて貼付し，外耳道側から鉗子で引き上げてグラフトを穿孔縁に接着させる（図 I-1）．

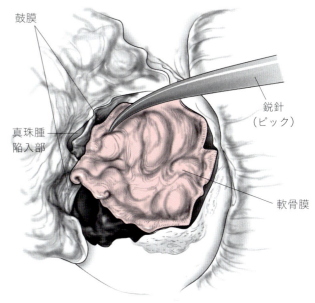
図 I-1

Ⅲ型で耳小骨連鎖再建する場合は2×4 mmに切り出した軟骨の片方の軟骨膜を剝離し，残った軟骨を軟骨膜側に2つ折りにしてのり付けして作成した2段コルメラの底面に，アブミ骨頭が入る長径1 mm程度の窪みを寺山式の吸引管の1番などを用いて作成する．これをアブミ骨の上に乗せて鼓膜との間に設置してⅢc型の再建とする(**図I-2**)．この再建法は片手の操作となる内視鏡下手術で特に有用と考えている．

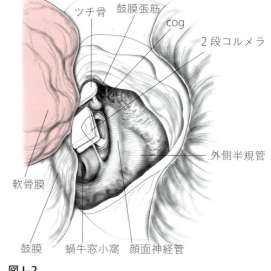
図I-2

J. 上鼓室側壁・後壁の再建

scutum(上鼓室側壁)や外耳道後壁の欠損部位には，型紙を用いて欠損部の大きさを測定して，その大きさに合わせて軟骨を切り出す．通常，transcanal atticoantorotomyを行った場合でも欠損部は長径で10 mm程度である．片側は軟骨の大きさより大きな軟骨膜を付けたままとしておき，外耳道の骨欠損部の内側から被覆するようにする(composite graft)(**図J**)．また軟骨の周囲の切断面は角度をつけて台形状に削ぎ落とし，外耳道の骨欠損部に嵌まりやすいように工夫している．軟骨を何枚かに薄切し使用してもよい．

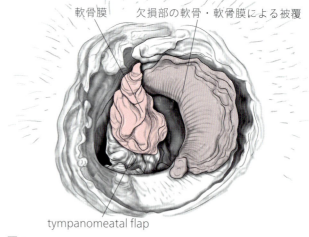
図J

K. 閉創

tympanomeatal flapを戻し，外耳道後壁に接着させる．flapがカールしないようにしっかり伸ばす(**図K**)．flapがきちんと上がっていれば，外耳道に骨露出部は生じることはない．生じた場合には，シリコン膜なしのテルダーミス®を貼付して補塡する．ベスキチン®Wを短冊状に切ったもので外耳道皮膚を被覆し，タリビッド®含浸ゼルフォーム®やメロセルで外耳道をパッキングし手術を終了する．

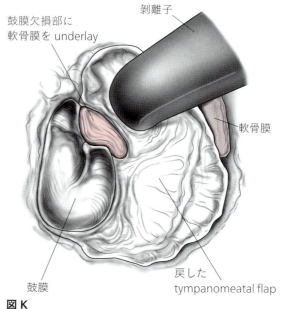
図K

手術のポイント

1) 直視型を主に使用し，前方斜視型（30度）を有効に使う

　直視型の内視鏡は視野角が広いため，大部分の操作は直視型で可能である．対象に接近することにより深部の拡大視での観察が可能である．全体像を観察してから細部を観察するようにする．後鼓室の観察・処理，耳管鼓室口の確認，前方ルートの開存の確認には，前方斜視型の内視鏡を用いるとよい．内視鏡を使用すれば，鼓膜張筋腱を切断してツチ骨とともに鼓膜を翻転したりしなくても，耳管鼓室口の確認が可能である

2) フォーカスの合わせ方

　内視鏡を深く挿入する手前でフォーカスを合わせる．深く挿入してからフォーカスを合わせようとすると，鏡筒が揺れて鼓室内の構造物に接触する可能性があり危険である．フォーカスを合わせる場合には，助手に行ってもらい，術者は術野に集中したほうがよい

3) 軟骨部外耳道を支点とする

　内視鏡を安定させるため軟骨部外耳道を支点として利用する．通常の操作では，軟骨部外耳道後方に支点をおく．上鼓室を見たい場合は下方に，後鼓室を観察したい場合には前方に支点をおく．また，手台を別途用意し，そこに肘をおくことでより安定した視野が得られる

4) 死角部位の観察には前方斜視型内視鏡を用いる

　鼓室洞は顔面神経垂直部の内側の陥凹であり，顔面神経管内側を境するこのスペースは解剖学的特性のため顕微鏡で直視することがきわめて困難である．真珠腫が卵円窓周囲から錐体隆起，顔面神経窩，鼓室洞に進展している場合，顕微鏡下では後壁を可能な限り削開しても，完全に明視下において真珠腫上皮を摘出することは難しく，一部の操作がブラインドで行われる可能性がある．後鼓室は直視型または前方斜視型の内視鏡で視野を得ることができ，明視下に真珠腫の摘出が行える

5) アブミ骨，顔面神経に接触しないよう注意する

　側視型の内視鏡は前方の視野が悪い．アブミ骨や露出した顔面神経に注意が必要である

6) 内視鏡による温度の上昇に注意する

　キセノン光源を使用する場合，術野の温度上昇が問題となる．内視鏡を長時間同じ場所にとどめておかないようにする．また鏡筒自体の温度も上昇するので注意が必要である．LED光源で通常のセッティングであればその心配はほとんどない

（欠畑誠治）

25 髄液漏への対応

疾患概念

　耳性髄液漏(gusher)はまれな疾患であるが，アブミ骨手術で底板を処理したとき(stapedotomy)や人工内耳の蝸牛小開窓(cochleostomy)の際などに漿液性の髄液が突然内耳から外耳道入口まで大量に溢れ出す状態である．外リンパ瘻(perilymphatic fistula)とは流出する液体の内容も量も大きく異なり，gusherを停止させるためにより慎重な対応が必要とされる．

　原因は，内耳に解剖学的異常が基盤にある場合の耳科手術操作によることが多い．対象となるのは，アブミ骨の先天性硬化症，内耳の単房性奇形(common cavity)や内耳道底と骨迷路の連結部(cribrosa plate)の骨欠損，内耳道や前庭水管の拡大などの奇形症例である．中頭蓋窩骨折などの重症の外傷性髄液漏を耳鼻科医が経験することはまれである．

　手術操作で前庭窓から内耳を開けた瞬間に，上昇している髄液圧が急激に開放され，髄液が中耳へと大量に持続的に流出してくる．鼓膜の穿孔がなければ耳管から水様性鼻漏となって流出する．gusherが続くと，重篤な細菌性髄膜炎の原因となり，生命維持の危険となる．

手術の目的と適応

　gusherが手術中に生じた場合に髄液流出を停止させないと，細菌性髄膜炎の危険性が高くなり致死的となる．聴力改善の手術操作を継続することにこだわらず，まず髄液停止を手術の第一目標とすべきである．

　gusherの可能性が高いことを手術前に推測できる疾患がある．手術前の高分解能CTで上記のアブミ骨や内耳奇形が疑われた場合には，手術の危険性を十分に予測し準備する．gusherが停止しない場合には手術を中断することや，一時的に停止できたと判断されても2～3日以内に再手術の可能性があることを患者や家族に十分に説明し，同意(インフォームド・コンセント)を得ておかなければならない．

　gusher手術後の経過が良好であっても，頭部外傷に細心の注意を払い，激しくぶつかり合うようなスポーツなどは禁止する．通常では考えにくいような小さな衝撃でもgusherを再発する危険性がある．

術前に注意すること

　手術前の説明で一番重要なことは，gusherの危険性があることを患者と家族に十分に伝え，短期間に再手術の可能性があることを理解させることである．

　小児でアブミ骨を操作するような手術を予定する場合，先天性アブミ骨硬化症ではgusherの報告が多いことに注意しなければならない．米国の報告では男児に多く，術前の聴力検査で特徴的な混合性難聴を示し，CTでアブミ骨底板周囲の骨化がみられるので注意する．

　手術後の髄膜炎の予防のために広域スペクトラムの抗菌薬を選定する．

　髄液圧を低下させるための利尿薬や体位などの準備を行う．

手術の実際

手術開始前に患者の頭位を少し挙上する．麻酔科医にD-マンニトールの点滴注射を依頼し，脳圧降下と脳容積の縮小を準備する．

A. tympanomeatal flap の作成

通常は耳内法のアプローチが可能である．中耳内観察のため，顕微鏡と内視鏡を準備しておく．耳後部切開でgusher閉鎖用に側頭筋膜を採取しておく．

鼓膜が正常であれば，外耳道内に切開を入れtympanomeatal flapを作成し鼓膜を翻転する（図A）．

B. 鼓室内（アブミ骨と顔面神経）の観察

中耳内をアブミ骨手術に準じた方法で観察し，アブミ骨底板とその周囲の病変の有無を慎重に確認する（図B）．

耳科手術既往のある症例などでは，鼓膜を開けると髄液が鼓室内にすでに貯留している場合がある．髄液がすでに感染している危険性があるので，耳内を生理食塩水で十分に洗浄してから瘻孔部位の操作を行う．

アブミ骨手術を行う場合には，アブミ・キヌタ骨関節を外した刺激でもgusherが始まることも予測しておく．アブミ骨底板の処理は，gusherの停止とピストン設置の手術操作を同時にしなければならないことを考慮すると，stapedectomyにしたほうが充填材料の挿入時に残存底板を内耳内に押し込むような危険性が少ない．

人工内耳の手術では，乳突洞削開から後鼓室開放術を行いアブミ骨から蝸牛窓まで十分に明視下におく．gusherがあっても蝸牛小開窓から電極の挿入を素早く済ませる．

C. 前庭窓の閉塞とgusherの停止

開放された前庭窓からgusherが生じている場合に閉鎖に用いる材料は筋膜や脂肪組織，ゼルフォーム®，骨ろう付き縫合糸などの軟部組織と，皮質骨小片や骨パテなどの骨組織，耳介軟骨あるいは人工耳小骨などを用いる場合がある（図C）．どの方法が最良ということはないが，軟部組織を充填して一時的にgusherが停止したようにみえても確実性は乏しく，骨組織と生体糊を併用したほうがよい．

数時間かけてもgusherが停止しない場合には，鼓室内全体を充填する必要がある．また耳管開口部も閉塞し，鼻咽腔への流出と感染を防ぐ．

重篤な外傷性髄液漏の場合には，脳外科医と共同手術が必要となる．頭蓋窩底骨折部位からの髄液漏で，乳突

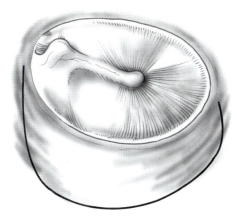

図A
右鼓膜の手前の外耳道内に弧状の皮膚切開を半周におき，鼓膜に向かって剥離していく．中耳内の観察のために内視鏡を挿入できるようなスペースを十分に確保する．

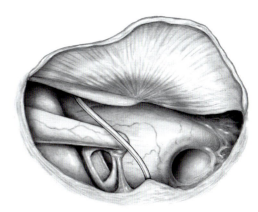

図B
中耳の観察部位として，アブミ骨の全体像と顔面神経や蝸牛窓を明視下におくことが重要である．gusherのほとんどは前庭窓に生じる．鼓索神経は保存する．観察だけではなく手術操作できるような視野を確保する．

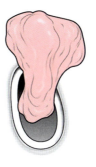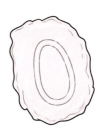

図C
gusherが始まったら慌てずに，髄液を吸引しながら前庭窓に充填材料を慎重に詰め込む．充填後に髄液流出が一時落ち着いたようにみえても手術操作を中断し，髄液が再び漏れ出さないか観察を続ける．また内頸静脈の圧迫などの圧負荷を加えて，閉塞が確実かを確認する．

洞内から骨折部位の閉塞が不十分なときは，頭蓋内からの処置も追加し脳ヘルニアを防止する．

まれに外来患者で，真珠腫の陳旧手術例で露出した前庭窓に感染性瘻孔が生じ，髄液漏を繰り返す場合がある．耳内の局所処置と感染防止のみでも髄液漏の自然停止がみられることもあるが，長期的には手術閉鎖が望ましい．

術後管理

髄液漏の停止が不十分ならば，3日以内に再手術となる可能性が高い．

通常の耳科手術とは異なり，髄膜炎の感染予防が最重要である．手術中から抗菌薬を使用し，術後にも約1週間必要である．

手術後数日間は発熱や頭痛などに注意する．血液検査による炎症徴候の確認が必要で，耳内に滲出液が少量でもあれば髄液と外リンパの鑑別のためにテステープで糖反応の有無を調べる．

髄液圧上昇の防止のため，全身状態が落ち着くまで利尿薬を投与し，患側耳と頭位を上にしておく．

注意すべき点

1. 手術前に内耳奇形の有無をCTで確認する．
2. 男児に多い先天性アブミ骨硬化症の手術適応は慎重に検討する．
3. 反復性髄膜炎の原因として内耳瘻孔の存在の可能性を調べる．
4. 髄液漏停止のための瘻孔への充填材料の選択．
5. 抗菌薬の選択と髄液圧低下の利尿薬の使用．

手術のポイント

- gusherの予測には，手術前の内耳の高分解能CT（HRCT）が重要である
- gusher予測手術であっても，髄液が大量に溢れ出すと術者は慌てることが多い
- アブミ骨手術でのgusherなら，前庭窓に筋膜などをまず詰め込み，一時的にでも髄液の流出を停止させ，骨材料などを追加し生体糊で固定する
- 単房性内耳の場合，奥深くまで充填材料を詰めすぎると顔面神経の損傷の危険性がある
- 手術前から利尿薬投与や頭位の準備は重要であり，手術後も状態が安定するまで継続する

手術のピットフォール

gusherは術前にある程度予測できる手術である．内耳形態の奇形の有無を手術前にCTで確認することが重要である．手術目的は髄膜炎の感染予防か人工内耳の埋め込み手術であるが，いずれにしても髄液流出を停止させなければならない．開放された前庭窓などを確実に閉塞し髄液圧による再流出を防止するには，筋膜などの軟部材料のみでは限界があり，骨や軟骨などの硬性材料が安定している．また手術操作以外にも，髄液低下のための利尿薬の投与や体位を上にするなどの準備が必要である

（枝松秀雄）

26 半規管瘻孔への対応

手術概念

　中耳真珠腫の5〜10%に迷路瘻孔が合併する．瘻孔の存在はめまいを誘発し，内耳炎による感音難聴のリスクが高まる．closed法ではopen法ほどの堅牢な閉鎖は必ずしも必要とされないが，筆者は内耳炎，瘻孔症状防止の観点から，常に瘻孔の閉鎖は堅牢に行うようにしている．瘻孔処理を適切に行うことで，感音難聴，めまいのリスクを軽減しうる．真珠腫による半規管瘻孔の他，上半規管裂隙症候群に対しても経乳突的な上半規管閉塞術が適応となる症例があり，上半規管の切断後に充填することで瘻孔と同様に慎重な操作にて対応が可能である．

術前に注意すること

　真珠腫などの中耳疾患の術前には迷路瘻孔の存在を疑い，めまい，瘻孔症状，側頭骨CT所見などをチェックする．

　骨導閾値の上昇があれば瘻孔部の感染による内耳炎を疑い抗菌薬投与を行っておく．

　大瘻孔あるいは瘻孔が深く開放される可能性が想定される場合は内耳障害防止のために術中および術後にステロイド投与を行う．

　インフォームド・コンセントとして，手術に伴う骨導聴力悪化，めまいなどの可能性を説明しておく．

手術の実際

　最も多い外側半規管瘻孔の処理について解説する．
　瘻孔部の操作は摘出の最後に行うようにして，他部の真珠腫の摘出を終えておく．

❶術野に点滴セットを準備して，針を創部の軟部組織に刺入固定し，生理食塩水が常に一定量操作部位に灌流するように設定しておく(図A)．

❷瘻孔部の母膜を外側半規管非膨大部側から開始して丁寧に剝離していく．生理食塩水の灌流によって，術野からは血液が除去され清澄な術野が得られるため，剝離摘出操作が行いやすい(図B)．

❸真珠腫母膜の摘出が済んだところ(図C)．生理食塩水の灌流は停止する．

❹皮質骨から瘻孔部にその彎曲がちょうどフィットするくらいのきわめて小さい骨片を1mmまたは2mmのノミ(丸)にて数片採取する(図D)．

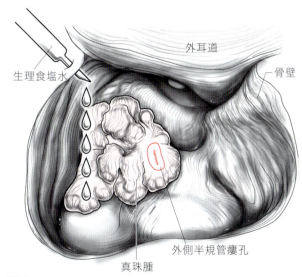

図A

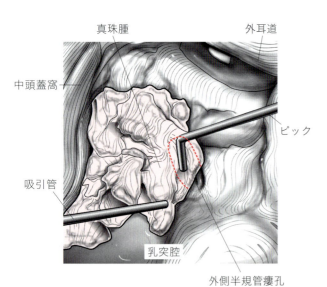

図B

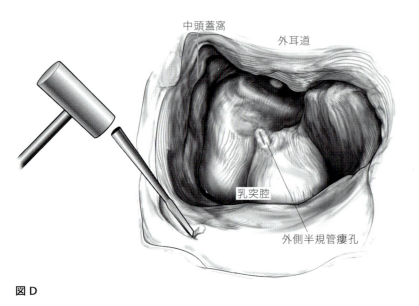

図D

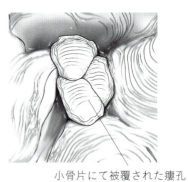

図C

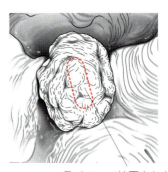

小骨片にて被覆された瘻孔

図E

❺ちょうどよい彎曲した小骨片が得られるので，2〜4片くらい使用して瘻孔部を被覆する（図E）．

❻骨パテでカバーする．実際には骨粉で骨片上をカバーしてからフィブリン糊を滴下するほうが行いやすい（図F）．

❼小筋膜片にて瘻孔部を完全に被覆する（図G）．

❽瘻孔部の操作が終了した後は，他部の操作（耳小骨連鎖再建，鼓膜形成など）を続行する．

骨パテにて被覆された瘻孔

図F

術後管理

抗菌薬投与を行う．大瘻孔あるいは内骨膜が開放された場合には，術中に常用量のステロイドを併せて投与する．状況に応じてステロイドの投与期間を決めるが，通常は3日以内でよい．

> **手術のポイント**
> ・瘻孔部をしっかりと観察することが重要である．出血があると瘻孔部の観察が不十分となり，大まかな操作となって，閉鎖が不十分で術後のめまいや感音難聴の原因となる．瘻孔部は吸引しないように操作するが，瘻孔部の操作中は術野を生理食塩水で灌流しておくと血液が洗い流されて観察しやすく，万一吸引が及んだ場合も内耳障害が起こらず，内耳保護の面からもよい
> ・瘻孔部の閉鎖は慎重に3層に行う．骨パテと小筋膜のみでの閉鎖よりも，最初に小骨片を用いることで，骨パテが瘻孔部に直接当たることを避けることができ安心感がある．術後に瘻孔症状は速やかに消失する
> ・瘻孔に当てる小骨片が大きすぎると瘻孔の閉鎖が不十分となり，術後のめまいの原因となりうるので，その彎曲がちょうどフィットするくらいのきわめて小さい骨片を1mmまたは2mmのノミ（丸）にて数片採取する

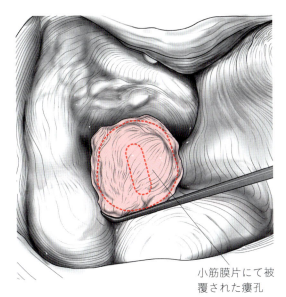

小筋膜片にて被覆された瘻孔

図G

> **手術のピットフォール**
> ・初心者は瘻孔を恐れるあまり，観察不十分で大まかな処置になりやすい．瘻孔部を明視下に観察して処置すること．そのためには，持続的生理食塩水灌流下に観察と真珠腫母膜の清掃を行うとよい

（小林俊光）

27 錐体尖病変へのアプローチ

手術概念

錐体尖(petrous apex)は，側頭骨の最内側，内耳と斜台の間に位置する．狭義の錐体尖は蝸牛の骨包を外側として内耳道よりも前方から錐体骨尖端部までとされるが，広義には半規管・前庭の内側で内耳道後方の部分を後部錐体尖と分類することもある．錐体尖部の代表的疾患には，先天性および後天性真珠腫，コレステリン肉芽腫，粘液囊胞，錐体尖炎などが挙げられる．錐体尖へのアプローチルートが重要となるが，病変の性質や発生・進展部位，さらに聴力や顔面神経機能を考慮に入れた最適なアプローチ法を選択する必要がある．また，迷路周囲から錐体尖にかけての含気状態，頸静脈球，内頸動脈，S状静脈洞，内耳道，中頭蓋窩，後頭蓋窩などを解剖学的に3次元的に理解することが重要である．

適応

コレステリン肉芽腫や粘液囊胞，錐体尖炎などの場合，側頭骨内の含気化された部分に交通路がつけば病変の拡大は止められるため，ドレナージだけでよいことが多い．しかしながら真珠腫の場合には，再発防止のためにも可能な限り母膜の全摘出が優先されるため，視野の広いアプローチが必要となる．

ドレナージを目的とする場合に主に用いられる術式には，蝸牛下法(infracochlear approach)や迷路下法(infralabyrinthine approach)がある．蝸牛下法は経外耳道的に下鼓室を経由し，蝸牛下面を経由して錐体尖に到達する．このアプローチの途中には外耳道後壁側に頸静脈球が，前壁側に内頸動脈が，また上方に蝸牛が位置する．これら3つの構造物が形成する三角形の部分を削除する．迷路下法は乳突削開を行い，後半規管の下から頸静脈球上方を抜けて錐体尖にアプローチする．聴力や顔面神経の機能の温存が可能であるが，視野は狭く，頸静脈球や内頸動脈の位置によっては施行できないものもあり，解剖学的な制約は大きい．

全摘出が原則となる真珠腫の場合の術式としては，聴力温存を目的とした経中頭蓋窩法(middle cranial fossa approach)と聴力を犠牲にする経迷路法(translabyrinthine approach)に大別される．経中頭蓋窩法は迷路上から錐体尖の範囲に限局する小さい真珠腫で，画像上蝸牛および迷路に瘻孔が認められない症例に対して聴力を保存する目的で行われる．側頭葉の圧排が必要となるため脳実質の損傷のリスクはあり，視野が狭いため，広範に進展する真珠腫には適さない．一方，経迷路法は迷路を削開するため聴力保存はできないが，顔面神経を保存しやすく，大きな真珠腫に対する根治性が高く，乳突腔に進展した真珠腫の摘出にも有用である．すでに高度に内耳機能が障害され，聴力温存の必要がなければ，経迷路法が主に選択される．

術前に注意すること

術前に錐体尖病変の位置と性状を画像で確認し，病態と聴力や顔面神経機能を考慮し，適切なアプローチ法を選択する．

蝸牛下法，迷路下法の場合は頸静脈球や内頸動脈の位置を画像で確認し，錐体尖へ到達するまでのルートの骨削開が可能かを確認する．高位頸静脈球があるとこれらのアプローチ法が行えない場合がある．

中頭蓋窩法の場合は，術中の弓状隆起(arcuate eminence)の同定が重要であるため，術前に冠状断CTで上半規管部の錐体に骨隆起があるかどうかを確認しておく．

経迷路法では，乳突蜂巣の発達と中頭蓋底の位置，S状静脈洞の突出の有無などをCTにて確認する．また，病変の蝸牛への進展の有無も確認し，蝸牛削開が必要かどうかも判断しておく．

手術の実際

I. 蝸牛下法(infracochlear approach)

A. tympanomeatal flap の作成
経外耳道的に，鼓膜輪の数 mm 手前の外耳道皮膚を U 字に切開・剝離し tympanomeatal flap を作成し，上方に翻転する（図 IA）．

B. 下鼓室の開放
下鼓室が十分な明視化におけるように外耳道下壁をダイヤモンドバーにて削開する（図 IB）．

C. 蝸牛下蜂巣の削開
正円窓を確認し，下鼓室の骨蜂巣の蝸牛下面，頸静脈球の前上面，内頸動脈の後上面で形成される三角形の部分をダイヤモンドバーで慎重に錐体尖方向に削開を進める（図 IC）．

D. 錐体尖への交通路の作成
病変に到達したら嚢胞を開放後，可及的に開窓部分を拡大し，ドレナージする．ドレナージ後，錐体尖への交通路は鼓室内に開放したままにする（図 ID）．

交通路が狭い場合は，シリコンドレーンを用い交通路を維持する．

翻転した tympanomeatal flap を元に戻し，下鼓室の開放に外耳道下壁を削開した部分には，あらかじめ採取した側頭筋膜を underlay する．

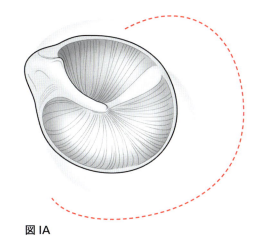

図 IA

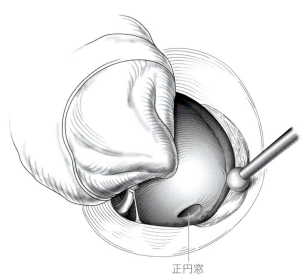

正円窓

図 IB

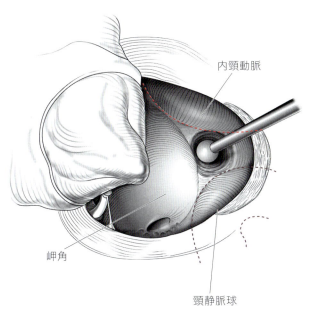

内頸動脈

岬角

頸静脈球

図 IC

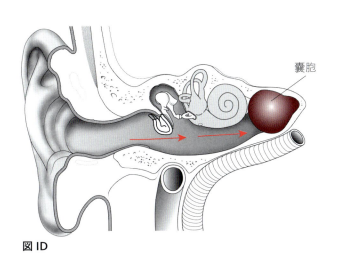

嚢胞

図 ID

II. 迷路下法 (infralabyrinthine approach)

　乳突削開を行い，後半規管と顔面神経乳突部，S状静脈を剖出する．

　ダイヤモンドバーにて後半規管下方から顔面神経乳突部の後方，S状静脈に続く後頭蓋窩硬膜の前方から削開を開始し，頸静脈球上方および顔面神経内側へ削開を進め錐体尖へアプローチする（**図II**）．場合により，シリコンドレーンを挿入し乳突腔との交通路を維持する．

　錐体尖は蝸牛のさらに奥に位置し，角度的にも前方にあるため，S状静脈を後方に圧排しなければ，錐体尖方向にアプローチできない場合もある．

　頸静脈球と内耳道の間には，くも膜下腔と蝸牛を連絡する蝸牛水管が通り，これを損傷して髄液漏になることがあるため注意を要する．

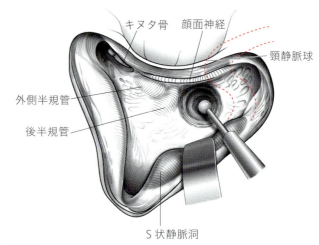

図II

III. 中頭蓋窩法 (middle cranial fossa approach)

A. 皮膚切開および開頭

　頭位は，仰臥位で患側耳を上にし，頭部を3点固定する．

　皮切は耳上部に逆U字切開を行い，側頭筋に切開を加え，側頭筋を挙上し，骨面を露出させる（**図IIIA**）．

　側頭骨の露出骨面にドリルで3～4個の孔を空け，クラニオトームで開頭し，骨片は硬膜と剥離し保存する．

B. 硬膜の剥離

　中頭蓋窩底の硬膜を丁寧に剥離し，前方は棘孔の中硬膜動脈，前内側は大錐体神経が確認できるまで錐体骨面を露出させる（**図IIIB**）．

　骨面の表面に見えるのは，尖端に三叉神経圧痕，その外側に大錐体神経，その前外方に中硬膜動脈，そして中央内側に上半規管の位置を示す弓状隆起のみである．

　弓状隆起の内側に内耳道，蝸牛が存在する．弓状隆起は必ずしも隆起しているわけではなく，中頭蓋窩の骨面には様々な隆起があるため，弓状隆起であるかどうか慎重な判断が必要となる．

　弓状隆起は膝神経節の内側後方で錐体稜と直角をなしており，硬膜の剥離は錐体稜が見えるまで十分剥離することが重要である．硬膜内を走行する上錐体静脈が錐体稜の目安となる．

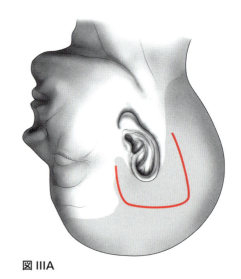

図IIIA

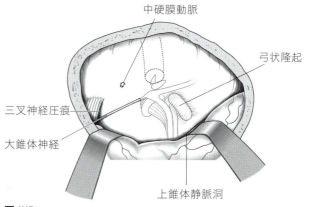

図IIIB

C. 錐体尖部の骨削開

解剖学的オリエンテーションを確認したら，錐体尖部分をダイヤモンドバーにて少しずつ慎重に骨削開し，真珠腫を摘出する（**図IIIC**）．

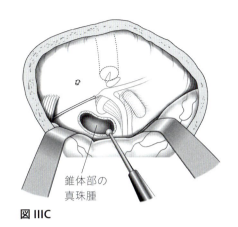

図IIIC

IV. 経迷路法（translabyrinthine approach）

A. 乳突削開

耳介付着部より2cm程度後方で，通常の耳後部切開よりやや大きく弧を描くように皮膚切開を行う．

乳突削開は十分に行う必要がある．外耳道後壁と上方は中頭蓋窩，後方はS状静脈洞で囲まれたTrautmann三角と，内側には三半規管と顔面神経管が確認される．中頭蓋窩硬膜全体が透見され，S状静脈洞が露見されるまで十分骨削開する（**図IVA**）．

B. 三半規管の開放

三半規管の隆起を確認したら，三半規管の開放を行う．半規管は外側半規管，後半規管，上半規管の順に深いため，この順で開放を行うのが通常である．

上半規管の中央部には弓状動脈が走行しており，出血が認められた際には，ダイヤモンドバーを逆回転することで止血可能である．

半規管が合流する膨大部（ampulla）をさらに深く削開すると前庭が開放される．

外側半規管の外耳道側には顔面神経が走行し，損傷しやすいため，慎重に削開する（**図IVB**）．

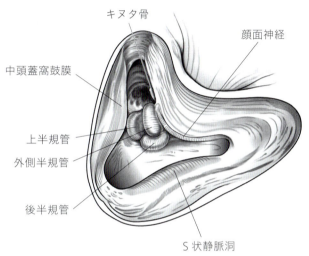

図IVA

C. 錐体尖部の開放

錐体尖部分に存在する真珠腫が確認されたら，真珠腫を摘出し清掃する（**図IVC**）．病変が蝸牛に進展している場合は，蝸牛削開も加え，前下方に位置する内頸動脈に注意しながら，真珠腫を摘出する．

D. 創部の閉鎖

真珠腫摘出後，脂肪を充填し，場合により外耳道を閉鎖する（**図IVD**）．

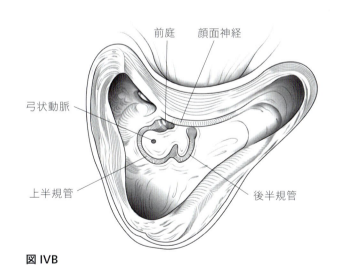

図IVB

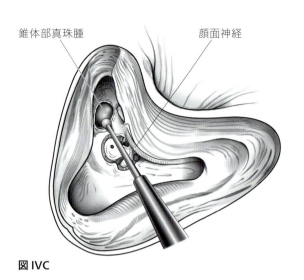

図 IVC （錐体部真珠腫／顔面神経）

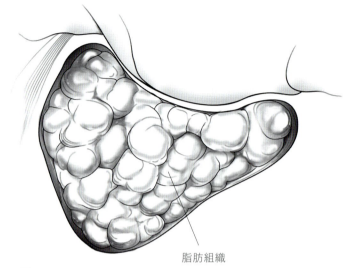

図 IVD （脂肪組織）

術後の管理

術後の感染で最も注意することは髄膜炎である．術後の発熱や頭痛が認められる場合は髄膜炎の合併も考慮し，髄液移行性のよい強力な抗菌薬の使用が望ましい．

中頭蓋窩法の場合は，手術当日は ICU 管理とする．翌日，頭部 CT を施行し，術後血腫，脳浮腫，気脳症などの有無を確認する．

特に経迷路法を施行した際は，術後のめまいは必発で，比較的強い症状を自覚するが，次第に軽快する．また，顔面神経の浮腫により一過性に顔面神経麻痺が生じることもあるが，浮腫が軽減するにつれ次第に回復する．

髄液漏を認めた場合は，一過性で次第に軽快することもあるが，持続する髄液漏に対しては手術による閉鎖術を行う必要がある．

> **手術のポイント**
> - 蝸牛下法では，経外耳道的に下鼓室を十分開放し，蝸牛下面，頸静脈球の前上面，内頸動脈の後上面で形成される三角形の部分をダイヤモンドバーで慎重に削開を進める
> - 迷路下法では，乳突削開を行い，ダイヤモンドバーにて後半規管下方から顔面神経乳突部の後方，S状静脈に続く後頭蓋窩硬膜の前方から削開を開始し，頸静脈球上方および顔面神経内側へ削開を進め錐体尖へアプローチする
> - ドレナージを目的とする蝸牛下法，迷路下法いずれにおいても，錐体尖への交通路が狭い場合にはシリコンドレーンを用いて開放部分を維持する
> - 中頭蓋窩法では，皮切を逆U字に大きくとり側頭筋を挙上し骨面を露出させる．開頭し，骨片は保存する．硬膜を剝離し，上半規管の位置を示す弓状隆起を慎重に確認し解剖学的オリエンテーションをつける
> - 経迷路法では，乳突削開は十分に行い，中頭蓋窩硬膜全体が透見され，S状静脈洞が露見されるまで十分骨削開する．半規管の開放の際に，外側半規管の外耳道側の顔面神経垂直部に注意し，損傷しないように慎重に削開する．病変が蝸牛に進展している症例では，場合により蝸牛削開も加える

（小島博己）

28 グロムス腫瘍

手術概念

　中耳のグロムス腫瘍（傍神経節腫）は主に鼓室を原発とする鼓室型（glomus tympanicum tumor）と頸静脈球を原発とする頸静脈型（glomus jugulare tumor）がある（表1）．ともに手術が治療の中心となるが，前者は中耳手術の領域であり，後者は頭蓋底手術となることもある．本項では主に，中耳に限局した鼓室型について述べる．出血しやすく，やっかいな腫瘍である反面，良性腫瘍であり機能温存を目指した手術が要求される．

適応

　治療は手術による摘出である．鼓室型では難聴，耳鳴などの症状で発症すること，耳鏡所見で診断がつくことから，通常は鼓室形成術に準じた手術で摘出が可能な症例が多い．しかし，放置すると進行し，手術合併症のリスクが高まるため，病変が広く進展する前に早期の手術が望ましい．ただし，偶然発見されたごく小さいものは厳重な経過観察も可能である．頸静脈型では疾患が頸静脈孔に近接しており，下位脳神経損傷のリスクがあるため脳神経外科とのチーム医療を要する．また頸静脈型では定位放射線治療も行われており，患者の状況をみて十分な検討と説明が求められる．

術前に注意すること

1. 本疾患の診断は鼓膜所見ならびに画像診断で行う．生検は大出血をきたすため施行しない．
2. 単純ターゲットCTならびに造影MRIを行う他，血管造影検査を行う．なお，塞栓術については鼓室型では不要とする意見が多い．頸静脈型では塞栓術は手術時の出血コントロールに有用である．
3. 耳鼻科・頭頸部領域のグロムス腫瘍では高血圧などの神経内分泌症状をきたすことはまれであるが，高血圧の病歴は確認し，血中カテコラミンの測定を行う．入院後は24時間蓄尿のカテコラミン測定も行う．
4. レーザー，特にKTPレーザーの有効性が報告されているが，通常はバイポーラで十分に操作可能である．安全な止血操作のため，フィブリン糊（ボルヒール®など），止血性綿（サージセル®など），セレシートやベンシーツ®などを用意する．輸血は通常不要である．
5. まれに家族内発生や多発例に遭遇する．血管造影検査の際には頸部も併せて観察する．SDHC（コハク酸デヒドロゲナーゼ複合体サブユニットC）変異との関連が考えられているが，今後の研究が待たれる．

表1　Fischの分類

・Class A：鼓室内に限局 ・Class B：鼓室と乳突洞に進展するが頸静脈窩への進展なし	鼓室型グロムス腫瘍
・Class C：頸静脈窩から下方・上方・外側・内側へ進展 ・Class D：頭蓋内進展を示すもの	頸静脈型グロムス腫瘍

手術の実際

I. 鼓室型グロムス腫瘍

A. 皮膚切開

腫瘍が非常に小さい場合は耳前切開〜耳内切開で間に合うが，出血時の対応が難しい．通常の鼓室形成術と同様の耳後切開を行い，乳突削開がいつでもできる状態としておいたほうが安全である．側頭筋膜を採取しておく．

腫瘍が小さい場合は，外耳道後壁を剥離し，鼓膜手前で外耳道に切開を入れ鼓膜を持ち上げ腫瘍を観察する．腫瘍が小さいとその術野での摘出も可能である．外耳道後壁の削開は適宜追加する．

通常は乳突削開をまず施行する．surgical dome〜上鼓室を確認する．そのうえで顔面神経を同定する．次いで後鼓室開放(posterior tympanotomy)を施行するが，腫瘍の大きさによってはこの時点で腫瘍が観察されてくる．鼓室内が観察できないほど充満している場合は，鼓膜を翻転したうえで，外耳道後壁を削開する．すると腫瘍が外側に突出し，操作がしやすくなる．剥離にあたってはダックビルやピックで剥がしてもよいが，腫瘍表面に刺さり，出血をみることもある．この場合はセレシート(ないしベンシーツ®など)を用いて，慎重に剥離することで安全な操作ができる(図IA-1, 図IA-2)．

B. I-S joint の離断

I-S joint を外すことで内耳障害を最小限にできる．しかし，腫瘍の進展によっては完全に隠れており，離断操作は難渋する．その場合はバイポーラを用いて腫瘍表面を焼灼する．すると腫瘍が焼灼され，止血が図られるとともにサイズが減少し以降の操作が楽になる．この際，腫瘍内にバイポーラの先端が刺さるとかなりの出血をみる．腫瘍の内部を焼灼するよりも表面を焼きつぶす感じでの操作が安全である．I-S joint が外れると操作は比較的容易となる(図IB)．

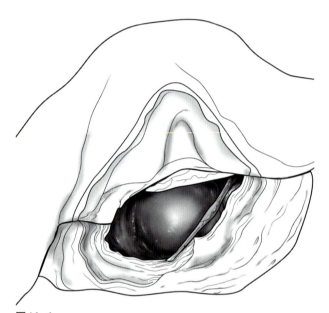

図IA-1
鼓膜を下方から下前方まで挙上し，外耳道後壁を削開．バイポーラ，KTP レーザーで腫瘍を焼灼しボリュームを減少する．

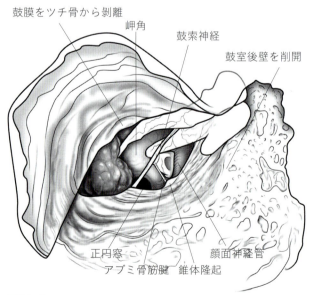

図IA-2

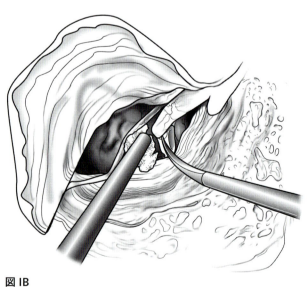

図IB
安全な操作のため I-S joint を外し，さらに腫瘍を焼灼しボリュームを減少する．

C. 腫瘍摘出

摘出にあたってはバイポーラで腫瘍表面を持ち上げて焼灼，セレシートなどを挿入して剥離を繰り返してゆく．正円窓窩やアブミ骨周囲への進展病変は特に慎重に剥離する．キヌタ骨に強く絡んでいる場合は一時的に摘出し，後に耳小骨連鎖再建を行う．操作中に鼓室の内側から動脈性の出血をみるが，これが腫瘍への栄養血管である．バイポーラで止血したり，腫瘍がみられなければ骨蠟やサージセルで止血する．この操作を繰り返してゆくと流入血管が自然と処理され，一塊として摘出可能となる．腫瘍が大きく鼓室を完全に充満している場合は分割切除を行う．腫瘍摘出後は岬角と Jacobson 神経溝に腫瘍の取り残しがないことを確認する．腫瘍被膜などの遺残が疑われる部位はダイヤモンドバーでポリッシュをかける（図 IC）．

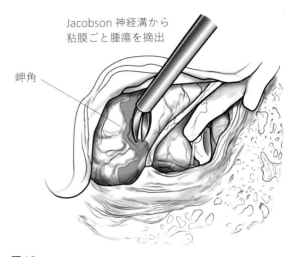

図 IC

D. 鼓室形成

I-S joint を元に戻し，フィブリン糊で固定する．キヌタ骨を外した場合は元に戻すが，キヌタ骨が再建に使えない場合はコルメラⅢ型再建を行う．次いで鼓膜を戻すが，摘出操作中に腫瘍と接している部位が欠損している箇所にかかるように，筋膜を underlay でおく．削開した外耳道後壁は耳介軟骨か皮質骨でカバーし，フィブリン糊で固定する．あとは通常の鼓室形成と同様で外耳道にゼルフォーム®や軟膏つきセレシート，軟膏ガーゼをおくが，術者の慣れている方法でよい．

II. 頸静脈型グロムス腫瘍

基本的に上記鼓室型と同様であるが，以下の点が異なる．

A. 皮膚切開と術野の展開

乳突突起後縁に近いくらいの大きめの耳後切開をおく（図 IIA-1）．広い視野をとるために鼓膜，耳小骨，外耳道後壁を犠牲にしたアプローチが必要となる．その場合，外耳道を盲端とするため，先に外耳道を輪切りとして視野を展開する．側頭筋膜はかなり広めに採取する．少なくとも3～5 cm四方は必要である．外耳道を後方から剥離し，同時に外耳道後壁を削開する．腫瘍の進展範囲が狭ければ，I-S joint を外した後に鼓膜を翻転し，外耳道皮膚を残した状態で視野をとることが可能である．鼓索神経を残すことはかなり難しい．外耳道骨部下方を削開すると非常に綺麗な視野がとれる（図 IIA-2）．

図 IIA-1

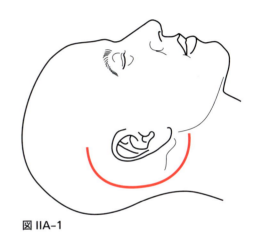

図 IIA-2

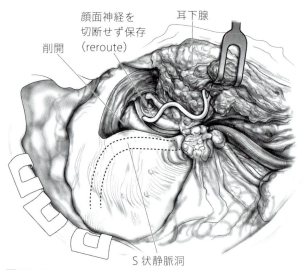

図 IIB-1　anterior reroute

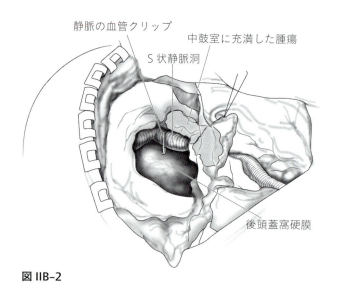

図 IIB-2

B. 腫瘍摘出

　腫瘍はS状静脈洞から頸静脈球，頸静脈孔にわたって存在しており，顔面神経が操作部位に重なってしまう．顔面神経を完全に浮き彫りにしてその前後から操作することも可能だが，操作時にかなりの外力が加わるためかえって損傷する可能性がある．また，腫瘍によって顔面神経管が破壊され，垂直部が巻き込まれていることもしばしばである．そこで顔面神経を前方に移動させ，S状静脈洞から頸静脈孔までの視野をとることで安全な摘出操作が可能となる(anterior rerouting)（図 IIB-1）．この場合神経が遊離した状態となるので，外力に弱い状態となっている．ポイントは，顔面神経管から遊離する際は周囲を十分削開して神経そのものを押したりしないようにすること，神経周囲の結合組織をできるだけ残すこと，前方に route した神経はセレシートなどで保護し乾燥させないようにすること，である．摘出そのものは鼓室型グロムス腫瘍と同様であるが，内頸動静脈と接しているため上述のセレシートなどでカバーしながら慎重な摘出操作を行う．外耳道皮膚が残っている場合は元に戻して後壁を再建する（図 IIB-2，図 IIB-3）．

図 IIB-3

術後管理

　通常の中耳炎手術と同様である．感音難聴，顔面神経麻痺，めまい・平衡障害に留意する．

> **手術のポイント**
> ・広めの乳突削開が望ましい．念のために皮質骨をとっておいたり，骨粉を採取しておくと後の外耳道再建や伝音再建に有用である
> ・バイポーラは有用であるが，誤って顔面神経を損傷しないよう細心の注意を払う．先端以外がコーティングされているものを用いると安全である

（角田篤信）

29 顔面神経鞘腫

手術概念

　顔面神経鞘腫は顔面神経のどの部位からも発生する．Lipkin ら (1987) が複数部位にまたがる罹患部位も含めて，発生部位を報告している．鼓室部が最も多く58％，次に乳突部48％，迷路部から膝部42％，内耳道内30％，また小脳橋角部と側頭骨外がそれぞれ19％と14％であった．手術のアプローチ法は発生部位および進展部位によって異なる．顔面神経鞘腫は視診によって判断される進展部位より，病理検査により断端での病変の有無をチェックすると進行していることが多い．完全摘出を目指す場合は，腫瘤の形成部位もしくは神経の色調より判断される範囲より大きめに摘出範囲を決める．このため，迷路部に腫瘍を認めるときには内耳道の硬膜内への進展を，また茎乳突孔付近の病変の場合は耳下腺内の顔面神経まで処理を行う準備をした皮膚切開線やアプローチ法を想定するべきである．

　診断に画像検査は有用であるが，画像だけで診断をつけることは困難である．囊胞性変性を伴った病変では真珠腫との鑑別が困難であるし，広範な骨破壊病変を伴う場合は悪性疾患が否定できない．小脳橋角部は聴神経由来と区別できない．最終的には手術所見および病理所見で診断を確定する．術中迅速検査が有用である．手術によって顔面神経の欠落症状がほぼ必発であることが他の鑑別疾患と異なり，インフォームド・コンセント (IC) や患者の手術選択の判断に影響を与える．画像上で本疾患を示唆する所見があれば，顔面神経麻痺や刺激症状がなくても疑うべきである．顔面神経鞘腫を予想しない症例で，術中所見から顔面神経鞘腫が強く疑われた場合は，完全摘出に固執せず，診断確定のための生検のみに留めるほうが，IC 必須の現代には好ましい．

適応

　顔面神経麻痺は約2千人に1人の割合で発症する．そのうち，1〜3％で腫瘍が原因である．一方，顔面神経麻痺と関係のない側頭骨の 0.8％ に顔面神経鞘腫を認めたとの報告もあり，顔面神経鞘腫が発症してもその多くは無症状で経過すると推測されている．近年の画像技術の進歩，特に MRI の普及に伴って本疾患の報告数は増えている．無症状の顔面神経鞘腫に対する外科的治療のコンセンサスは得られていない．顔面神経鞘腫を摘出し，欠損した部位に神経移植を行っても，House-Brackmann 法の grade Ⅲ までしか回復しないので，無症状の場合は grade Ⅲ まで症状が進行するのを待ってから手術を行うという考え方もある．

　顔面神経鞘腫は良性腫瘍であるので，年齢や全身状態に配慮しながら，外科的治療を行うかどうか，決定する必要がある．外科的治療の適応となる症状は，顔面神経麻痺，顔面痙攣，伝音難聴，内耳機能障害，頭蓋内進展，顔面腫瘤などが挙げられる．

術前に注意すること

　前述したように術中の肉眼所見はどうしても under-estimate となるため，thin slice の MRI および高解像度側頭骨 CT を行い，術前に進展範囲の評価を行う．MRI の T1 強調像で等から低の信号強度で，T2 強調像では高，Gd でよく造影される．また CT で内耳道から迷路部，茎乳突孔まで顔面神経管周囲の骨の破壊や変形の有無を確認する．

　手術操作で伝音系および内耳機能に影響を及ぼす可能性があるため，純音聴力検査により聴力レベルの評価を行う．アブミ骨筋反射や内耳機能検査を必要に応じて追加する．耳小骨を扱うことや内耳への影響が予測される場合は，その予後について説明をする．通常の耳科手術と異なり神経移植を行うため，大耳介神経や腓腹神経など神経採取で生じるしびれ感などの欠損症状が現れることを通常の耳科手術の説明に加え，伝える．術後に行う顔面神経麻痺のリハビリテーションの意義や目的について術前より指導しておく．

手術の実際

迷路部に進展した手術手技は聴神経腫瘍の中頭蓋窩法と同様であるため,「聴神経腫瘍:経中頭蓋窩法」の項(→208頁)を,耳下腺に限局する腫瘍は「顔面神経麻痺に対する神経再建術,整容術」の項の項(→227頁)を参照されたい.本項では迷路部を含まない側頭骨内の腫瘍摘出について記す.

A. 側頭骨内の顔面神経の走行(図A)

内耳道の前上部に位置する顔面神経が内耳道fundusより硬膜外に出て,顔面神経管を走行する.側頭骨内の顔面神経は以下の5つのパートに分類される.①内耳道から迷路部を経て,②膝部と呼ばれる膝神経節に至り,③鋭角に蝸牛外上方を後方に走行する水平部に移行し,④第2膝部とも呼ばれる彎曲部である外側半規管隆起の下前方を通って,⑤茎乳突孔に向かって下方に進行する垂直部となる.茎状突起の外側後方で乳様突起の内側やや前方にある茎乳突孔より側頭骨外に出て,耳下腺内で分枝,顔面筋を支配する.走行中,膝部で前方に大錐体神経,彎曲部でアブミ骨筋神経,垂直部で鼓索神経が分枝する.

B. trans-canal approach(図B)

❶鼓膜を全層剥離し,ツチ骨との接合部をumboのみとする.
❷ニッパでumboの直上でツチ骨柄を離断したうえで,鼓膜を前壁まで翻転し,視野を確保する.

C. trans-mastoid approach(図C)

❶外耳道後壁を保存し,canal wall up法で乳突洞,上鼓室を,耳管上陥凹まで開放する.
❷posterior tympanotomyを,下鼓室蜂巣が観察できるように広く開放する.

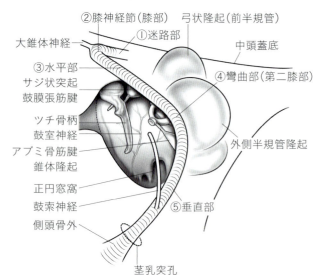

図A

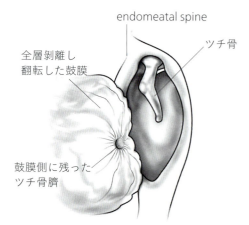

図B

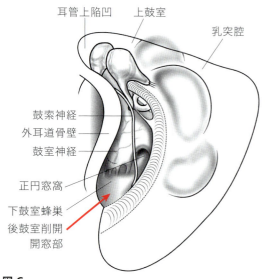

図C

D. 腫瘍の確認と術中迅速病理診断（図 D）

腫瘍の全貌が観察できるように，まず trans-mastoid approach で乳突腔から上鼓室を開放する．前方の視野が十分に取れないときに trans-canal approach を追加する．外耳道骨壁を一時的に摘出し，術後戻すなど，慣れている術式を選択する．顔面神経の本来の走行部位よりやや外れたところで腫瘍の一部を鉗子で採取し，術中迅速病理診断で神経原性腫瘍であることを確認する．

E. 視野の確保とアブミ骨の保護（図 E）

❶ローゼンの探針で鋭的に腫瘍を離断し，キヌタ骨長脚を露出する．豆状突起を確認し，キヌタ・アブミ関節を離断する．ツチ・キヌタ関節を外し，キヌタ骨を摘出する．

❷鼓膜張筋腱を探針で露出し，位置を確認のうえ，ニッパでツチ骨頸部を切断，頭部を摘出する．

F. 顔面神経管の開放と顔面神経の切断（図 F）

❶腫瘍の中枢端および末梢端で正常外観の顔面神経が確認できるまで顔面神経管を開放する．削除する骨は顔面神経管の半分程度に留める．腫瘍周囲の骨も可及的に削除する．

❷腫瘍より離れた正常外観の顔面神経をメスで鋭的に切断する．

G. 腫瘍の摘出（図 G）

❶腫瘍を顔面神経管より剥離し，顔面神経管の外に挙上する．

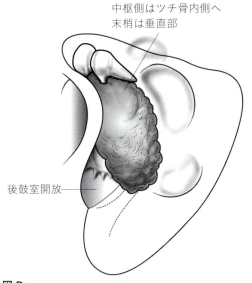

図 D

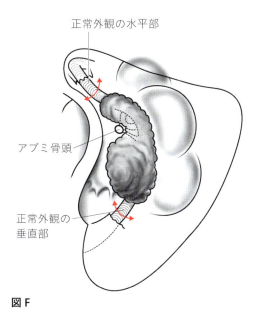

図 F

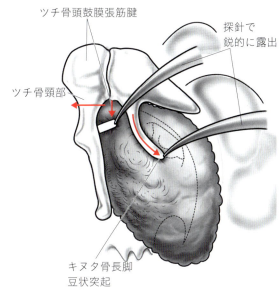

図 E

図 G

❷アブミ骨頭の位置を確認しながら，卵円窓の短軸方向に力をかけないように注意しながら，腫瘍を周囲より剝離，摘出する．鼓索神経は切断する．

H. 神経移植（図H）

❶残した顔面神経断端をメスで鋭的に切断し，断端を新鮮化するとともに，術中迅速病理診断で腫瘍組織の残存がないことを確認する．

❷移植する神経と顔面神経の断端の間に隙間ができないようにしっかり合わせる．隙間があると瘢痕組織が侵入し，神経の再生を阻害する．移植神経に緊張がかからないようにする．

❸しっかりと合わさった断端の外側を固定するように軟部組織で覆う．少量のフィブリン糊で軟部組織を固定する．このときも軟部組織やフィブリン糊が断端の隙間に入らないように注意する．そののち，コルメラを用いて，耳小骨連鎖を再建する．移植した神経にできるだけコルメラが接さないようにする．

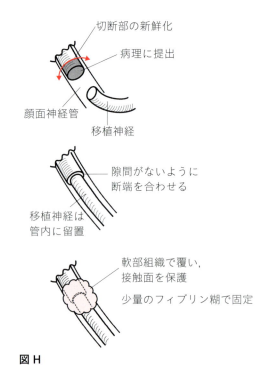

図H

I. 他の手技が必要となる場合（図I）

腫瘍の中枢側が膝部に至っているときは，中頭蓋開頭術を併用する．CTで膝部付近の骨破壊がみられる場合や，MRIで膝部まで腫瘍が造影される場合は，術前にICを行う必要がある．また，腫瘍の末梢側が茎乳突孔に及んでいるときは，耳下腺腫瘍の手術のときのように側頭骨外の本幹を露出する．茎乳突孔付近の顔面神経は靱帯に覆われているので，顔面神経より外側の靱帯は切開，開放する．

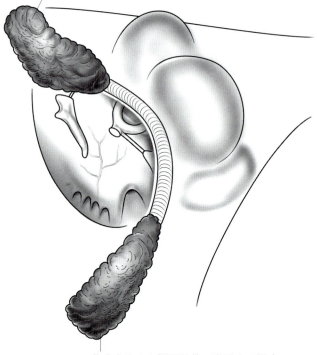

図I

術後管理

　術後の創部管理は他の耳科手術と同じである．摘出した部位の顔面神経の再生は1cmにつき，1か月を要するとよく例えられる．その間に病的共同運動や拘縮を抑制するために早期のリハビリテーションが重要である．Bell麻痺などの顔面神経麻痺と同様に中枢の顔面神経核は再生を促そうと過興奮になる．粗大運動は病的共同運動をより強くするために避ける．他の部位より神経を移植するが，移植された神経は軸索が消失して，神経の走行方向を確保する道標にしかならない．病的支配は必発であるので，病的共同運動を減らすためにバイオフィードバックや拮抗運動を行う．顔面筋への神経入力が途絶えるため，廃用萎縮と拘縮が進行する．ホットパックとストレッチを行い，予防する．また半年以上経過した時点での静的再建など，形成手術などの情報提供を行う．顔面神経麻痺が必発の部位やサイズの腫瘍の場合は，術前に形成外科を受診させることも有用である．麻痺前の表情の記録は，術後，形成を行うときの手術プラン作成の役に立つ．患者本人も，顔面神経麻痺が生じたときにどのようなことが術後に可能かを知ることは自分の疾患への理解を深め，質の高いICとなる．

手術のポイント

- 正常な神経を腫瘍の中枢および末梢側で必ず露出させ，腫瘍の進展範囲を確認する．腫瘍の進展範囲は肉眼で推定される範囲より広いことが多い．エビデンスに基づいた数値はないが，十分な切除範囲を確保する
- 移植した神経が開放された神経管内で安定するように，神経管の骨壁削除は可能であれば，半分以下に留める

手術のピットフォール

- 神経移植のときは移植神経の断端と切断端を新鮮化し，治癒過程での瘢痕の侵入を最小にすることと創面を広く接触させることが大切である．移植神経を固定するために用いるフィブリン糊が創面に流れ込まないように注意する．内耳障害を避けることを第一に考える
- 彎曲部に腫瘍があるときには半規管骨のびらんによる半規管瘻孔の可能性があるので，注意深く処理を行う

（中川尚志）

30 側頭骨悪性腫瘍

手術概念

側頭骨悪性腫瘍は別名聴器悪性腫瘍とも呼ばれ，主なものは外耳道癌，中耳癌である．いずれもまれな疾患であり，早期発見されることは少ない．特に中耳癌は慢性中耳炎や中耳炎術後症例に多くみられ，病状が発見されたときからすでに鼓室や乳突蜂巣内に病変が進展し，手術の範囲は広くなる．外耳道癌の進行度分類についてはいくつかの提案があり，広く用いられているものにPittsburg分類や日本では岸本の分類があるが，外耳道癌，中耳癌ともに定まった進行度分類と治療方針はない．特に近年の放射線治療や化学放射線療法の進歩から，必ずしも全例が手術の適応となるわけではなく，明確な手術適応基準の検討が必要である．しかし，手術断端陰性例は予後がよいこと，放射線や化学療法に抵抗性の腫瘍病変（腺様嚢胞癌など）が存在すること，放射線治療後の再発例など，手術はいまだに重要な治療手段である．

基本的に病変が鼓膜，骨部外耳道を破壊し，中耳腔に進展しているものには側頭骨亜全摘（subtotal temporal bone resection），骨部外耳道にびらんはみられるが，鼓膜，骨部外耳道が保たれ，中耳への進展がないものには側頭骨外側切除（錐体骨外側切除：lateral petrosectomy）が適応となる．これらの手術適応の決定においては各種画像診断が必須となる．

I. 側頭骨外側切除術

適応

骨部外耳道の癌で，画像上骨のびらんはあるが，鼓膜・骨部外耳道が保たれ，中耳（鼓室，乳突蜂巣）への進展がないものが適応となる．

術前に注意すること

1. 腫瘍の病理診断を確実に行う．扁平上皮癌では放射線治療の選択もあるが，腺様嚢胞癌では通常の放射線治療では効果が期待できず，疣贅癌では禁忌となるため，手術治療が中心となる．
2. 単純ターゲットCTならびに造影MRIは必須である．前者は病変の中耳への進展の評価ならびに手術操作において重要な情報が得られる．後者は軟部組織への進展，特に耳下腺や皮膚への進行度，さらに頸部リンパ節転移の評価のため必須である．
3. 深部（鼓膜，顎関節，乳突蜂巣）の断端は骨部外耳道を確実に切除することで断端陰性が保証される．一方，外側の皮膚など軟部の断端は視診所見よりも広がっている可能性がある．術中迅速病理診断で断端の評価を行う（**図1**）．
4. 頸部リンパ節転移や遠隔転移の有無の検索で，胸部X線や頸胸腹造影CT検査，ならびにPET（PET-

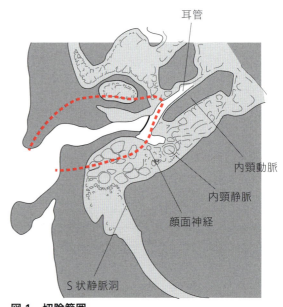

図1 切除範囲

CT)は有用である．外耳道癌はリンパ節転移しにくい癌であるが，術後局所コントロールが完全にできている状態でも遠隔転移がみられることもあり，慎重な評価が必要となる．
5. 術後難聴は必須であり，一過性の平衡障害や顔面神経麻痺が生じることもある．また術後には側頭部の陥凹も起こりうる．聴力検査など術前の評価ならびに説明を行い，十分なインフォームド・コンセントを得る．特に健側難聴が存在する場合は十分な注意を要する．また顎関節を操作することとなるため，程度の差はあるが咬合や咀嚼の障害も起こりうる．術前歯科受診を行い，咬合の評価を受けることが望ましい．

手術の実際

対側の経鼻挿管での全身麻酔とする．顎関節を大きく動かすため，経鼻挿管が安全である．術中顔面神経モニターを行うため，挿管後は摘出まで筋弛緩薬の使用を避けるよう麻酔科に依頼する．

A. 皮膚切開

大きめの耳後切開を行う．毛髪付着部よりも後方よりに皮切線をおき，耳介上部にも余裕をもった皮膚切開をおく．乳様突起を後方から観察できるくらい広く展開することで，広範囲の乳突削開が可能となり，後方からの視野を十分に確保できるとともに，耳介への十分な血流が確保される．頸部郭清が必要な症例は少ないが，その場合は皮切線を胸鎖乳突筋に延長すると顎下部まで十分な展開が可能である．逆に後方に皮切をおくことで，乳突導出静脈(mastoid emissary vein)からの出血に難渋することがある．骨蝋なども用いて確実に止血する．乳突削開は通常Macewenの三角をランドマークとするが，腫瘍に切り込まないために道上棘の手前で剝離をやめ，それより前方はできるだけ剝離しないように心がける．一方，周囲は十分な剝離を行う．胸鎖乳突筋だけでなく，頭板状筋前方も剝離するようにし，乳様突起が"突起"として十分露出されるようにする(図IA)．

B. 皮膚展開

腫瘍を明視下におきながら，軟骨部外耳道を横断し，耳介ごと皮弁を前方に翻転する．腫瘍の進展範囲によっては耳珠も切除範囲に含める必要がある．最低2 cmの距離をおければ確実である．切除断端は迅速病理診断に提出する．陰性であれば，腫瘍側の皮膚・軟骨は縫合し，術野に出てこないようにする．軟骨切断時はかなりの動脈性出血があるが，ここはバイポーラなどで確実に止血する．

次いで耳下腺被膜上で皮膚を展開する．上方では側頭筋を鱗部から剝離挙上していく．頬骨手前では側頭筋膜の浅層側が頬骨に付着している．この筋膜を皮膚側に残すことで顔面神経を温存することができる．剝離の際に浅側頭動静脈がみられるので注意して結紮処理する．頬骨弓を露出し，顎関節を越える辺りで皮膚展開は十分である(図IB)．

C. 顎関節開放

まず外耳道前下方で顔面神経本幹を同定する．通常の耳下腺手術と異なり，外耳道軟骨を露出することは望ましくない．耳下腺と胸鎖乳突筋を分け，茎状突起を触診で同定する．するとこの組織の間隙に顔面神経は確実に

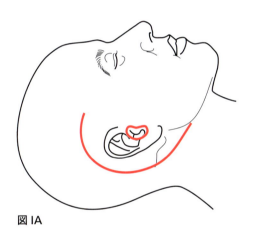

図IA

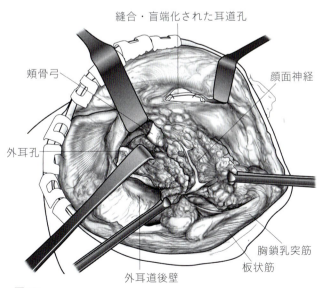

図IB

存在するため，神経刺激器を適宜使用することで神経本幹は同定可能である．同定した後顔面神経を上方に追う．それより後方の耳下腺組織など軟部組織を摘出側に付けることで確実な切除範囲を保てることとなる．露出した神経はセレシートなどで保護し，乾燥と外力などのダメージを防ぐ．

次いで，頬骨弓の手前をドリルバーや電動のソーで離断する．下顎骨を大きく前方に牽引し，顎関節窩から下顎関節突起が脱臼された状態とする．この状態で顎関節窩天蓋を開放し，骨膜は剝離しないようにして顎関節窩の内側面を露出する．顎関節窩下方内側は内頸動脈が存在するため，乱暴な操作は避ける．顔面神経の深部に茎状突起基部があり，この部分の結合組織をある程度剝離しておく．この部分の操作がこの手術では最も難しいところとなるため，先に処理をしておくと，後の操作が楽である．

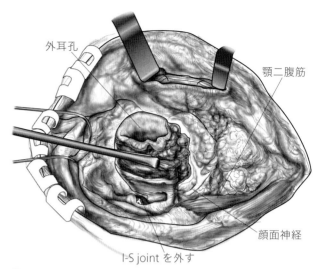

図 1D

D．乳突削開

広めの乳突削開を行う．外側半規管隆起，顔面神経，S 状静脈洞を同定する．特に後方は S 状静脈洞を露出するようにする．これは後方から鼓室前方の観察・操作を行う際に必要な処置である．次いで，上鼓室を開放しツチ骨の前方まで広く削開を行う．後鼓室開放 (posterior tympanotomy) を行い，I-S joint を離断する．このことで鼓膜，耳小骨を操作による内耳への影響を避けることができる．上ツチ骨靱帯を切断，キヌタ骨を摘出後，鼓膜張筋腱を離断する．さらに上鼓室を前方に開放していくと顎関節窩に連続する．ここを慎重に削ると耳管に到達するが，この時点では顎関節窩を確認するに留めておく．

次いで，顔面神経を茎乳突孔まで同定する．顔面神経と鼓膜輪の間が削開可能な範囲である．ここはダイヤモンドバーを用い慎重に中鼓室から下鼓室を同定し，下鼓室の下方の削開を進める．この部分は骨量が多く，時間を要し，頸静脈球も近いため慎重な操作が必要である．さらに削開を進めてゆくと，鼓室の向こうに耳管が見えてくる．耳管が確認されれば，その下方と上方の骨組織を削開することで確実な摘出ができる．耳管の内側に内頸動脈が存在するが，耳管を同定することで安全な操作が可能となる（**図 1D**）．

E．腫瘍摘出

下鼓室から下方に骨削開を進めると顔面神経の前方の茎状突起基部がみられる．ここで鼓室側だけでなく，外側からも削開を進めてゆくと早く，安全に削開できる

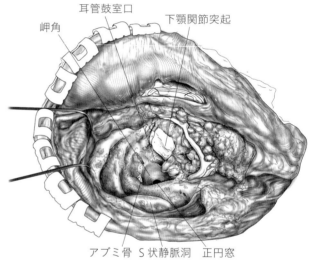

図 1E

が，常に鼓室側に注意を払い含気腔を意識して削開する．茎状突起を越えたところで顎関節窩の削開に移り，耳管が外側から同定される．耳管を指標として削開することで鼓膜輪を傷つけずに完璧に一塊として錐体骨の外側切除が完成する．ノミを使って骨離断するよりも確実に安全域を保つことができる（**図 1E**）．

F．外耳道上方の距離がとれない場合

含気腔の発達が不良で，骨部外耳道天蓋側と中頭蓋窩の距離が短く，上鼓室から削開しても腫瘍に切り込んでしまう恐れがある場合がある．その場合は無理に削開せず，上鼓室より外側天蓋側を幅 2〜3 cm 削開し，中頭蓋窩を開放し硬膜を露出する．前方は顎関節の上方まで

削開する．硬膜を損傷しないように慎重に側頭葉と中頭蓋窩(すなわち骨部外耳道の上方)を剝離してゆく．この際はセレシート，ベンシーツ®などを用いて慎重に剝離する．硬膜からの出血はバイポーラで慎重に止血する．この程度の側頭葉の圧排であればスパイナルドレナージは不要であり，マンニットール®などの投与で硬膜挙上は容易となる．これらの操作に慣れていない場合は，術前に天蓋までの距離が短い症例では事前に脳神経外科医に相談しておく必要がある．

G．閉創

外耳道の骨が完全に摘出されているため，鼓室形成は困難である．外耳道を盲端化し，耳管を筋膜で詰めてフィブリン糊で固定する．その上で大腿筋膜，脂肪で充填するか側頭筋を有茎で鼓室，乳突洞に移植する．腫瘍が耳甲介腔側に近接している症例では，外耳道側に大きな欠損ができる．その場合は皮膚移植を行うため，側頭筋などの有茎組織の裏打ちが必要である．ドレーンは側頭部に吸引ドレーンをおく．

術後管理

通常の中耳炎手術と同様で，手術翌日ないし翌々日から歩行は可能である．ただし顎関節をいじることから，慎重な食上げを行う．病理組織の評価は病理医とともに行う．術後は造影MRIなどの定期的な画像診断を行う．

> **手術のポイント**
> - 徹底した乳突削開が必要である．中耳炎の手術よりも経迷路聴神経腫瘍摘出，さらにそれより広い削開が望ましく，皮切は大きくとる．外耳道を後から観察できる状態にすることで安全な操作が可能となる
> - 耳科医にとっても頭頸部外科医にとっても顎関節部分の観察は慣れていない操作といえる．逆にこの部分の展開ができれば外耳道を全体に観察することが可能であり，ノミを使ったブラインド操作なしで安全な手術が達成される
> - 外耳道上方の含気が悪い症例では，躊躇なく側頭開頭を行う．この開頭範囲はごくわずかでよいが，経験が少ない場合は脳外科医に相談する
> - 耳管の確認が最も重要である．下鼓室からの削開が最も時間がかかり難しい操作だが，耳管の位置が確認されれば，乳突腔側と外側と両方から安全な削開が可能となる

II．側頭骨亜全摘

適応

外耳道癌で鼓室，乳突洞など中耳に進展している症例．中耳癌ではすべてこの術式が適応となる(**図 II-1**，**図 II-2**)．一方，以下の3つの病状では手術による根治切除は難しい．

① 腫瘍が硬膜に広く浸潤し合併切除が難しい場合や，脳実質に進展している場合．
② 頸動脈管を破壊し，頸動脈壁への浸潤が疑われる場合．
③ 血流が優位な側のS状静脈洞を浸潤している場合．

術前に注意すること

耳鼻咽喉科・頭頸部外科において最も侵襲の大きな手術に挙げられる．手術を行う以上は確実に成功させるとともに，その予後を良好に保つ必要がある．脳神経外科，形成外科の他，麻酔科，集中治療部との密接な連携が必要である．また，上記の①〜③については手術適応

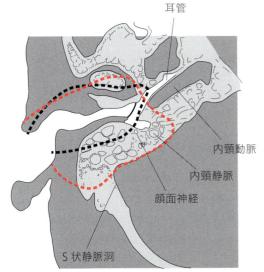

図 II-1　切除範囲
- - - - ：側頭骨外側切除術の切除範囲
- - - - ：側頭骨亜全摘の切除範囲

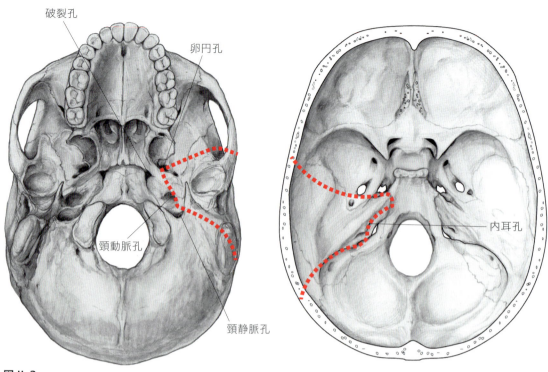

図 II-2

とも関係するため慎重な評価を要する．
1. 術後には，難聴はもちろん，めまい・平衡障害，顔面神経麻痺，咀嚼障害は必発である．その他切除範囲によっては下位脳神経障害による誤嚥，嗄声もきたしうる．その他の合併症として髄液漏，髄膜炎，脳圧迫による症状などがある．十分な説明とともに事前にすべての状況に対応できるよう関係各科とよく検討する．
2. CT，MRI，PET-CT，胸部 X 線などで局所の進展範囲，頸部リンパ節，特に耳下腺内への進展を評価するとともに，遠隔転移の有無についても厳重に評価する．
3. 血管造影は必須である．頭蓋内内頸静脈系は左右差が著しく，特に右優位の症例が多い．そのような症例でS状静脈洞合併切除を行うと静脈還流の障害をきたし脳浮腫から大きな障害を残す．静脈還流については上矢状静脈洞，下矢状静脈洞，顆導出静脈（condylar emissary vein）の血流を評価し，静脈洞合併切除の場合は頸部静脈の圧迫による意識状態の変化などを確認し，摘出が可能か否か厳密な術前評価を要する．また，小脳橋角部で前下小脳動脈の走行も確認し，内耳道への入り込みの有無を確認する．
4. 前述のように脳神経外科，形成外科との連携が必要な手術である．また，側頭葉，小脳の圧排時間は短いほうが患者負担が少ない．各科の操作手順を確認し，できるだけ短い時間で手術を行うようにする．

手術の実際

A. 体位および術前処置

下顎骨の操作が必要なため，対側の経鼻挿管が望ましい．中心静脈（CV）カテーテル挿入，スパイナルドレナージを行う．剃毛を施行し，患側を術野上方に向ける．90度近く限界まで頸部を捻転すると対側の静脈還流を障害するため，脳外科医と相談し頭位を決め，頭部三点固定を行う．

B. 皮膚切開

広範囲の耳後部切開を用いる場合と耳前切開を拡張する場合があるが，側頭後頭開頭を考えると，耳後切開がやりやすい．この場合，耳介付着部と皮切の間にある程度の距離をおかないと皮弁の壊死をきたす．3～4 横指おけると安全である．外側切除同様に外耳道孔の病変と距離をおきながら，前方に皮弁を翻転する．そのまま耳下腺被膜に沿って挙上する．上方の剥離は外側切除同様に行い，頬骨弓を露出し，その浅層の組織を挙上する．

腫瘍が耳下腺など軟部組織に進展していない場合は，外耳道軟骨を露出しないよう，耳下腺に入る部分，ないし入ったあとで顔面神経本幹を同定する．腫瘍が耳下腺に進展している場合は，耳下腺前縁まで剥離し，顔面神経末梢枝を数本同定し，マーキングする．耳下腺を咬筋の間で前方から後方に剥離する．

頸部郭清を必要とする場合はさらに下方に皮膚切開を広げる．頸部郭清は先に施行する（図 IIB）．

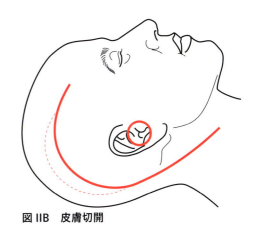

図 IIB　皮膚切開

C. 顎関節部の処理

頬骨弓を離断のうえ，側頭筋を前方に剥離翻転する．頬骨弓は 3 cm 切断したほうが操作が容易である．次いで，下顎骨を前方に翻転し，顎関節窩を明視下におくが，十分な視野がとれない場合は，下顎切痕から後下方に向けて骨離断を行うことで，視野を確保する．この部位は外側切除でも最も視野がとりにくい部位であるが，亜全摘においても頸動脈管開放という最も慎重な操作を要する部位でもある．通常は下顎骨を外し，顎関節窩より後方の組織を切除側に付けることで十分な切除範囲を取ることができる．顎関節窩の骨を glenoid process まで露出．この時点で内頸動脈の位置を確認する．すると顎関節～鱗部までの骨が露出される．前方に棘孔に入る中硬膜動脈，下顎神経が存在することとなるが，顎関節の周囲には静脈叢が発達しており，静脈性の出血が多くみられる．電気メスなどではコントロールが難しいので，フィブリン糊とサージセル®などで圧迫止血しておく．腫瘍摘出後の止血は容易である．さらに顎二腹筋，茎状突起とそこの付着する筋ならびに靱帯を外し，内頸動静脈の流入，流出路を同定しておく．脳神経はこの視野では双方の血管の深部に存在するが，尾側では副神経が同定されるので保護しておく．この部位の操作を先に済ませておくと，後の操作が非常に容易となる（図 IIC-1, 図 IIC-2）．

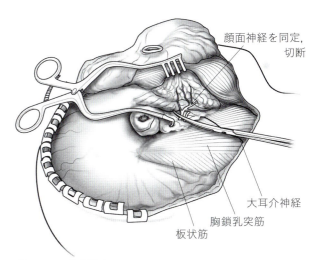

図 IIC-1　皮弁挙上

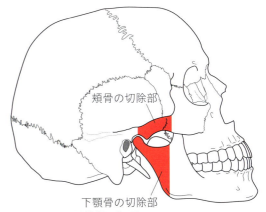

図 IIC-2　顎関節部の処理

D. 側頭骨周囲と開頭処理

胸鎖乳突筋，頭板状筋を剝がし，側頭骨と後頭骨を露出した状態で側頭後頭開頭を行う．腫瘍の進展範囲によってはそこからの操作が異なる．

中頭蓋窩天蓋側に腫瘍が達していない場合は硬膜をそのまま挙上する．腫瘍の一部が達している場合はその周囲に余裕をつけて硬膜を開け，欠損した硬膜は大体筋膜などで先にパッチする．上矢状静脈洞溝までを剝離し，前方は三叉神経，棘孔，内頸動脈（破裂孔）まで同定する．大錐体神経は適宜切断する．さらに後頭蓋窩に入り小脳橋角部を観察する．

S状静脈洞が残せる場合はその後方の乳突蜂巣を削開する．中耳に入ることとなるため慎重に操作を進める．S状静脈洞溝の手前を削開し，そこから慎重に剝離を進める．乳突導出静脈からの出血は適宜結紮を行う．この際はセレシートなどを用いて剝離を進め，内耳道までの視野を取り，下方は頸静脈球の手前で操作をいったん終了する．S状静脈洞に病変が進展している場合は静脈洞手前で硬膜を開け，内リンパ嚢の前方，内耳道の手前まで小脳を露出し，同様にパッチする．上方では上錐体静脈洞，横静脈洞が同定できる部位まで展開する．ここで横静脈洞をクランプする．10〜15分ほどクランプし，脳浮腫が生じないこと，バイタルに変化がないことを確認する．問題がなければS状静脈洞を結紮する．

E. 腫瘍摘出

この時点で連続性が保たれていない部位は頸動脈管と頸静脈球の間の骨組織から上方の迷路を含む骨組織である．糸鋸を用いたブラインド切除も行われているが，確実な切除断端は確保できない．迷路など側頭骨の構造物は変位が少ないため，内耳が開放されてもそれより外側にいかないように進めば切除範囲は確実に保つことができる．

小脳橋角部は明視下にあるので，前下小脳動脈は愛護的に処理し，内耳動脈，顔面，蝸牛，前庭，中間神経が確認されるのでバイポーラで焼灼の後切離する．次いで上方（中頭蓋窩側）ならび後方（後頭蓋窩側）から慎重に錐体骨内面を内耳道周囲をダイヤモンドバーで削開する．内耳道を指標とし，それより外側に入らなければ切除範囲は確保されることとなる．まずは前方の操作を行う．内頸動脈まで削開を進め，内頸動脈管の外側前方を削開する．ここはセレシートなどで保護しつつ，ダイヤモンドバーで十分な切開を加える．途中で内頸動脈より浅層で骨部耳管が開放されるので，この位置を把握しておく．慎重に削開を進め，内頸動脈を頸動脈管から剝離

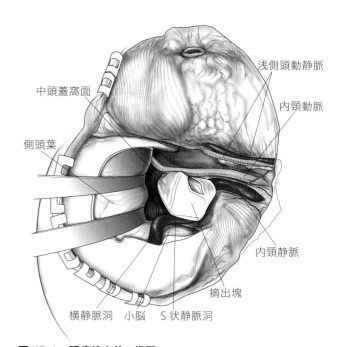

図 IIE-1　腫瘍摘出前の術野

し，前方に遊離させ，内頸動脈管を露出した状態とする．

後方は内頸静脈孔後方の外側頭直筋などを剝離する．この際，窩導出静脈，椎骨動脈が近いのでバイポーラでの慎重な操作が必要である．静脈を保存する場合は，頸静脈球の後方，静脈結節を慎重に薄く削開する．セレシートを挿入しながら剝離を進めるが，この部位は頸静脈窩から鼓室に入るヤコブソン神経や血管があり，ある程度の出血がみられる．そのため頸静脈球をサージセル®，セレシートなどで適宜圧排しながら剝離させる．頸静脈球が外れると比較的容易に内頸静脈孔まで剝離される．下位脳神経は頸静脈孔より前方内側に位置している．ここで頸動脈管との間の削開を内耳道に向けて上方に進める．この間には特に危険な構造物はなく，一塊に側頭骨が摘出される（**図 IIE-1**）．

S状静脈洞を摘出する場合も頸静脈孔の後方を露出する操作までは同様である．下方で静脈を結紮し，鉗子の先端に筋膜片をつかみ，静脈球に向けて内腔に挿入し，充塡するようにする．この際は下錐体静脈洞からの出血が多くみられるが，むしろ空気塞栓に注意して慎重に挿入すればすぐに止血させることができる．そのまま圧迫を続けた状態で頸静脈壁を開放し，頸静脈壁を剝がさないように内側を同様に削開することで明視下に側頭骨の亜全摘が完成する（図IIE-2）．

F. 再建

十分な洗浄の後，まず耳管を閉塞する．軟骨部が同定されているときは結紮縫合する．骨部が残っていれば筋膜片を挿入する．次いで，チタンプレートなどを用いて，側頭後頭開頭部分の骨を元に戻す．顔面神経は舌下神経との縫合を行うが，距離が足りないときは腓骨神経などを用いる．次いで，大腿外側皮弁などで遊離再建を行う．外耳道の欠損部を皮膚でカバーするようにするとモニターにもなり，術後の対応が容易となる．髄液漏が生じないようかつ頭蓋内に負担がかからないよう，しっかりとした充塡が必要となる．ドレーンは頭部皮下と頸部に留置する．

術後管理

1. 術後はICUでの集中管理を原則とする．
2. 術直後ならびに翌日も脳CTを撮り，脳浮腫，ヘルニア，出血の有無を評価する．
3. 経鼻挿管の抜管は喉頭内視鏡で浮腫の有無，神経麻痺の有無を確認後，落ち着いた段階で抜管する．
4. スパイナルドレナージは+8～10 cm水柱を保ち，落ち着いた段階で抜去する．この際は皮膚を縫合し，徐々に頭位を上げるようにする．髄液漏には十分な注意を払う．

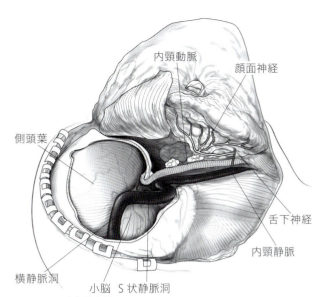

図 IIE-2　腫瘍摘出後

🖉手術のポイント

- 視野を大きくとることが安全な手術の鍵であり，顎関節周囲から内頸動静脈の側頭骨への流入流出路を時間をかけて剝離する．下位脳神経はその中間にあり，留意して全周で剝離する．この操作がこの手術において最もやっかいな部位であり，先に操作をしておくとよい
- 頭蓋内操作は慎重を要するが，頸部と異なり操作に手間取る結合組織がなく，解剖学的な変位もほとんどないため，経験豊かな脳神経外科医と手術を行うことで安全な操作が可能となる
- 静脈還流障害は致死的な合併症となる．静脈合併切除に際しては十分な評価を行う．静脈性の大出血にあたっては頭を挙上すると速やかに出血がおさまるが，空気塞栓のリスクがあり，慎重な操作が必要である
- 内頸静脈，特に頸静脈球は壁が薄く慎重な剝離操作が必要である．一方，頸動脈は丈夫であるがその障害は致命的なものとなる．内頸動脈管の開放時はセレシートやベンシーツ®などで保護しつつ，ダイヤモンドバーで削開を進める．剝離に際しても剝離子などで直接剝離せず，セレシートなどを用いて愛護的に外すようにする

（角田篤信）

31 アブミ骨手術

手術概念

耳硬化症に対する聴力改善手術は1876年にKesselによってアブミ骨可動術として初めて報告されたが，現代的なアブミ骨手術の基本は1956年にSheaが発表したアブミ骨切除術（total stapedectomy）である．その後，アブミ骨底板の一部を残すpartial stapedectomyや小開窓アブミ骨手術（small fenestration stapedectomyまたはstapedotomy）などの様々な手術法や人工アブミ骨が考案され，現在の高い成功率を誇るアブミ骨手術に至っている．

特に，Sheaによるアブミ骨手術を可能にしたものとして，1951年のLittmannとZeiss社による手術用双眼顕微鏡の開発が挙げられる．この手術用顕微鏡は従来の顕微鏡と異なり，焦点距離を変えることなく倍率を変化させることができ，アブミ骨手術のみならず鼓室形成術をはじめとする耳科手術の近代化に大きく貢献した．

また，アブミ骨手術の成績を大きく向上した技術的な変革はSheaにより考案され，McGeeによって完成された小開窓アブミ骨手術である．特に近年のマイクロドリルやレーザーの導入によって内耳障害が生じる頻度は1/4にまで低下した．レーザーとしてはArgonレーザーが始めて導入され，次いでCO_2レーザー，最近ではEr:YAGレーザーが検討されている．

一方，現在，広く使用されている人工アブミ骨はSchuknechtのテフロンワイヤーピストンであるが，この人工アブミ骨ではワイヤーによるキヌタ骨長脚への固定に関連した術後の固定のスリップやキヌタ骨長脚の壊死，骨折などの問題や，ステンレス製ワイヤーを用いることによるMRI検査での危険性が指摘されてきた．実際に製磁合金を用いた1987年製のMcGeeピストンがMRIによって外れる事例があったが，その他の人工アブミ骨は現在，汎用されている3.0テスラまでのMRIでは実験的にも危険性が少ないとされている．しかし，今後の高磁気MRIによっては危険性も高くなると予想

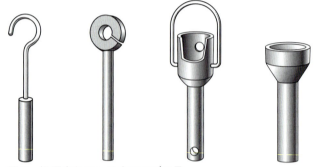

図1　汎用されている人工アブミ骨

され，チタンなどの鉄を含まない金属やテフロンなど金属以外の材料による人工アブミ骨の使用が望まれる．カップ型アパタイト人工アブミ骨（Apaceram®Cまたはその改良型）も生体組織適合性の高いハイドロキシアパタイトを材料としており，異物反応が少ないことや高磁気MRIにも適応できるという利点がある（図1）．

適応

アブミ骨手術はアブミ骨の可動性が障害されるすべての疾患に適応となるが，臨床的には耳硬化症の他には先天性アブミ骨固着症，van der Hoeve症候群などの遺伝性アブミ骨固着症，炎症の後遺症としての鼓室硬化症に伴うアブミ骨固着症などが多い．

耳硬化症の約80％は両側性である．両側性の場合は気導聴力の悪いほうが適応となる．同程度の場合は患者の希望する側から手術するが，特に決め手がない場合は右利きの術者の場合は右耳を選択する．アブミ骨に対しては下方からアプローチすると視野が良好で手術操作も容易になるためである．両側性で一側の術後に対側の手術を希望した場合には，術後聴力が安定する術後6か月以降に手術を行う．一側性耳硬化症の場合は患者の生活環境や希望を考慮して適応を決める．

術前気導聴力には特に制限はないが，気導聴力レベルが40 dBまでの軽度難聴ではアブミ骨の固着が不完全であり，マイクロドリルによる小開窓が難しい場合も多い．このような場合はレーザーによる小開窓を行うか，stapedectomyになる可能性を考え，慎重に適応を決める必要がある．また，気骨導差が30 dB以上あれば一般に適応と考えてよいが，それ以下の場合は対側聴力や補聴器の効果なども考慮して適応を決める．蝸牛型耳硬化症など術前の骨導聴力がすでに30 dB以上低下している場合でも，対側聴力や気骨導差によって適応となるが，術後も補聴器装用が必要になることもあり，十分に説明しておく必要がある．

A. アブミ骨手術の適応とならない場合

1. 対側耳が高度難聴または聾の一側良聴耳のアブミ骨固着症は適応にならない．補聴器装用を優先する．
2. 耳鳴による苦痛度が高い場合はうつや不安傾向などを評価のうえ，術後に耳鳴が増悪する場合もあるため，補聴器装用による音響療法などで苦痛度の軽減を図ることを優先する．
3. 味覚を重視する職業人（料理人など）はアブミ骨手術を避けたほうがよい．特にすでに対側の手術がなされている場合は両側鼓索神経障害による永続的な味覚障害を生じることもあり，適応は慎重に決める．
4. アブミ骨手術で術後聴力の改善が不十分な場合の再手術の適応も慎重に検討すべきである．対側耳にも同程度の難聴がある場合は，対側耳の初回手術を優先して，聴力改善を確認したうえで，聴力改善が不十分な側の再手術を行う．アブミ骨手術の再手術は内耳障害をきたす可能性が高く，もし高度感音難聴となった場合は1.のように対側の手術も適応にならなくなるからである．また，アブミ骨手術の再手術は可能であれば経験の豊富な術者に手術を依頼すべきである．

術前に注意すること

A. インフォームド・コンセント

1. 難聴の原因について十分に説明する．日本人の耳硬化症では一般に60～70 dBまで徐々に進行する．進行の程度は個人差も大きいが，平均すると2～3 dB/年である．先天性アブミ骨固着症では難聴の進行はないが，成人例では耳硬化症との鑑別は困難である．
2. 術前にアブミ骨固着症と診断しても，実際には耳小骨連鎖離断やツチ骨またはキヌタ骨の固着である場合もあり，鼓室開放を行って初めて確定診断となることもありうる．これらの場合はアブミ骨手術から他の術式に変更になる可能性があることを説明しておく．また，顔面神経の走行異常などによってアブミ骨底板へのアプローチが困難な場合もあることも説明する．
3. アブミ骨手術は一般に成功率の高い手術ではあるが，5％前後の症例では予想に反して聴力改善が認められない場合や，術中に特に異常がなくても術後に内耳障害による重篤な感音難聴が生じる場合もある．このような場合には耳鳴や耳閉感が増悪することが多いことや，長期的には約10～20％の症例で再手術が必要になるとされていることなども説明しておく．
4. その他，多くは一過性でその程度も個人差があるが，術後数日はめまいが生じることが多いこと，また術側の舌半分の味覚異常が2～3か月続く可能性なども十分に説明しておく．

器具

1. 手術用顕微鏡，マイクロドリルのほか，必要に応じてレーザー装置を用意する．
2. 手術器具はアブミ骨手術専用のセットを組んでおく．耳内切開でのアプローチが一般的であり，専用の開創器とテラメッサーを準備する．吸引嘴管も専用の細いものを用意する．また，底板開窓用パーフォレーターや底板用のマイクロ針などを含んだSheaセットなども不可欠である．
3. 使用する人工アブミ骨に応じた専用の器具も準備する．

麻酔

1. 局所麻酔にするか全身麻酔にするかは患者の希望と術者の慣れなどで適宜選択する．
2. 全身麻酔の場合は術中出血を少なくするため0.5～1％エピネフリンの外耳道骨膜下投与を行っておく．

手術の実際

手術の基本は stapedotomy である．しかし，脚の切断時に底板の可動性が生じたり，小開窓ができず底板が割れたりした場合は，その状況に応じて partial または total stapedectomy に移行する．

A. 皮膚切開，皮弁剥離

外耳道が十分に広く，鼓膜全体を直視できる場合は外耳道内皮膚切開（図 A-1）でも術野の展開が可能であるが，欧米人に比べて日本人の場合は外耳道が狭小で，彎曲も強く，鼓膜全体の直視が困難な場合が多い．したがって多くの症例では鼓膜 12 時（Rivini 切痕直上）から耳輪脚と耳珠との間の前切痕まで皮切線を延ばす耳内切開法を行う（図 A-2）．

B. 鼓膜挙上および鼓室開放

外耳道皮弁を作成し，鼓膜輪を含めて鼓膜を翻転，挙上する．鼓室を明視下におき，粘膜の状態を観察する．鼓索神経とキヌタ骨長脚を確認する．鼓索神経を損傷しないように剥離し観察する（図 B）．

C. キヌタ骨とアブミ骨の観察

アブミ骨全体が観察できるよう後上象限の骨性鼓膜輪を削除する．骨性鼓膜輪は鋭匙やノミを用いて削除できるが，もちろんドリルを用いてもよい．骨性鼓膜輪の削除範囲はアブミ骨がすべて明視下になる範囲であるが，上方は顔面神経管，下方は鼓索神経管，後方はアブミ骨筋腱が確認できる範囲としている．なお，右利きの術者の場合，左耳の手術では上方の骨削除範囲をやや広くする．また，アブミ骨の下方で正円窓窩も確認しておく．キヌタ骨，アブミ骨およびキヌタ・アブミ関節を明視下におき，それぞれの可動性を確認する（図 C）．

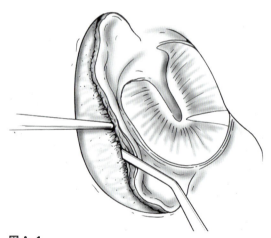

図 A-1

図 A-2　耳内切開

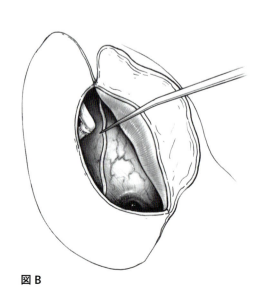

図 B

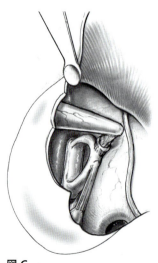

図 C

D. safety hole 作成

アブミ骨底板中央に針または φ0.6 mm ダイヤモンドバーで safety hole を作成する（図 D）. safety hole はその後のアブミ骨操作の際に内耳に過剰な圧がかからないようにするためと，先天性アブミ骨固着症の際に外リンパ噴出（perilymphatic gusher）がないことを確認する意味で重要である.

E. アブミ骨上部構造の除去

アブミ骨上部構造の除去はアブミ骨手術でも特に小開窓アブミ骨手術を行う場合に必要となる手術手技である．アブミ骨摘出（stapedectomy）の場合は必ずしも上部構造を除去する必要はなく，上部構造も含めて卵円窓からアブミ骨を摘出できるが，いったん上部構造を除去したのちにアブミ骨底板を摘出することもある．

アブミ骨全体が観察でき，そのまま底板に小開窓が可能であれば，初めに小開窓を行うが，底板の視野が十分でない場合は，まず上部構造を除去する．キヌタ・アブミ関節を外し，アブミ骨筋腱を切断する．これらの操作のためには，キヌタ・アブミ関節用の小さなテラメスやアブミ骨筋腱切断用のメスがあるが，これらの操作はマイクロ針を用いても容易に行える．アブミ骨筋腱の切断はマイクロ鋏を用いてもよい．

次に脚を切断するが，前脚はキヌタ骨の死角になるため後脚から切断する．耳硬化症で海綿状変性が顕著な場合は，脚も薄くマイクロ曲針で脚全体を下方に傾けるだけで骨折させることが可能である．この場合は，同時に前脚も骨折し，容易に上部構造を除去することができる（図 E）.

しかし，海綿状変性後の骨化が進行し，脚が硬化している場合が問題となる．この場合はむやみに脚を傾けて骨折させようとすると，底板が外れて，その後の底板の小開窓が困難になるため注意が必要である．脚の硬化が顕著な場合，ドリルまたはレーザーを用いた脚切断を考慮する．スキータードリルで小さな円盤型バーを用いる．φ0.6 mm のダイヤモンドバーを用いてもよい．レーザーとしては CO_2 または KTP レーザーを用いる．準備が煩雑ではあるが，アブミ骨に振動を与えずに脚切断が可能な方法であり，内耳への影響を考えた場合，最も安全な方法といえる．

F. アブミ骨底板の小開窓

アブミ骨上部構造除去後に小開窓を行う. safety hole を φ0.6 mm のダイヤモンドバーを用いて拡大する（図 F）. 小開窓の大きさは使用する人工耳小骨に合わせて決

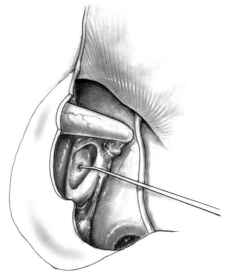

図 D

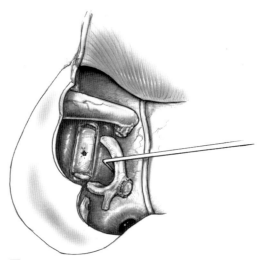

図 E

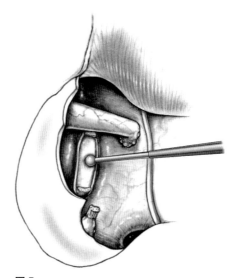

図 F

定するが，φ0.6 mm のテフロンワイヤーピストンの場合はφ0.6 mm よりやや大きな小開窓とする．C型アパタイト人工耳小骨の場合はφ0.8〜1.0 mm のダイヤモンドバーを用いてφ1.2 mm の小開窓を作成する．

G．人工耳小骨の挿入と固定

φ0.6 mm のテフロンワイヤーピストンの先端部を小開窓部に挿入する（**図G-1**）．ワイヤーをキヌタ骨長脚に装着し McGee 鉗子で締めつけ固定する．小開窓部に筋膜または軟骨膜の小片をおいて外リンパの漏出を防止する．C型アパタイト人工耳小骨を用いる場合は耳珠軟骨から採取した軟骨膜を用いて小開窓部を被覆し，人工耳小骨を挿入する．小開窓部に確実に人工耳小骨が挿入されているか直視下に確認できないため，必ず正円窓反射を確認する（**図G-2**）．人工耳小骨が確実に挿入されたことを確認して鼓膜および外耳道皮弁を戻し，軟膏付きガーゼを挿入して閉創する．

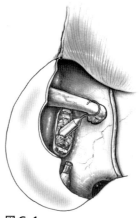

図G-1

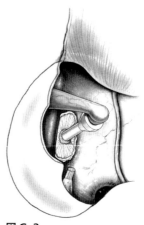

図G-2

H．partial stapedectomy と total stapedectomy

アブミ骨上部構造を除去する際にアブミ骨底板の可動性が生じた場合，アブミ骨底板小開窓を作成することが難しくなる．この場合には底板の後方の半分（partial stapedectomy，**図H-1**，**図H-2**）または全部を摘出する（total stapedectomy，**図H-3**，**図H-4**）．開窓された前庭窓は耳珠軟骨から採取した軟骨膜で被覆し，人工耳小骨を挿入する．

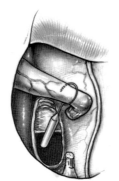 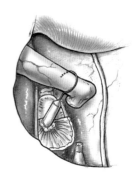

図H-1　　　　図H-2

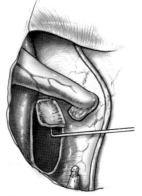 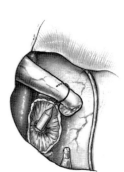

図H-3　　　　図H-4

術後管理

術後は頭位を 30 度上げた仰臥位として安静にさせる．手術当日はベッド上安静とし，術後 3 日間は可能な範囲での安静を指示する．

術後，めまいや嘔気，嘔吐を訴える場合は軽快するまでベッド上安静とし，適宜，鎮暈薬や鎮吐薬，抗不安薬を投与する．通常は術後 3〜4 日でめまいも軽快する．

術後 1 週間は強く鼻をかまないように指示し，咳やくしゃみが出る場合は適宜，鎮咳薬や抗アレルギー薬などを投与する．術後 1 か月間は飛行機や新幹線も控えるように指示する．

耳内のパッキングガーゼは術後 1〜2 週間で除去する．その後，点耳薬などを用いて凝血塊を徐々に除去する．

手術のポイント

- 患者の体位と頭位を設定し，それに合わせて顕微鏡を準備する．最大倍率でのフォーカスを調整しておく
- 症例に応じて外耳道内皮膚切開法または耳内切開法を選択するが，十分な術野を確保することが最も重要である．術野に血液がたれ込まないよう，切開創の止血は入念に行う
- キヌタ・アブミ関節，アブミ骨の全貌が観察できるような視野を確保する．上方は顔面神経水平部，下方は正円窓が観察できるような視野とする
- ツチ骨とキヌタ骨の可動性を確認する．この際，キヌタ骨の操作は慎重に行い，ツチ・キヌタ関節が脱臼するような乱暴な操作を行ってはならない
- アブミ骨の固着の程度を正確に把握する．アブミ骨の固着の程度によってドリルによる小開窓を行うかレーザーを準備するか，または partial stapedectomy または total stapedectomy とするかを決定する．アブミ骨手術で最も重要な decision making である
- アブミ骨底板を開窓した後は特に操作を慎重にする．特に，吸引操作は最細の吸引管嘴管を用いて行い，操作も最小限とし，直接開窓部に吸引管嘴管を当てないように注意する
- partial stapedectomy または total stapedectomy の場合はアブミ骨底板の一部が前庭内に落ち込むことがある．このような場合は外リンパの漏出によって骨片が浮かんでくるのを待つ．そうならない場合は極細フックで骨片を持ち上げ摘出するが，難しい場合は骨片をそのままに放置するのが無難である
- 人工アブミ骨を挿入，固定した後は可及的速やかに正円窓反射を確認する

（小川　郁）

32 耳管開放症に対する手術
耳管内チューブ（耳管ピン）挿入術

手術概念

耳管は全長約 35 mm でその 1/3 は骨部，残りの 2/3 が軟骨部であり，軟骨部の骨部側約 10 mm は閉鎖しており，嚥下によって開大して再び速やかに閉鎖する．安静時でも耳管が常に開放している状態が耳管開放症である．本手術はこのような耳管開放症のなかでも難治例に対して，耳管内腔にシリコン製チューブ（耳管ピン）を挿入し，耳管開放症の症状軽減を目指す術式である．

耳管ピンは 23 mm の長さがあり，その先端が耳管中央点よりも咽頭側に位置するように挿入される．これによって，耳管ピンが耳管峡部を閉鎖する．耳管の完全閉塞を行うものではなく，過剰なスペースを埋めておくものであり，耳管ピン挿入後も正常耳と同様に嚥下によって耳管開大は起こりうる．

適応

自声強聴を主訴とする難治性耳管開放症（鼻すすり型を含む）で 6 か月以上の保存的治療に抵抗する症例を原則とする．妊婦，良聴耳への適応は原則的に避け，骨導閾値の上昇が顕著で感音難聴に伴う聴覚過敏を合併する症例や，訴えが耳閉感のみの症例への適応は慎重に判断する．

術前に注意すること

A. 適応決定
1. 患者の主訴のみで適応を考えるべきではない．日本耳科学会診断基準案による耳管開放症確実例（前屈，仰臥位での症状の軽減，鼓膜の呼吸性動揺の存在）であることを確認する．また，座位 CT，耳管機能検査装置（TTAG 法，音響法）などによって開放耳管が客観的に証明されている必要がある．
2. 耳管咽頭口をジェルや綿棒にて試験的に閉塞して効果が得られることを確認する．
3. 鼓膜前方が顕微鏡下に十分に観察可能であることを確認する．

B. インフォームド・コンセント
他の治療に抵抗する難治の耳管開放症のみが適応である．有効率は約 75％であり，無効例も存在する．穿孔残存，滲出性中耳炎（一過性を含む）がそれぞれ 10〜15％程度に合併しうる．挿入後の違和感，軽度疼痛は起こることが多いが通常は数日以内に消失する．その他，難聴，めまい，味覚障害，耳鳴，耳管ピン交換の可能性などを十分に説明して承諾を得ておく．既存治療で軽快しない難治例が対象であるため，合併症の多くは予測リスクといえるが，十分な説明と承諾が重要である．

C. 術野の消毒
感染防止のために外耳道を清掃しておく．耳洗の後，イソジン®液などにて外耳道を消毒しておく．

D. 麻酔
鼓膜に穿孔がない場合には，イオントフォレーシス（15〜20 分）によって外耳道・鼓膜を麻酔する．鼓膜に穿孔がある場合には，小綿球に浸した鼓膜麻酔液によって麻酔する．外耳道が狭い場合や，外来での挿入困難例では手術室にて，外耳道に 1％リドカイン塩酸塩による浸潤麻酔注射を行う．

手術の実際

❶鼓膜切開：鼓膜前上象限に約3 mmの縦切開を入れる（図A，図B）．

❷鼓膜切開口より内視鏡による耳管鼓室口の観察．30度，45度，70度などの細径内視鏡（先端径2.7 mm）が有用である（図C）．

❸耳管ピン（図D）を麦粒鉗子で把持して，その先端を穿孔から挿入して，耳管鼓室口の方向を向くようにする（図E）．

❹耳管ピンを鉗子で把持し直して，鉗子が鼓膜表面を滑るような方向に動かし，耳管鼓室口へと挿入していく（図F）．

❺耳管ピンの尾部にある二股部も鼓室内に全体を挿入する（図G）．

❻挿入が終了（図H）したら鼓膜切開部をキチン膜（ベスキチン®）にてパッチする（図I）．

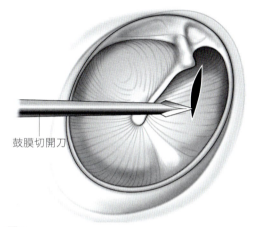

図A

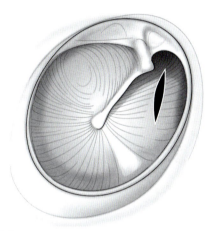

図B

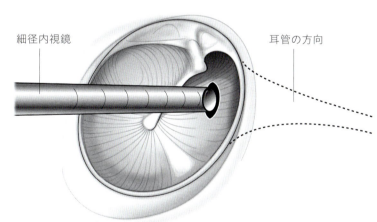

図C

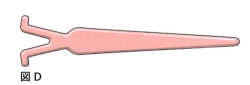

図D

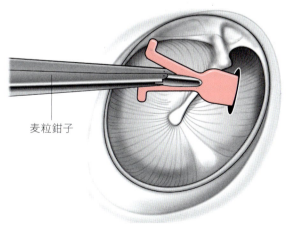

図E

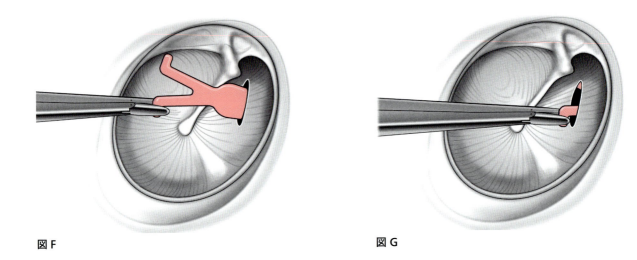

図 F

図 G

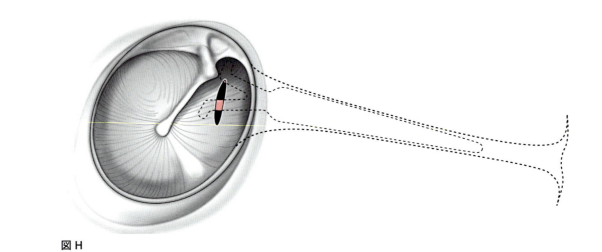

図 H

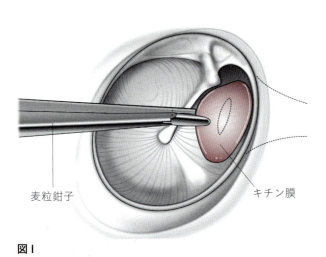

麦粒鉗子　　キチン膜

図 I

術後管理

　有効性を自声強聴の消失などで直ちに確認する．また，患者に発声させ，患側外耳道への音声の漏れがなくなっていることをオトスコープにて確認する．これは術直後における最も簡便な有効性の客観的評価法である．

　疼痛予防・感染防止のために鎮痛剤と抗菌薬を2日間投与する．また，点耳抗菌薬を処方し，耳漏がある場合に使用するように説明する．

> **手術のポイント**
> - 鼓膜切開は3mm程度とし，大きすぎないようにする．そのほうが鼓膜にピンが固定され耳管方向への挿入の助けとなる．耳管鼓室口の方向を正しく見当をつけることが必要である．途中で持ち替え，耳管ピンを把持した鉗子が鼓膜上を前方に向かって滑るように耳管ピンを挿入していくことがコツである．ブラインドでも挿入できるが，鼓膜切開口から細径内視鏡（先端径2.7mm，30〜70度）を挿入して耳管鼓室口を観察してから挿入すると，より確実である

> **手術のピットフォール**
> - 鼓膜切開口から深部にまっすぐピンを挿入しようとすると耳管内にピンが入っていかない．鼓膜上を前方へと鉗子を進める
> - 外耳道の彎曲などのために挿入が困難なことがある．このような場合には，手術室にて外耳道に浸潤麻酔を行い，内視鏡下に挿入する

　　　　　　　　　　　　　　　　　　（小林俊光）

内耳

33 内耳窓閉鎖術(外リンパ瘻) 172
34 埋め込み型骨導補聴器(BAHA)挿入術 177
35 人工内耳:通常例 182
36 人工内耳:小児例 189
37 人工内耳:特殊例
　　(再手術例,中耳炎症例,蝸牛閉塞例) 193
38 めまいに対する手術:内リンパ囊開放術 200
39 めまいに対する手術:半規管遮断術 203

33 内耳窓閉鎖術（外リンパ瘻）

手術概念

外リンパ瘻は，内耳リンパ腔と周辺臓器の間に瘻孔が生じ，生理機能が障害されてめまい，耳鳴，難聴などが生じる疾患である．瘻孔は蝸牛窓，前庭窓，micro fissure，骨折部，炎症などによる骨迷路破壊部，奇形などに生じる．瘻孔から外リンパが漏出すると，症状が増悪，変動する．この瘻孔を塞ぐことが手術の目的である．

従来の診断確定は「試験的鼓室開放術を行い瘻孔の確認か外リンパ，髄液の漏出を確認すること」とされていた．しかし，陥凹した構造をもつ内耳窓窩には周囲から組織液，滲出液などが流入するため，内耳からの流出か否かを判別することは至難の業である．そこで，新しい診断基準では「瘻孔が確認できたもの，もしくは外リンパ特異的蛋白が検出されたもの」となった．瘻孔を明らかに確認できるケースは比較的まれであり，アブミ骨外傷，真珠種による半規管瘻孔，アブミ骨底板の奇形などがある．外リンパ特異的蛋白として診断性能が報告されているものとしてcochlin-tomoprotein（CTP）があり，生化学的検出検査が臨床応用されている．

発症の誘因によりカテゴリー1～4まで分類（**表1**）されている．1は国際的に認められているが，2～4までは国，術者によっていまだ異論がある．誘因ごとに論じることでよりエビデンスに基づいた診療が可能となる．

正円窓の閉鎖には，通常閉鎖（**図D-2**）と軟骨を用いた閉鎖（**図D-3**）がある．通常法では，従来日本で報告されてきた方法で，軟骨膜や結合組織を内耳窓部分にパッチする方法である．これに対して，軟骨を用いた閉鎖法は近年海外で報告されており，正円窓強化術（round window reinforcement；RWR）と呼ばれている．上半規管裂隙に代表される内耳骨包裂隙症候群での第3の窓効果を軽減する治療法で，軟骨を用いて正円窓の可動性を制御するのが主目的である．さらに，通常閉鎖法では，再手術のときに移植片がほとんどの症例で移動・消失して

表1 外リンパ瘻のカテゴリー分類

1. 外傷，疾患，手術など
    (1) a. 迷路損傷（アブミ骨直達外傷，骨迷路骨折など）
        b. 他の外傷（頭部外傷，全身打撲，交通事故など）
    (2) a. 疾患（中耳および内耳疾患，真珠腫，腫瘍，奇形など）
        b. 医原性（中耳または内耳手術，処置など医療行為）
2. 外因性の圧外傷（爆風，ダイビング，飛行機搭乗など）
3. 内因性の圧外傷（鼻かみ，くしゃみ，重量物運搬，力みなど）
4. 明らかな原因，誘因がないもの（idiopathic）

注：原因・誘因不明の症例はspontaneousではなくidiopathicと訳すべきである．

いることへの反省から，正円窓強化術では中耳粘膜との癒着を促す処置（粘膜を掻爬・レーザーで焼灼する）が追加されている．この処置により，留置した組織のずれや消失を防ぐことができると考えられている．本項ではこの2つの方法を紹介する．

適応

カテゴリー1の症例は原因によって手術法は様々であり熟練を要する．カテゴリー2～4に対しては内耳窓閉鎖術が行われ，耳科手術専門医にとって難易度が高い手術ではない．

瘻孔は自然治癒する場合もあり，急性の症状が生じてから1週間前後は安静を保ち自然治癒を待つ．安静によっても症状が軽快しない，あるいは症状が悪化する場合は手術的に瘻孔の閉鎖を行う．慢性症例では症状の経過や患者本人の希望を慎重に検討して手術適応を決定する．

術前に注意すること

外リンパ漏出による症状は様々であり，難聴は突発性，進行性，変動性，再発性などがある．めまい・平衡障害が主訴である症例もある．

手術の実際

本項では内耳窓閉鎖術を記載する．

A. 皮膚切開と鼓室内の観察（図A）

耳内切開をおいて開創器をかけ外耳道を拡大し見やすくする．耳鏡保持器（例えば Yasargil 式）を用いて耳鏡を外耳道に固定する方法もある．外耳道皮膚切開を行い tympanomeatal flap をつくる．

B. tympanomeatal flap の翻転・鼓室の開放（図B）

tympanomeatal flap を翻転し鼓室を開放し前庭窓，蝸牛窓の両窓を観察する．このために骨性鼓膜輪をダイヤモンドバー，鋭匙などで削除して広げる．この操作中に鼓索神経を損傷しないように，バーによる発熱が神経に伝わらないように注意する．鼓室内に出血や液体が多く入ると外リンパの漏出所見の確認の妨げになり，バイオマーカーが希釈され検出限界以下となるなどの問題が生ずるため，工夫を要する．

蝸牛窓，アブミ骨の周囲を，時間をかけてよく観察する．奇形や瘻孔の有無，瘻孔からの外リンパの漏出に注意する．

瘻孔が確認できた場合，確認できない場合，いずれの場合も両窓と fistula ante fenestram を閉鎖する．閉鎖材料は結合組織，軟骨膜，脂肪あるいは筋膜の小片などが報告されている．

C. 前庭窓周囲の観察と瘻孔閉鎖（図C）

前庭窓周囲の粘膜を搔爬あるいは剝離して瘻孔の有無を確認する．しかしこの操作自体が組織液の漏出を促し，瘻孔からの外リンパ漏出の観察を困難にし，さらには瘻孔を拡大する可能性もあるため，術者による慎重な考察が必要である．閉鎖材料をあてて，生体糊で固定する．

fistula ante fenestram が開存している場合に瘻孔となるが，通常術野で視認することはできない．前庭窓前方にやや大きめの閉鎖材料をおいて広くカバーするようにする（図D-2の4）．

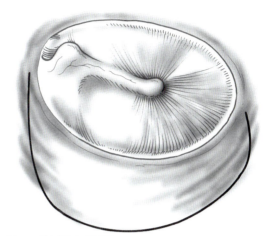

図A 外耳道皮膚切開

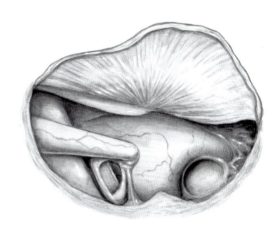

図B tympanomeatal flap を翻転し鼓室を開放
（鼓索神経は省略してある）

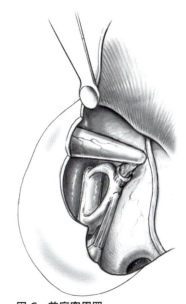

図C 前庭窓周囲

D. 蝸牛窓周囲の観察（図 D-1）と瘻孔閉鎖

蝸牛窓膜は外耳道下壁とほぼ平行する角度を有しており，鼓膜を翻転しても膜全体が見えることはまれである．蝸牛窓骨縁を削開すると観察可能だが，音響外傷の危険性や新たな瘻孔を作る可能性がある．低侵襲手術を望む場合には，直視できなくても蝸牛窓膜周囲の粘膜を搔爬あるいは剝離して瘻孔の有無を観察するよう努力し，蝸牛窓膜および周辺に閉鎖材料をあてる，もしくは充填し，生体糊で固定する．キヌタ骨長脚またはアブミ骨を軽く押して瘻孔や漏出を確認する方法もある（図 D-2, 図 D-3）．

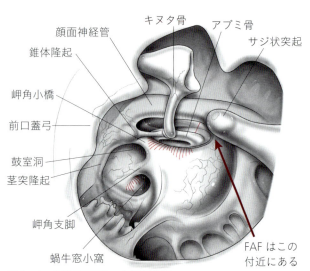

図 D-1　蝸牛窓周囲の内視鏡所見
≡：外リンパの漏出ルートになり得る microfissure が多数報告されている．

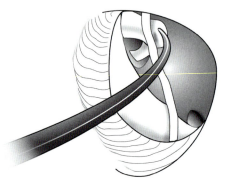

1. 奇形や瘻孔の有無を観察し，アブミ骨を動かし瘻孔や正円窓光反射を確認する．

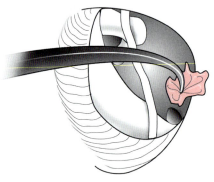

2. 蝸牛窓に閉鎖材料をあてる．

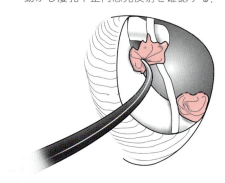

3. 前庭窓に閉鎖材料をあてる．

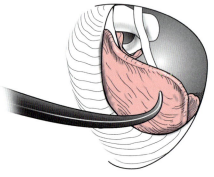

4. 組織片を前方へ回しこむようにしてアブミ骨前方にある fissula ante fenestram 付近にあてる．

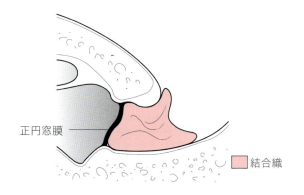

図 D-2　通常閉鎖
筋膜などを置いた後にアブミ骨を触り，以下の順に確認する．(1) 正円窓膜の確認，(2) 正円窓光反射の確認，(3) 漏出・瘻孔の確認．

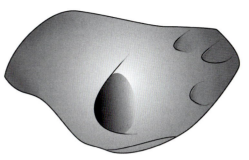

1. 蝸牛窓，蝸牛窓窩の形態を観察し，図D-1にあるようなmicrofissureの有無をみる．

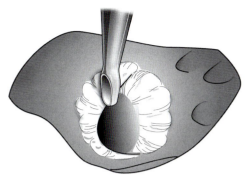

2. 蝸牛窓窩周辺の粘膜を鋭匙で掻爬する．

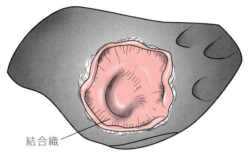

結合織

3. 蝸牛窓に閉鎖材料をあてる．

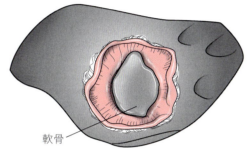

軟骨

4. さらに軟骨を用いて何層にも閉鎖材料をあてる．最後に生体糊で固定する．

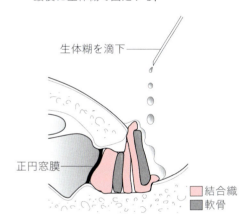

図 D-3　RWR 閉鎖

術後管理

数日間は安静を保つようにする．特に，いきみ，力み，強い擤鼻などを避けるように指導する．

手術のポイント

- 蝸牛窓小窩膜(niche membrane)が存在している場合，これを蝸牛窓膜と誤認することがある．この膜に間隙，小孔などがあると瘻孔と誤ってしまう．実際の蝸牛窓膜はこの奥(内側)に存在する
- 外リンパ漏出の有無をみるには，鼓室内の操作をせずに時間をかけて観察する．中耳には正常粘膜がウェブ状に存在することが多く，粘膜を損傷すると組織液が出てきてこれを外リンパ漏出所見と見誤らないようにする．外リンパと紛らわしくなる
- 漏出の認められない場合でも，外リンパ瘻を否定することはできない．前庭窓，蝸牛窓，microfissureに対して瘻孔の存在した場合と同様に閉鎖術を行う

> ⚠️ **手術のピットフォール**
>
> - 実際に手術してみると，術中所見からの外リンパ瘻診断は容易とはいえない．解剖学的な位置関係から瘻孔を確認することは難しいことが多いが，瘻孔が明らかに観察できた場合，さらに瘻孔から外リンパ漏出を確認できた場合には確定診断となる．生化学的検査は術中も可能である
> - 漏出所見の解釈は特に慎重に行う必要がある．それは次に述べるような様々な病態が考えられるためである
> - 漏出の認められた場合
>   1. 外リンパ瘻である
>   2. 漏出していたのは外リンパではなく組織液である．注射液，洗浄液の可能性も考慮する．これらの場合は外リンパ瘻ではない
> - 漏出の認められなかった場合
>   1. 外リンパ瘻ではない
>   2. 外リンパ瘻であったが，手術時すでに瘻孔は閉鎖していた
>   3. 外リンパ瘻であるが，手術時に漏出はなかった（間欠性）
>   4. 外リンパ瘻の生ずるメカニズムで膜迷路は傷害されたが，前庭窓，蝸牛窓膜が強靭なため瘻孔は生じなかった

（池園哲郎）

34 埋め込み型骨導補聴器(BAHA)挿入術

手術概念

埋め込み型骨導補聴器(bone anchored hearing aid；BAHA)は，スウェーデンのBrånemarkらが提唱した骨内に埋め込まれたチタンと生体組織が互いに密に癒合する"osseointegration"に基づいた半埋め込み型の補聴システムである．外部の音を取り込んで振動に変換する"音振動変換器(サウンドプロセッサー)"，側頭骨に埋め込まれて音振動変換器からの信号を骨に伝える"骨導端子"，音振動変換器と骨に埋め込んだ骨導端子を接合する"接合子"の3種の機器で構成される．1977年にスウェーデンにおいて世界で最初の骨導端子の埋め込み術が行われた．日本では2001年に初めての埋め込み術が慢性中耳炎術後の2症例に対して施行され，2013年1月1日に保険適用となった．

適応

2017年12月の時点では以下のように定められている．以下の3項目がすべて該当する症例が適応となる．

1. 両側外耳道閉鎖症，両側耳硬化症，両側真珠腫または両側耳小骨奇形で，既存の手術による治療及び既存の骨導補聴器を使用しても改善がみられない．
2. 一側の平均骨導聴力レベルが45 dB HL(0.5, 1, 2, 4 kHz)以内．
3. 18歳以上．ただし，両側外耳道閉鎖症については，保護者の同意が得られた場合，15歳以上でも対象となる．

注意事項：手術施行する際には，施設基準などが定められており，詳細は医科診療報酬点数表にて参照しておく．

術前に注意すること

専用の手術機器と専用の使い捨て機器(デルマトームの刃，ドリルなど)と埋め込まれる骨導端子などを準備しておく．

通常の側頭骨CTより頭側を含めた撮影範囲で，埋め込み部の骨の厚さが，少なくとも3 mm，可能ならば4 mmあることを確認し，中頭蓋窩硬膜，S状静脈洞，乳突蜂巣の位置を確認しておく．

ケロイド体質の症例は，接合子周囲の皮膚反応が高度になる傾向があり，その旨を術前に対象症例に周知しておく．

奇形症例など，過去に形成手術の既往があり耳介周囲に瘢痕がある例は，皮弁の茎が瘢痕にかからないようにする．

手術の実際

2017年12月時点では，日本での適応は18歳以上であり，この年齢での術式である．

A. 埋め込み部位の選定

局所麻酔ならびに全身麻酔いずれでも施行される．局所麻酔の際には側臥位で患側を上にする．骨導端子の埋め込み部は，通常外耳道口から後上方5〜5.5 cmの部位で，サウンドプロセッサーのインディケーターが耳介の上縁に位置し，術後，ハウリング予防のために，サウンドプロセッサーを装用した際に耳介に接しないようにする．術前にテストロッドを用いて，患者がよく聞き取れることを確認しておく．眼鏡のツルならびに帽子が邪魔にならない位置を選定する．手術部位の剃毛を行う．

B. 皮膚切開・皮弁挙上

1. デルマトーム使用時

❶皮弁の中心が埋め込み部となるように2.4 cm×3.2 cmのサイズの有茎性皮弁をマークする(図B-1)．

❷麻酔は，骨膜下まで十分麻酔する．
❸デルマトームで皮弁を挙上する（図B-2）．挙上後，皮下組織を骨膜上で摘出し，骨膜を露出する．
❹埋め込み部位の骨膜を直径5〜6 mmの円状に摘出する．

2. 線状切開

❶埋め込み部の前方5〜10 mmで，30〜35 mmの線状皮膚切開を骨膜まで施行し，開創器を用いて術野を確保し，埋め込み部の骨膜を直径5〜6 mmの円周状に切除する（図B-3）．

C. 埋め込み穴の作成

❶ガイドドリルで，3 mmの深さの穴を作成する（図C）．

この穴は，骨導端子を骨表面と正確に直角に埋め込む基本となるので，インディケーターを用い，助手にも左右・前後から穴の作成方向が直角である点を確認してもらい作成する．以下のカウンターシンク・ドリル，骨導端子の埋め込み操作も，直角となるように注意する．

ドリル使用中は，室温の生理食塩水で，絶えず穴作成部位を冷却する．また，ドリルを上下しながら穴を拡大して，穴の中をよく観察し，かつ，穴の底まで十分冷却するように注意する．

❷3 mmの穴が作成されたら，手術用顕微鏡下に蜂巣の露出がなく，穴の底に硬膜あるいはS状静脈洞の露出がないことを確認し，4 mmの深さの穴を作成する．

❸硬膜，S状静脈洞の露出あるいは損傷した際には，皮

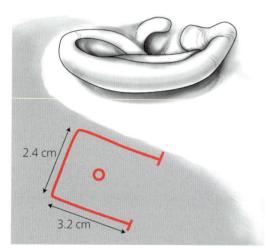

図B-1 デルマトームを用いる際の皮切で有茎性の2.4 cm×3.2 cmの皮弁をデザイン（この図では下方に茎あり）

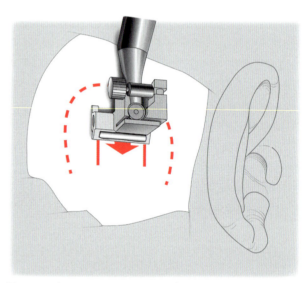

図B-2 デルマトームで皮弁挙上（この図では下方に茎あり）

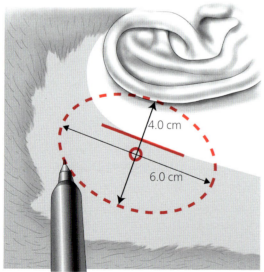

図B-3 線状皮切は埋め込み部の前方5〜10 mmで長さは30〜35 mm（皮下組織の減量範囲は，40×60 mmとする）

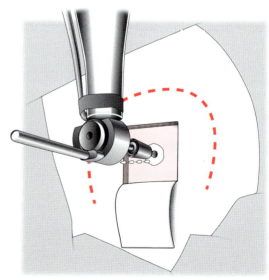

図C ガイドドリルで穴を作成（この図では下方に茎あり）

下組織とフィブリン糊を用いて骨穴を充填し，別の部位に穴を作成する．

D．カウンターシンク・ドリルによる皿穴作成

作成された3 mm あるいは4 mm の深さに合わせて，3 mm あるいは4 mm のカウンターシンク・ドリルにて，カウンターシンクを作成する（図D）．カウンターシンク・ドリルを上下しながら，穴の中をよく観察し，かつ，穴の底まで十分冷却するように注意する．作成時にドリルに付着する骨片を採取しておく．十分な量の生理食塩水をドリル部位に注水して，骨削開時に生じる熱で組織が障害されないようにする．また，形成された穴の内壁は吸引管などの手術器具で触らないようにする．

E．骨導端子の埋め込み

この操作以降，骨導端子は，専用のチタン製鑷子以外では触らないようにする．現行のシステムでは，ネジ溝を作成すると同時に骨導端子・接合子が同時に埋め込まれる製品が使用されている．

❶ドリルの回転モードを Drill から Torque に変更し，作成された穴に，正確に直角に挿入する（図E）．

❷骨導端子の埋め込みの際には，尖端が穴に入りはじめ

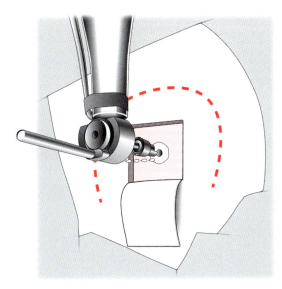

カウンターシンク・ドリルで皿穴を作成（この図では下方に茎あり）

図D

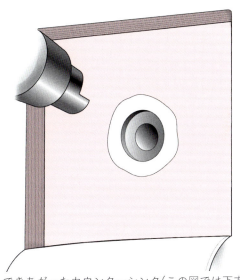

できあがったカウンターシンク（この図では下方に茎あり）

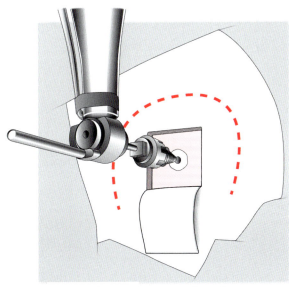

骨導端子埋め込み（この図では下方に茎あり）

図E

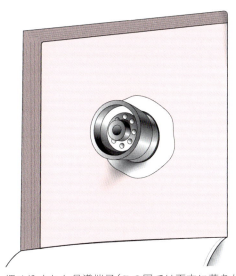

埋め込まれた骨導端子（この図では下方に茎あり）

たら，室温の生理食塩水を十分かけて，埋め込み部を冷却する．骨導端子が穴の底まで挿入された時点で，ドリルの回転は自然に停止する．トルクの設定は通常では20～30 N・cm，骨が硬い場合には40～50 N・cmが推奨されている．

❸フランジと骨表面の間にスペースがある際には，付属のシリンダー・レンチでさらに締める．穴に直角に埋め込まれてない場合には，フランジと骨面の間に空間が生じるので，カウンターシンク・ドリルで削った際に生じる骨片を充填する．

❹ドリルを骨導端子から外す際に，埋め込んだ骨導端子・接合子を鑷子で把持しておき，テコの原理で骨導端子に緩みが生じないようにする．

F. 皮弁周囲の皮下組織の減量
❶挙上した皮弁と周囲皮膚が段差なく滑らかに移行するように皮弁周囲の皮下組織を減量する(**図F**)．
❷埋め込み部周囲の毛根を丹念に除去する．

G. デルモパンチで皮弁に穴を作成
❶皮弁を戻し，接合子のアウトライン上で，径4 mmのデルモパンチにて穴を空け，接合子を皮弁の外に出す．
❷この際に，デルモパンチの穴が小さいときには，穴に小切開を加える．

H. 皮弁の縫合とヒーリングキャップの装着
❶皮弁にデルモパンチで作成した小孔に接合子部分を通して皮弁を戻し，周囲の皮膚と縫合する(**図H-1**)．
❷プラスチック製のヒーリングキャップを接合子に装着し，これと皮弁との隙間に軟膏ガーゼを巻きつけるように挿入する(**図H-2**，**図H-3**)．これにより，皮弁が骨膜上に適度に圧迫され，血腫を予防し皮弁の生着が促される．

術後管理

手術翌日は，表層のガーゼのみ交換する．
1週間後にヒーリングキャップ除去，圧迫の軟膏ガーゼを交換して再びヒーリングキャップを装着する．
2週間後に軟膏ガーゼとヒーリングキャップを除去する．
術後2週以降，専用のブラシによる接合子周囲の清掃を患者自ら行うように指導する．
サウンドプロセッサーの装用は，骨導端子が安定する

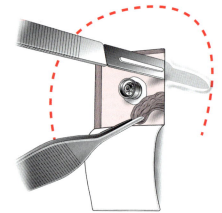

図F 皮下組織の減量(この図では下方に茎あり)

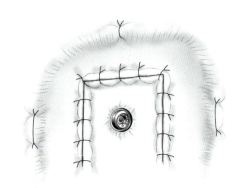

図H-1 閉創(この図では下方に茎あり)

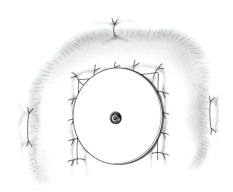

図H-2 ヒーリングキャップ装着(この図では下方に茎あり)

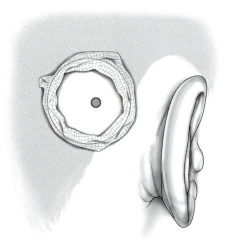

図H-3 軟膏ガーゼを留置(この図では下方に茎あり)

術後3～5か月に開始する．

　外来受診時には，接合子ならびにサウンドプロセッサーに付着した痂皮を清掃する．

　接合子と骨導端子の緩みが生じることがある．緩みがあるときには専用のレンチで締める．

　サウンドプロセッサーを使用しないときには，接合子カバーを装着する．紛失しやすいので保管に注意させる．

合併症

　接合子周囲の皮膚の発赤，湿潤，肉芽形成，肥厚ならびに皮下への埋没に注意して経過観察する．必要に応じて，ステロイド・抗菌薬軟膏の塗布，肉芽の処理を行う．

　接合子が皮下に埋没した際には，その程度により，接合子上の皮膚の切除あるいは切除後遊離皮膚移植を行い，骨導端子の埋め込み術後と同様にヒーリングキャップと軟膏ガーゼにて，接合子周囲の皮膚の生着を図る．

　長期的な合併症としては，骨導端子の脱落がある．

手術のポイント
- 埋め込み部位の選定
- 皮弁作成（デルマトームあるいは線状皮切）
- 埋め込み部の骨膜摘出
- 埋め込み穴の作成
- カウンターシンク・ドリルによる皿穴作成
- 骨導端子の埋め込み
- 皮弁周囲の皮下組織の減量
- 皮弁の縫合とヒーリングキャップの装着

手術のピットフォール
- 良好な osseointegration と合併症の少ない皮弁を形成するために，組織への手術侵襲をできるだけ少なくする
- 骨導端子を埋め込む部位の骨穴の作成中は，十分に冷却する
- 作成した穴の内腔は，電気メスによる凝固・止血操作は行わず，内腔の骨壁を吸引管などで触らない
- 皮弁の周囲の毛根をできるだけ除去し，皮弁周囲の皮下組織を減量する

（喜多村　健）

35 人工内耳
通常例

手術概念

　人工内耳は，重度難聴者への治療法として確立された医療といえ，世界ですでに20万人以上，本邦でも延べ1万人以上，年間800～900人の手術患者がいる．本邦で認可され手術可能な機種には，コクレア社（オーストラリア）製，メドエル社（オーストリア）製，アドバンスドバイオニクス社（米国）製の3つがある．本項では，そのなかでシェアが一番高いコクレア社製の製品（2018年1月現在の機種であるCI522）を中心に記載することとするが，基本的にはいずれも同じ術式でよい．

　また2014年7月，残存聴力型人工内耳EASが認可されたが，この手術においては低侵襲手術が必要であるので，これについても記載する．

　本手術は，耳科手術に習熟した耳鼻咽喉科医では決して難しい手術ではなく，重度難聴者に対して聴覚機能を劇的に改善させ，聴覚の獲得ができる．しかし，通常の鼓室形成術やアブミ骨手術と異なり，異物であるインプラント（体内に植込む部分）を側頭骨に植込む手術であるため，しばしば異物反応としての様々なトラブル，合併症を生じる可能性がある．特に最近増えている先天性重度難聴児においては，聴覚のみならず言葉としての言語獲得，さらには言語力の獲得という問題を含んでいることを念頭に置いて，手術にあたっては安全を確保したうえでminimum invasive surgeryを試みるべきと考える．

適応

　2006年および2014年に日本耳鼻咽喉科学会が作成した人工内耳の適応基準（ガイドライン）によると，小児においては①適応年齢は原則1歳以上（体重8 kg以上），②裸耳での聴力検査で平均聴力レベルが90 dB以上，③6か月以上の最適な補聴器装用を行ったうえで，装用下の平均聴力レベルが45 dBよりも改善しないなどである．上記の条件が確認できない場合，6か月以上の最適な補聴器装用を行ったうえで，装用下の最高語音明瞭度が50％未満の場合は適応となる．また，「小児に対する補聴の基本は両耳聴であり，両耳聴の実現のために人工内耳の両耳装用が有用な場合にはこれを否定しない」と両耳装用も条件付きで認められている．さらに2017年6月の日本耳鼻咽喉科学会において，成人人工内耳適応基準も変更され，裸耳での聴力検査で平均聴力レベル（500 Hz，1,000 Hz，2,000 Hz）が90 dB以上の重度感音難聴，または，平均聴力レベルが70 dB以上，90 dB未満で，なおかつ適切な補聴器装用を行ったうえで，装用下の最高語音明瞭度が50％以下の高度感音難聴となり，同時に，両耳聴の実現のため人工内耳の両耳装用が有用な場合にはこれを否定しないと成人においても両耳装用が認められた．

禁忌

1. 中耳炎などの感染症の活動期．
2. 画像診断で蝸牛に人工内耳が挿入できる部位が確認できない場合．
3. 反復性の急性中耳炎が存在する場合．
4. 制御困難な髄液の噴出が見込まれる場合など，高度な内耳奇形を伴う場合．
5. 重複障害および中枢性聴覚障害では慎重な判断が求められ，人工内耳による聴覚補償が有効であるとする予測がなければならない．

術前に注意すること

　手術にあたっては，患者本人，家族に過度の期待を抱かせないように，適切な説明が必要である．難聴期間が長かったり，幼小児期での難聴発症では，容易に人工内耳での聴取がよくならない場合もある．またその聞き取りの向上には時間がかかり，徐々に聞き取れるようになることもあるので，手術後のリハビリテーションが一定

期間必要なことも説明する．

また小児の手術においては通常例といえない奇形や中耳発育不良例，骨化例などがあるが，通常例でも思わぬ事態に陥ることもあるので，術前からの患者への説明を含め，手術における細心の注意と術後の慎重な管理が必要である．

術後のリハビリテーションを効率よく行うために，性格検査，人工内耳について期待度などを知り，術前訓練やカウンセリングを行うことも大切である．

また術前準備として，顔面神経の走行異常などが疑われた場合には顔面神経モニターを使用することも重要である．

手術の実際

A．麻酔

全身麻酔で行う．内耳奇形などでは gusher を念頭に置き，頭低位や spiral drainage の可能性があることを麻酔医に伝えておく．通常例では低年齢の場合，低体重を確認しておくことが大切である．

B．除毛，体位などの準備

除毛は，以前は耳後部切開線の周囲 2 cm 程していたが，今は施行していない．体位は通常の中耳手術の体位とする．ダミー電極を使用して，皮膚に切開線やインプラントの固定部位(ベッド)をデザインする(図 B)．

C．切開線

❶鼓室形成術と違い，いくつかの皮切法がある．逆U字切開，J字切開，C字切開などが 1990 年代からあったが，その後延長耳後法，I 切開を経て，現在は耳後切開(通常の耳科手術より少し後方)が主な皮切である(図 C)．

❷血管支配や神経支配を考慮し，かつその損傷を最小限とすることを基本に，筆者らは 20 年前(1995 年)から延長耳後切開または I 切開，10 年ほど前(2004 年)から切開線 4〜5 cm の耳後切開で行っている．もちろん切開線が長いと，インプラントベッドの削開や固定は楽になるが，術後創部の治癒に時間がかかったり，皮膚感染などのリスクが高くなる．

❸切開線が短い場合のデメリットは，インプラントベッド，固定用小孔作成時の操作が窮屈となり，インプラント固定が難しくなることである．また，筆者らはすでに 10 年ほど前から糸などでのインプラント固定は施行していないが，その間約 500 例以上の手術を行い，実際にインプラントが移動した例は経験していない．

D．皮膚切開(耳後法)と側頭筋弁作成(図 D)

❶耳介付着部のやや後方に沿って，約 4〜5 cm の皮切を加える．皮切は側頭筋膜外側面でとどめる．

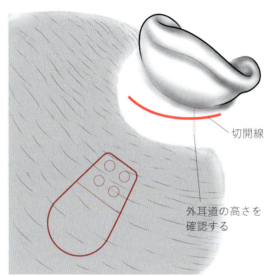

図 B　剃毛と耳後切開線のデザイン

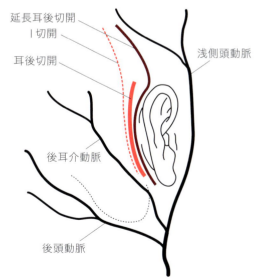

図 C　耳後部の支配血管と切開線

❷側頭筋膜外側の層で皮下側頭筋弁の切開線まで剝離する．上方は2cmほど皮切部より上方とし，後方から前下方へL字の側頭骨筋弁を作成し，皮膚切開線からずらした2層弁とする．

❸側頭筋弁の骨膜下の剝離は，後方は，最初のデザインを指標に，インプラント固定のための側頭骨削開部位（ベッド）を含むように，前方は外耳道入口部まで剝離する．インプラント後方は，骨膜下に挿入し固定するため，剝離子を用いて骨膜下を剝離しておく．剝離は最小限とし最終的にはアウトラインテンプレートで位置を決定しながら剝離していく．

❹術後の皮膚壊死やインプラント露出の可能性が最小限となるように考慮する．術後のインプラント露出の原因は，局所感染やインプラントの異物反応，インプラント突出部の機械的刺激により生じ，特に切開部の離開が多いので，切開線をそれぞれずらし，皮膚切開線はインプラント前端から少なくとも1cm離す．

E．乳突蜂巣削開術（図E）

❶乳突蜂巣削開術では，後鼓室開放術（図E）を念頭に，乳突洞からキヌタ骨短脚後端まで削開し，CTで顔面

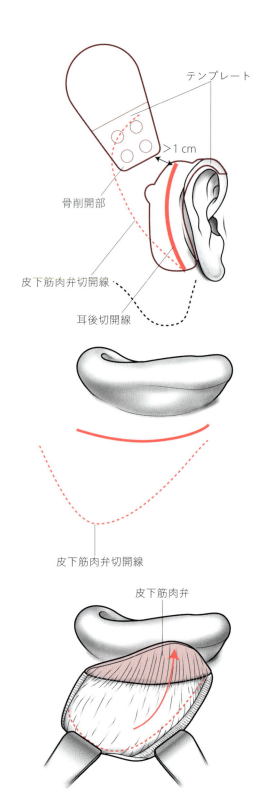

図D　耳後切開線のデザインと皮下筋肉弁作成図

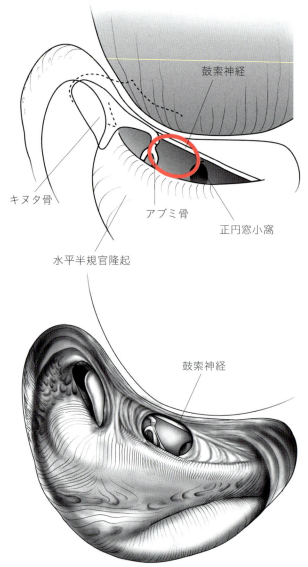

図E　乳突蜂巣削開と後鼓室開放術

神経の走行と外耳道後壁の形態（真っすぐか，彎曲はどの程度か）を念頭におき，可能な限り外耳道後壁を薄く削りながら，下方へ削開を広げていく．
❷外耳道後壁皮膚を剝離して確認してもよい．水平半規管の高さを指標に顔面神経管垂直部の外側まで削開を行う．
❸滲出性中耳炎などで乳突蜂巣が発育していない例があるので注意を要するが，これについては別項（⇒ 193頁）を参考にしていただきたい．

F．後鼓室開放術と正円窓窩の確認

❶後鼓室開放術は，incus bridge から約 2 mm 下方で顔面神経の走行に注意しながら行う（図E）．常に外耳道後壁と顔面神経の走行を意識しながら削開を進める．前方を開放すれば外耳道や鼓索神経を損傷することになり，後方では顔面神経が露出されることになる．
❷ある程度，鼓索神経や顔面神経が確認できるまでは，直径 2 mm のダイヤモンドバーを使用するのがよい．早い時期から直径 1.5 mm または 1.0 mm のダイヤモンドバーを使用すると，削開方向が誤っていた場合には，神経損傷などの危険性が増すこととなるからである．
❸後鼓室開放では，しばしば鼓索神経がその視野に入ってくる．鼓索神経を確認し，その後側を下方へ注意深く削開し，上方はキヌタ・アブミ骨関節やアブミ骨筋を，後方はアブミ骨筋腱付着部，下方は正円窓窩を確認できるまで開放する（図F）．低侵襲手術を施行する場合には，可能な限り正円窓窩および正円窓が透見できるように，従来の蝸牛開窓術より 1～2 mm 下方を開放する必要がある．
❹後下方で開放すれば顔面神経に直接遭遇する機会が多くなるので，特に出血がみられたら注意が必要である．また削開時の摩擦熱により顔面神経を損傷しないように十分な灌流冷却が必要である．
❺注意事項として，外耳道皮膚，顔面神経，鼓索神経を損傷しないことが大切である．外耳道皮膚を損傷した場合には，最後に外耳道後壁を筋膜や骨片で形成する必要がある．顔面神経ではただ開放したのみでは問題ないが，ドリルでの直接損傷とドリリング時の熱損傷は顔面神経麻痺を生じる可能性があるので，厳重に慎むべきである．
❻小児では乳突蜂巣発育における下方ルートが開存していることがあり，これを指標にすると容易に後鼓室開放術が行われる．

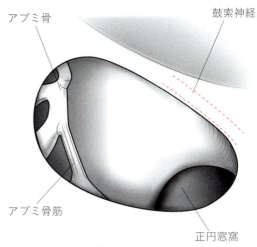

図F　正円窓窩の確認

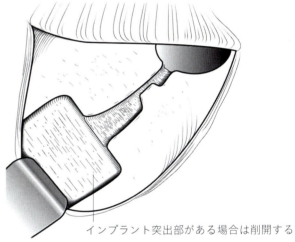

図G　インプラントベッド作製
筆者らはしていないが，固定する場合には，筋鉤で牽引し，固定用ダクロン帯を通す穴を作成．

G．側頭骨固定用ベッドの作製（図G）

❶蝸牛開窓の準備ができたらインプラント留置のためのベッドを作製する．筆者らは，CI522 では電極束用の溝とトンネルのみの骨削開で，インプラントベッドの作製は現在していない．他の機種は施行している．
❷皮切前に作成したデザインを基にすでに剝離された側頭骨に，インプラント前部のベッドを削開する．小児では皮質骨が薄く脳硬膜が露出するので，中央に骨島を残すなどの対処が必要なこともあるが，止血を確実にすれば，問題が生じることはない．
❸インプラントの前端が突出しないように前方を十分深く削開する．
❹インプラントから出る電極束の溝を乳突蜂巣削開部まで削開する．小児では頸椎打撲などによりこの部位の切断があるので，現在は，インプラントの固定，側頭

骨内への確実な留置のため，一律にトンネルを作り，固定している（図G，図J）．

H．蝸牛開窓図（図H）

❶蝸牛の大きさは出生時には成人と同じである．

❷従来の蝸牛開窓は卵円窓と正円窓窩の中間やや前下方を削開する．この部位が鼓室階の断面積が最も大きく，開窓が容易で，下部基底回転が直線となる．蝸牛開窓は直径 1.0 mm のダイヤモンドバーを用い，蝸牛内腔の損傷を最小限とするために soft surgery を行う．2017 年現在，わが国で認可されている人工内耳の電極ではこの大きさの開窓で十分である．

❸正円窓窩の前方（前下方）を削開した場合には，鼓室階の下方を削開し，結果として蝸牛骨化と誤認する結果となることがあるので注意を要する．

❹残存聴力型人工内耳（EAS）の手術においては，低侵襲手術が必要である．この手術は，人工内耳が日本で始まった 1990 年頃に行われていた，いわゆる正円窓 fenestration 法を modify した方法といえる．つまり正円窓窩の庇となっている骨部を削開し，正円窓膜を明視下におく．このために後方は顔面神経管ぎりぎりまで削開し，正円窓窩前縁から後縁に向かって骨縁を正円窓膜と同じ面まで削開することが必要となる．正円窓膜の外側に膜（正円窓小窩膜，偽膜）が存在することがあるので注意する．

蝸牛開窓は，弱彎の探針などで正円窓膜の前方部を切開する．切開の部位は膜の前方であればよいし，場合によっては骨付着部でもよい．電極の太さが直径 0.4〜0.6 mm であるので，切開の長さは 1 mm 程度で十分である．

❺電極の蝸牛内挿入の準備ができたら，止血の確認を行う．岬角の骨削開による骨粉や血液の蝸牛内への流入，これらの吸引による外リンパの吸引には注意する．

I．電極の蝸牛内挿入（図I）

❶耳後切開では，電極挿入の前にインプラントを剝離した側頭筋弁の骨膜下に留置しておく．これは，皮切の位置の関係で電極挿入後にインプラントを留置することが不可能になるためである．

❷正円窓膜に続く基底回転鼓室階は，多少角度をつけて前下方に向かっていく．電極挿入にあたっては，従来の正円窓前上方の開窓では直線的になるが，正円窓膜切開では方向が異なるので，下部基底回転の鼓室階の走行を考えながらゆっくり挿入する必要がある．

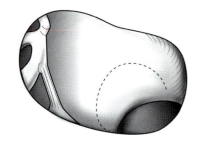

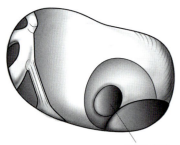

正円窓膜

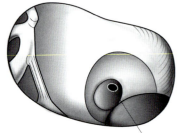

正円窓膜切開．L字または骨縁に沿って 1/3〜1/2 切開する

図H　蝸牛開窓の準備と開窓

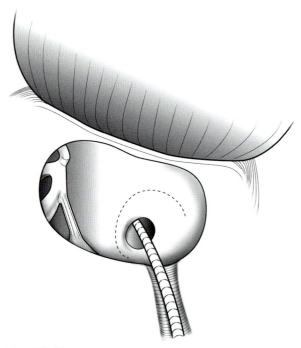

図I　電極挿入

❸一気に挿入すると組織損傷の可能性が高くなるので注意しなければならない．
❹十分な電極挿入がなされたら，外リンパ漏を防ぐために，開窓部を筋肉や筋膜片で閉鎖する．

J．インプラントの固定とX線撮影

❶インプラントを側頭骨に固定する．側頭骨後方部の骨膜下に電極を挿入し，側頭骨削開部にインプラントの突出部を留置する（図J）．しばしば術後の側頭部外傷により電極側の故障があるので，電極束は溝とトンネル内に固定し，直接外傷を受けないようにする．
❷小児では発育を考慮して，電極束に少し余裕をもたせておく．インプラントの前端が突出する場合には，骨パテなどでなだらかになるよう工夫してもよいが，二次感染を起こすことがあるので注意を要する．
❸インプラントの受信コイルの皮下の厚さが6 mm以下であることを確認する．あまりに厚すぎる場合には，皮下の厚さを薄くしておく必要がある．
❹X線撮影で，電極が正確かつ十分に蝸牛内に挿入されていることを確認する．

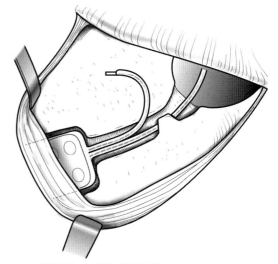

図J　側頭骨ベッドに機器固定

K．皮下筋肉弁，皮膚縫合（図K）

❶インプラントを十分カバーするように，皮下筋肉弁を吸収糸で縫合する．
❷皮膚は吸収糸の中縫いにより十分接着し，最後に吸収糸の連続縫合を行ったのちテープで固定し，特に小児においては抜糸をしなくてよいように縫合する．
❸血腫を作らないように血液を絞り出し，ガーゼ圧迫，包帯固定を行う．
❹筆者らはドレーンは留置していないが，出血の懸念がある場合には留置してもよい．

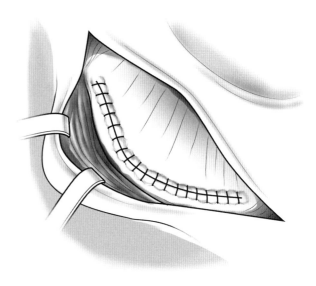

図K　皮下筋肉弁の縫合

術後管理

手術後一過性のめまいが生じることがあるが，眼振の有無を調べたうえで抗眩暈剤を投与し安静加療を行う．

術後早期の注意点として感染予防，血腫予防，切開部離開予防などがある．感染予防のため術後抗菌薬を投与し，血腫予防や切開部離開予防のためには，連日の消毒・処置が大切である．血腫予防のためガーゼ圧迫をしっかり行うが，一般に数日圧迫していればその後不要であり，術後4～5日で退院も可能である．

手術のポイント

- インプラントの露出や皮弁の壊死を避けるための皮膚切開線の選択
- 顔面神経および鼓索神経損傷の防止
- スムーズな電極挿入のために十分な蝸牛開窓
- 突出防止のためのインプラントベッドの作成
- ゆっくり確実な電極挿入
- 術後のX線撮影による電極確認
- 合併症予防のための術後の創部管理

手術のピットフォール

- 皮下側頭筋弁作成時の出血(特に後耳介動脈)
- 後鼓室開放の際の外耳道後壁皮膚損傷,鼓索神経損傷,顔面神経損傷
- 蝸牛開窓の困難を避けるための十分な後鼓室開放
- 電極挿入の困難と電極損傷を避けるための術式変更
- インプラント固定における突出と術後漏出

(河野　淳,白井杏湖)

36 人工内耳
小児例

手術概念

　わが国で人工内耳手術が始まったのは1985年であり，手術は成人のみに行われていた．小児に手術が行われたのは1992年に筆者が行った例が第一例目である．当初は欧米各国に比べて必ずしも小児に積極的には手術が行われていたわけではなかったが，1998年に日本耳鼻咽喉科学会が人工内耳手術に対する適応指針を示し，さらに小児例に対しては2006年に適応指針が改訂された頃から次第に手術例が増加し，2014年の適応指針の改定により原則1歳以上の小児に手術が行われている．

　小児に対する人工内耳手術は手術適応の決定，術前の検査や経過観察期間，術後のリハビリテーションなどについて成人に比べ異なる点がある．一方，手術手技は基本的には成人に対する場合と特に変わるところはない．しかし，小児例では内耳奇形例や髄膜炎の後遺症で聾になった例などもあるため，蝸牛の形態異常，正円窓および蝸牛内が骨性閉鎖を起こしている場合があり，電極挿入に困難をきたす．手術年齢によっては電極レシーバー部を設置する側頭部の皮膚や頭蓋骨が薄く，電極の固定にも支障がある．また術後，電極レシーバー部を覆っている側頭部の皮弁が壊死に陥る危険性もある．手術手技で最も問題になるのは内耳奇形例に対する手術である．さらに近年では難聴の遺伝子検査も容易に行われるようになり，その結果により手術時期，使用する人工内耳の種類も左右されることがある．本項では，それら小児に対する人工内耳手術の適応，手術手技の特徴について述べる．

適応

　小児に対する人工内耳手術の適応は2014年に日本耳鼻咽喉科学会より出された指針に示されている．要約すると，手術年齢は原則1歳以上（体重8 kg以上），聴力の基準は，①裸耳の聴力検査で平均聴力レベルが90 dB以上，②6か月以上の最適な補聴器装用を行ったうえで，装用下の平均聴力レベルが45 dBよりも改善しない場合，③6か月以上の最適な補聴器装用を行ったうえで，装用下の最高語音明瞭度が50％未満の場合，の3つのいずれかに該当する場合とされた．また，音声入力を最大限確保すべき小児の補聴の基本は両耳聴であり，人工内耳の両耳装用が有用な場合はこれを否定しないことが明記された．

　小児に対する人工内耳の適応の詳細は省略するが，特に術前の画像診断で蝸牛の低・無形成，内耳道の著しい狭小化を認め聴神経の欠損が疑われる場合には手術は禁忌となる．また中耳の活動性炎症が存在する例も手術禁忌である．

術前検査

　小児例では内耳奇形や髄膜炎の後遺症などで蝸牛の形態に異常をきたしている例が多いので，術前の画像検査は特に慎重に行うべきであり，CT, MRI検査は必須の検査である．聴神経の残存状態を調べるために以前は岬角電気刺激検査なども行われたが，幼小児では施行が困難なことが多く，現在ではMRIによる聴神経の描出で代用することが多い．術前の各種聴覚検査，補聴器装用検査は重要であるが，本項では省略する．

術前に注意すること

　小児の場合は術後のリハビリテーションが成人に比べ困難で時間のかかることが多いので，術前に十分時間をとり，リハビリテーション担当者とのコミュニケーションを密にすべきである．また術後のリハビリテーションは小児リハビリテーション専門のセンターで集約して行うのが理想であるが，現状では手術施行施設，聾学校，家族などの協力で行っている．特に聾学校などの協力が必須であるので，術前に十分な理解を得ることが必要である．

手術の実際

A. 皮膚切開(図 A)

以前には様々な皮切法が考案されていたが，最近では成人，小児ともに施設によりそれほど大きな差異はない．図 A のように耳後部に直線，または逆 S 字の皮切を用いることが多い．従来は皮切線の長さをできる限り短くする傾向があったが，現在では 4～5 cm の長さを用いることが多い．小児は皮膚が薄く，電極レシーバー部の圧迫により皮弁が壊死に陥り，術後かなり時間が経過してからも感染を起こし，電極レシーバー部が露出することがある．皮弁が壊死に陥るのは，大部分は電極レシーバー部が皮弁を圧迫する部位であり，この部位の血行を十分に確保する必要がある．そのためには皮切線はレシーバー部から最低でも 1 cm は余裕をもって行う．また，電極レシーバー部の設置位置は耳後部の皮切線からは 2 cm は余裕をもたせる．2 cm 以内であると，スピーチプロセッサー部，眼鏡の装着の際，痛みなどの支障をきたす．現在の人工内耳は電極レシーバー部の厚みが以前に比べ薄く，皮弁への圧迫の問題は軽減されていると考えられる．

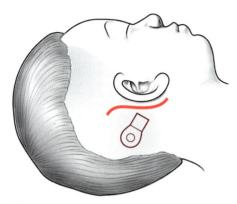

図 A

B. 乳突削開および後鼓室開放(図 B)

正常の形態であれば小児例でも成人例と同様に乳突削開から後鼓室開放を施行すればよいが，内耳奇形や正円窓および蝸牛の骨性閉鎖が疑われる場合は視野を広く取るため，外耳道後壁を除去することもある．以下手術法を説明する．

❶乳突削開の際に骨パテを採取，保存する．
❷外耳道後壁を除去するが，この場合できるだけ後壁を一塊として摘出し保存する．顔面神経を損傷しないように注意する．または外耳道後壁を除去せずに，後壁をできるだけ薄くし前壁方向に圧排することもある．
❸蝸牛岬角および正円窓部を直視下に確認する．なお，この際にキヌタ骨を摘出してもよい．正円窓が骨性閉鎖を起こしている場合はアブミ骨の位置などを参考にして正円窓の位置を推測する．

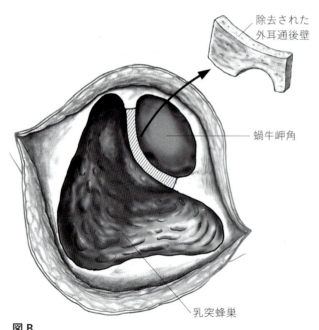

図 B

C. 後壁の再建（図C）

電極が挿入され，またレシーバー部が固定された後で後壁再建を行う．

❶摘出保存しておいた骨片を元の位置に戻す．この際後鼓室開放に相当する小孔を作成し，電極の導線を覆う形にする．作製した後壁を骨パテおよびフィブリン糊で固定する．

❷後壁を摘出せず薄くしただけのときは骨パテ，耳介軟骨などで補強する．

❸電極導線部も一部を骨パテおよびフィブリン糊で固定し，電極が蝸牛内より脱出しないように工夫する．

D. 電極の挿入

蝸牛の形態が正常な場合は小児例でも通常の成人例と特に変わるところはない．この際蝸牛骨壁に開窓（cochleostomy）した小孔から電極を挿入する方法，正円窓に切開を入れ正円窓から直接電極を挿入する方法がある．残存聴力活用型人工内耳（electric acoustic stimulation：EAS）の場合は経正円窓アプローチを行う．特に小児の場合は長期に人工内耳を装用する必要があり，できるだけ蝸牛内損傷を避けるべくEAS電極以外の電極でも経正円窓アプローチをすることが多い．小児人工内耳手術における電極挿入で特に問題になるのは蝸牛奇形症例に対する電極挿入である．

1. 内耳奇形例に対する人工内耳電極挿入（図D-1）

内耳奇形分類にはSennarogluの分類を引用することが多い．各分類の詳細は省略するがincomplete partition I（IP-I），incomplete partition type Ⅱ（IP-Ⅱ），incomplete partition type Ⅲ（IP-Ⅲ）の場合は通常の蝸牛開窓，電極挿入でよい．ただIP-I，IP-Ⅲは蝸牛開窓の際，髄液噴出（gusher）はほぼ必発である．その場合はhead up頭位で髄液流出の勢いが収まるのを待ち，その後軟部組織，側頭筋膜，フィブリン糊などで開窓部を確実に塞ぐ必要がある．電極挿入で問題になるのはcommon cavity（CC）に対する手術である．CC内耳奇形は内耳が前庭，蝸牛を含め単一腔の状態であるが，手前が前庭，奥が蝸牛であることが多い．蝸牛神経神経終末はどこにあるかは不明であるが，一般には奥の蝸牛と思われる部位の内壁面に存在すると考えられる．本項ではCCに対する電極挿入法を図示する．

❶CC骨胞に開窓するが，削開窓は通常の円形でなく，楕円形の削開窓を作成する．なお，開窓部は正常内耳であると外側半規管隆起に相当する部位に開窓することが多い．

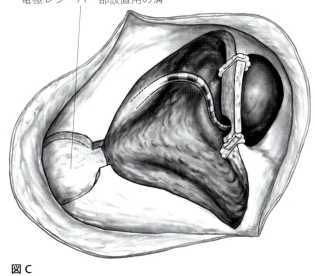

電極レシーバー部設置用の溝

図C

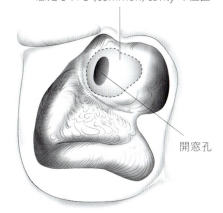

想定される（common）cavityの位置

開窓孔

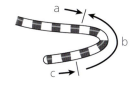 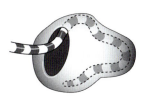

図D-1

❷人工内耳電極の電極部を図のように曲げる．
❸電極のb部を腔の奥に挿入する．
❹図のように電極を腔の壁面に這わせる．
❺電極が接触しないように小筋膜などをその間に留置する．
❻開窓部を筋膜で覆い，さらに表面を骨パテ，フィブリン糊で確実に覆う．

2. 蝸牛内閉塞例に対する電極設置法（図D-2）

術前の画像検査で蝸牛内閉塞または狭小化が確認されている場合や，実際の手術時に，蝸牛が骨性に閉塞されて基底回転に開窓できない場合には，電極を無理に挿入せず，蝸牛の基底回転に沿って溝を削開する．多くは基底回転を1/3くらい削開したところで空洞に達し，そこから電極を挿入することができる．基底回転ほぼ全周にわたり骨性閉鎖を認めた場合は基底回転と想像されるところに溝を作製し，そこに電極を設置する．この場合蝸牛の立体的位置関係から正確に基底回転に溝を作製することは困難ではある．溝を作製する際には術前の画像検査にて頸動脈の位置を十分に把握してから行う．基底回転を2/3回転くらい削開すると顔面神経の迷路部に近づくので，顔面神経モニターを使用しながら行う．実際に顔面神経を損傷しなくても，顔面神経との隔壁が薄くなりすぎると，その部位の電極使用の際に顔面痙攣を生じ，結局は電極が使用できないことになる．このような恐れのあるときは，無理に削開を進めず，電極が10本入る程度の溝を作製するのにとどめる．電極設置後はその上を側頭筋膜，骨パテ，フィブリン糊で確実に覆う．いずれにせよ溝を削開して電極を設置しても術後の結果は不良なことが多い．蝸牛第二回転や前庭階に非骨化部が認められる場合には，直接第二回転に開窓して電極を挿入する方法をとるほうがよい．なお，溝削開の際，人工髄液（アートセレブ®）などで十分灌流すると内耳への侵襲が少なくなるので推奨される．

E．電極導線およびレシーバー部の固定

❶ 電極挿入後の導線は削開した乳突部に格納するが，小児の場合は側頭部の成長を見込んで導線に少し余裕をもたせる．また一部骨パテを用い固定する．

❷ 小児例では成人に比べ頭蓋骨が薄く，電極レシーバー部を固定するのに十分な深さの溝を削開するのが困難なことがある．この場合は脳硬膜を完全露出してレシーバー部を硬膜に圧迫して固定するか，浅い溝を削開してレシーバー部を骨パテで固定するなどの方法をとるが，後者のほうが完全かつ簡単である．

❸ 電極レシーバー部の固定は通常の成人例と同様に，小孔を作製しナイロン糸で固定するか，チタン螺子にナイロン糸をかけてそれで固定する．

術後管理

1. 脳硬膜の露出した例や，髄液漏の生じた例では十分な感染予防処置をとる．

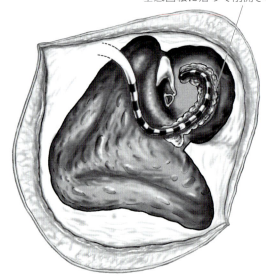

基底回転に沿って削開された溝

図D-2

最近では小児手術例の低年齢化が進み，術後数か月〜数年経過しても中耳炎などを契機にして炎症が蝸牛内に波及する危険性や，レシーバー部に炎症が生じる場合がある．この場合にも十分な対感染処置をとる必要があるが，結果的に人工内耳電極を摘出・入れ替え手術が必要な場合もある．

2. 術後1〜2週目から音入れを始めるが，小児はリハビリテーションの期間が成人に比べ非常に長期にわたるので家族，学校関係者の十分な理解と協力が必要である．

手術のポイント

- 皮切線は電極レシーバー部より十分に余裕をもたせることが肝要である
- 蝸牛奇形，蝸牛の骨性閉塞などのため蝸牛への電極挿入に困難が予想される場合は，外耳道後壁を薄くして前方に圧排するか，後壁を除去して十分な視野をとると手術が容易となる
- 蝸牛奇形のある例では術中・術後の髄液漏，顔面神経の走行に十分注意する．蝸牛奇形で術中に髄液噴出した場合は蝸牛開窓孔を確実に閉鎖する必要がある．common cavity（CC）型蝸牛奇形例に対する電極の挿入は工夫が必要である．また蝸牛に骨性閉塞がある場合は蝸牛壁を一部削開して溝を作り電極を留置するが，頸動脈，顔面神経の位置に十分注意する

（伊藤壽一）

37 人工内耳
特殊例（再手術例，中耳炎症例，蝸牛閉塞例）

　人工内耳が普及するにつれ，感染や機器のトラブルにより再手術を余儀なくされる症例が増えている．また中耳炎症例，蝸牛閉塞例などについても人工内耳の効果が期待できる場合は積極的に行う．

手術に際して注意すること

・特殊例の対応には十分な通常例の経験が必要である．
・通常例とは異なる解剖，形態変化に対応するため，術前に十分な画像診断によるシミュレーションと複数の選択肢を準備しておくことが必要である．
・術中の顔面神経モニタリング，術後の電気反応の測定は必須である．
・患者，家族には特殊例であることを理解してもらい，場合によっては効果が限定的であることについて十分な理解と納得のうえで手術を行うことが重要である．

I. 再手術例

A. 手術概念
　再手術例には機器トラブルによるものと感染によるものに大別できる．人工内耳装用者が増加するにつれ遭遇することも増えてきた．人工内耳が人工物である以上避けられないトラブルであるが，適切な対応と再手術の準備が必要である．

I-1. 機器のトラブルによる再手術例（断線例など）

　人工内耳は器械である以上，ある一定の確率でトラブルが起きるのは避けられない．

術前に注意すること

A. 機器のチェック
　まずは機器のどの部分の不具合かを特定する．特に小児例で多く経験するのは電極の断線である．頭部打撲の既往が明らかな場合とそうでない場合がある．インプラントの抵抗値を複数回測定し断線を確認する．

B. 画像診断
　電極の走行について事前にX線写真で確認しておく．

C. インプラント/電極の選択
　基本的には同じ機種（電極）を用いたほうが，インプラントのベッドの作成も容易で，電極の位置が変化しないため，その後のマッピングに際しても有利である．

D. インフォームド・コンセント
　機器の不具合が明らかになれば，小児例では今後の言語発達のために再手術が必要なこと，成人例では入れ替えにより以前と同様の聴力が得られる可能性が高いことについて十分説明と納得のもとに手術を計画する．

手術の実際

A. 皮膚切開
　感染は伴っていないため，基本的に前回の皮膚切開を用いる．

B. インプラントの摘出
　埋め込んでから数年経った症例では電極が骨で覆われている場合がある．この場合はダイヤモンドバーなどを用いて骨を取り除く必要がある．

C. 電極の挿入
　基本的には摘出したものと同じ電極を用いるのがよい．cochleostomyから挿入された電極やpre-curved電

極では電極周囲に肉芽を形成していることが多く，同じ電極を用いないと全挿入が難しい場合がある．低侵襲手術（正円窓アプローチで挿入されたフレキシブルな電極）で挿入された電極は抜去すると外リンパ液の漏出を認めることが多い．残存聴力活用型人工内耳では，再挿入後も残存聴力を残すために初回手術と同様に低侵襲手術による電極挿入が望ましい．

I-2. 感染による再手術例

人工内耳埋込術後の手術部位感染(surgical site infection：SSI)は多くはないが，人工内耳は人工物であることから，いったんインプラント周囲の感染が生じると摘出および再挿入を余儀なくされる症例に遭遇することがある．まずはインプラント周囲の皮膚の発赤，腫脹から始まり，排膿し，インプラントの露出に至る例がほとんどである．まずインプラント本体のみを取り除き，感染を消退させたのちに再手術を行う．電極部は再手術時に抜去／再挿入する．

術前に注意すること

A. 感染のコントロール

いったん感染が生じ，インプラントの露出に至った例では，インプラントを摘出しないと感染が消退しない場合が多いが，保存的加療を行い可能な限り感染のコントロールを行う．

B. 画像診断

電極の走行についてあらかじめ X 線写真で確認しておく．

C. インフォームド・コンセント

保存的な加療では限界があることを十分な説明と納得のもとに手術を計画する．

手術の実際

A. 皮膚切開（図 IA）

基本的に前回の皮膚切開を用いる．術前に X 線写真で電極（不関電極を含む）の走行をあらかじめ確認し，切開に伴い損傷しないように注意する．

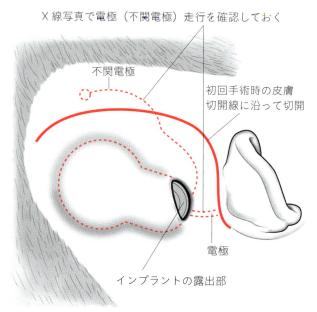

図 IA　皮膚切開

B. 感染巣の除去（図1B）

十分なデブリードマンを行うことが重要である．

この際，インプラントを取り巻く感染巣を十分に取り除くことが重要である．ゲル状のバイオフィルムは細菌のリザーバーになっているため取り除き，血流の良好な側頭筋のみ残すようにする．

C. インプラント（レシーバー部）の摘出（図1C）

乳突洞削開部，中鼓室，内耳の感染は通常みられないので，摘出の際にはインプラント（レシーバー部）のみ摘出する．この際，電極まで抜去してしまうと，外リンパ漏，電極のスペースの閉鎖などが起こってしまうため，電極部は切断し再手術の際に抜去/再挿入する．

D. 再挿入（インプラント本体）（図1D）

炎症が十分消退した後，再挿入手術を行う．

血流のよい側頭筋の残存部が活かせるように挿入部を決定する．

元の挿入部は瘢痕化して血流が十分でないことが多く，利用しないほうがよい．

通常，前方に血流良好な側頭筋が存在することが多く，その下に新たに挿入するためのベッド作成をすることが多い．

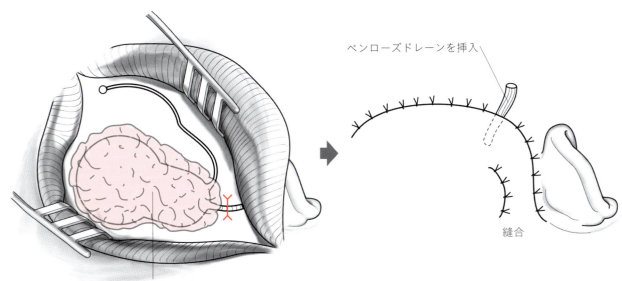

図1B　感染巣の除去

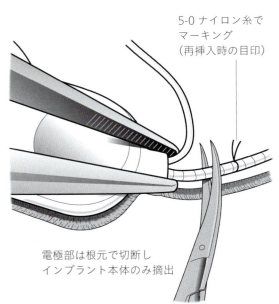

図1C　インプラント（レシーバー部）の摘出

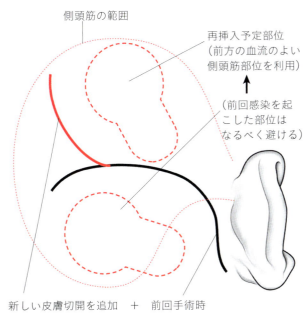

図1D　再挿入（インプラント本体）

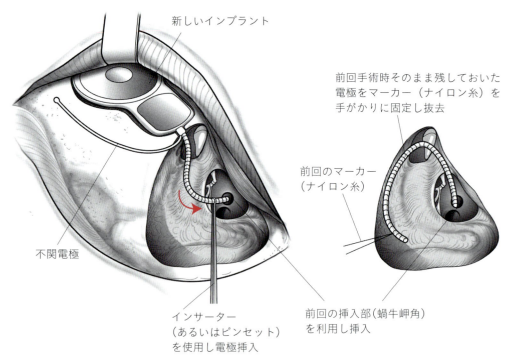

図 IE　再挿入（電極）

E. 再挿入（電極）（図 IE）

　基本的には摘出したものと同じ電極を用いるのがよい．cochleostomy から挿入された電極や pre-curved 電極では前回の手術に伴う反応として電極周囲に肉芽を形成していることが多く，同じ電極を用いないと全挿入が難しい場合がある．正円窓アプローチで挿入されたフレキシブルな電極の場合，肉芽形成は少なく抜去すると外リンパ液の漏出が認められることが多い．残存聴力活用型人工内耳では，再挿入後も残存聴力を残すために低侵襲な正円窓アプローチによる電極挿入が望ましい．

II. 中耳炎症例

手術概念

　炎症を起こしている耳に対しての人工内耳手術は禁忌とされており，中耳炎の症例に際しては十分な炎症のコントロールをしたうえで手術を行う．慢性中耳炎症例では症例ごとの中耳の形態変化，病態を考慮して対応する必要がある．

術前に注意すること

A. 画像診断
・電極の挿入経路に関してあらかじめシミュレーションを行っておく．
・中耳の形態変化，病態を考慮して術後に電極が露出しないような術式を考える．

手術の実際

A. 中鼓室の処理（図 IIA）

　鼓膜穿孔に対しては閉鎖したのちに二期的に人工内耳挿入術を予定する．以前の中耳炎や鼓室形成術により後壁削開，耳小骨摘出，癒着鼓膜などの形態変化が認められる場合があり注意が必要である．また耳管機能が悪く中鼓室，乳突洞の含気化が期待できない症例では耳管，中鼓室を含めた中耳を脂肪組織などで充填し人工内耳挿入術を行う場合もある．症例によっては外耳道皮膚を入口部まで剝離し縫合して盲端とする場合もある．

B. radical cavity の処理（図 IIB）

radical cavity に対する手術には乳突洞の処理が問題となる．乳突洞を覆う皮膚を完全に摘出する必要がある．そのうえで電極を置く溝を作成したあと電極を埋め込み，その上を骨粉，骨パテ，軟骨板，皮質骨などで覆いフィブリン糊で接着する．レシーバー，電極の露出を防ぐために，その上を血流が確保された有茎側頭筋骨膜弁で覆うとよい．

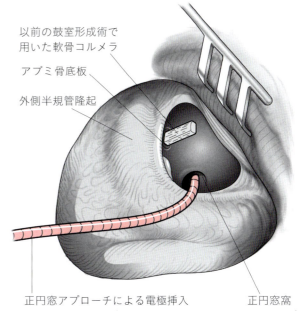

図 IIA　中鼓室の処理（外耳道後壁削除型鼓室形成術施行例）

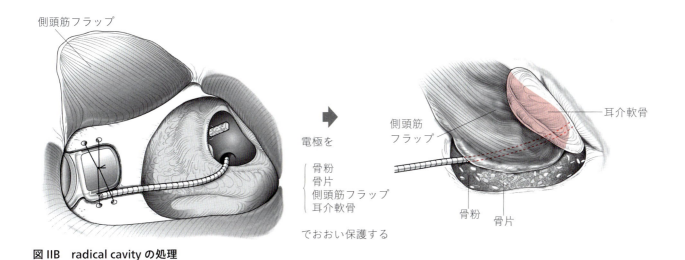

図 IIB　radical cavity の処理

III. 蝸牛閉塞例

手術概念

内耳の炎症（髄膜炎，内耳炎），頭部外傷，蝸牛型耳硬化症による症例では蝸牛の骨化が認められる場合がある．髄膜炎の炎症が蝸牛に波及する場合，外リンパ腔（鼓室階）と髄液腔は基底回転で蝸牛小管とつながっているため，まず基底回転に炎症が及ぶ．内耳炎による感音難聴，そのあと炎症による肉芽形成，骨化が引き起こされる．髄膜炎による感音難聴は人工内耳が適応となる重度難聴であることが多い．髄膜炎罹患後数か月で骨化が起こるとされ，早期の人工内耳埋め込み術の必要がある．

術前に注意すること

A. 電極を挿入するスペースの評価

電極を入れるスペースの有無について，CT，MRIによる術前評価が重要である．MRI では T2 強調画像で鼓室階，前庭階の外リンパ液の有無を確認する．実際の手術では，T2 強調画像で外リンパ腔がリンパ液で満たされていると診断されても実際には腔が存在しない場合もあるため，あらかじめ複数の可能性を想定しながら手術をする必要がある．

鼓室階/前庭階の位置関係，基底回転/中回転の立体的な解剖学的位置を熟知していないと対応できない．

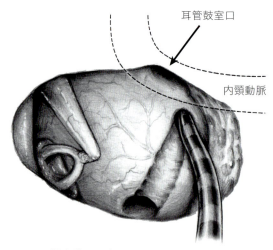

図 IIIA　鼓室階の開窓

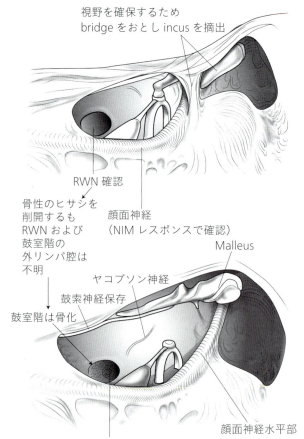

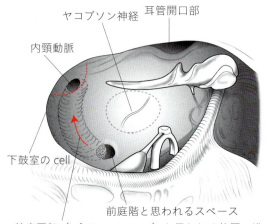

基底回転（inferior segment）と思われる位置に沿って
骨削開する（拍動する内頸動脈が確認されることがある）
図 IIIC-1　後鼓室開放

B. 電極の選択

pre-curved 電極では解剖学的バリエーションに対応できない場合が多く，画像から予想される有効蝸牛長に合ったストレート電極を選択することが多い．

手術の実際

髄膜炎による蝸牛骨化の個人差によって術中に対応できるようにシミュレーションしておくことが重要である．

A. 基底回転の鼓室階のみの肉芽形成/骨化例
1. 鼓室階の開窓（図 IIIA）

軽度の場合は基底回転の鼓室階のみが骨化しており，骨化している部位を削開すると鼓室階に到達する．

B. 鼓室階は肉芽形成/骨化し前庭階のみが開存している例

蝸牛窓小窩をランドマークにし，前庭階を開窓し電極を挿入する．

C. 鼓室階，前庭階ともに肉芽形成/骨化例
1. 後鼓室開放（図 IIIC-1）

基底回転の ascending～superior segment の削開を行わなければならないため，視野を確保するために，キヌタ骨を外したり，通常の後鼓室開放を行うのに加え，外耳道，鼓膜を剝離し中鼓室の蝸牛岬角を明視化に置いて手術操作を行う場合もある．

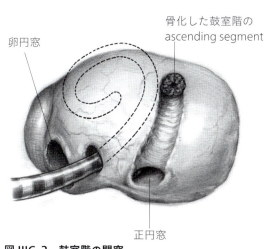

図 IIIC-2 鼓室階の開窓

卵円窓 / 骨化した鼓室階の ascending segment / 正円窓

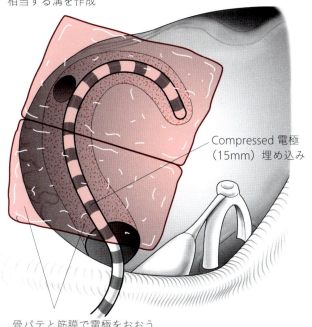

基底回転の ascending segment〜superior segment に相当する溝を作成

Compressed 電極（15mm）埋め込み

骨パテと筋膜で電極をおおう

※第10, 11, 12電極で eABR の反応が確認された
※ペンローズドレーン挿入

図 IIIC-3 鼓室階の開窓

2. 鼓室階の開窓（図 IIIC-2, 図 IIIC-3）

蝸牛窓小窩をランドマークにし，蝸牛回転に添った溝を作成し電極を置いたのち，骨パテで電極を固定しさらに筋膜で覆う．この際に，前方に走る内頸動脈に注意する．

B. 電気反応の確認

術後，電気誘発複合電位（electrically evoked compound action potential：ECAP）および eABR（電気的聴性脳幹反応）で電気刺激に対するラセン神経節および脳幹の反応を確認する．

（宇佐美真一）

術後管理

A. X 線写真

術後の X 線写真は必須である．

38 めまいに対する手術
内リンパ嚢開放術

手術概念

　メニエール病や遅発性内リンパ水腫の側頭骨病理病態は，ライスネル膜が高度に伸張した内リンパ水腫であり，内リンパの生産と吸収のバランスが破綻した内リンパ過剰貯留を示す所見である．この内リンパ水腫は非炎症性で進行性と考えられ，発生原因については現在まで不明である．

　内リンパの液性恒常性は，longitudinal flow と radial flow と呼ばれる輸送・吸収に関わる 2 大制御システムで構築されている．このうち longitudinal flow は，蝸牛血管条で生産された内リンパを内リンパ嚢へ送る輸送系であり，最終的に内リンパは内リンパ嚢上皮より吸収される．内リンパ嚢開放術の概念は，longitudinal flow の遠位端である内リンパ嚢を乳突腔に開放し，内リンパ水腫を軽減させる手術である．機能温存，機能改善を目的とする手術であり，厚生労働省班研究指針にもあるように，ゲンタマイシンや前庭神経切断のような機能破壊術に先んじて考慮される術式である．

適応

　内リンパ嚢開放術の適応は，メニエール病のなかでも一定の薬物・心理療法に抵抗を示し，めまいが頻発し，難聴が進行する症例，いわゆる難治性メニエール病である．めまいの頻発が強調される症例もあれば難聴の進行が強調される症例もあるので，適応はそのいずれか，としたほうがよい．

　本手術概念が内リンパ水腫の減荷であるので，本手術の妥当性を示すためには内リンパ水腫推定検査を術前に施行する必要がある．しかし，いずれの推定検査も偽陽性，偽陰性の可能性があるので，複数の検査を行い総合的に考えつつ，すべての検査が陰性であってもメニエール病確定診断，手術適応を否定するものではないことは理解しておく．蝸牛水腫はグリセロールテスト，蝸電図，前庭水腫はフロセミド負荷前庭誘発筋電位（VEMP），半規管水腫はフロセミドテスト，フロセミド負荷前庭眼反射（VOR）などがある．最近ではガドリニウム静注による内耳造影 MRI が内リンパ水腫の画像検査として提唱されているが，まだ定性的なものであり，MRI 機器の種類やバージョンにも依存する段階である．

術前に注意すること

　中内耳 CT は，側頭骨手術前の画像検査として必須である．乳突蜂巣，後頭蓋窩の迷路周囲の蜂巣の発育を事前に確認しておく．乳突蜂巣の発育不良，S 状静脈洞の突出，顔面神経の走行異常，前庭水管の描出不良は手術時間に影響するので，患者・家族への手術説明の際にも必要である．

手術の実際

A. 皮膚切開
　皮切は通常の鼓室形成術と同様，耳後部切開を行う．乳突削開を後下方まで行うことを考えて，皮切を耳介付着部位 2〜3 cm 後方においてもよい．

B. 乳突削開
　内リンパ嚢のみをターゲットに，井戸を掘るように削開することは賢明ではない．通常の乳突削開術のように，広く浅く削開を進める．

❶ 側頭骨線，外耳道，S 状静脈洞をイメージするラインで囲まれた三角（Macewen の安全三角）の内側を，大き目のカッティングバーで肉眼下にて削開していく．

❷ キヌタ骨窩および外側半規管隆起を最初の目標に，顕微鏡下にて外側半規管と後半規管両者の骨迷路の輪郭

が明らかになるまで，広く迷路周囲蜂巣の削開を進める（図B）．半規管を含む内耳の骨胞は側頭骨表面から約2cmのところに存在し，黄色味を帯び，骨表面に細い血管の走行を観察できる．
❸ S状静脈洞周囲蜂巣の削開を進め，S状静脈洞前方から後半規管後下方までを広範囲に，後頭蓋窩硬膜血管が透視できるまでに骨を薄くする．このあたりの削開操作からは，安全のためダイヤモンドバーを使用する．

C. 内リンパ嚢同定

❶ メニエール病の内リンパ嚢は通常，外側半規管の延長線であるDonaldson線より奥まったところにあるとされる．顔面神経管と後頭蓋窩硬膜の間に位置する比較的大きな顔面神経後部蜂巣(retrofacial air cells)を次の目標に，後半規管の彎曲に沿って削開を進め，S状静脈洞前方から頸静脈球後上方の後頭蓋窩硬膜を露出していく（図C-1）．
❷ 脳硬膜上に残存する骨片を，鋭匙や鉗子を用いてきれいに除去していく．多くの症例はここに到達するまでに，ヒダ状になった内リンパ嚢上縁および上縁に連続して前庭水管外口部に向かって固着している箇所から，内リンパ嚢の位置を知ることになる．
❸ 内リンパ嚢上縁の不明瞭な場合は，小型剝離子で脳硬膜を後半規管内側に向かって圧迫すると，嚢の固着している箇所がわかる（図C-2）．
❹ この段階においても内リンパ嚢の位置がわからないときは，頸静脈球後上部と後半規管下方彎曲部の間をさらに前方に向けて削開すると嚢を確認することができる．
❺ 削開はここまでくると前方が顔面神経管付近に達するが，顔面神経管より少なくとも後半規管の厚さ分内側の削開なので，通常顔面神経を露出するおそれはない．バーをいたずらに後頭蓋窩硬膜から浮かして削開せず，脳硬膜に沿って削開を進めることが重要である．

D. 内リンパ嚢処理

❶ 内リンパ嚢を確認後，嚢後下縁に沿って右耳に対してはL字（左耳に対しては逆L字）型の切開を加え（図D-1），嚢を乳突腔に開放する（図D-2）．内リンパ嚢を乳突腔に開放しない術式を内リンパ嚢減荷術(expose/decompression)，開放する術式を内リンパ嚢開放術(drainage/shunt)として区別する必要がある．
❷ 開放した空間が内リンパ腔であるかは，内リンパ嚢内側壁の血管走行やゾンデによる内リンパ嚢直下の裏面

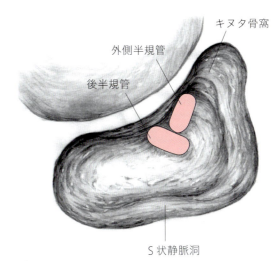

図B

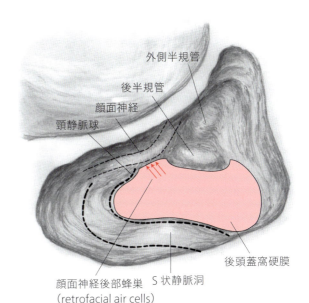

図C-1

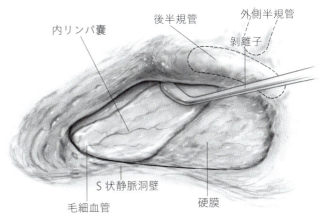

図C-2

骨（operculum）の存在により確認される（**図D-3**）．内リンパ嚢はできるだけ裏面骨内部まで大きく開放することが望ましい．

❸従来の内リンパ嚢開放術は，開放腔にゼルフィルム®を1枚挿入するのみの術式である．これに対して筆者らが施行している内リンパ嚢開放術は，約5×20×0.7 mmの短冊状ゼルフィルムを5枚重ね，一端は扇状，他端をフィブリン糊にて棒状に固定したゼルフィルム束を作成する．このゼルフィルム束の扇状端を内リンパ嚢内腔に挿入し，その間隙と嚢周辺にデキサメタゾン加ゼルスポンジを留置し，周囲をフィブリン糊にて被覆固定する．他方のゼルフィルム束棒状端は乳突洞削開腔前縁にフィブリン糊で固定する（**図D-4**）．

📎 手術のポイント

- 術後，滲出液や薬液が中耳腔にまわって中耳血腫のような鼓膜を呈することがあるが，鼓膜切開は避けるべきである．せっかく内リンパ嚢内に挿入したステロイドが外耳道へ排出されてしまうのみならず，ステロイドの影響で鼓膜切開創が最終的に閉鎖しない場合があるからである．自然に吸収消失するのを待つ
- 術後，体動時の誘発性めまいを一過性に訴えることがある．ベッド上安静は術当日のみとし，めまい症状や眼振の経過に応じて行動範囲を広げていく．内耳機能低下を疑う場合には，ステロイド投与を考慮する
- 術後，聴力は一過性に低下し，数か月かけて術前レベルまで回復してくる．その間は聴力検査を随時行って経過観察する．内耳機能低下を疑う場合には，ステロイド投与を考慮する

⚠️ 手術のピットフォール

- 内リンパ嚢が見つからない確率は，自験例で1.2％程度である．また内リンパ嚢の切開が不適切であると，後頭蓋窩硬膜を損傷し，髄液漏をきたすことがある．側頭筋膜を採取し，ゼルスポンジとともにフィブリン糊で修復する

（北原　糺）

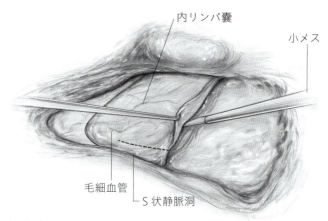

図 D-1

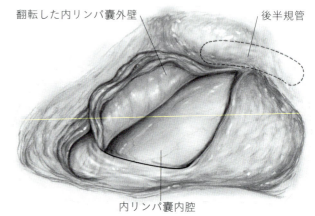

図 D-2

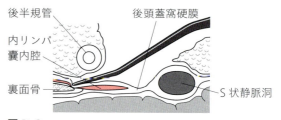

図 D-3

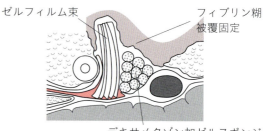

図 D-4

39 めまいに対する手術
半規管遮断術

手術概念

めまいの手術には内リンパ嚢手術の他，半規管遮断術，前庭神経切断術，内耳破壊術などがある．本項では施行される頻度の比較的高い半規管遮断術を取り上げることにする．良性発作性頭位めまい症（BPPV）は一般に予後良好だが，まれに諸治療に抵抗し，長期間めまいを訴える症例がある．これらに対して半規管遮断術が適応となる．

半規管遮断術の歴史

半規管遮断術はクプラ結石症や半規管結石症などBPPVの病態が明らかになるとともに生まれてきた．1990年に，Parnesらが後半規管遮断術2例とめまいの完全抑制を報告した．1997年にはWellingらが後半規管遮断時の半規管内浮遊物を走査電顕で観察し，耳石と同定した．2002年には，Nomuraがアルゴンレーザーによる後半規管遮断とその効果を報告している．半規管遮断は近年，前半規管裂隙症候群に対しても適応されている．本項では，後半規管型BPPVに対する遮断術について述べる．

適応

本人が希望すること以外に以下の条件が挙げられる．
1. 頭位性めまいを頻繁に起こし，めまいの程度が強く，日常生活に支障をきたす．
2. 頭位療法を含む他の治療法が奏効しない．
3. 原因となる半規管と患側が決定でき，病巣が単一である．
4. 中耳に炎症所見がない．
5. 唯一聴耳でない．

術前に注意すること

中耳に炎症所見があれば消炎しておく．側頭骨CTで鼓室，乳突洞内の炎症所見の有無，乳突蜂巣の発育と広がり，S状静脈洞，頸静脈球の位置，顔面神経の走行，目的とする半規管と周囲構造を確認しておく．

以下の点についてインフォームド・コンセントを得る．
1. 術後一時的にめまい，ふらつきが生じる
2. 不安定感残存の可能性
3. きわめてまれだが聴力低下の可能性，耳鳴発生の可能性
4. 他の半規管から発症する可能性
5. 反対側発症の可能性
6. まれだが遮断術無効の可能性

器具

通常の鼓室形成術用の器具一式でよいが，極細のダイヤモンドバーは必須である．

手術の実際

❶全身麻酔下に行う．耳後切開に続いて乳突部骨面を出す．ここで充填用に使う骨塵を採取しておく．フィブリン糊と混合して弾力性のある 2〜3 mm 大の球状の骨パテを 2〜3 個作っておく．

❷通常の乳突削開を施行する．乳突洞，キヌタ骨，外側半規管隆起，S 状静脈洞，後頭蓋窩骨壁，顔面神経垂直部の走行，迷路下蜂巣などを出し確認する．これは内リンパ嚢開放術と同様である．Donaldson's line を指標として後半規管の位置を推定する（図A）．

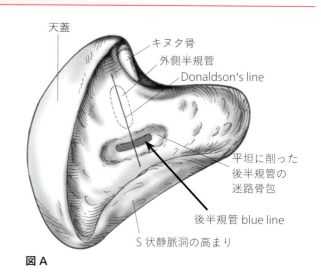

図 A

❸内リンパ嚢に相当する部位の前方の骨迷路をダイヤモンドバーで注意深く削り，後半規管 blue line を出す．blue line 上，半規管全長のほぼ中央に楕円形または半円形の細い溝を極細のダイヤモンドバーを使って作成する（図B）．バーの先端が急に膜迷路内に入らぬよう細心の注意を払う．ここで，半規管内腔を充填する大きさに骨パテを切っておく．

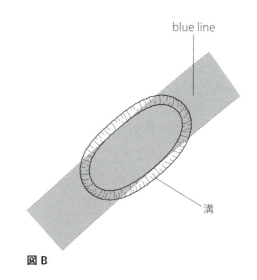

図 B

❹溝の手前側をやや深く削り迷路をごく一部開窓する．この深い部分を手がかりとしてピックでゆっくり跳ね上げるようにして骨片を除去する（図C）．数回に分けて除去してもよい．この結果，溝で囲まれた面積に相当する半規管が開窓できる．

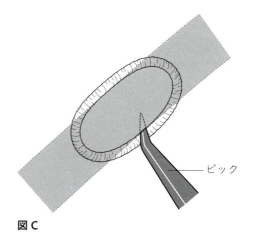

図 C

❺用意しておいた球状の骨パテを開窓部に挿入する．骨パテは開窓部の内腔を埋める大きさとし，1個のみ使用する．挿入回数も1度のみとする．充填材料は筋膜や筋肉弁でもよいが，これらは柔らかいので少し強く挿入するだけで内腔面を滑り，管内深く入っていく危険性がある．

❻骨開窓部を薄い皮質骨片で閉鎖し，フィブリン糊で固定したのち筋膜片で被覆する(**図D**)．乳突削開腔には特別の処置を必要としない．

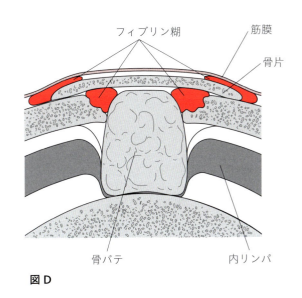

図D

術後管理

感音難聴予防のため，手術当日と翌日にはステロイドを投与する．術後翌日はベッド上安静とする．以後はめまい症状の程度によって歩行などの動作を許可していく．人の膜迷路の厚さはきわめて薄いので，愛護的に半規管遮断を行っても多少の膜迷路障害が生じる．そのため術後のめまいは必発で，数日間は刺激性あるいは麻痺性の頭位眼振がみられるが，次第に消失し約1週間で退院可能となる．この間，通常のめまいに対する処置と同様，適宜重曹水，抗めまい薬，制吐薬などを投与する．

手術のポイント

・後半規管に的確にアプローチできるよう乳突削開を十分に行い，重要部位を確認する
・半規管感覚上皮の機能が維持されることを心がけ，きわめて注意深く操作を行う
・開窓部を直接吸引しない

手術のピットフォール

・後半規管型BPPVの患側決定は容易であるが，外側半規管型BPPV，特にクプラ結石症の場合は困難なことが多い．これらの患側決定はきわめて慎重に行う

(鈴木　衞)

後迷路

40　聴神経腫瘍：経中頭蓋窩法　208
41　聴神経腫瘍：経迷路法　216

40 聴神経腫瘍
経中頭蓋窩法

聴神経腫瘍

A. 聴神経腫瘍手術の歴史

聴神経腫瘍の摘出に最初に成功したのは英国のCharles Ballanceで，後頭蓋窩法にて1894年に施行された．腫瘍は用手剝離で摘出され，止血はガーゼ圧迫のみ，短時間手術が重要視された．当時の手術による死亡率は78％で，生き残っても重度の身体障害を残す症例が多かった．その理由は聴神経腫瘍の診断は神経学的所見のみでなされ，一側聾，顔面の知覚鈍麻，視神経の乳頭浮腫による視力障害はもちろん，多くの症例は水頭症を伴っており，術前から全身状態は不良であったからである．1900年代になり，Harvey Cushing(1905)は両側の後頭蓋窩を大きく開頭して腫瘍を摘出する術式を考案した．止血にHorsleyの骨蝋を使用するとともに，動脈クリップや電気凝固装置を独自に開発して出血をコントロールし，時間をかけて慎重かつ安全な手術をモットーにした．その結果，1917年に死亡率を20％に，1931年には4％にまで改善させた．しかし，Cushingは腫瘍全摘は無謀と考えて部分摘出にとどめたため，多くの症例が術後に再発した．Cushingの部分摘出を批判したWalter Dandyは，1916年に一側の後頭蓋窩開頭で聴神経腫瘍の全摘を行った．Dandyの術式は，現在の後頭蓋窩法の原型となり，死亡率は10％であったが，「腫瘍は全摘すべき」という概念を浸透させた．

一方，経迷路法は1904年にRudolph Panseにより考案されたが，聴神経腫瘍摘出に成功したのはWilliam Houseである．Houseは1950年代に電動ドリルと手術顕微鏡を導入して，CushingやDandyが非実践的アプローチと指摘していた経迷路法による聴神経腫瘍摘出に成功した．また，経中頭蓋窩法も1892年に三叉神経痛に対するアプローチとしてKrauseやHartleyにより考案され，1904年にParryが前庭神経切断に用いたが，内耳道内聴神経腫瘍の摘出に最初に成功し，定着させたのはWilliam House(1964)である．

1900年代初頭，聴神経腫瘍手術は生命維持を目的とした部分摘出であったが，その後，腫瘍の全摘が推奨され，1950年代にはPoolとPavaより内耳道内腫瘍の摘出が重要視されるようになった．また，1940年代には顔面神経の保存が重要視されるようになり，Herbert Olivecrona(1940)が顔面神経の術中モニタリングを開発し，顔面神経保存率を4％から65％にまで向上させた．さらに，MRIの普及により聴力良好な小聴神経腫瘍が診断できるようになるに伴い，術者の関心が聴力保存に移り，脳幹反応(ABR)を用いた術中聴覚モニタリングが1980年代から導入されるようになった．

B. 手術アプローチと選択

経中頭蓋窩法，経迷路法，retrosigmoid法(後頭蓋窩法の変法)があるが，それぞれ長所と欠点があり，腫瘍の大きさと術前聴力，術者の経験により選択される(図1，表1)．

1. 経中頭蓋窩法

内耳を破壊しないため聴力保存が可能であるが，視野が狭いため大きい腫瘍には適さない．また，術野において顔面神経が腫瘍の表面を走行するため，経迷路法やretrosigmoid法と比較し顔面神経保存率が低い．有用聴力〔平均純音聴力(PTA)≦50dBかつ語音明瞭度(SDS)≧50％〕を有し，後頭蓋窩への腫瘍の進展が5mm未満の症例に適応される．

2. 経迷路法

術野において顔面神経が腫瘍の裏を走行するため，顔面神経保存率が高い．腫瘍の大きさが3cm未満で有用聴力のない症例に適応される．ただし，顔面神経の保存を優先する場合は，有用聴力の有無を問わない．

3. retrosigmoid法

術視野が広く，後頭蓋窩部分の腫瘍が1cm以上の中・大腫瘍に適応される．後半規管の位置から内耳道骨削開

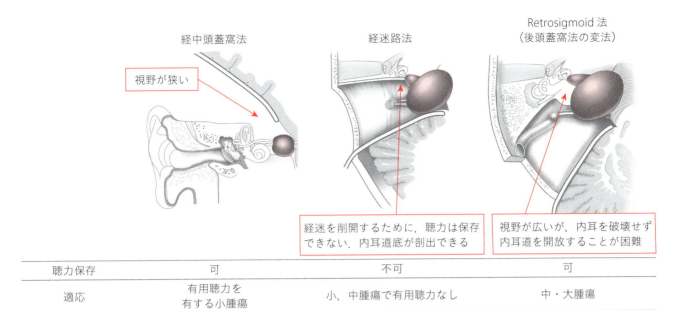

図1 手術アプローチ

(Jackler RK：Atlas of Neurootology and Skull Base Surgery, 1996 より改変)

表1 手術アプローチの選択

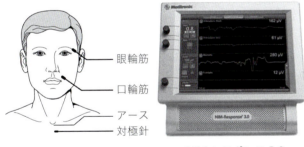

図2 顔面神経のモニタリング①

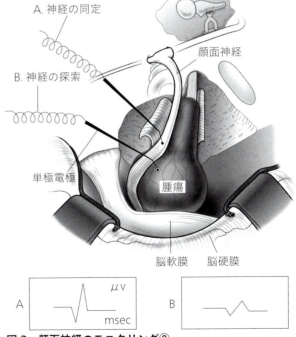

図3 顔面神経のモニタリング②

が困難で，内耳道底に充満する腫瘍では聴力を保存して全摘することは困難である．

C. 術中神経モニタリング

1. 顔面神経モニタリング（図2，図3）

腫瘍表面を走行する顔面神経の位置や神経自体を同定し，腫瘍摘出操作による顔面神経の損傷を予防するために行う．聴神経腫瘍手術は耳下腺腫瘍手術と異なり，術中に顔面を直視できないため，筋収縮を音に変換し，筋電図をモニターに映せる nerve integrity monitoring

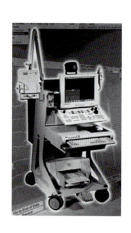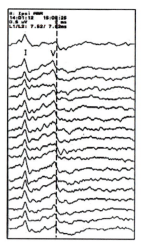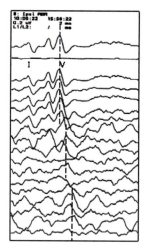

術中 I〜V 波潜時の延長なし　術中 I〜V 波潜時の延長あり

図4　聴覚（ABR）モニタリング

(NIM)システム(メドトロニックゾーメド社)が便利である．

双極針電極を眼輪筋と口輪筋に刺入し，モノポーラの刺激電極を用いて0.1〜3 mA の範囲で電流を調節して使用する．通常，顔面神経を確認・同定するには，0.1〜0.5 mA の低電流で，神経の位置を探る場合は1〜3 mA の強い電流を用いる．

NIM レスポンスは電気刺激しなくても手術器具が神経に強く触れると，物理的刺激で反応する．しかし，電気メスやバイポーラ凝固など，生体に電流が流れる機器の使用時に反応しないことがあるので注意が必要である．また，当然のことであるが，モニタリング中は筋弛緩薬を使用しない．

2. 聴覚モニタリング(図4)

腫瘍摘出操作に伴う蝸牛神経の損傷を術者に知らせ，聴力保存を図る目的で行う．通常は誘発筋電位検査装置を用いて聴性脳幹反応(ABR)でモニタリングする．頭頂部と耳後部に針電極を刺入し，外耳道にイヤホンを挿入，ドレープで防水する．刺激はクリック(音圧：90 dB HL，持続時間：0.1 msec)で，500回あるいは1,000回加算する．ABRは適時，あるいは5分おきに自動測定する(TREND)．

ABRは顔面神経モニタリングや周辺手術機器の影響を受けやすく，蝸牛神経を損傷しなくても反応が出なくなることがあるので，頻回にチェックが必要である．

経中頭蓋窩法の手術概念

William House(1961)が聴力良好な小聴神経腫瘍に適用した術式で，内耳道を錐体骨上面から開放し，蝸牛や半規管など内耳を破壊せず腫瘍が摘出できる．1990年代にMRIが普及して以来，聴力良好な小腫瘍が発見されるようになり，本術の適応例が増加し，定着している．

適応

後頭蓋窩への突出が 5 mm 未満の小腫瘍で，有用聴力(PTA≦50 dB かつ SDS≧50%)を有する症例．

術前に注意すること

A. CT(図5)

冠状断で上半規管の位置(深さ)と内耳道上壁の骨蜂巣の発育を読み取る．弓状隆起は内耳道同定の重要なランドマークであるが，上半規管が錐体骨内に深く埋まっている症例では上半規管の位置と一致しないことがあるため，錐体骨表面を骨削開して上半規管を同定する(図5a)．一方，上半規管が浅く錐体骨表面に接している症例(図5b)では，うかつにバーで骨削開すると迷路瘻孔をきたし聴力を喪失させるので，注意が必要である．また，冠状断で内耳道の上下方向，軸位断で前後方向の拡大を見ておく．上下方向の拡大は内耳道の上壁の厚さ，前後方向の拡大は内耳道の骨削開範囲を決めるうえで有用である．

2. MRI(図6)

ガドリニウム造影T1強調画像では腫瘍の大きさと前下小脳動脈(AICA)，上錐体静脈の走行をチェックする．T2強調画像では内耳道外側の髄液腔から腫瘍の内耳道底への進展を読み取り，内耳道上壁の骨削開範囲を決める．

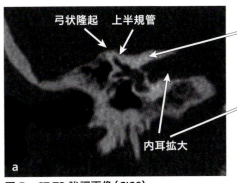
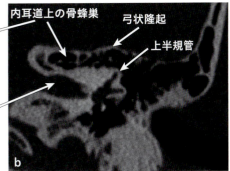

図5　CT T2強調画像（CISS）
CTのチェックポイント
・弓状隆起・上半規管の位置
・内耳道上の骨蜂巣の発達
・内耳道の拡大と形状

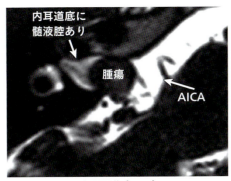
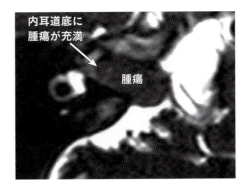

図6　MRI T2強調画像（CISS）
MRIのチェックポイント
・腫瘍の大きさ
・腫瘍の内耳道底への進展
・AICAの位置

手術の実際

A. 皮膚切開（図A）

❶ 耳前部から上前方に6×7 cmの逆U字切開を行う．この際，顔面神経の前頭枝が浅側頭動脈と併走しているため，浅側頭動脈より後方を切開する．より慎重に行うには，術前に経皮的に電気刺激装置で顔面神経前頭枝の走行をマッピングしておくとよい．

❷ バーホールを，前方は頬骨弓上縁，後方は横静脈洞〜S状静脈洞移行部前縁に作成し，5×6 cm大の開頭を行う．さらに，骨鉗子（ロンジュール）やドリルを用いて中頭蓋底の視野が十分とれるまで削開拡大する．

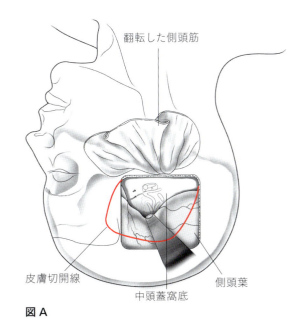

図A

B. 中頭蓋窩底の露出と内耳道の同定（図 B）

❶ 髄液を腰椎ドレナージから数 mL 抜いて，中頭蓋窩底硬膜を剥離し，側頭葉を脳ベラで圧排する．前方は棘孔の中硬膜動脈前方まで，前内側は大錐体神経，内側は錐体上縁で上錐体静脈が見えるまで，後方は上錐体静脈が S 状静脈洞に合流する部位まで，十分広く錐体骨面を露出させる．

❷ 内耳道は大錐体神経，弓状隆起（上半規管），骨部外耳道の延長線をランドマークにして同定する．①弓状隆起の長軸と内耳道のなす角が 60 度（Fisch U, 1970），②内外の骨部外耳道の延長線が内耳道を通る（Pialoux P, 1972），③大錐体神経と上半規管長軸の延長線が交わる点で，それらのなす角を 2 等分する線が内耳道上を通る（Gracia-Ibanez E, 1980）などが参考になる．大錐体神経は蝸牛や膝神経節の位置を推測するのに有用であるが骨内に埋まっている場合があり，弓状隆起も上半規管の位置と一致しない場合がある．したがって，必ず複数のランドマークを用いて内耳道の同定を行う．

C. 内耳道の骨削開（図 C）

❶ 上半規管の前方で内耳道の中央部から孔に向かって骨削開を開始し，孔の奥に後頭蓋窩が透見されるのを確認したのち，内耳道底を奥から手前方向に削り上げるようにダイヤモンドバーで削開する．解剖学的に重要なことは，内耳道は内耳道孔で深く，内耳道底で浅い．すなわち，術者から見て上下方向（Y 軸）というよりはむしろ奥から手前方向（Z 軸）に走行している．

❷ 骨削開範囲は，腫瘍が後頭蓋窩に進展している場合は内耳道周囲を深く（180 度以上）削開し，内耳道孔も扇状に広く開放する．腫瘍が内耳道底に充満している場合は最外側まで十分長く削開開放する．これら作業により腫瘍の摘出が容易になる．

❸ ダイヤモンドバーは適宜サイズを交換し，バーの熱が内耳道に伝わらないよう削開面には十分な生理食塩水をかける．最終的には内耳道上に 1 層の薄い骨（eggshell）が残るように skeletonize する．バーで直接硬膜まで削開すると，神経が熱で障害され，充血し，硬膜切開時に腫瘍と神経の境界が不鮮明となる．

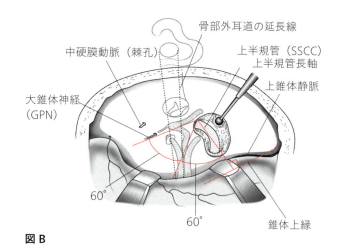

図 B

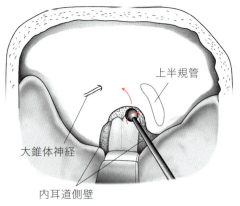

内耳道周囲は深く，180 度〜270 度削開する

図 C

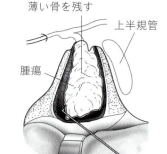

D. 内耳道硬膜の切開と顔面神経の同定(図D)

　腫瘍が上前庭神経から発生した場合は顔面神経は前方に圧排され,変位することが多い(**図Dのb**).一方,下前庭神経から発生した場合は,顔面神経と上前庭神経が腫瘍の表面を並走することが多い(**図Dのc**).内耳道硬膜の切開は顔面神経が走行しない上半規管側(後方)をマイクロメスで切開するのが安全である.NIMレスポンスを用いて0.1〜0.3 mAくらいで内耳道硬膜上を電気刺激し,顔面神経の位置と走行を確認しておくと,より安全に施行できる.

E. 腫瘍の摘出
1. 上前庭神経から発生している腫瘍の摘出(図E-1)
❶腫瘍と顔面神経の間隙を見つけ,テラメッサーやピックを挿入して腫瘍と顔面神経を剥離する.

❷腫瘍は上半規管側から腫瘍ピンセットで少しずつ皮膜内摘出し(piecemeal resection),減量できたところで腫瘍を中枢側(脳幹側)から末梢側方向(前方)に剥離し,さらに減量を続ける.蝸牛神経は中枢側方向の牽引に弱く損傷されやすいため,腫瘍のボリュームが減るまでは必ず中枢側(脳幹側)から末梢側方向に剥離,減量する.

❸腫瘍が十分減量でき,内耳道底に小塊が残った場合は腫瘍の外側端を見つけてフックで末梢側から中枢側方向に剥離,摘出する.

2. 下前庭神経から発生している腫瘍の摘出(図E-2)
❶顔面神経と上前庭神経が腫瘍表面を並走する場合が多く,両神経を一緒にテラメッサーで腫瘍から剥離し,前方にシフトさせる.

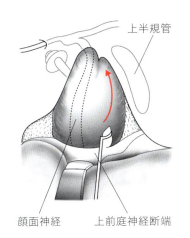
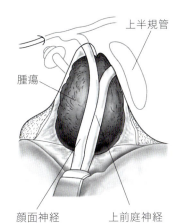

a:内耳道硬膜の切開　　b:上前庭神経から発生した腫瘍　　c:下前庭神経から発生した腫瘍

図D

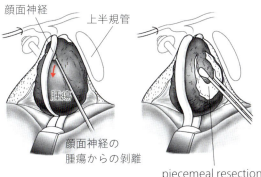
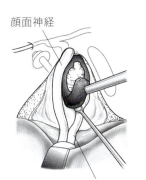
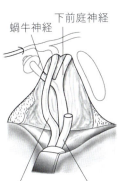

図E-1

❷上前庭神経は保存してもよいが，腫瘍摘出の障害になる場合は切断する．
❸腫瘍は上半規管側から腫瘍ピンセットでpiecemealに減量，摘出する．腫瘍と蝸牛神経の間隙を見つけ，テラメッサーを挿入し，中枢側（脳幹側）から末梢側方向（前方）に剝離，摘出する．

F. 閉創（図F）

小筋肉片を後頭蓋窩に充填し，内耳道を筋膜でシールドし，さらにその上を一回り大きい筋膜で覆い，フィブリン糊で固定する．開頭時に採取した骨弁はチタンプレートで固定，側頭筋と骨弁の間にドレーンチューブを挿入し，筋膜，皮下，皮膚と順層に縫合する．

術後管理

術当日は覚醒や全身状態によりICU管理か病棟管理かを判断する．翌朝，CTを撮影し術後出血や脳浮腫，気脳症の有無をチェックする．術後感染予防のため，抗菌薬はルーチンに投与する．顔面神経麻痺や聴力低下，脳浮腫を認めた場合にはステロイド（プレドニゾロン60 mg/日）やグリセオールを点滴静注する．頭痛やめまい，嘔吐に対しては抗めまい薬や制吐薬を投与する．腰椎ドレナージは手術終了時あるいは翌日に抜去する．術後1週間はベッド上安静とし，以後はめまいや全身状態をみて座位から起立，歩行訓練を行う．

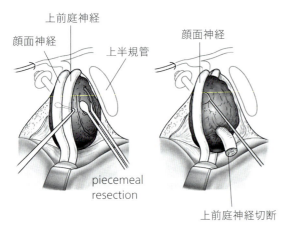
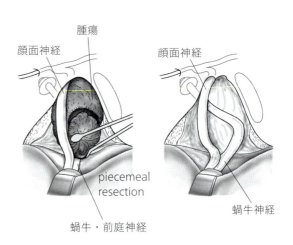

図 E-2

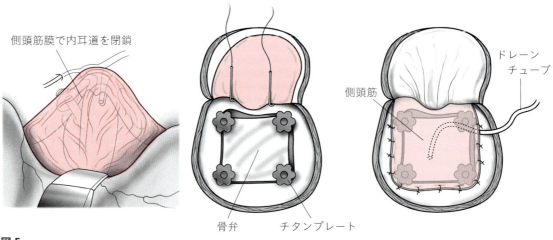

図 F

手術のポイント

- 皮膚切開線はなるべく斜め前方に行い，広く開頭する
- 中頭蓋窩底の剖出は，後方は錐体上縁（錐体稜）で硬膜が後頭蓋窩に翻転するまで十分に錐体骨を露出させる．これを怠ると内耳道のオリエンテーションを誤ることがある
- 腫瘍が大きい症例では中硬膜動脈を電気凝固して切離し，前方の視野を広くとる
- 大錐体神経周囲の出血はインテグラン®やサージセルなどの止血用コットンで止血する
- デリケートな機能保存手術ではドライ視野を確保することが必須である．腫瘍摘出にあたっては，周囲から流れ込む血液を完全に止血しておく
- 吸引管は神経や血管を損傷しないよう微細吸引管を用いる
- 腫瘍摘出終了時に内視鏡で残存腫瘍の有無を確認する

手術のピットフォール

- 視野確保のため脳ベラで側頭葉を強く圧排すると，出血や梗塞をきたすことがある．特に左側頭葉での出血や梗塞は，術後に失語症やてんかん発作をきたすことがある．時々，脳ベラを外して側頭葉の圧排を解除する．術後にてんかん発作が生じた場合にはアレビアチン®などの抗痙攣薬を投与する
- 内耳道底に充満した腫瘍の摘出は困難である．手術顕微鏡で直視できないためブラインド操作になり，顔面神経や蝸牛神経を損傷しやすいので注意が必要
- 内耳を損傷した際は速やかに骨蝋あるいは筋膜小片で瘻孔を充填，閉鎖する．半規管瘻孔は吸引しなければ聴力保存できるが，蝸牛瘻孔をきたした場合の聴力保存は難しい．内耳を損傷した場合には速やかにステロイド（プレドニゾロン 60 mg）を点滴静注する
- 術中に顔面神経や蝸牛神経の損傷が疑われた際には，腫瘍摘出操作を一時中断し，ステロイド（プレドニゾロン 60 mg/日）の点滴静注や 20 倍希釈のパパベリン塩酸塩を小綿球に浸し，神経に当てて回復を待つ

（村上信五）

41 聴神経腫瘍
経迷路法

手術概念

聴神経腫瘍の手術法は大きく分けて経迷路法(translabyrinthine approach), 経中頭蓋窩法(middle fossa approach), 後S状洞法(retrosigmoid approach)または後頭下開頭法(suboccipital approach)の3法がある. そのうち経迷路法は内耳(前庭迷路すなわち前庭, 半規管)を削開して内耳道, 小脳橋角部に到達する方法であり, 3法のうちで最短かつ最も低侵襲の方法である. 本法では内耳道の全長を露出することになり内耳道底を明視下におけるため, 術の早期から顔面神経の確認が可能で, 顔面神経機能保存率はきわめて高い. 一方, 迷路を削開するため聴力は廃絶することになる. また, 中頭蓋窩および後頭蓋窩硬膜を大きく露出して小脳橋角部に達すれば, 小脳を圧排しなくとも広い視野を得ることが可能なため, 場合によっては大きな腫瘍も摘出が可能である.

適応

基本的にあらゆる大きさの腫瘍が適応となるが, 内耳機能は廃絶されるので聴力がすでに失われているか高度難聴の例, あるいは聴力保存は試みない例がよい適応となる. また, 確実な顔面神経機能保存を特に重視する場合も適応となる. ただし, 比較的大きな腫瘍で脳幹が圧迫されている場合は複数の術者で行うことが勧められる.

術前に注意すること

通常, 本疾患の患者は腫瘍があること以外は健康体であることが多く, 特に注意を要しない. ただし, 手術は頭蓋内手術であるので, 術前検査では血小板減少や出血傾向に特に注意が必要である. もし, 検査値が正常範囲内でも正常下限に近い場合などは, 補正を行うか手術の延期も考慮する.

インフォームド・コンセントにおいて, 聴力が全く失われ補聴器の使用も意味がないこと, 顔面神経麻痺の可能性は否定できないこと, 腫瘍の全摘出ができない可能性があること, 再発の可能性があること, 術後に身体の麻痺を生ずる可能性や, 術中術後の出血などにより生命の危険が否定できないことを十分に説明する.

手術の実際

実際の手術手技を順を追って解説する. 図の手術側は左側とする.

A. 術前の準備, 体位など

剃髪は耳介付着部より上方5cm, 後方8cmの範囲とする. 麻酔は通常の全身麻酔とし, 仰臥位で頸捻転をさせる(supine lateral). 頭部固定は通常は行う必要はない. 麻酔導入の時点では筋弛緩薬は使用してもよいが, 顔面神経刺激が必要になった時点で筋弛緩が切れていることを確かめる必要がある. 顔面神経モニターは筋電センサー(NIMなど)が望ましく, 電極は眼輪筋と口輪筋に置くのが標準的である.

B. 皮膚切開, 骨面の露出

❶ 皮切は術者の好みによるが, 乳突部が十分に露出されればよい. 筆者は図Bのように, 耳介上方約10mmの位置より乳突蜂巣の範囲より外側を通って乳様突起まで「つ」の字型としている.

❷ 骨膜を残したまま皮弁を起こしたのち, 皮下結合織を剥離して側頭筋膜を確認し, できるだけ大きく側頭筋膜を採取する. 筋膜は後頭蓋窩硬膜の閉鎖に用いる.

❸ 皮切より約5mm内側および側頭筋下縁で骨膜弁を起

こして乳突部の骨面を露出する．これは，術創を閉じる際に削開腔に入れる脂肪を抑え，かつその上に皮膚縫合線が来ないようにするためである．

❹起こした皮弁，骨膜弁はシリコンゴム付きのフックなどにて前方に牽引，固定する．

C. 乳突削開

❶Macewen の三角から削開を始めるとすぐに乳突蜂巣に入り約 1 cm で乳突洞に達する．削開は浅い部分から広く十分に行い，次第に深部に進めるが，乳突洞前内壁に顔面神経管が位置することが多いので，CT でおおよその位置を予想し誤って開放しないよう注意する．通常は含気化の良好な例が多く，乳突洞上前方に内耳骨胞が確認できる．

❷さらに前方へ進むと上鼓室に入るが，内耳骨胞と外側骨壁（外耳道壁にあたる）の間にキヌタ骨短脚（short process of incus）が確認できれば前方の削開は十分である．削りすぎはのちに髄液瘻の誘因となる可能性があり，避けたほうがよい．

❸乳突洞後壁を削開しＳ状静脈洞を確認するが，突出している場合はまず静脈洞全体を浮き彫りにするように骨壁を薄く削り（skeletonize），洞表面中央の骨を薄く島状に残し周囲の静脈洞硬膜を露出することにより"Bill's island"を作ってこれを圧排できるようにする（図C）．

❹次項の迷路摘出と前後しつつ中頭蓋窩側，後頭蓋窩側とその間（sino-dural angle）の蜂巣を削開し，さらに上錐体静脈洞（SPS）を skeletonize するが，この際，カッティングバーにて削開していくと，硬膜に近づくにつれ削開音が高音となるので，ダイヤモンドバーに変更し，硬膜を損傷しないようにする．

D. 迷路摘出

❶内耳骨胞を上外側より水平面と 45 度をなす面を作るよう削っていくと，やや黄色みを帯びた白色の骨の中に，青みを帯びた線状の部分が見えてくる．これが blue line で外側半規管の外側端にあたる．これを確認したのち，さらに削開すると外側半規管が開放される．

❷ダイヤモンドバーで上記の面を保ちつつ削開を進めると顔面神経を示す pink line が見えてくる（図 D-1）．キヌタ骨短脚およびその内側を走行する顔面神経鼓室部の位置を指標とし前後に慎重に削開を進め，顔面神経を確認して乳突部までの走行を明らかにしておく．この際，顔面神経を露出させないことが大切である．

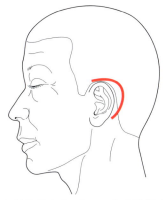

図B　耳介付着部上方 10 mm から乳様突起先端に向かう「つ」字型の皮切とする．

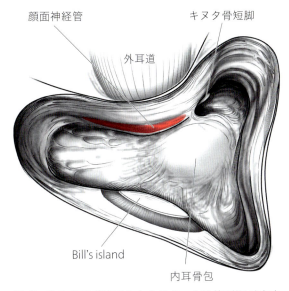

図C　乳突削開が終了したところ．Ｓ状静脈洞が突出している場合，薄い島状骨片（Bill's island）を作成して圧排できるようにする．前方の上鼓室はキヌタ骨短脚が見えるところまで削開すれば十分である．

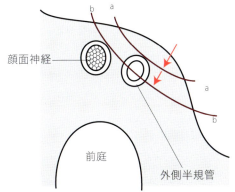

図 D-1　内耳骨胞を削開していく際は水平と 45 度の角度を保っていく．a の位置で blue line が，b の位置で pink line が見える．pink line を確認したあとは外側半規管下面より下方は削開せずに前庭に達する．

❸外側半規管を後方に削開していくと，その後方で後半規管が開放され（図D-2），そのまま外側半規管を削開していくと前庭が開放される．一方，後半規管の上脚を削開していくと，深部で上半規管の後脚と合流するのがみえる．これが common crus であり，そのまま前庭に移行する．外側半規管を前方に削開していくと球形に膨らんだ部分に達する．これが外側半規管膨大部であり，やや上内側に上半規管膨大部が存在する．同様に後半規管を削開していくと後半規管膨大部に達する．これらを確認しながら迷路削開を進め前庭を開放する．なお，外側および上半規則管膨大部の前内側 1/3 は後述の理由で削開せずにおく．

迷路摘出において前庭を削開しているときに内側を削ることのみに気をとられると，ドリルの手前側の腹で顔面神経の上内側を損傷することがある．これを防止するには外側半規管の下縁を削開の限界と定めておくとよい．

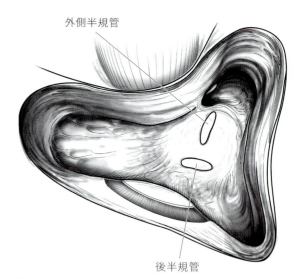

図 D-2 外側半規管の削開を後方に進めると，後半規管が開放される．

E. 内耳道周囲の削開

迷路削開終了後慎重にドリルを進め，内耳道硬膜あるいは腫瘍被膜の血管が透見できるよう薄い骨板を残して内耳道を skeletonize する．少なくとも内耳道全周の50％，腫瘍が大きい場合は70％を削開することが本手術での重要なポイントである．内耳道上壁の硬膜直下には扁平化した顔面神経が圧迫されて存在することが多いので，直接硬膜を露出させないよう注意が必要である．

F. 内耳道，後頭蓋窩硬膜の露出

❶後頭蓋窩側も同様に硬膜上に薄い骨板を残すように削開を進める．
❷上錐体静脈洞，S状静脈洞，頸静脈球，内耳道で囲まれた範囲を skeletonize したのち，小さな剥離子などで骨板を除去し，後頭蓋窩硬膜を露出する．腫瘍が大きいときは中頭蓋窩硬膜も上錐体静脈洞とともに露出しておいたほうがよい．
❸同様に内耳道硬膜も露出する．後頭蓋窩硬膜の下半部にはほぼ台形の肥厚した内リンパ嚢が見える（図F）．

G. 顔面神経の確認

側頭骨解剖に基づいて筆者が考案した顔面神経確認法を示す．筆者の知りうる限り，最も安全で確実な方法であり，経験の少ない術者でも内耳道を開放した時点で顔面神経を確認できる．本法は次の手順で行う．
❶迷路削開の際に外側半規管および上半規管膨大部を完全に削開せず，前1/3程度を残しておく．

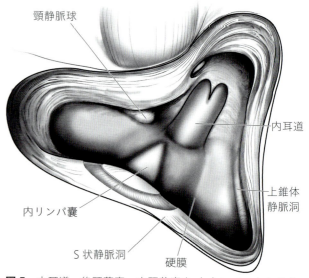

図 F 内耳道，後頭蓋窩，中頭蓋窩を skeletonize したのち，残った薄い骨をピックなどで除去し，硬膜を露出する．後頭蓋窩硬膜の下半に肥厚した台形の領域が見える．これが内リンパ嚢である．

❷内耳道全体を skeletonize したのち，骨片を除去し内耳道硬膜を露出する．
❸外側・上半規管膨大部の前壁を慎重にダイヤモンドバーで削開していくと内耳道底の硬膜に続く白い索状組織が確認できる．これが上前庭神経に続く膨大部神経である（図Ga）．
❹この神経を極力末梢で切断し後方に翻転すると，その中枢側は上前庭神経に移行する．この際，膨大部神経と顔面神経の間には骨が存在するので顔面神経を損傷することはない．
❺この時点で内耳道硬膜を切開し，内耳道内の腫瘍を露出する．
❻⑤で確認した上前庭神経をさらに後方に翻転すると内耳道底が露出され，まず垂直稜（vertical crest，いわゆる Bill's bar）が見え，その奥に顔面神経が確認できる（図Gb）．

このようにして，神経自体に全く触れることなく顔面神経を確認できるので，そのまま腫瘍を剝離していけばよい．

H. 硬膜切開と腫瘍の露出

❶上錐体静脈洞に沿った線および内リンパ嚢下縁で後頭蓋窩硬膜を切開すると，直下にくも膜が確認できる（図H）．
❷硬膜とくも膜の間にベンシーツ®などを挿入し，くも膜を損傷しないよう切開を前方に延ばし，内耳孔後縁も切開する．
❸一部くも膜を切開して脳脊髄液を流出させて脳圧を下げると小脳が退縮するので，硬膜を小脳側に倒すと腫瘍が露出される．
❹内耳道の上・下縁でも硬膜を切開し，内耳道内の腫瘍も露出させる．

I. 顔面神経の剝離と腫瘍の摘出

次いで内耳道底部から腫瘍を後方に牽引しつつ顔面神経を剝離していくが，癒着がある場合はメスなどによる鋭的剝離が望ましい．特に内耳孔では神経は扁平化し（fanning），かつ強く前方に屈曲しているため最も損傷が起こりやすく，慎重な操作が必要である．神経と腫瘍の境界（cleavage）がわかりにくいときは顔面神経モニタリングを行いながら丁寧に術を進めることが大切である．

腫瘍が小さい場合はそのまま piecemeal に切除すればよいが，大きい場合はまず腫瘍を被膜内で減量し（図I），次いで残った外周部分の被膜と腫瘍を顔面神経を剝離し

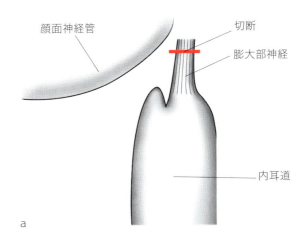

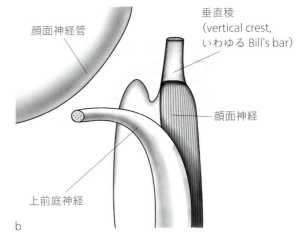

図G
a：外側・上半規管膨大部の前壁を削開していくと白い索状組織が確認できる．これが上前庭神経に続く膨大部神経である．
b：膨大部神経を切断し後方に翻転すると内耳道底が露出され，まず垂直稜先端（vertical crest，いわゆる Bill's bar）が見え，その奥に顔面神経が確認できる．

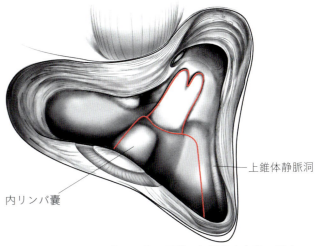

図H 後頭蓋窩を開放する際の硬膜の切開線を色線で示す．

つつ摘出する．顔面神経との癒着が強い場合は，神経上に被膜を残して摘出するほうがよい．

J. 後頭蓋窩および術創の閉鎖

❶ 硬膜開放部および内耳道を大きめに採取した側頭筋膜で覆い，フィブリン糊で固定して後頭蓋窩を閉鎖する．

❷ 上鼓室（キヌタ骨内側）から，鼓室および耳管鼓室孔に向かって結合織あるいは筋肉片を充填したのちにフィブリン糊を注入し，乳突腔に腹部より採取した脂肪織を1×1×2 cm大に切ったものをフィブリン糊で固定しながら充填する．この際，脂肪織は元の骨面より少し盛り上がる程度に入れると，適度に圧がかかって髄液漏防止に効果的である．

❸ 最後に骨膜弁を戻して縫合し，その上に皮弁を戻し皮膚縫合を行って術を終了する．ドレーンは置かない．

術後管理

術創は丸めたガーゼと弾性包帯にて圧迫し，また，患者には脳圧を上げるような行為（いきむ，自力で頭，上体を挙上するなど）を2～3日間禁止することにより髄液漏は防止できる．以前は髄液漏は10～20％に起きるとされたが，フィブリン糊の登場によりその頻度は激減した．術後の包帯交換は第1交換を術後2～3日目とし，問題がなければ離床を許可する．離床するまでは肺塞栓予防は必須である．

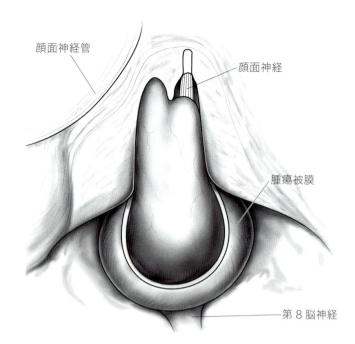

図1 腫瘍が大きい場合はまず腫瘍被膜内で腫瘍実質を切除し，減量してから残りの被膜を神経から剥離しつつ摘出する．

手術のポイント

- 乳突洞から上鼓室を削開する際，および迷路削開の際に顔面神経の位置を確認し，顔面神経管は開放しないようにする
- 後頭蓋窩硬膜を十分に露出し，S状静脈洞も圧排できるようにする．また，より大きな術野が必要な場合は側頭骨上面（鼓室天蓋）の中頭蓋窩硬膜も露出しておく
- 内耳道硬膜は少なくも全周の50％以上，大きな腫瘍では70％を露出する．内耳道硬膜を開放する際にまず顔面神経を同定・確認する
- 顔面神経と腫瘍の癒着が強い場合は腫瘍被膜を残してもよい

手術のピットフォール

- 内耳道を skeletonize する際にドリルに圧を加えると容易に硬膜を穿破して内耳道内に入ってしまうことがある．これを避けるためには，薄くなった骨壁に向かって圧を加えずにドリルの赤道（腹）で内耳道骨壁を削るようにする
- 頭蓋内手術は中耳手術とは別次元の手術である．特に出血は大きなトラブルとなる．術前に止血法を含めたトラブルシューティングを身につけておくことが不可欠である

（橋本　省）

顔面神経

42 顔面神経減荷手術　222
43 顔面神経麻痺に対する神経再建術，整容術　227
44 顔面痙攣：ボツリヌストキシン注射療法　234

42 顔面神経減荷手術

手術概念

側頭骨内の顔面神経管は人体の骨性神経管としては最も長く 3.5 cm もある．したがって，管内で神経の炎症や浮腫，出血，骨折に伴う圧迫などの病態があれば，逃げ場のない神経は，虚血，浮腫，絞扼の悪循環に陥り，神経障害が増悪する．減荷手術は骨壁を除去することで，この悪循環を停止させ，神経変性の進行を防止することが目的である．まれには，鼓室部の顔面神経ヘルニアへの対応や，腫瘍性病変の発見に寄与することもある．

顔面神経減荷手術が始まった1930年代は垂直部のみの減荷であったが，顕微鏡手術の普及に伴い1950年代には減荷範囲が水平部まで拡大した．1970年代には経中頭蓋窩法にて内耳道底部を開放する手技が考案された．その後1999年に Gantz らが，経中頭蓋窩法と経乳突法を併用した全顔面神経減荷手術を報告したが，普及には至っていない．本項では一般的な経乳突法での顔面神経減荷手術について解説する．この方法での減荷範囲は，骨管全長の約8割であるが，神経障害の主病変部位とその末梢は開放できる．

適応

側頭骨内を主病変部位とする末梢性顔面神経高度麻痺が対象疾患である．保存治療成績の向上により Bell 麻痺の手術適応症例は減少傾向だが，Ramsay Hunt 症候群は依然多い．麻痺の程度では 40 点法（柳原法）で 8/40 以下の高度麻痺で，電気生理学的にも高度な神経変性〔エレクトロニューログラフィ：10％以下，神経興奮性検査（nerve excitability test）：10 mA 無反応〕を認めた際に適応となる．欧米では発症2週以内の早期手術が推奨されているが，本邦では2週以降の手術も行われている．外傷性や手術損傷性麻痺では，即発性の高度麻痺に対し，損傷部の減荷が行われている．この手術のゴールデンタイムは発症2週以内である．耳炎性麻痺に関しては，小児の乳様突起炎例では減荷手術は通常不要で，成人の真珠腫例では摘出術と損傷部周囲の減荷手術が行われる．

術前に注意すること

顔面神経は側頭骨内を複雑に走行するため，術者には正確な側頭骨の解剖知識が求められる．また，顔面神経に新たな障害を加えず骨管開放を行うには繊細な技術と，耳科用手術器具の扱いに十分な経験を必要とする．安全かつ確実に減荷手術を行うために知っておくべき知識と技術を紹介する．

A. 顔面神経の側頭骨内解剖の把握

中枢端である迷路部の顔面神経は，内耳迷路の中（上半規管と蝸牛の間）を走行する．この狭窄した内耳道底部は Fisch により meatal foramen と命名された．この部の開放には，経中頭蓋窩法か経迷路法が必要である．迷路部顔面神経は末梢側で膝部に移行し，75 度の角度で後方の鼓室部方向に鋭く曲がる．この膝部では味覚の神経細胞が集束し膝神経節を形成し，大錐体神経が分枝する．同部は，ウイルス性顔面神経麻痺の主病変部位として重要である．

膝部より末梢では，顔面神経は鼓室後方を外側半規管に接しながら，前庭窓の後上方を錐体隆起に向かって走行する．錐体部では尾側へ方向を変えるため，この部を第2膝部とも呼ぶ．この膝部から錐体部までが鼓室部顔面神経であるが，鼓室を水平に走行するため水平部とも呼ばれる．

乳突部顔面神経は錐体隆起より末梢で，乳様突起の前方を経乳突孔へ向かってほぼ垂直に直線的に走行するため，垂直部とも呼ばれる．乳突部顔面神経からはアブミ骨に分布するアブミ骨筋神経，味覚線維や唾液分泌線維を含む鼓索神経，迷走神経由来の Arnold 神経との吻合枝が分枝する．

B. ご遺体実習での解剖把握

顔面神経の側頭骨内の走行は複雑なため，2Dの書物では立体的な構造把握が困難である．できればご遺体実習の機会を見つけて，3Dで解剖の特徴を事前に学習すべきであろう．

C. CT画像の確認

顔面神経の走行は個体差があり，症例ごとに異なるため，減荷手術ではCTの顔面神経管情報が大変参考になる．CT画像は薄切した軸位断と冠状断の最低2方向からの多断面像が必要である．顔面神経の走行は内耳道底から茎乳突孔まで骨管として確認できる．またCT画像では，乳突蜂巣の発育程度やS状静脈洞，中頭蓋底の形態を確認しておくことも重要である．特に，側頭骨骨折に伴う外傷性顔面神経麻痺では，CT画像の骨折線が診断の決め手となる．

D. 聴力検査・平衡機能検査

手術の合併症としては，難聴が最も高頻度であるため，術前の聴力把握が重要である．外傷例での耳小骨離断やHunt症候群での蝸牛や前庭障害など，術前からの合併例も多く，必須の検査である．

E. 耳科用手術器具の取り扱い

耳科手術は，取り扱いに慣れが必要な器具が多い．それぞれの特性を理解したうえで，電動ドリル，ピック，鉗子，吸引管，電気メスなどの操作に習熟し，耳科手術用顕微鏡下で思い通りに扱えるよう訓練する必要がある．ご遺体での解剖実習に加え，鼓室形成術などの同様の器具を用いる手術で，助手および術者の経験を重ねることが必要であろう．

手術の実際

顔面神経減荷手術には経乳突法と経中頭蓋窩法，経迷路法があるが，本項では一般に行われている経乳突法について解説する．

A. 手術体位

仰臥位で頭部のみ健側に回旋する．患者の頭位（回旋角度や正中軸）が常に一定になるよう，枕の高さ，頸椎の捻転や後屈の角度に注意を図る必要がある．

B. 乳様突起削開（図B）

耳後部の皮膚切開は耳介基部より1cm程度後方におき，下方は乳様突起を指標に広めに切開する．皮下組織を骨膜まで切開し，側頭骨皮質骨を露出する．大きめのカッティングバーで皮質骨を削開し，乳突蜂巣に至る．経乳突的顔面神経減荷手術での乳突削開は，中耳疾患に対する乳突削開より下方に広く開放する．Bell麻痺やHunt症候群に対する減荷手術では，乳突蜂巣の発育が通常良好で，十分な削開が容易にできる．乳突削開が狭いと，顔面神経周囲への十分な術野と光量が得られないため，中頭蓋底やS状静脈洞近傍まで広範に削開を行う．さらに，乳突洞から外側半規管とキヌタ骨を確認するまで削開を深部に進める．この際，外耳道後壁を均一に薄く形成することが重要である．

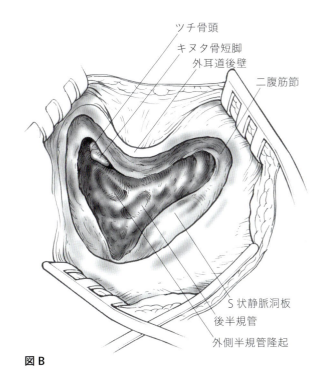

図B

C. 顔面神経同定（図C）

　神経の同定に適した部位は，錐体隆起部，乳突部中央，顎二腹筋付着部の3か所がある．鼓室形成術での顔面神経同定には，電気刺激による神経モニターが有用であるが，完全変性した神経では電気刺激に反応しないことが多い．顕微鏡下での骨削開中に神経鞘はピンク色（いわゆるpink line）に透見される．外耳道後壁を均一に薄く削ると，顔面神経より先に鼓索神経が露出する場合もある．露出した鼓索神経を追うことで，顔面神経を同定することも可能である．乳突部顔面神経を露出する際には，乳突蜂巣深部から乳様突起先端蜂巣を，大きめのダイヤモンドバーで広範囲に削開する．指標となるのは，キヌタ骨の位置，外側半規管の深さと外耳道後壁からの距離で，立体的かつ総合的な判断が求められる．通常は外側半規管骨隆起よりやや深部に乳突部顔面神経は存在する．乳突部最末梢の茎乳突孔部では，顎二腹筋付着部の筋腱が層状に露出してくる．

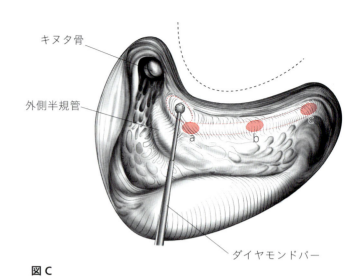

図C
a：錐体部，b：乳突部，c：茎乳突孔部．

D. 顔面神経（乳突部，鼓室部）周囲骨の削開（図D）

　顔面神経陥凹（facial recess）を削開し後下鼓室開放を行う際には，その前方限界が鼓索神経であり，後方限界が顔面神経となる．後下鼓室開放術に慣れた術者では，この錐体部の顔面神経を最初に同定し，中枢および末梢側へ範囲を広げる減荷手術が一般的である．鼓室部のアブミ骨筋腱横の顔面神経管は，迷路部のmeatal foramenと並ぶ神経管の最狭窄部であり，同部をしっかりと減荷することが重要である．しかし，アブミ骨と外側半規管が近接するため，安全に遂行することは難しい．後下鼓室開放をキヌタ骨の近傍まで拡大し，外側半規管を膜迷路が露出しない程度に削開することが，術野と視野の確保につながる．それでも鼓室部の減荷が困難な場合には，キヌタ骨後外方の外側半規管との骨稜（buttress）を除去し，後キヌタ骨靱帯も切除すると，キヌタ骨と外側半規管の間に空間が生まれ，より広いスペースからの操作が可能となる．buttressや後キヌタ骨靱帯の除去では，難聴は生じないことが明らかとなっている．なお，サジ状突起後方からアブミ骨部にかけての鼓室部顔面神経管は外側骨壁が薄く，3〜11％の症例では欠損するとされる．顔面神経管内の圧が上昇しているウイルス性顔面神経麻痺症例では，同部にヘルニア状神経膨隆が散見されるため，減荷手術時には十分に観察し，顔面神経鞘腫と見誤ったり，誤って神経を損傷しないよう注意する．

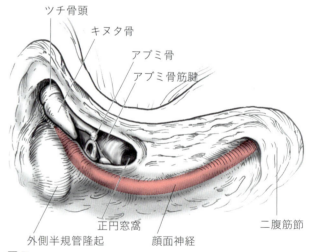

図D

E. キヌタ骨の一時摘出と膝部周囲骨の削開（図E）

　膝部の十分な減荷は耳小骨が保たれた状態では困難である．したがって，膝部や迷路部の減荷が必要な場合には，キヌタ-アブミ関節を外し，キヌタ骨の摘出により手術野を一時的に拡大する．関節の離断は，鋭探針を用いて粘膜と関節嚢を，アブミ骨筋腱の付着する後方より切開する．この際決してアブミ骨を動かしたり，関節面を障害してはならない．前者は感音難聴や耳鳴，後者は伝音難聴の原因となる．ツチ-キヌタ関節を離断し，キヌタ骨を摘出したうえでbuttressを削開すると，鼓室部と膝部の十分な術野が得られる．迷路部末梢側の減荷には，上半規管前方の骨を膜迷路が露出しない程度まで削開する必要がある．顕微鏡の視入角度を上前方に変化することで同部削開の安全性が増す．

F. 顔面神経の露出（図F-1，図F-2）

　顔面神経骨管を減荷範囲全長にわたり，浮き彫りにするよう，ダイヤモンドバーで削開する．この際，顔面神経の外側半周が，薄い骨壁1枚を残したスケルトン状態になるまで削開を進める．ドリル操作による挫滅での神経障害を避けることが重要で，ドリルによる神経露出は最小限にとどめる．ダイヤモンドバーの操作は，慎重に軽いタッチで行う．熱による神経障害を回避するため，摩擦熱が生じるバーの先端には，冷却目的で生理食塩水を常にかける．ドリル操作は1回で済ませるべきで，一部に残った骨を削り足す操作は神経損傷の危険が大きい．

　薄く神経周囲に残された骨壁は，鋭探針やテラメッサーを用いて丁寧に外す．ドリル削開により神経の外側半周が骨管露出されていれば，神経内圧の高い部位では骨壁除去により，神経が管外に膨隆してくる．より十分な減荷を行うには，神経鞘の切開を追加する．角膜尖刀などの極小のメスを用い，神経組織を損傷することな

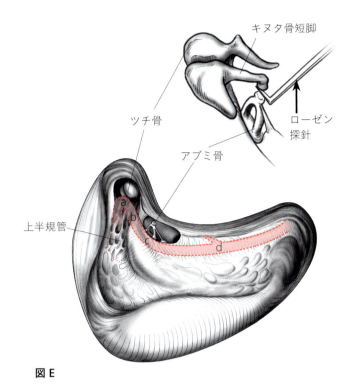

図E

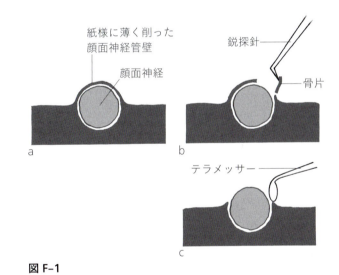

図F-1

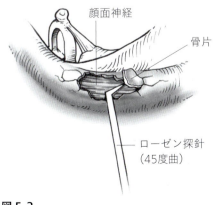

図F-2

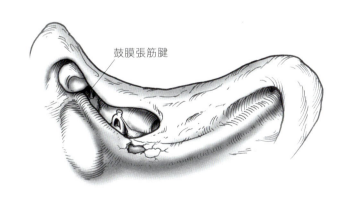

く，血管を避けながら神経鞘のみを注意深く切開する，繊細な手技が必要である．

G. 耳小骨再建と薬剤投与（図G）

保存しておいたキヌタ骨を元に戻し伝音再建する．この際，関節面にはフィブリン糊を付けず，関節周囲を糊でしっかりと固定すれば伝音難聴を防ぐことができる．最後に，露出した神経は，ステロイドを浸したゼルフォーム®などの被覆材で覆う．外耳道皮膚の剥離を行っていなければ，外耳道パッキングは不要である．

術後管理

手術直前に抗菌薬投与を行えば，術後投与は通常不要である．鼓室内血腫により，術後は伝音難聴が必発である．通常2週程度で難聴は軽快するが，骨導閾値を含めた頻回の聴力検査が必要である．感音難聴の出現時にはステロイドの投与を考慮する．

減荷手術の適応となる高度麻痺患者は，手術を行っても顔面神経麻痺が完全には治癒するとは限らない．術前に手術の意義と限界を理解してもらい，術後は後遺症に対する顔面マッサージを中心としたリハビリテーションを積極的に導入する．

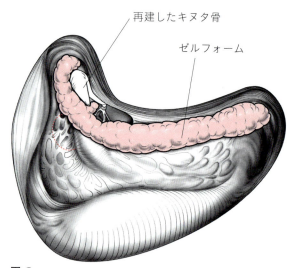

図G

🖉 手術のポイント

- 顔面神経減荷手術は，麻痺した神経に対する手術操作であるが，さらなる障害を神経に加えてはならない．そのためには，デリケートなタッチで骨を削開し，細心の注意で神経周囲の操作を行う必要がある
- 顔面神経の存在位置を予見しながら側頭骨を削開する能力が求められるが，それは側頭骨の解剖学的知識に他ならない．机上の知識だけでなく，側頭骨の解剖実習を通じた総合的かつ立体的知識の習得が重要である

❗手術のピットフォール

- 手術時期：顔面神経減荷手術は，神経変性の進行予防が主目的であり，神経に対する再生効果はない．したがって，早期の手術が重要であるが，発症1週以内ではWaller変性が茎乳突孔末梢まで進んでおらず，電気診断の正確性に欠ける．よって，発症後1〜2週の至適時期に減荷手術が行えるよう，病診連携を含めた体制作りが重要である
- 神経鞘切開：神経鞘は切開することで神経に対する圧負荷を除去することができるが，神経血流などの神経再生環境の維持や，空気に対する神経バリア機能などの役割も有している．神経鞘切開のメリット，デメリットを考慮したうえで，筆者らは発症2週以内では神経鞘を切開，それ以降は温存している

（羽藤直人）

43 顔面神経麻痺に対する神経再建術，整容術

　整容的な静的顔面形成術である下眼瞼形成術（Kuhnt-Szymanowski法，1883年）や眉毛・上眼瞼挙上術（Blair法，1926年）は古くから施行され，時代とともに手技や再建材料が改良されてきた．一方，動的再建術は眼瞼閉鎖不全に対する側頭筋移行術（Andersen法，1961年）や側頭筋を用いた口角挙上術（Rubin法，1969年）が1900年代中頃から施行されるようになった．神経移植術は1963年にDottが小脳橋角部の顔面神経中枢端と側頭骨外の顔面神経本幹を大耳介神経で接合させたのが最初である．その後，1971年にScaramellaが腓腹神経をオトガイ皮下を通して麻痺側の顔面神経本幹と健側の顔面神経頬筋枝とつなぐ交叉性顔面神経移植術（cross-face nerve graft）を考案した．そして，Hariiは1976年に笑顔を考慮した神経血管柄付き遊離筋移植術に発展させた．また，他の脳神経との吻合術として，1901年にKorteが舌下神経-顔面神経吻合術（hypoglossal-facial nerve anastomosis）を考案し，ConleyやStennert（1979）らによって広められた．ただ，舌下神経-顔面神経吻合術は舌下神経を切断して顔面神経本幹に端々吻合する方法で，舌片側の麻痺と萎縮が必発であった．その欠点を解消したのがMayで，1991年に顔面神経と舌下神経を大耳介神経でバイパスするhypoglossal-facial interpositional jump graftを考案し，現在では標準的な神経吻合術になっている．なお，Drobnic（1879）が考案した顔面神経と副神経との吻合術（accessory-facial nerve anastomosis）は，効果が不十分なことや上腕の挙上障害などで最近は使用されなくなった．

手術概念

　手術や外傷により顔面神経が損傷され，顔面が歪んだり，麻痺した症例に行う手術で，整容的な静的形成術と表情筋の動きを回復させる動的形成術がある．静的形成術には下眼瞼形成術や眉毛・上眼瞼挙上術が，動的形成術には筋移行術と神経移植術，神経血管付き遊離筋移植術，神経吻合術などがある．

適応

　外傷や手術損傷により顔面神経が切断された症例やBell麻痺やRamsay Hunt症候群の不完全治癒例が対象となる．顔面神経が切断された場合は動的形成術が，顔面神経の連続性が保たれている場合には静的形成術が適応される．ただし，動的形成術を施行しても完全に表情筋運動を獲得することできないため，静的形成術を追加することが多い．手術時期は，Bell麻痺やRamsay Hunt症候群では麻痺発症1年以降，麻痺の回復が固定してからであり，一方，外傷や手術損傷例の動的形成術は，できるだけ早期，遅くとも1年以内には施行することが望ましい．

A. 術式の選択

　筋移行術では側頭筋や咬筋が，神経移植（nerve grafting）では大耳介神経や腓腹神経が用いられる．神経欠損が5 cm以下であれば大耳介神経を，10 cmを超える場合は腓腹神経を用いる．神経吻合術（nerve anastomosis）は舌下神経を用いることが多い．神経移植と舌下神経吻合術の使い分けは，顔面神経の中枢端と末梢端が同定できる場合は神経移植術を，中枢端が同定できない場合は舌下神経吻合術を選択する．また，これらの顔面形成術は麻痺の重症度（完全麻痺，不全麻痺）と損傷された顔面神経の状態に応じて，単独あるいは複合的に用いる．

手術の実際

I. 側頭骨外顔面神経移植術

耳下腺悪性腫瘍手術など顔面神経が側頭骨外で切断された場合に適応される．Donner 神経は同一術野で採取できる大耳介神経を用いるのが便利である．大耳介神経は数本分枝しているため，頬筋枝，頬骨枝，下顎縁枝の優先順位で顔面神経本幹に縫合する．縫合糸は 8-0 から 10-0 のナイロン糸を用い，顔面神経本幹は 3～4 針，末梢枝は 2～3 針の神経外膜縫合する（**図IA**）．

大耳介神経に腫瘍が浸潤していたり，側頭骨内まで長い移植が必要な場合は腓腹神経を用いる．腓腹神経は枝分かれしていないため側面に数個の epineural window を作成し，顔面神経の末梢枝と端側吻合する（**図IB**）．

II. 側頭骨内顔面神経移植術（図II）

損傷された顔面神経周囲の神経管をダイヤモンドバーで削開し，神経断端を露出させる．神経断端を鋭利なメスで切断し，新鮮創が出るまでトリミングする．移植神経を神経欠損部に挿入し，顔面神経と移植神経が確実に接合するよう探針で押さえ，接合部をフィブリン糊で接着し，接合部を筋膜片で覆う．側頭骨内では移植神経の縫合は不要である．

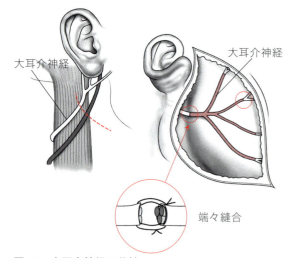

図IA 大耳介神経の移植

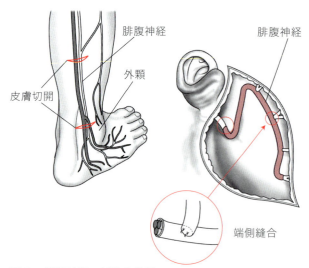

図IB 腓腹神経の採取と移植

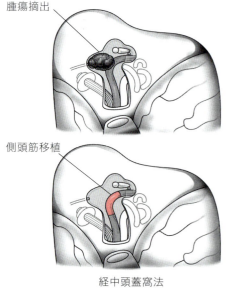

経中頭蓋窩法

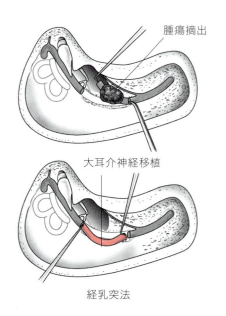

経乳突法

図II

III. 舌下神経-顔面神経吻合術 (hypoglossal-facial anastomosis)

　耳前部にS字状切開を行い，下顎縁まで延長する．顔面神経本幹と舌下神経を露出させる．顔面神経は耳下腺部で枝分かれする手前の本幹で切断し，舌下神経はなるべく舌に近い末梢で切断する．舌下神経を顔面神経に移行させ，神経上膜縫合する（図III）．

IV. hypoglossal-facial interpositional jump graft

　舌下神経を顎二腹筋部で剖出させ，マイクロハサミで神経鞘と神経実質を1/3〜1/2程度横切断する．その際，舌下神経の中枢側を神経刺激装置で刺激し，舌筋の動きを確認し，過度に切断しないよう注意する．採取した大耳介神経を舌下神経の中枢側面に接合させるように端側縫合し，顔面神経本幹とは端々縫合する（図IV）．

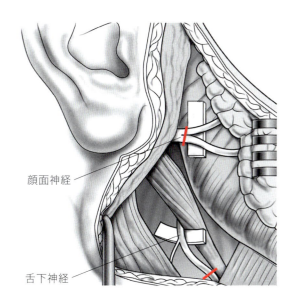

図III

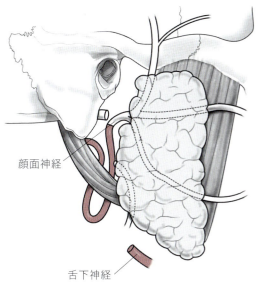

図IV

・舌下神経を1/2横断する
・移植神経は舌下神経の中枢断端面に接合させる

V. 側頭筋移行術（Gillies-Andersen 変法）

兎眼に対して眼瞼を動的に閉鎖させる．耳上部に 5 cm 程度の皮切を行い，側頭筋膜を露出させる．2 cm 幅の側頭筋を筋膜も含めて短冊状に切離し，有茎筋弁を作成する．筋弁の茎部から筋膜を切開，剥離して，遠位の切断端をナイロン糸で縫合して筋-筋膜弁を作成する．筋膜弁は縦に 2 分し，それぞれ上眼瞼と下眼瞼の皮下を通して鼻痕部の骨膜に縫合固定する（図 V）．

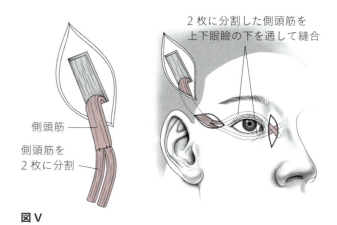

図 V

VI. 眉毛・上眼瞼挙上術

前頭部と眉毛上部に皮切を加え，中耳手術用のバーで前頭骨を削開して骨橋を作成する．厚さ 0.1 mm のゴアテックス®を幅 1 cm，長さ 5〜6 cm の短冊にして 2 枚重ね，一端を眉毛皮下組織に縫合した後，皮下を通して眉毛を挙上し，他端を骨橋に縫合固定する．エチボンド®糸（2 号）を用いる場合は，眉毛皮下組織の 2 か所にエチボンド®糸をループ上に通し固定し，眉毛を挙上し，前額皮下を通して骨橋に固定する（図 VI）．

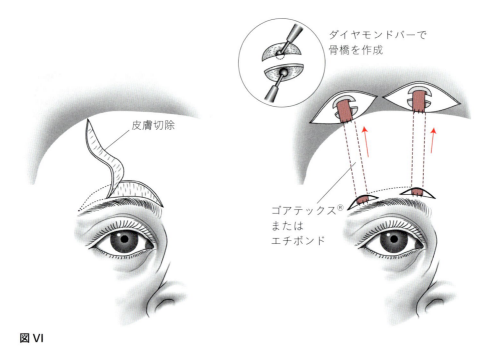

図 VI

VII. 下眼瞼形成術

下眼瞼内側より 2～3 mm 下に皮切を行い，切開線を眼裂外側縁よりさらに 4 mm 程度外方に延長し，60～90 度の角度で下方に弧を描くように 1 cm 程度皮切を加え頬部の皮膚を剝離する．また，同時に下眼瞼外側 1/3 の部位で下眼瞼を数 mm 切除する．下眼瞼を縫縮するとともに，剝離挙上した皮膚の余剰分を切除，縫合する（図 VII）．

VIII. 鼻唇溝，口角吊り上げ術

鼻唇溝および下口唇縁に皮切を行い，厚さ 0.1 mm，幅 1 cm，長さ 10～15 cm のゴアテックス®を 2 枚重ねにして，鼻唇溝に 2～3 本，下口唇に 1 本縫合する．頬の皮下を通して吊り上げ，側頭部の筋膜に翻転して縫合固定する（図 VIII）．

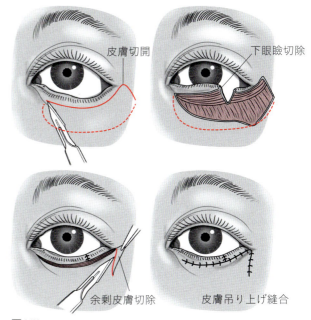

図 VII

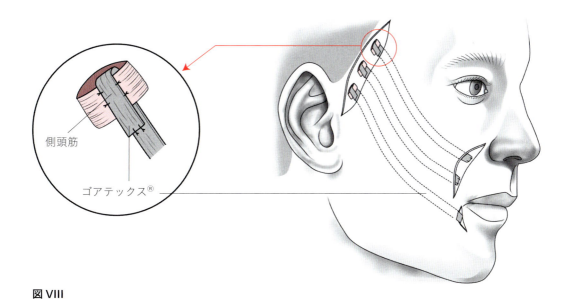

図 VIII

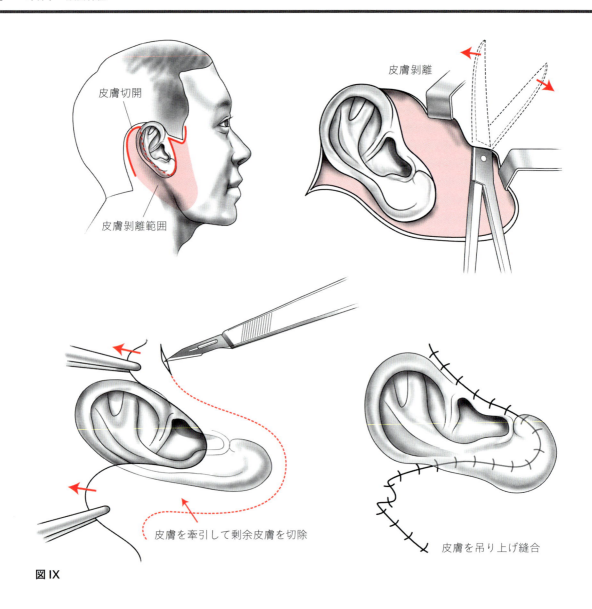

図 IX

IX. 下顎，オトガイ部の挙上術 (face lift)

耳前部から耳垂の付け根を経由して耳後部，さらに後頭部の頭髪生えぎわに沿って皮切を行う．前方は耳前部から頬部，オトガイ，口唇方向に皮膚を剥離し，後方は耳後部から後頭部の皮膚を剥離する．皮膚を挙上し余剰の皮膚を切除して縫合する（図 IX）．

術後管理

広範囲に皮膚剥離する静的形成術では，術後の出血，血腫に注意する．

眼瞼周囲の形成術では，術後に眼脂や眼球結膜の充血，浮腫を生じるため，必要に応じて抗菌薬やステロイドの点眼薬を処方する．

hypoglossal-facial interpositional jump graft では，術後に舌の動きをチェックし，麻痺があればステロイド（プレドニゾロン 60 mg/日）を投与する．

手術のポイント

- 移植神経は十分長く採取し，顔面神経に緊張がかからないよう，また神経縫合は tight にせず，緩めに縫合する
- 神経縫合や吻合を行う際に，緑色の塩化ビニルシートあるいはゴム手袋を 1～2 cm 角に切り，神経の裏に敷くと縫合面が見やすい．また，血液は眼科手術で用いられている MQA（medical quick absorber）あるいは脳神経外科手術で使用するセレシートを神経周囲に敷き吸着させると，dry 視野が確保できる
- 眉毛や口角の挙上術では，①術後の再下垂を考慮して少し過挙上（overcorrection）する．②皮下組織を十分剝離して，吊り上げた状態で不自然なしわや緊張が生じないようにする

手術のピットフォール

- 神経移植の縫合において，Donner 神経の中枢側，末梢側は考慮しなくてよい
- Donner 神経の径が小さいと麻痺の回復が不良である
- 顔面神経の側頭枝に神経移植しても，神経の過誤支配（misdirection）により収縮筋と伸展筋が拮抗して前額は動かない．これを auto-paralytic syndrome と呼ぶ

（村上信五）

44 顔面痙攣
ボツリヌストキシン注射療法

手術概念

　ボツリヌストキシンとはボツリヌス菌 *Clostridium botulinum* により産生される毒素である．神経筋接合部における神経終末内でのアセチルコリン放出を抑制し，神経筋伝達を阻害することにより筋弛緩作用を示す．この作用を臨床応用し，眼瞼痙攣，片側顔面痙攣などの治療に普及してきた．神経筋伝達を阻害された神経においては，神経発芽により新たな運動神経終板が形成されるため，3～4か月で筋弛緩作用は消退する．つまり根治的な治療法ではないが，低侵襲な治療法として患者にとって選択肢の1つとなっている．

適応

　2017年現在，わが国においては，A型ボツリヌス毒素製剤（ボトックス®）が眼瞼痙攣，片側顔面痙攣，痙性斜頸，上下肢痙縮，原発性腋窩多汗症，斜視に対して保険承認されている．B型ボツリヌス毒素製剤（ナーブロック®）は痙性斜頸のみで承認されている．その他，痙攣性発声障害，耳下腺腫瘍術後のFrey症候群の治療，美容外科におけるシワとりなどにも応用されている．末梢性顔面神経麻痺の後遺症としての病的共同運動は，表情筋の異常な共同運動により，発症機序が異なるものの片側顔面痙攣と同様な病像を呈するため，広義の片側顔面痙攣としてボツリヌス毒素療法のよい適応である．

術前に注意すること

　ボツリヌス毒素製剤の施注にあたっては，使用医師が限定されており，資格取得のための講習・実技セミナーを受講することが必要である．現在，WEB上でも受講可能である．ボツリヌス毒素は神経毒素であるため，失活・廃棄が安全・確実に行われるように義務づけられており，薬剤部などと事前に調整を行っておく．

A. インフォームド・コンセント

　予想される効果と副作用について説明し，承諾書を得たうえで施注を行う．施注後，すぐに効果が現れるのではなく2～3日後からである点，効果は永続的ではなく，3～4か月で徐々に効果が消退するため，4～6か月に1度治療を反復する必要があることを説明する．予想される副作用としては，注射部位の血腫形成による腫れ，痛みがある．また，表情筋の筋力低下により，閉瞼不全による眼痛，角結膜炎，流涙，口角下垂による摂食障害が生じることがある．眼瞼挙筋に薬剤が拡散した場合は眼瞼下垂が生じる．これらの副作用は，薬の作用が予想以上に強く現れた結果と考えられるもので，多くの場合，薬の効果が弱まるとともに回復することを説明する．また，安定した治療効果が現れるまで，2～3回の治療を行い，投与量と投与部位を調整する必要があることを伝えておく．

手術の実際

　外来治療で可能である．筆者らはA型ボツリヌス毒素50単位製剤を2 mLの生理食塩水に溶解し，1単位＝0.04 mLとして使用している．溶解後は活性が低下するので，4時間以内に投与することが勧められている．

　頭部の固定が確実な仰臥位で施注することが勧められる．眼周囲では医療用消毒綿は刺激があるので避け，0.02％グルコン酸クロルヘキシジンや0.01％塩化ベンザルコニウムなど低濃度の消毒薬を含む清浄綿を使用する．筆者らは市販のウェットティッシュを用いて，清拭後に施注している．

　1 mL用注射器に必要量を吸引し，30 G針を用い局注する．4か所程度局注した後は針を交換すると刺入時の痛みが少ない．上眼瞼では眼瞼挙筋に入らないように注意する．すなわち中央部は避け，瞼縁から3 mm程度離し，針先を目から鼻側または外側に外れる方向に刺入する（図1，図2）．また下眼瞼内側の涙嚢近傍も避ける．涙嚢の収縮が障害され，涙液の排出が悪化し，流涙を生じることがある．眼輪筋周囲に4か所，頬部は大・小頬骨筋近傍の1～4か所に局注する．顔面神経麻痺後遺症の病的共同運動に対しては，オトガイ筋，広頸筋に施注する場合もある．頬部，オトガイ部，頸部においては施注部位をマーキングした写真を撮り，カルテに貼付しておく．筋電図で筋内刺入を確認し注射することも推奨されているが，表情筋においては皮下に注射すると効果が筋にも及ぶので，筆者らは筋電図での確認を行っていない．

　片側顔面痙攣においては，眼輪筋への投与が主体となる．1部位あたり2～2.5単位を初回は計10単位まで，再投与時は症状に応じて増量する．顔面神経麻痺後遺症の病的共同運動に対して治療を行う場合は，初回は各部位1単位程度の投与量から始め，治療後の効果と有害事象を確かめ，投与量の増減を検討する．有害事象が顕著に現れない量に調整する．

　残った薬液は，0.5％次亜塩素酸ナトリウム溶液を加えて毒素を失活させ，密閉可能な廃棄袋または箱に廃棄する．

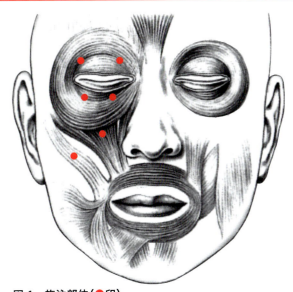

図1　施注部位（●印）
眼輪筋4か所，大・小頬骨筋2か所に注射する場合．

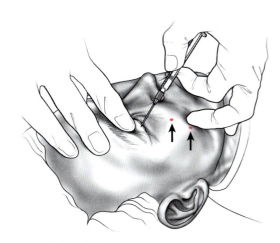

図2　施注の実際
上眼瞼外側への注射．刺入方向は針先を外側に向ける．頬部の注入部にはペンで印を付ける（矢印）．

術後管理

A．施術後の注意

　施注後に体調に変化がなければ離院して問題はない．当日は注射部位を強く圧迫したり，揉まないように指導する．目的とする筋以外の周囲の筋に薬剤が拡散するこ

とを防ぐためである．当日の入浴・シャワーは特に規制していない．血腫が生じた場合は，局所の冷却を勧める．また，閉瞼不全による症状には点眼薬を処方し，経過をみてもらう．

B．施術後の評価

片側顔面痙攣においては，痙攣を以下の4段階で評価する．

①消失
②軽度：1分間に1回未満の痙攣，または随意運動に誘発される痙攣
③中等度：1分間に1回以上の痙攣
④重度：ほとんど常時痙攣を認める．

顔面神経麻痺後遺症の病的共同運動に対し治療を行った場合は，治療前後で瞼裂比(**図3**)やSunnybrook評価法の病的共同運動スコアを比較し，治療効果を評価する．また，瞼裂比や病的共同運動スコアを定期的に測定することにより，治療効果の持続期間，再投与のタイミングを知ることができる．

（古田　康）

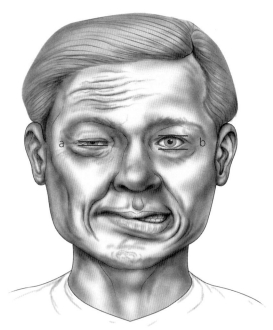

図3　瞼裂比の測定
右末梢性顔面神経麻痺後遺症による病的共同運動残存例．口運動(イー)により瞼裂が狭小化する．瞼裂比(%)＝a/b×100

鼻科学

45 手術のための臨床解剖

　鼻・副鼻腔は鼻腔と副鼻腔に大別される．鼻腔は中央を鼻中隔で境界され，左右に1対ずつの上鼻甲介，中鼻甲介，下鼻甲介が存在する．副鼻腔は左右に前頭洞，篩骨洞，上顎洞，蝶形骨洞の4つがそれぞれ存在する．鼻腔も副鼻腔も個人差，左右差に富んでいて，周囲に眼窩，頭蓋，そして動脈や神経などが存在するため，手術の際に解剖を熟知していなければ思わぬ合併症を引き起こす．副鼻腔手術において重要なことは，複雑な形態を有する副鼻腔を開放していくなかで前方に現れる隔壁が篩骨洞の隔壁なのか，眼窩内側壁なのか，蝶形骨洞の前壁なのか，もしくは頭蓋底なのかを判断することである．そのためには目印になる指標を定め，進む方向と深さを確認しながら開放を行うことが重要である．解剖を熟知し，決まった手順で手術を行えば，variationの豊富な副鼻腔手術も合併症を起こすことなく行うことができる．

鼻腔側壁骨の解剖(図1)

　鼻腔側壁は鼻骨，上顎骨，涙骨，前頭骨，蝶形骨，篩骨，口蓋骨，後頭骨で構成されている．また下鼻甲介はこれらに属さず，単独の骨である．鼻中隔は主に鼻中隔軟骨，篩骨垂直板，鋤骨によって構成される．さらに前頭骨鼻棘，蝶形骨吻，上顎骨と口蓋骨鼻稜，前鼻棘が接合している．

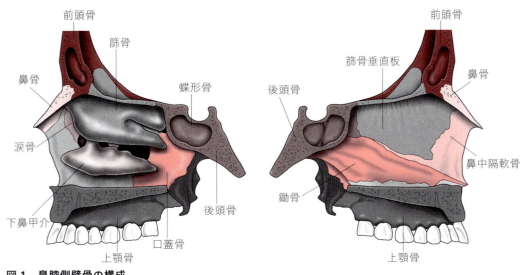

図1　鼻腔側壁骨の構成

鼻腔側壁軟部組織の解剖

鼻腔側壁には最上鼻甲介（日本人の84％に存在する，大杉1923），上鼻甲介，中鼻甲介，下鼻甲介の主な突起物がある（図2a）．中鼻甲介は一見わかりづらい形をしている．すなわち捲板と基板に分けられ，通常鼻腔を覗くと見えるのは捲板である（図2b）．内視鏡下鼻内手術（endoscopic sinus surgery；ESS）では捲板を残し，基板の大部分を取り除くことになる．また中鼻甲介は上方で上鼻甲介と同じプレートに連なる．これをconchal plateという（図2a）．ここに嗅神経が分布する．

中鼻甲介をめくると鉤状突起（UP）と篩骨胞（BE）という2つの突起物がある（図3）．また鼻腔側壁には間隙につけられた解剖名称がある（図3の凡例下部）．半月裂孔は鉤状突起と篩骨胞の間にある溝で，上顎洞が開口する．蝶篩陥凹は嗅裂の最後方の隙間で，蝶形骨洞が開口する．鼻前頭陥凹は前頭窩の隙間で前頭洞が開口する．篩骨漏斗（ethmoidal infundibulum）はもう少し広い空間を指している．すなわち内側が中鼻甲介の外側壁，外側が鉤状突起と篩骨胞，後面が半月裂孔の壁で形成される漏斗状の空間である（図3a，bの赤点線内）．ここに上顎洞，前頭洞，前篩骨蜂巣などが開口する．

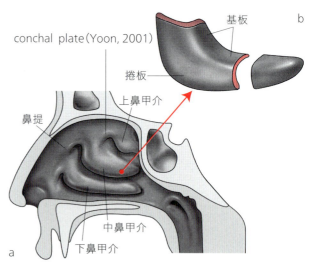

図2　鼻腔側壁の軟部組織
a：中鼻甲介は捲板と基板に分けられ，通常鼻腔を覗くと見えるのは捲板である．ESSでは捲板を残し，基板の大部分を取り除くことになる．
b：中鼻甲介の形（Stamberger）

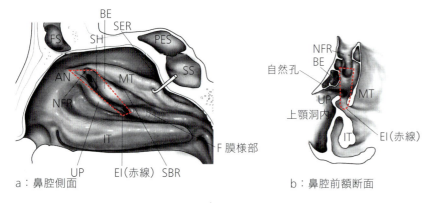

AN：aggar nasi（鼻堤）
IT：inferior turbinate（下鼻甲介）
MT：middle turbinate（中鼻甲介捲板）
PES：posterior ethmoid sinus（後篩骨洞）
SS：sphenoid sinus（蝶形骨洞）
FS：frontal sinus（前頭洞）
UP：uncinate process（鉤状突起）
BE：bulla ethmoidalis（篩骨胞）
F：fontanelle（膜様部）
（以下は間隙につけられた名称）
　NFR：nasofrontal recess：（鼻前頭陥凹）
　SH：semilunar hiatus（半月裂孔）
　EI：ethmoidal infundibulum（篩骨漏斗）
　SBR：suprabullar recess（篩骨胞上陥凹）
　SER：sphenoethmoidal recess（蝶篩陥凹）

図3　鼻腔側壁の軟部組織と篩骨漏斗（ethmoidal infundibulum）

鼻腔の前額断面の解剖を図4aに示す．

またostiomeatal complex or unit（OMC or OMU，中鼻道自然口ルート）という名称は前頭洞，前篩骨洞，上顎洞の開口と通路を機能的，観念的に表現した1つの単位で，解剖学的部位を示す名称ではない（図4b）．具体的には中鼻道と前篩骨洞，その周囲に開く各副鼻腔の開口を含んだ部位に相当し，前頭洞口，鼻前頭管，上顎洞自然口，篩骨漏斗，半月裂孔，中鼻道を含んだ部位を示す（図4bの赤点線内）．欧米でFESS（functional endoscopic sinus surgery，機能的ESS）の概念が広まったときにこのOMCを除去すれば副鼻腔炎がよくなるという考え方からこの言葉が使われた時期もあったが，OMCの開放だけでは不十分な症例があるため，現在ではこの言葉はあまり使われなくなった．内視鏡下鼻内手術において損傷が起きやすい部位は嗅裂上部の篩板（CP），篩骨洞の内側上方の頭蓋内壁（LC）で，手術の際に損傷を与え，髄液漏が出現しやすいので注意する（図4a）．

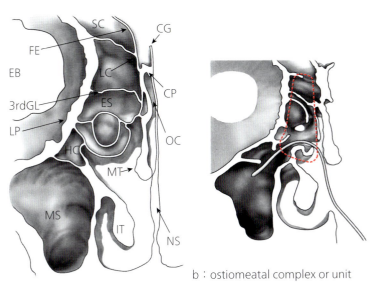

CG：crista galli（鶏冠）
CP：cribriform plate（篩骨篩板）
FE：fovea ethmoidalis（篩骨陥凹）
LC：lamina cribrosa（篩板側壁＝頭蓋内壁）
LP：lamina papyracea（眼窩紙様板）
EB：eyeball（眼球）
SC：supraorbital cell（眼上蜂巣）
NS：nasal septum（鼻中隔）
OC：olfactory cleft（嗅裂）
3rdGL：3rd gland lamelle（第3基板）
MT：middle nasal turbinate（中鼻甲介捲板）
IT：inferior nasal turbinate（下鼻甲介）
MS：maxillary sinus（上顎洞）
ES：ethmoid sinus（篩骨洞）
HC：infraorbital cell＝Haller's cell（眼窩下蜂巣）

a：前額断解剖
b：ostiomeatal complex or unit（OMC or OMU，中鼻道自然口ルート）

図4　鼻腔側壁の前額断解剖とostiomeatal complex

鼻副鼻腔の血管分布(図5)

鼻副鼻腔の栄養血管は内頸動脈系の眼動脈の枝の前篩骨動脈・後篩骨動脈と外頸動脈系の顎動脈の枝の蝶口蓋動脈が主な血管である.

翼口蓋窩で顎動脈が後上歯槽動脈,眼窩下動脈,下行口蓋動脈,蝶口蓋動脈を分枝する.そして蝶口蓋動脈は蝶口蓋孔から鼻腔に入り,外側後鼻動脈と中隔後鼻動脈に分かれる.外側後鼻動脈は各甲介の後方から前方に向かって走行する.よって各甲介の後端および膜様部の後方付近は当血管が走行するので注意が必要である.

一方,前篩骨動脈は内頸動脈の枝の眼動脈から分岐し,眼窩の内側上部より前篩骨洞天蓋を横断する.鼻腔の外側,鼻中隔の前上部,前頭洞,前篩骨洞に分布する.中鼻甲介基板の天蓋付着部付近を走行するので同部の処置の際には注意する.

後篩骨動脈は同じく内頸動脈の枝である眼動脈を経由して眼窩の内側上部より後篩骨洞天蓋を横断する.上鼻甲介基板の天蓋付着部付近を走行するが,前篩骨動脈に比べ血管が浮かず,天蓋骨内を通過することが多いため損傷の頻度は低い.

鼻中隔の動脈は前篩骨動脈と後篩骨動脈が篩骨洞天蓋を経て鼻中隔の上方に分布する.また蝶口蓋動脈から分かれた中隔後鼻動脈は鼻中隔後方に分布する.下降口蓋動脈は大口蓋動脈となり切歯管を通って鼻中隔下方に分布する.また外頸動脈由来の顔面動脈から上口唇動脈が鼻中隔の前方に分布して血管網を形成している.この鼻中隔前下端部をキーゼルバッハ部位(Kiesselbach)といい,鼻出血が最も多い部位である(鼻出血の約8割).

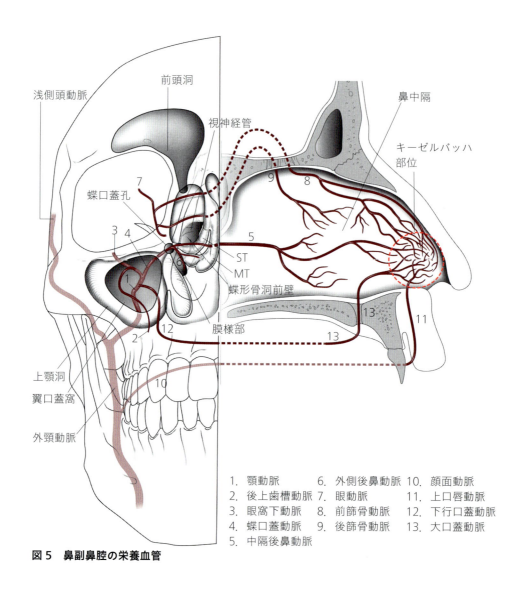

図5 鼻副鼻腔の栄養血管

1. 顎動脈
2. 後上歯槽動脈
3. 眼窩下動脈
4. 蝶口蓋動脈
5. 中隔後鼻動脈
6. 外側後鼻動脈
7. 眼動脈
8. 前篩骨動脈
9. 後篩骨動脈
10. 顔面動脈
11. 上口唇動脈
12. 下行口蓋動脈
13. 大口蓋動脈

鼻副鼻腔の神経分布(図6)

　鼻副鼻腔の神経は嗅神経，知覚神経，自律神経が分布する．嗅覚を担う嗅神経は嗅球を経て篩板を通過して嗅糸を鼻中隔と上鼻甲介の嗅部に分布する．

　知覚神経は三叉神経の第1枝(眼神経)が上眼窩裂から眼窩に入り，前・後篩骨神経などに分かれ，前・後篩骨洞，蝶形骨洞，鼻腔側壁，鼻中隔前方，前頭洞に分布する．三叉神経第2枝(上顎神経)は正円孔より翼口蓋窩に入り，眼窩下神経と上歯槽枝に分かれて上顎洞，外鼻を支配する．さらに蝶口蓋神経，翼口蓋神経節を経て蝶口蓋孔を通り，鼻腔に入り後鼻神経が鼻腔側壁および鼻中隔後方，軟・硬口蓋，歯肉を支配する．麻酔で重要なのは前篩骨神経が通過する鼻堤部と，後鼻神経が鼻腔に出る中鼻道の後方である．

　自律神経は交感神経と副交感神経がある．ともに翼突管神経から翼口蓋神経節を経由して後鼻神経となり，鼻粘膜に分布する．交感神経は血管収縮や頭痛に関与する．副交感神経は血管拡張，鼻粘膜腫脹，鼻汁分泌に関与する．

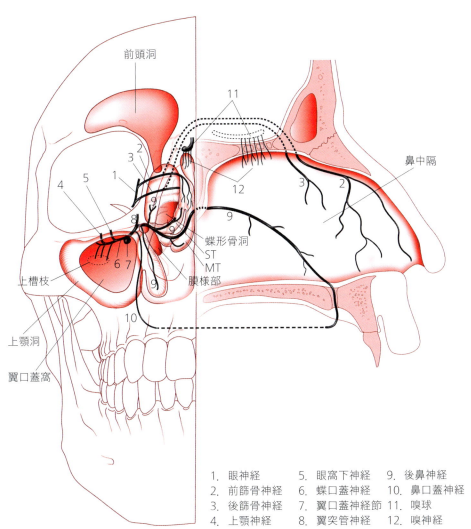

1. 眼神経　　5. 眼窩下神経　9. 後鼻神経
2. 前篩骨神経　6. 蝶口蓋神経　10. 鼻口蓋神経
3. 後篩骨神経　7. 翼口蓋神経節　11. 嗅球
4. 上顎神経　8. 翼突管神経　12. 嗅神経

図6　鼻副鼻腔の神経分布

各副鼻腔の解剖

A. 篩骨洞の解剖

　篩骨洞はESSの際に最初に開放する副鼻腔である．開放された篩骨洞を経由して前頭洞，上顎洞，蝶形骨洞を順に開放していく．篩骨洞は篩骨"蜂巣"といわれるほど複雑な形態を示し，個人差も大きい．特に前頭窩の蜂巣が複雑である（前頭洞の解剖の項に詳細を記述）．篩骨洞は中鼻甲介基板を境にして前方が前篩骨洞，後方が後篩骨洞である（図7a）．前篩骨洞には鉤状突起と篩骨胞が存在する（図3）．基板の概念はこれらの構造物を矢状断面で表したもので，前方から第1基板（鉤状突起），第2基板（篩骨胞），第3基板（中鼻甲介基板），第4基板（上鼻甲介基板）という（図7a, b）．このうち第3基板は前後を完全に境界しているため完全基板といわれる．第1基板と第2基板は突出のみ，第4基板は穴が開いている場合もある．図7aの所見でも明らかなように基板は後方基部では1枚だが，上方（頭蓋底付着部）では枝分かれしたり融合したり，蜂巣を形成するため複雑になる．よって手術で隔壁を開放する際には中鼻甲介や上鼻甲介を確認し，それぞれの基板の後方基部の内下方から開放するのが安全である．

　また中鼻甲介基板は約8割で前後の基板とは分離されているが（図8，Ⅰ型），約2割で前後の基板と癒合する（村井1937）．第2基板（篩骨胞）と融合する割合が約16.5%（図8，Ⅱa，Ⅱb型），第4基板（上鼻甲介基板）や蝶形骨と融合する割合が約4%ある（図8，Ⅲ，Ⅳ型）．このような症例では手術で2つの基板を同時に除去することになるため，注意が必要である．またⅢ型やⅣ型のような症例では中鼻甲介基板が頭蓋底の後方に付着するため，篩骨胞を開放後に頭蓋底が広く現れるので注意が必要である（図8，Ⅲ，Ⅳ型）．

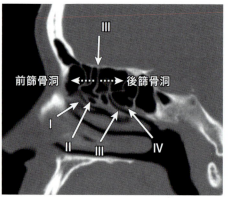

a：矢状断CT画像．基板の後方は1枚だが，上方の頭蓋底付着部では枝分かれして複雑に入り組んでいる．

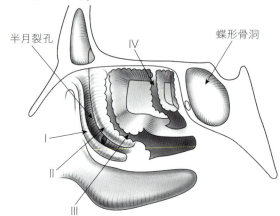

b：側面図

図7　篩骨洞の基板の概念
Ⅰ：第1基板（鉤状突起）：基部は鼻堤と下鼻甲介
Ⅱ：第2基板（篩骨胞）：基部は眼窩内側壁
Ⅲ：第3基板（中鼻甲介基板）：完全基板
Ⅳ：第4基板（上鼻甲介基板）

鉤状突起は前頭窩の付着部位でいくつかの variation がある（**図9**）．すなわち付着部位が眼窩，中鼻甲介，頭蓋底に付着する場合があり（どこにも付着しないこともある），鼻前頭管の排泄ルートに影響を及ぼす．また前頭洞を開放する際にもこれらの解剖所見を術前に理解しておくことは重要である．

中鼻甲介基板より後方は後篩骨洞で，手術中に中鼻甲介基板を穿破し，後篩骨洞に進入したと認識をすることは大切である．それは次に穿破する隔壁が上鼻甲介基板ではなく，眼窩内側壁，頭蓋底などの可能性もあるためである．また，最後部篩骨洞と蝶形骨洞の接合関係にも個人差があり，術前に CT で認識しておかなければならない（詳細は蝶形骨洞の項）．

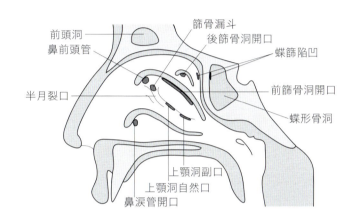

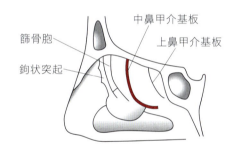

Ⅰ型：中鼻甲介基板が他の基板と分離（79.5%）

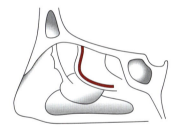

Ⅱa型：篩骨胞と中鼻甲介基板が全体的に融合

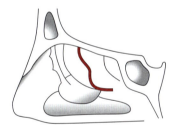

Ⅱb型：篩骨胞と中鼻甲介基板が後部で融合
（Ⅱa＋Ⅱb＝16.5%）

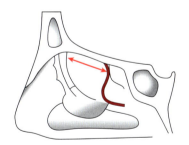

Ⅲ型：中鼻甲介基板と上鼻甲介基板が融合（2%）

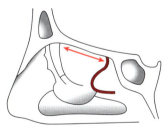

Ⅳ型：中鼻甲介基板と蝶形骨洞前壁が融合（2%）

Ⅲ型，Ⅳ型では頭蓋底が広範囲に現れる（赤矢印）

図8　中鼻甲介基板と前後の基板との関係（村井，1937）

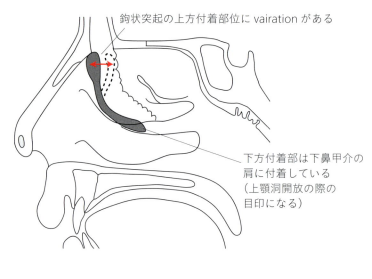

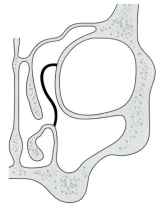

1. 眼窩に付着

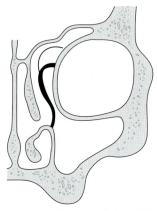

2. 2つに分かれて眼窩に付着

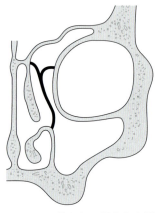

3. 2つに分かれて眼窩と内側に付着

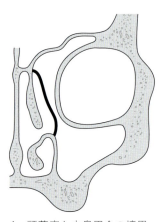

4. 頭蓋底と中鼻甲介の境界に付着

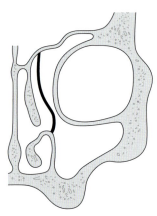

5. 頭蓋底に付着

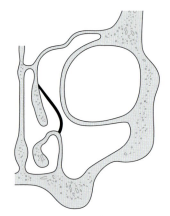

6. 中鼻甲介に付着

図9 鉤状突起の上方での付着部位

篩骨洞手術にあたっては，損傷を避けるためにいくつかのポイントがある．まず全体の形に注意する．水平断CTで検討すると，"樽型"と"くびれ型"と"直線型"に分けられるが，東洋人には樽型が多く，西洋人にはくびれ型が多い．樽型は蜂巣が残りやすく，くびれ型は眼窩内側壁が突出しているため，眼窩内側壁を損傷しやすいので注意が必要である（図10）．

また頭蓋内壁は脳硬膜が篩骨天蓋の高さよりも下方に位置するため（図11a），中鼻甲介の外側上方を処置する際には注意を要する．症例によっては左右で高さや角度が違うため，CTでの術前チェックが重要である（図11b）．前篩骨動脈は中鼻甲介基板の頭蓋底付着部付近を走行するが，症例により中鼻甲介基板の中に浮いていることがあるので，注意を要する（図12A）．前篩骨動脈に穴が開くだけなら圧迫や電気凝固で止血は可能だが，断裂し断端が眼窩内に引き込まれると眼窩内で出血し，失明の危険性もある（図12C）．

また，中鼻甲介蜂巣がある症例は通常よりも中鼻甲介前端が前方に突出し，鉤状突起が外側後方に圧排され，鼻涙管の骨壁も菲薄化する．そのため，鉤状突起を処置する際に鼻涙管を損傷しやすいので注意する（図13）．

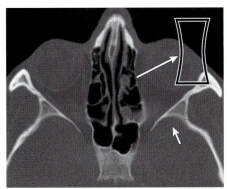

a：くびれ型．西洋人に多い．眼窩内側壁を損傷しやすい．

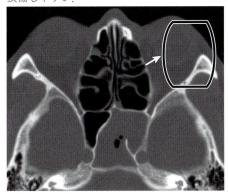

b：樽型．東洋人に多い．蜂巣を残しやすい．

図10　水平断CT所見による篩骨洞の形（柳，2012）

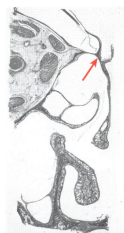

a：頭蓋内壁では脳硬膜が天蓋よりも低い位置に存在する（矢印）．

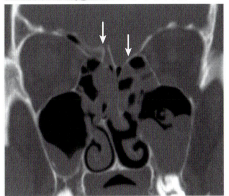

b：頭蓋内壁は症例により左右差があり，角度も異なる（矢印）．

図11　頭蓋内壁

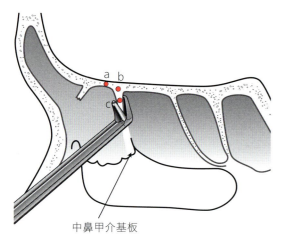

A：前篩骨動脈は中鼻甲介基板の頭蓋底基部に存在する．a．基部から離れて存在，b．基部直下に存在，c．中鼻甲介基板の中に浮いて存在（floating）．

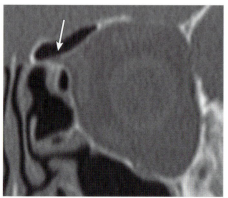

B：前篩骨動脈が浮いていると損傷しやすい．

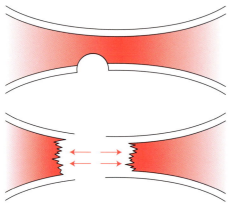

C：血管に穴が空いても止血は可能だが（上図），血管が断裂すると断端が眼窩内に引き込まれ眼窩内で出血し，失明の危険性もある（下図）．

図 12 前篩骨動脈

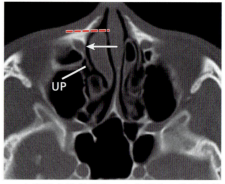

a：中鼻甲介蜂巣症例．中鼻甲介の前端が前方に位置する（赤点線）．相対的に鉤状突起（UP）は後方に位置し，鼻涙管の内側の骨は菲薄化している（矢印）．

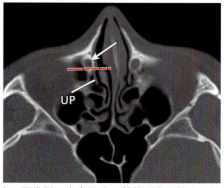

b：正常例．中鼻甲介の前端が鼻涙管より後方に位置している（赤点線）．また鼻涙管の骨壁も存在する（矢印）．

図 13 中鼻甲介蜂巣のある例とない例での中鼻甲介前端と鼻涙管と鉤状突起の関係

B. 上顎洞の解剖

上顎洞は三角錐台の形をしており，側面の3辺は前壁が頬粘膜，内壁が鼻腔，後壁が翼口蓋窩と接している（図14a）．上壁は眼窩，下壁は歯槽と接している（図14b）．また，上壁中央部には眼窩下神経が通過しているため，眼窩底骨折の際に頬部のしびれを伴いやすい（図14b）．下壁は上顎洞歯槽突起を形成し，第2小臼歯や第1,2大臼歯の根端部の隆起がみられ，時に歯性上顎洞炎の原因となる（図14b）．内壁は鼻腔と接していて，上半分は中鼻道と，下半分は下鼻道と接している（図14b）．上方の中鼻道には骨のない部分が存在し，膜様部（鼻泉門）と呼ばれ，この部に上顎洞の自然口が開口している（図3b，図14b）．ESSの際には，この膜様部を取り除き上顎洞を開放する．この際，篩骨胞の基部は眼窩内側壁なので，開放の際にこれを越えないように注意する（図3b）．膜様部の後方を鉗除する際に眼窩下蜂巣（Haller's cell）がある場合には，取り残さないように注意する（図4a）．上顎洞内壁の下方は下鼻道側壁をなしている（図14b）．上顎洞の底部や前方に病変がある場合には，中鼻道経由では処置が困難なため下鼻道経由で病変を取り除く．前壁は中央部分が少し陥凹し，犬歯窩（canine fossa）と呼ばれる（図15）．この上方に眼窩下神経の通過する眼窩下孔（infra-orbital foramen）が存在する（図15）．Caldwell-Luc法では上方は眼窩下孔，内側は梨状口縁，外側は上顎骨頬骨突起の移行部が確認できるまで粘膜を挙上し（図15，点線内），広く骨壁を除去する（図15，赤色部分）．後壁は翼口蓋窩と接している（図14a）．翼口蓋窩には顎動脈や上顎神経などがあり，顎動脈の結紮や神経の処置の際には犬歯窩から上顎洞後壁を開放し処置を行う．

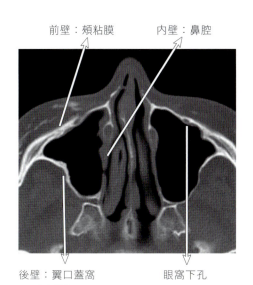

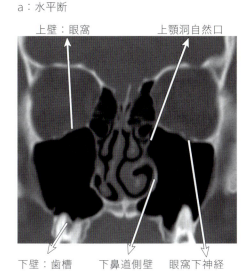

図14 上顎洞と周囲組織との関係（CT所見）

a：水平断
b：前額断

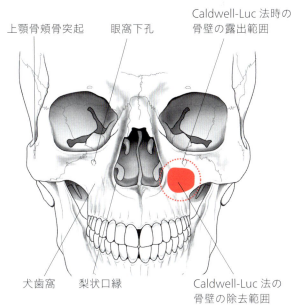

図15 上顎洞前壁の解剖とCaldwell-Luc法での骨壁の除去範囲

C. 前頭洞の解剖

前頭洞は不規則な錐体形をしており，大きさも個人差が著しい．また左右差も様々である（**図16a**）．症例によっては前頭洞がほとんど発育していないこともある．前頭洞中隔が正中に位置していないことも多い（**図16b**）．前頭洞の前壁は厚い前頭骨だが，後壁と下壁は薄く，後壁は前頭蓋，下壁は眼窩と接している（**図16c**）．そのため，しばしば前頭洞の炎症が頭蓋内や眼窩内に波及することがある．排泄路は内下方に位置していて，前頭窩から半月裂孔へと drainage される．最近では鼻前頭管（nasofrontal duct）は管ではなく前頭窩にある蜂巣や隔壁の隙間と考えられている．後述するWormald は nasofrontal duct という言葉を用いず，drainage pathway と表現している（**図16d**）．

前頭洞を開放する際には前頭窩の蜂巣が問題になる．前頭窩は前篩骨洞に属するが，前頭洞を開放する際に必要な解剖知識となるので，ここに記載する．前頭窩の蜂巣は非常に複雑で，古くから分類が試みられているが，最近になり，Modified Kuhn Classification（Wormald, 2012）が広く普及した．

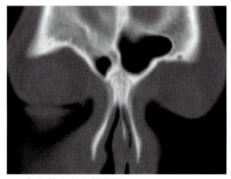

a：左右差のある前頭洞

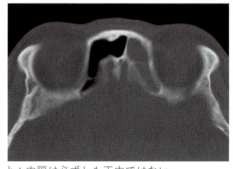

b：中隔は必ずしも正中ではない

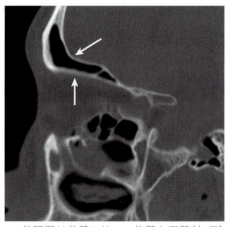

c：前頭洞は前壁に比べ，後壁と下壁（矢印）は薄い

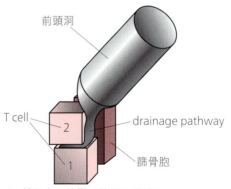

d：前頭窩の蜂巣の隙間を通過する drainage pathway（Wormald, 2007）

図16 前頭洞の variation

さらに2016年にKuhnの分類はIFAC (International Frontal Sinus Anatomy Classification) により改変された (表1). すなわち前頭窩の蜂巣を anterior cells, posterior cells, medial cells の3つに分類した. anterior cells は前頭洞の排泄路を内方または後方に圧排する蜂巣 (上顎骨前頭突起に接する) で agger nasi cell (ANC), supra agger cell (SAC；以前の T1 cell, T2 cell に該当), supra agger frontal cell (SAFC；以前の T3 cell, T4 cell に該当) に分類された.

ANC (図17a～c)：中鼻甲介基部の前方にあるか, あるいは鼻腔側壁において中鼻甲介の前壁の直上に位置する蜂巣.

SAC (図17a)：ANC の上方にある前篩骨蜂巣で前頭洞内に発育しない.

SAFC (図17b, c)：ANC の上方にある前篩骨蜂巣で前頭洞内に発育する small SAFC は前頭洞底部のみに発育する蜂巣, large SAFC は前頭洞内に大きく発育, 場合により上壁まで達する.

表1 International Frontal Sinus Anatomy Classification (2016)

Cell type	Cell name	Definition	Abbreviation
Anterior cells (push the drainage pathway of the frontal sinus medial, posterior or posteromedially)	Agger nasi cell	Cell that sits either anterior to the origin of the middle turbinate or sits directly above the most anterior insertion of the middle turbinate into the lateral nasal wall.	ANC
	Supra agger cell	Anterior-lateral ethmoidal cell, located above the agger nasi cell (not pneumatizing into the frontal sinus).	SAC
	Supra agger frontal cell	Anterior-lateral ethmoidal cell that extends into the frontal sinus. A small SAFC will only extend into the floor of the frontal sinus, whereas a large SAFC may extend significantly into the frontal sinus and may even reach the roof of the frontal sinus.	SAFC
Posterior cells (push the drainage pathway anteriorly)	Supra bulla cell	Cell above the bulla ethmoidalis that does not enter the frontal sinus.	SBC
	Supra bulla frontal cell	Cell that originates in the supra-bulla region and pneumatizes along the skull base into the posterior region of the frontal sinus. The skull base forms the posterior wall of the cell.	SBFC
	Supraorbital ethmoid cell	An anterior ethmoid cell that pneumatizes around, anterior to, or posterior to the anterior ethmoidal artery over the roof of the orbit. It often forms part of the posterior wall of an extensively pneumatized frontal sinus and may only be separated from the frontal sinus by a bony septation.	SOEC
Medial cells (push the drainage pathway laterally)	Frontal septal cell	Medially based cell of the anterior ethmoid or the inferior frontal sinus, attached to or located in the interfrontal sinus septum, associated with the medial aspect of the frontal sinus outflow tract, pushing the drainage pathway laterally and frequently posteriorly.	FSC

posterior cells は前頭洞の排泄路を前方に圧排する蜂巣（頭蓋底に接する）で supra bulla cell（SBC：以前の supra-bullar cell）と supra bulla frontal cell（SBFC：以前の Frontal bulla cell）と supra orbital ethmoid cell（SOEC；新規）に分類された．

SBC（**図 18a**）：篩骨胞の上方にある蜂巣で前頭内に発育しない．

SBFC（**図 18b**）：篩骨胞の上方を基部とし，前頭洞の後方を前頭蓋底に沿って前頭洞内に発育する蜂巣．前頭蓋底はこの蜂巣の後壁になる．

SOEC（**図 18c**）：前篩骨蜂巣が前篩骨動脈の周囲，あるいは前篩骨動脈の前方や後方で眼窩上に発育する蜂巣．それは前頭洞内にまで発育すると前頭洞後壁の一部を形成することが多く，前頭洞とは骨壁だけで境界される．

そして medial cells は前頭洞の排泄路を外側に圧排する蜂巣で frontal septal cell（FSC：以前の inter sinus septal cell）としている．

FSC（**図 19**）：前頭洞下部または前篩骨洞の内側を基部とする蜂巣，前頭洞中隔に付着か位置する．そのため前頭洞排出路の内側にあり，排出路を外側，しばしば後方に圧排している．

手術では CT 所見でこれらの蜂巣を確認し，その隔壁を除去することで前頭洞は開放される．

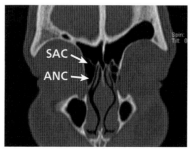
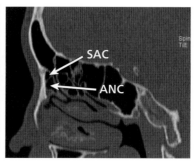

a：ANC と supra agger cell（SAC）

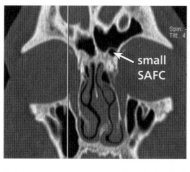

b：ANC と supra agger frontal cell（small SAFC）

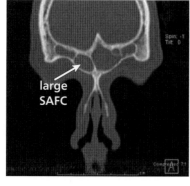
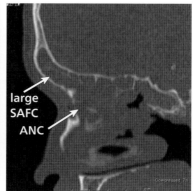

c：ANC と supra agger frontal cell（large SAFC）

図 17　IFAC の anterior cell

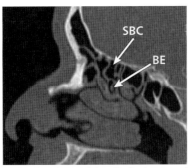
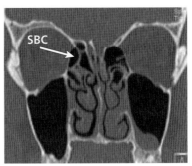

a：bulla ethmoidalis（BE）と supra bulla cell（SBC）

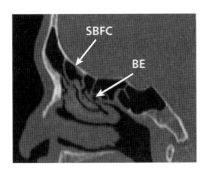
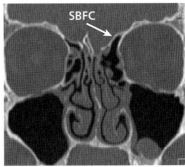

b：bulla ethmoidalis（BE）と supra bulla frontal cell（SBFC）

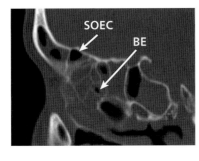
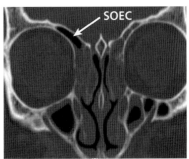

c：bulla ethmoidalis（BE）と supra orbital ethmoid cell（SOEC）

図 18　IFAC の posterior cell

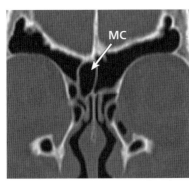
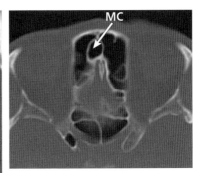

図 19　IFAC の medial cell（MC）

D. 蝶形骨洞の解剖

蝶形骨洞は鼻副鼻腔の最後部に位置する．蝶形骨洞の上方から後方にかけては頭蓋底，下垂体，斜台と接する（図20）．また視神経が蝶形骨洞の上側方から後側方に走行し，内頸動脈が後外側を上方に蛇行して走行している．海綿静脈洞内には，動眼神経，滑車神経，外転神経，そして三叉神経が蝶形骨洞の外側を走行している（図21a）．蝶形骨洞底部には翼突管動脈とVidian神経が走行する翼突管が存在する（図21b）．

周囲の組織はこのように危険物が多く注意が必要だが，実際の手術においては蝶形骨洞前壁を開放するため，蝶形骨洞前壁の位置と幅，傾きが重要である．蝶形骨洞前壁が後篩骨洞と接する部位を蝶形骨洞前壁篩骨部，嗅裂側にある部位を蝶形骨洞前壁鼻腔部という（図22a）．症例により左右差がある（図22b）．篩骨部の幅が狭いと篩骨洞側からの開放が困難となる（図22c）．このような症例では嗅裂側から自然口を開放せざるを得ない．通常，蝶形骨洞自然口は蝶篩陥凹後壁で上鼻甲介の下端1/3くらいの高さに位置する（Wormald 2007）．高さは一定だが，内外には変位する．それは上鼻甲介の後方の付着部に左右される．上鼻甲介が外側に位置している症例は蝶形骨洞前壁鼻腔部が広く，自然口も外側に位置する傾向にある（図22f）．蝶形骨洞の中隔は必ずしも中央には位置せず，左右に変位することが多い（図

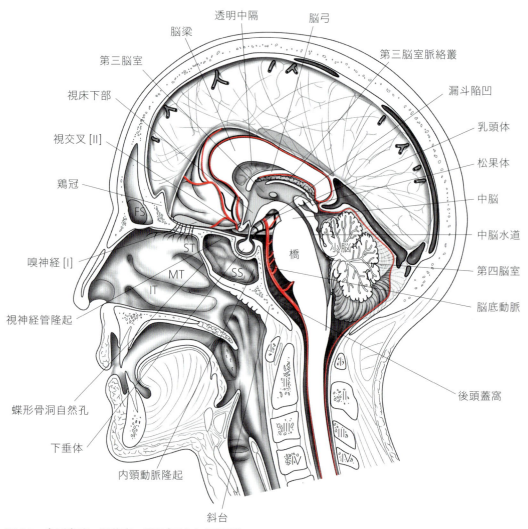

図20　鼻副鼻腔・頭蓋底の解剖（正中矢状断像）

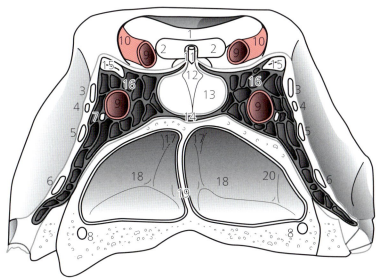

a：蝶形骨洞前額断のシェーマ
1. 視交叉
2. 視神経[II]
3. 動眼神経[III]
4. 滑車神経[IV]
5. 眼神経[V1]
6. 上顎神経[V2]
7. 外転神経[VI]
8. 翼突管神経
9. 内頸動脈
10. 眼動脈
11. 漏斗
12. 神経下垂体
13. 腺下垂体
14. トルコ鞍
15. 前床突起
16. 海綿静脈洞
17. 斜台窩
18. 蝶形骨洞
19. 蝶形骨洞中隔
20. 内頸動脈隆起

b：前額断CT
On：視神経　　Ca：内頸動脈　　Fr：正円孔
Cpt：翼突管　　Oc：Onodi cell　　Cho：後鼻孔
＊：小翼含気化　　＊＊：翼状突起陥凹

図21　蝶形骨洞周囲の解剖（前額断）

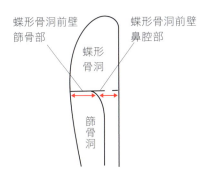

a：篩骨部と鼻腔部

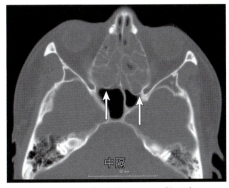

b：篩骨部の幅は左右差もある（矢印）

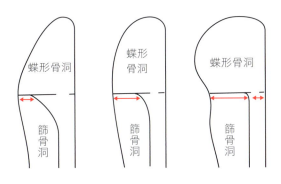

c：篩骨部が狭い　d：篩骨部が普通　e：篩骨部が広い

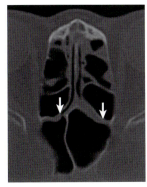

f：上鼻甲介の付着部により，篩骨部の幅，自然口の位置が変わる（矢印）．中隔も必ずしも正中にあるわけではない．

図22　蝶形骨洞篩前壁鼻腔部と篩骨部

22f).そして横方向だけでなく(図23a),縦方向(下方)にも変位する(図23b).この蝶形骨洞中隔の彎曲の程度によって蝶形骨洞は左右で大きさが異なるので注意する(図23c).

蝶形骨洞の大きさも個人差や左右差がある.発育程度の分類はCopeにより,conchal, presellar, sellar, post-sellarの4型に分けられた(図24).しかし,この分類は主に蝶形骨洞の大きさに注目した分類で下垂体手術の際には有用であるが,蝶形骨洞開放の際には実用的でない.筆者らはESSに有用な分類法を提唱している(和田, 2013).それはCTの矢状断画面で蝶形骨洞の前壁が頭蓋底のどの部位に付着するかによる分類である.この分類を行うことで術前に蝶形骨洞前壁と視神経管との関係,蝶形骨洞と後部篩骨洞との関係,そして反体側の蝶形骨洞との関係が把握できるため,蝶形骨洞開放の際に多くの情報が得られる.

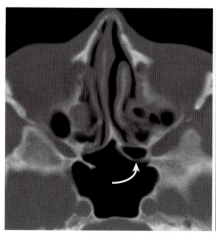 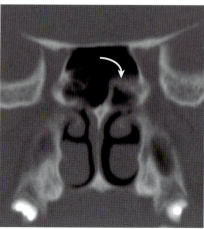 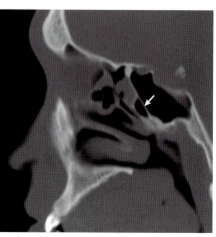

a:水平断　　　　　　　　　　　　b:前額断　　　　　　　　　　　　c:矢状断
図23　中隔が極端に外側下方に付着し非常に小さい左蝶形骨洞

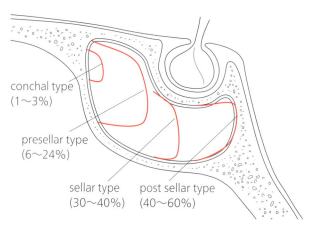

図24　蝶形骨洞の発育(Cope分類)

分類方法を示す．まず矢状断CTを外側のスライスから観察し，視神経管が現れるスライスを探す（図25）．3番目のスライスで円状の視神経管が確認できた．この視神経管が最初に出現するスライスにおいて，蝶形骨洞前壁が頭蓋底に付いていればこの症例はskull base typeで視神経管が蝶形骨洞内に存在することを意味する（図25）．このスライスで蝶形骨洞前壁が視神経管に付いている症例をoptic typeとした（図26b）．optic typeは視神経管が一部，後部篩骨洞に現れるため，onodi cellに属する．そして蝶形骨洞前壁が視神経管よりも下方で付着し，sella（トルコ鞍）に付着するものをsella type（図26c），sellaよりも下方に付着するものをinfra-sella typeとした（図26d）．skull base typeからinfra-sella typeになるほど，蝶形骨洞前壁は後方に傾き，篩骨洞からの開放が困難になる．またこれらのtypeはskull base typeからinfra-sella typeに向かい，4割，3割，2割，1割，の割合で存在する．この分類法を行えば，ESSにおいて蝶形骨洞を開放する際に，篩骨部から開放するか，鼻腔部から開放するかの予測がつく．

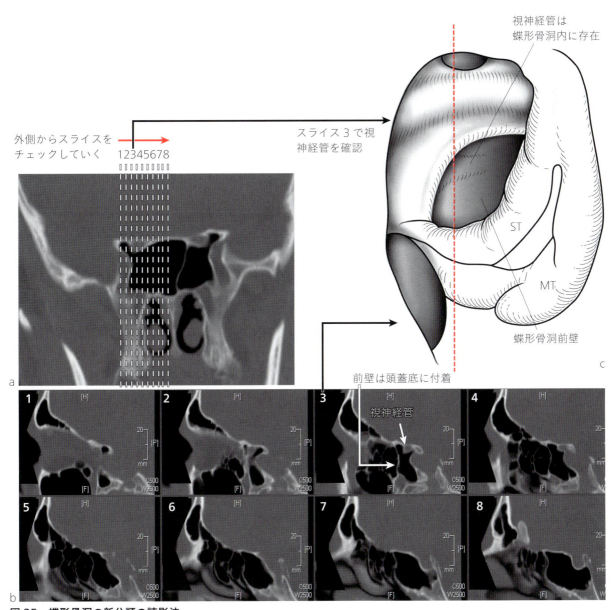

図25　蝶形骨洞の新分類の読影法
a：前額断CT，b：矢状断CT，c：術中所見．

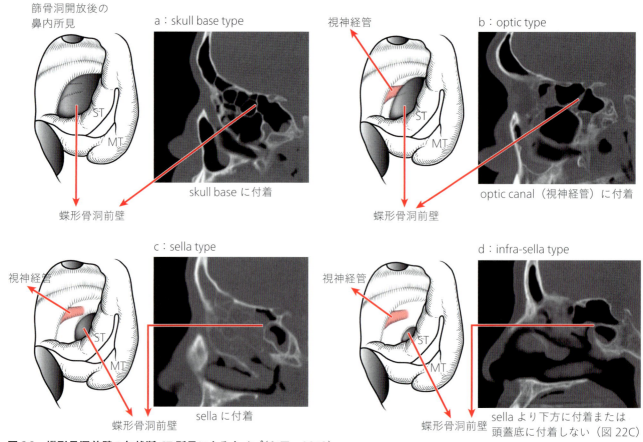

図26 蝶形骨洞前壁の矢状断CT所見によるタイプ(和田, 2013)

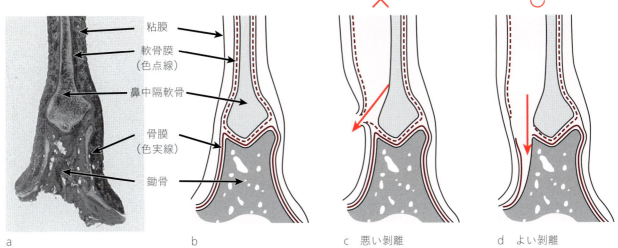

図27 鼻中隔軟骨の軟骨膜と鋤骨の骨膜との関係

鼻中隔の解剖

鼻中隔は主に鼻中隔軟骨,篩骨垂直板,鋤骨によって構成される(**図1右図**).さらに前頭骨鼻棘,蝶形骨吻,上顎骨と口蓋骨鼻稜,前鼻棘が接合している.そして前方から皮膚部,軟骨部,骨部の3部に区分される.

皮膚部は鼻前庭に相当する皮膚と皮下組織に覆われた領域で,大鼻翼軟骨内側脚により構成される鼻中隔前下部を占める部分である.軟骨部は鼻中隔の前方に位置し,後方は篩骨垂直板と鋤骨の間にはまりこんでいる.骨部は後上部の篩骨垂直板,後下部の鋤骨,前下部の上顎骨鼻稜とその後方の口蓋骨鼻稜から形成されている.

動脈は内頸動脈由来の眼動脈から前篩骨動脈と後篩骨動脈が上方に分布する(**図5右**).また外頸動脈由来の顎動脈から蝶口蓋動脈が鼻腔に入り,中隔後鼻動脈と下行口蓋動脈に分かれる.中隔後鼻動脈は鼻中隔後方に分布する.下降口蓋動脈は大口蓋動脈となり切歯管を通過し鼻中隔下方に分布する.また外頸動脈由来の顔面動脈から上口唇動脈が前方に分布している(**図5右**).粘膜は上部の中1/3は嗅覚を司る嗅部で,他の粘膜部は線毛円柱上皮で覆われ,中隔前方には毛細血管叢がある.キーゼルバッハ部位(またはリトル部位)と呼ばれ,鼻出血の好発部位である(**図5右**).

知覚神経は三叉神経の枝である前篩骨神経と後篩骨神経が鼻中隔の前半に,後半は翼口蓋神経節より後鼻神経が分布する.上方には嗅球からの嗅神経が分布している(**図6右**).

鼻中隔矯正術にあたって軟骨膜と骨膜の関係は理解しておくとよい.鼻中隔の軟骨膜は軟骨を被い,骨膜は骨を被っている.そして粘膜はその外側を覆っている(**図27a,b**).手術では軟骨膜下で剝離を進めるが,軟骨と骨の接合部では軟骨膜と骨膜がその間に入り込んでいる.軟骨膜を剝離する動作でそのまま粘膜を剝がそうとすると穿孔が起こりやすい(**図27c**).接合部位の処置は入り込んでいる軟骨膜と骨膜を切断してから骨膜の剝離を行うようにするとよい(**図27d**).手術の際に出血が起こりやすい部位は鋤骨の前下方に出現する大口蓋動脈,前上方の前篩骨動脈,そして後方の処置の際に中隔後鼻枝の損傷に注意する.

(柳　清)

46 手術のための画像診断

鼻副鼻腔領域において，炎症性病変，腫瘍性病変などに対する手術を考慮する場合，画像診断は存在診断，質的診断，病期診断・広がり診断，合併症の有無・程度の評価，正常変異の確認，手術での外科的指標の確認など，多くを目的とする重要な要素となる．

以下，画像診断モダリティとしてCT，MRI，造影剤投与の要否など，代表的病態の画像診断につき，解説する．

検査で選択すべきモダリティ，検査の意義・目的

炎症性病変においては，通常は非造影CTでの冠状断像および横断像における骨条件表示，軟部濃度条件表示が基本となる．造影剤投与は眼窩合併症・頭蓋内合併症など，合併症を疑う場合（主に蜂窩織炎と膿瘍形成との区別），腫瘍性病変の疑いがある場合などに考慮される．頭蓋内合併症が確認された場合にはさらに造影MRIでの評価が望まれる．

CTでは鼻副鼻腔領域の代表的炎症性病態である，急性副鼻腔炎，慢性鼻副鼻腔炎，好酸球性副鼻腔炎の他，歯性副鼻腔炎，真菌性副鼻腔炎〔菌球形成，アレルギー性副鼻腔真菌症（AFRS），浸潤性真菌性副鼻腔炎〕などの質的診断（必ずしもCT診断を要さない場合も多いが，少なくとも臨床診断に矛盾のないCT所見であるかの確認は必要となる）に加えて，術中の危険因子などの臨床的意義のある正常変異の確認，合併症の有無・程度の判断が望まれる．

腫瘍性病変においては，CTでは可能であれば造影剤を投与し，冠状断像および横断像における骨条件表示，軟部濃度条件表示で評価する．悪性を示唆する骨破壊の有無，病変進展と鼻副鼻腔での外科的な解剖学的指標（多くは骨構造）との相対的位置関係の把握，鼻副鼻腔外進展を示唆する周囲組織層（冠状断像では眼窩，横断像では上顎洞前後の脂肪層など）の消失・混濁の評価，悪性病変では頸部リンパ節転移の有無の評価が望まれる．内部性状での質的診断，病変と2次性閉塞性変化の区別，頭蓋内進展の有無・程度に関しては，造影MRIでの評価がより有用である．画像診断には，腫瘍の質的診断，進展範囲の把握（腫瘍と2次性変化との区別，眼窩・頭蓋内進展の有無，側頭下窩・翼口蓋窩進展など），骨破壊の有無・範囲，頸部リンパ節病変の有無などに関する評価が望まれる．

系統的画像評価

鼻副鼻腔術前における系統的な画像評価につき概説する．

A. 副鼻腔の発達の確認

前頭洞は数%で欠損を示す（正常変異）．上顎洞の左右非対称性では，発達の悪い側は幼少期からの慢性罹患などの基礎病態の可能性を示唆する．

B. 正常変異の確認

一部の正常変異は症状発現に関与したり，鼻内手術での危険因子となるため，術前画像での指摘が必要となる．
・Haller cell（図1）：眼窩下壁内側部に沿った篩骨蜂巣

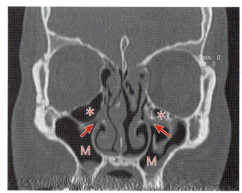

図1　Haller cell
鼻副鼻腔領域CT冠状断像骨条件表示．両側眼窩下壁に沿ってOMU（矢印）頭側に進展する含気腔（＊）を認め，Haller cellに一致する．
M：上顎洞

の進展で，ostiomeatal unit（OMU，中鼻道自然口ルート）を狭小化したり，内視鏡下鼻内副鼻腔手術（endoscopic endonasal sinus surgery；ESS）での眼窩合併症の原因となりうるとされる．

- 篩板低位（図2）：ESS での頭蓋内合併症の危険因子となりうるとされる．
- 眼窩上蜂巣（図3）：眼窩上壁に沿って進展した篩骨蜂巣．ESS での前篩骨動脈損傷の原因となりうる．
- 眼窩内側壁骨欠損（陳旧性吹き抜け骨折）（図4）：眼窩内側壁の骨欠損に関しては小さなものは正常変異との考えもあるが，複視などの症状がない場合，眼窩部打撲ののちに無自覚に経過する吹き抜け骨折も考慮される．いずれにしろ眼窩内容が内側（篩骨洞側）に膨隆，ESS での眼窩合併症の原因となる．
- Onodi cell（図5）：後篩骨蜂巣が後方，蝶形骨洞頭側に進展したもの．視神経管や時に頸動脈に密接に関連する．ESS での視神経損傷の危険因子となりうる．
- 蝶形骨洞と頸動脈・視神経管との関係：蝶形骨洞の発達は個体差が大きく，近接する頸動脈は周囲を囲まれて洞内を貫通するように走行したり，頸動脈を覆う骨壁の欠損あるいは薄い骨壁に洞内隔壁が付着している場合もある（図6）．また，視神経管も覆う骨壁の欠損を示したり，前床突起の含気などにより洞内を貫通した走行経路（図7）をとる．これらではいずれもESS での頸動脈損傷・視神経損傷の危険性があるとされる．

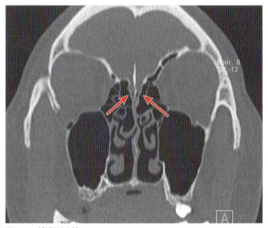

図2　篩板低位
鼻副鼻腔領域 CT 冠状断像骨条件表示．両側篩板（矢印）は通常よりも低位に認められる．

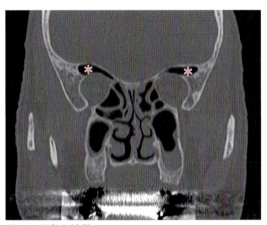

図3　眼窩上蜂巣
鼻副鼻腔領域 CT 冠状断像骨条件表示．両側眼窩上壁頭側に沿って進展する蜂巣（＊）を認める．

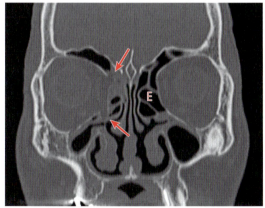

図4　陳旧性吹き抜け骨折
鼻副鼻腔領域 CT 冠状断像骨条件表示．右眼窩内側壁に骨壁の非連続性（矢印）を認め，内側（篩骨洞側）への偏位を示す．吹き抜け骨折に一致する．
E：対側篩骨洞

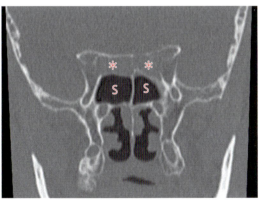

図5　Onodi cell
鼻副鼻腔領域 CT 冠状断像骨条件表示．両側蝶形骨洞（S）の頭側に炎症性軟部濃度で占拠される蜂巣（＊）を認め，Onodi cell に一致する．

C. 鼻副鼻腔の含気の状態(軟部濃度病変の有無・分布・濃度などによる質的診断)

正常の鼻副鼻腔CT(**図8**)では，鼻腔においては骨およびこれを覆う粘膜を軟部濃度として認めるのに対して，副鼻腔では粘膜は同定されず，空気が洞骨壁と直接接するように認められる．したがって，副鼻腔においてはいかなる軟部濃度も異常と判断される．軟部濃度の分布・局在，濃度によって各病態の特定がほぼ可能である(後述)．片側性副鼻腔炎では原因として同定可能な器質的異常(歯性上顎洞炎や菌球の有無など)の評価も重要となる．

D. 合併症の有無・程度の評価

急性副鼻腔炎では眼窩合併症・頭蓋内合併症の有無，慢性鼻副鼻腔炎では粘液瘤形成の評価が必要となる．

E. 骨の状態

悪性腫瘍や活動性の高い炎症性病変，肉芽腫性病変などによる骨破壊の有無の確認．

代表的病態の画像診断

A. 炎症性病変

- 慢性鼻副鼻腔炎(**図9**)：両側複数の鼻副鼻腔にほぼ対称性の軟部濃度肥厚を認める．
- 好酸球性副鼻腔炎(**図10**)：両側複数の鼻副鼻腔に著明な軟部濃度肥厚を認め，アレルギー性ムチンを示唆する淡い高濃度領域の混在を示す．

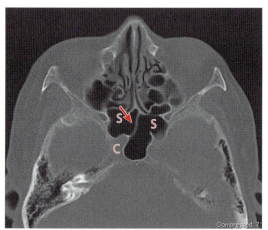

図6　蝶形骨洞内に突出する内頸動脈
鼻副鼻腔領域CT横断像骨条件表示．右内頸動脈(C)は蝶形骨洞(S)内に突出するように走行，さらに洞内隔壁は比較的薄い頸動脈管の骨壁に付着する．

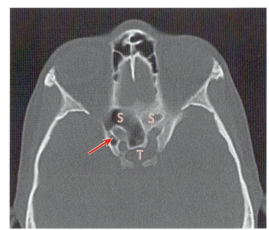

図7　蝶形骨洞内に突出する視神経管
鼻副鼻腔領域CT横断像骨条件表示．右視神経管(矢印)は蝶形骨洞(S)内を貫通するように走行する．
T：トルコ鞍

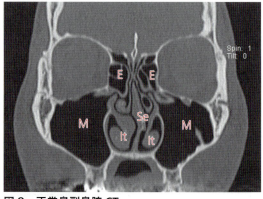

図8　正常鼻副鼻腔CT
鼻副鼻腔領域CT冠状断像骨条件表示．鼻腔において鼻中隔(Se)，下鼻甲介(It)では薄い骨構造に沿った粘膜が軟部濃度として認められるのに対して，上顎洞(M)や篩骨洞(E)では(軟部濃度の介在なく)空気が洞骨壁に直接接するように認められる．

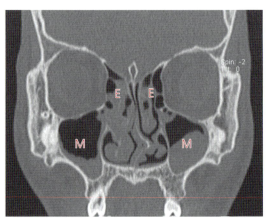

図9　慢性鼻副鼻腔炎
鼻副鼻腔領域CT冠状断像骨条件表示．両側の上顎洞(M)，篩骨洞(E)にびまん性軟部濃度肥厚を認める．

- 急性鼻副鼻腔炎（図11）：罹患副鼻腔の粘膜肥厚および液体貯留（液面形成）を認める．眼窩合併症，頭蓋内合併症の評価が重要．
- 真菌性副鼻腔炎（図12）：菌球形成の場合，CTでは罹患副鼻腔に結節様・集簇性の高濃度（通常は石灰化濃度）として菌球を認め，その周囲には肥厚粘膜，液体貯留などの炎症性軟部濃度を認める．菌球はMRIのT2強調像で限局性低信号域として認められ，CTで高濃度が明らかでない場合の診断に有用である．
- 歯性副鼻腔炎（図13）：上顎歯の根尖病変あるいは抜歯窩底部と上顎洞下壁との骨欠損を伴う上顎洞の炎症性軟部濃度として認められる．片側性副鼻腔炎では常に歯性の可能性を評価する必要がある．

B．腫瘍性病変・腫瘍類似疾患

- 内反性乳頭腫（図14）：鼻腔外側壁を好発とする腫瘍として認められる．辺縁は多分葉状を呈するのが典型的であり，MRIのT2強調像，造影後T1強調像において，特徴的な内部のconvoluted cerebriform patternにより診断可能である．CTでは約70％で病変基部が限局性骨肥厚として同定される．基部の同定は手術計画において重要な情報となる．
- 血瘤腫（図15）：上顎洞内側を中心とする単中心性の膨隆性腫瘤であり，造影CTでは不均一な増強効果を

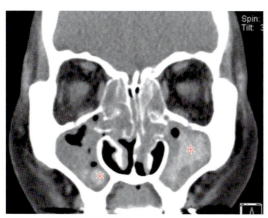

図10　好酸球性副鼻腔炎
鼻副鼻腔領域CT冠状断像軟部濃度条件表示．両側の鼻副鼻腔にびまん性軟部濃度肥厚を認め，両側上顎洞では好酸球性副鼻腔炎によるアレルギー性ムチンを示唆する淡い高濃度域（＊）の混在がみられる．

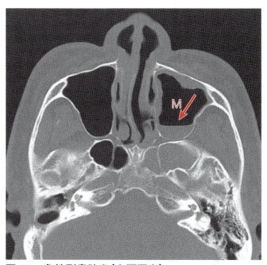

図11　急性副鼻腔炎（上顎洞炎）
鼻副鼻腔領域CT横断像骨条件表示．左上顎洞（M）には壁に沿ったびまん性粘膜肥厚とともに液面形成（矢印）を伴う．

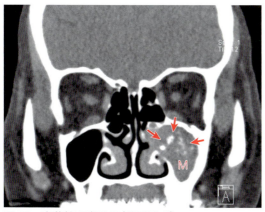

図12　真菌性副鼻腔炎（菌球形成）
鼻副鼻腔領域CT冠状断像軟部濃度条件表示．炎症性軟部濃度で占拠される左上顎洞（M）内部に集簇性に石灰化濃度（矢印）を認め，菌球形成による真菌性副鼻腔炎を示す．

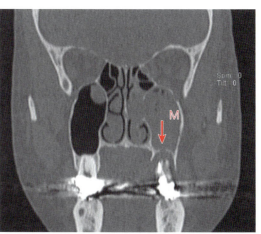

図13　歯性上顎洞炎
鼻副鼻腔領域CT冠状断像骨条件表示．左上顎大臼歯歯根周囲には根尖病変を示す骨吸収を認め，炎症性軟部濃度で占拠される左上顎洞（M）下壁との骨欠損（矢印）を伴い，歯性上顎洞炎を示唆する．

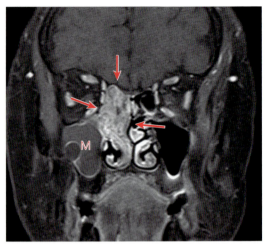

図14 内反性乳頭腫
鼻副鼻腔領域 MRI 造影後 T1 強調脂肪抑制冠状断像．右鼻腔には折り重なる索状所見により形成される convoluted cerebriform pattern を呈する腫瘤（矢印）を認め，内反性乳頭腫に一致する．右上顎洞（M）は二次性閉塞性変化を示す．

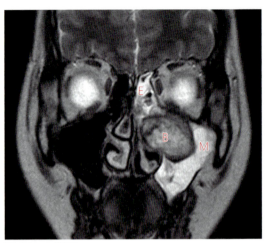

図15 血瘤腫
鼻副鼻腔領域 MRI，T2 強調冠状断像．左上顎洞内側から鼻腔に膨隆するように辺縁低信号で囲まれ，内部にも不均等な低信号の混在する膨隆性腫瘤（B）を認め，血瘤腫に一致する．左篩骨洞（E），上顎洞（M）には二次性閉塞性変化あり．

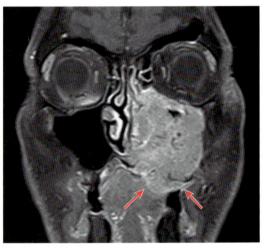

図16 上顎洞癌
鼻副鼻腔領域 MRI 造影後 T1 強調脂肪抑制冠状断像．左上顎洞を中心とする浸潤性破壊性腫瘤を認め，尾側では硬口蓋，歯槽突起を破壊して，口腔への進展（矢印）を示す．

呈し，時に悪性腫瘍が鑑別となる．MRI T2 強調像では反復性病変内出血に起因するヘモジデリン沈着により，辺縁および内部に不規則に低信号域を含む著明な内部不均一性が特徴的であり，質的診断にきわめて有用である．

・上顎洞癌（図16）：上顎洞を中心とする浸潤性破壊性腫瘤として認められ，内部は比較的均一な充実性増強効果を示すものから，高度壊死傾向を呈するものまで様々である．時に上顎神経（V2）に沿った神経周囲進展を伴う．頭側の眼窩進展，後方の側頭下窩進展などの評価が重要となる．

（尾尻博也）

鼻・副鼻腔

47 鼻・副鼻腔手術の支援機器　266
48 鼻茸切除術　274
49 下鼻甲介切除術（粘膜内・粘膜外）　277
50 後鼻神経切断術　281
51 鼻中隔矯正術　283
52 内視鏡下鼻内副鼻腔手術　289
53 上顎洞手術　299
54 前頭洞根本手術（鼻外前頭洞手術）　305
55 前頭洞単洞化手術　311
56 術後性上顎囊胞　316
57 前頭洞囊胞，篩骨洞・蝶形骨洞囊胞　321
58 蝶形骨洞囊胞　326
59 鼻副鼻腔乳頭腫　330
60 鼻前庭囊胞などの顔裂囊胞と歯原性囊胞　335
61 内視鏡下経鼻的下垂体手術のアプローチ　338
62 経蝶形骨洞下垂体手術　342
63 鼻性髄液漏閉鎖　348
64 先天性後鼻孔閉鎖症　353
65 鼻出血に対する手術　356

47 鼻・副鼻腔手術の支援機器

　鼻・副鼻腔手術で用いられる器具・機器については，近年のテクノロジーやコンピュータの進歩に伴い大きく変革し，また新しい技術が導入されてきた．内視鏡下鼻副鼻腔手術が主流となっている今日，それに付随して用いられる支援機器を紹介し，その使用法，注意点などについて述べる．

I. 鉗除機器

マイクロデブリッダー（microdebrider）

　内視鏡下鼻副鼻腔手術において，片手に内視鏡を保持し，もう片方で吸引，鉗除などのために器具を持ち替える操作に手間を要するが，本機を用いると吸引と鉗除を同時に行え，出血の少ない術野が得られ，手術時間も短縮できる利便性を有している（**図1，表1**）．

A. 機種と使用法

　現在国内ではメドトロニック社（IPC）（**図2**），日本ストライカー社（CORE ESSx），カール・ストルツ社（UNIDRIVE®），オリンパス（Gyrus社製Diego）などが販売されている．構成は本体とハンドピース，ブレード，フットスイッチから成り，ブレードの詰まりを防ぐために常に水を吸引するようになっている．本体は回転数の調整が可能で，通常のポリープや粘膜の鉗除では5,000回転以下で，骨削開では6万回転まで可能である．ブレードはストレートから12～120度などの彎曲したもの，骨削開用のカッターやドリルバーまであり，副鼻腔のほとんどの部位まで手術ができる（**図3，図4**）．1990年代後半にはマイクロデブリッダーを用いた手術（powered endoscopic sinus surgery；Powered ESS）と呼ばれるようになった．

B. 適応

1. 鼻茸を伴う慢性副鼻腔炎

　中鼻道，嗅裂側から発生した鼻茸，肥厚粘膜，浮腫状

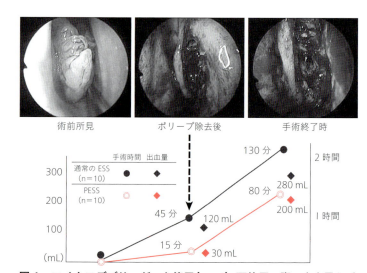

図1　マイクロデブリッダーを使用（PESS）/不使用の際の出血量と手術時間の比較

表1　マイクロデブリッダーの利点と欠点

利点	・片手操作で浮腫状の病的粘膜を吸引・鉗除できる． ・出血も同時に吸引できる． ・彎曲型のカーブブレードを用いると上顎洞，前頭洞などの処理が可能． ・手術時間の短縮が図れる． ・カッターやドリルバーを用いることで骨削開が可能．
欠点	・ブレードを強く押し当てると骨破壊を招き，眼窩内容物，頭蓋底の損傷を起こす危険性がある． ・組織検体の採取に注意する必要がある． ・機器が高価で，ブレードは使い捨てのため，経済的負担となる．

粘膜の切除，上顎洞，前頭洞内はカーブブレードにて鉗除する．小児の後鼻孔ポリープなどもよい適応となる．

2. 鼻副鼻腔良性腫瘍

乳頭腫の経鼻的切除に有用で，副鼻腔炎とは異なり発生部位の骨切除もドリルブレードで確実に行う．

3. 鼻アレルギー

下鼻甲介の肥厚粘膜の切除は短時間で行える．

4. アデノイド切除

鼻腔内からストレートブレードか，外側に刃先が付いたカーブブレードを口腔から挿入し切除する．

C. 使用上の注意点

まずブレード内に粘膜・病変組織のみ吸引しそれを切除する．決してブレードを強く押し当て骨面を露出させないこと．

ブレードは常に切除面と平行に位置させる．また危険部位の方向に刃先を向けないこと．

使用目的に応じたブレードを選択しないと損傷し，かえって副損傷の原因となる．

2012年に特定医療材料加算点（1,000点）が認められたが，基本的にディスポーザブルであり再利用は認められていないことを喚起する．

パワーパンチ（powered punch）

従来のスタンツェに，ジェットイリゲーションとサクション機能を加えることにより，鉗除した組織を吸引することができ，用手による感触を残しているところが特徴である．病的粘膜から隔壁骨鉗除まで行える．また，組織採取容器も装着できる．構成は本体と3〜5 mmのストレートブレードと上反りブレードから成る（**図5**）．

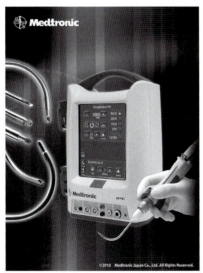

図2　マイクロデブリッダー機器（メドトロニック社，IPC System）

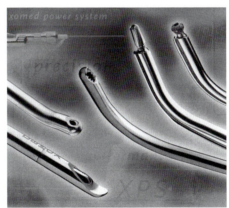

図3　各種ブレードの先端部

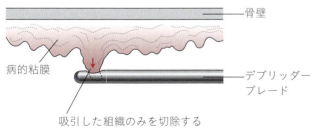

図4　デブリッダーの使用法

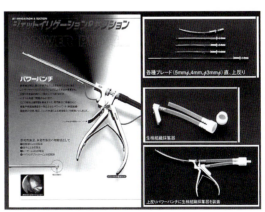

図5　パワーパンチシステム（永島医科器械）

II. 切開・凝固機器

従来のメスなどの cold knife に対して，レーザーや電気凝固装置は hot knife と呼ばれる．レーザー装置には CO_2 レーザー，半導体レーザー，Nd:YAG レーザー，KTP レーザー，Ho:YAG レーザーなどがあり，その他の装置には高周波凝固装置，アルゴンプラズマ凝固装置，超音波切開凝固装置など多くの機種が存在する．それぞれの特徴を表2に簡潔にまとめた．

表2 切開・凝固機器一覧

切開・凝固機器	特徴	適応
CO_2 レーザー	波長：10,600 nm 表面蒸散に優れる，深達度：0.05 mm ストレート，側射用ハンドピース	鼻アレルギー（下鼻甲介粘膜表面蒸散） 鼻出血（びまん性出血に有用）
半導体レーザー	小型，軽量，安価 1～20 W，波長 805 nm，深達度：～4 mm	切開，止血 0.5 W 以下で除痛（口内炎，舌痛症） 肩こり，耳鳴りなど
KTP/532 レーザー	波長：532 nm，深達度：0.5 mm，深達度：～4 mm 切開，蒸散，凝固のバランスに優れる． 接触，非接触照射の両方が可能． ヘモグロビンによく吸収される．	鼻アレルギー（下鼻甲介粘膜蒸散） 血管性病変（光凝固の応用） 応用範囲が広い．
Ho：YAG レーザー	波長：2,100 nm，深達度：0.5 mm パルス照射，硬組織の破砕が可能． 眼球への副損傷がない．	骨切開，蒸散に優れる． DCR，後鼻孔骨性閉鎖症 術後性上顎嚢胞
高周波凝固装置 　Ellman（サージトロン）® 　Coblator II®	3.8 MHz の高周波，対極板の密着が必要ない． 切開，止血，混合モードから成る． 凝固時の炭化がない．	下鼻甲介粘膜下への刺入，凝固 UPPP，アデノイド切除
アルゴンプラズマ凝固装置（APC） 　ERBE（ICC200）®	レーザーではなく，高周波電流にアルゴンガスを流しプラズマ化させる． 対極板が必要，眼球保護の必要はない． 発煙がなく，ある程度以上に焼灼が進まない． 表面蒸散に優れる．	鼻アレルギー（下鼻甲介粘膜表面蒸散） 鼻出血（びまん性出血に有用）
超音波切開凝固装置 　ハーモニックスカルペル® 　ソノサージ®	55,500 Hz の超音波振動 80℃以下の低温 振動振幅とブレードの使い分けで切開，凝固が可能．	止血能に優れる，熱損傷が少ない． 下鼻甲介粘膜の焼灼 オスラー病などの難治性止血 後鼻神経切断

III. イメージガイド下支援機器

手術用ナビゲーションシステム

手術部位をリアルタイムに確認し，安全で確実な手術を目指して手術用ナビゲーションシステムが開発された．1993年に欧米において初めて副鼻腔の手術に使用され，国内では1997年から本格的に導入が始まった．特に鼻副鼻腔の手術は，1980年代後半から内視鏡が導入されるようになり，手術局所の視野はよくなったが，一方，全体のオリエンテーションがつきにくく合併症が後を絶たないことから，手術部位の確認を目的にナビゲーションシステムが使用されることになった．2008年4月に「画像等手術支援加算（ナビゲーションによるもの）」（加算点数 2,000 点）が新規医療技術として保険収載され，耳鼻咽喉科領域の28項目の手術に適応が認められるようになった（表3）．

A. 機種

現在，国内において販売されている最新の機種を紹介する（表4，図6）．近年，光学式と磁気式のハイブリッド型や磁気式の機種が登場してきている．磁気式の特徴は，先端にセンサーの付いたプローブが開発され，自由に曲げてもいちいち登録する必要がなく，これまでの硬性のプローブが届かない部位にも使用することができるメリットがある．また国産唯一の NH-Y100 は，これまでとレジストレーションの方式が異なり，顔面に光を一瞬照射するだけで瞬時に凹凸をスキャンして認識するこ

表3　耳鼻咽喉科・頭頸部領域のナビゲーション加算(2000点)対象手術

広範囲頭蓋底腫瘍手術(K151-2)	前頭洞充填術(K350)
視神経管開放術(K158)	上顎洞血瘤腫手術(K351)
頭蓋骨腫瘍摘出術(K161)	上顎洞根本術(K352)
経耳的聴神経腫瘍摘出術(K170)	篩骨洞鼻外手術(K354)
経鼻的下垂体腫瘍摘出術(K171)	前頭洞根本術(K356)
眼窩内腫瘍摘出術(深在性)(K235)	上顎洞・篩骨洞根本術(K358)
眼窩悪性腫瘍手術(K236)	前頭洞・篩骨洞根本術(K359)
中耳・側頭骨腫瘍摘出術(K313)	篩骨洞・蝶形骨洞手術(K360)
中耳悪性腫瘍手術(K314)	上顎洞・篩骨洞・蝶形骨洞根本術(K361)
内視鏡下鼻・副鼻腔手術I型〜IV型(K340)	上顎洞・篩骨洞・前頭洞根本術(K362)
鼻副鼻腔腫瘍摘出術(K342)	前頭洞・篩骨洞・蝶形骨洞根本術(K363)
鼻副鼻腔悪性腫瘍手術(K343)	汎副鼻腔根本術(K364)
鼻内ESS手術	翼突管神経切除術(経上顎洞)(K365)
上顎洞(K349)	
篩骨洞(K353)	
前頭洞(K355)	
蝶形骨洞(K357)	

(平成26年3月5日付け，厚労省通達)

表4　手術用ナビゲーション機器の一覧

機　種	方式	レジストレーション	操作	精度	価格	その他
Stealth Station FUSION	磁場式	サーフェイス(数分)	タッチパネル	<1.0 mm	中価	耳鼻科専用
Stealth Station S-7（メドトロニック社）	光学・磁場式	サーフェイス(数分)	タッチパネル	<1.0 mm	高価	汎用性に優れる
Kick EM	磁場式	サーフェイス(数分)	タッチパネル	<1.0 mm	中価	汎用性に優れる
Kolibri ENT（ブレインラボ社）	光学式	サーフェイス(数分)	タッチパネル	<2.0 mm	安価	小型軽量
Stryker NAV3i(日本ストライカー社)	光学式	レジストレーションマスク(装着のみ)	手元操作	<1.0 mm	中価	レジストレーションが簡便
Fiagon(アダチ)	磁場式	サーフェイス(数分)	タッチパネル	<1.0 mm	安価	端子数が少なくシンプル
NH-Y 100(永島医科器機)	スキャナ式	表面の形状認識(一瞬)	フットスイッチ	<1.0 mm	中価	鼻科専用機，緊急時対応可能

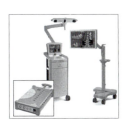
Stealth Station S-7
光学＋磁気
(メドトロニック社)

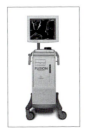
Stealth Station FUSION
磁気式
(メドトロニック社)

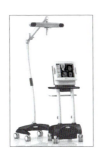
Kolibriadvance
光学式
(ブレインラボ社)

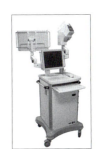
NH-Y100　スキャナ式
(永島医科器械)

図6　最新の手術用ナビゲーション機器

とができ，緊急時の対応に優れている．これ以外に海外では，他の光学式は18機種，磁気式は4機種が流通している（http://www.medicalexpo.com/ から検索可能）．いずれも機器自体の誤差は1mm以下と精度は非常に高い．ソフトウェアの面でも，三次元構築された立体画像表示や術前のプランニング機能，ガイダンス機能，CT・MRIのフュージョン画像など様々な機能が付加されるようになり，単なる位置表示だけでなく，シミュレータや手術トレーニングの初期段階での解剖学習，手技の習得においても有用性が報告されており，新しい手術教育支援機器としての発展も期待される．

B. 基本操作・手順

光学式，磁気式ともに基本操作は同じである．スキャナ式は異なる．

❶機種によっては，術前に患者顔面にポイントとなる数か所にマーカーを貼る．
❷CT，MRIを撮る（1mm程度のスライス幅）．
❸本体ワークステーションにDICOMデータを入力する．
❹術開始前にヘッドセットを装着し，ナビゲータプローブを登録する．
❺患者と画像の位置合わせ（レジストレーション）操作を行う（図7）．これは非常に重要な工程で，誤差の大きな原因となる．あらかじめマーカーを張りつけた部位をポイントレジストレーションし，次に任意の数十か所をランダムレジストレーションする．顔面表面をプローブでなぞるかレーザービームでスキャンする．
❻ワークステーションが自動的に認識確認を行ってくれるので，誤差が大きい場合は再度同じ工程を行う．これでナビゲーションが可能となる．

C. 適応

鼻科手術でのナビゲーション使用比率は，耳科，頭頸部のそれと比較し，2007年のアンケート結果では986例（67％），2011年では3,514例（87％）とかなり増加している．鼻科領域のナビゲーション手術は，当初から副鼻腔囊胞（多胞性，骨壁の厚い孤立性），慢性副鼻腔炎再発

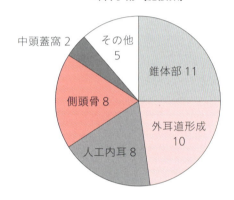
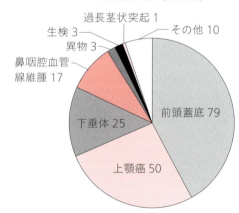
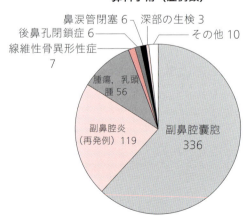

図8　ナビゲーション手術の領域別の比較
（2011年，アンケート調査）

図7　レジストレーション画面

（前頭洞）などで有用とされていたが，2011年の調査では鼻腔腫瘍（乳頭腫），好酸球性副鼻腔炎，経鼻頭蓋底手術が増えてきている．また必要度では「絶対必要であった」の割合は793/3,514例（23％）であった．参考までに耳科手術，頭頸部手術のデータも示した（図8）．

D. 合併症

最近，Dalgorfらによるシステマティックレビューとメタ解析では，主要合併症についてnavigation ESS：1.2％（14/1,119例），non-navigation ESS：3.2％（42/1,282例）と差がみられている．またTabaeeらは，image-guided ESS（60例）とnon-image-guided ESS（179例）を比較し，髄液漏の比率は0％ vs 2.2％とnon-image-guided ESSで高かったと報告している．国内アンケート調査では髄液漏が5例報告されている．

IV. その他の支援機器

balloon catheter

特殊なバルーンカテーテルを用いて副鼻腔自然口を低侵襲に開大する新しい治療法で，2005年に米国でBrown CL & Bolger WEによって開始された．本器具は，すでに薬事承認を受けているが，講習会受講の義務などからまだ国内では一般には販売されていない．

A. 方法

基本的に全身麻酔下で行われる．balloon sinuplastyキット（Acclare社）を用いて内視鏡下でガイドワイヤーを副鼻腔自然口へ誘導する．他社は，XprESS™（entellus社）の製品がある．この際，必要があればX線透視下あるいはイルミネーションワイヤー（RELIEVA LUMA）にて確認する．次にバルーンカテーテルを副鼻腔自然口の位置に合わせ，バルーン部に空気あるいは生理食塩水を約10気圧で10秒間注入加圧し，副鼻腔自然口を開大させる（図9，図10）．開大後は洗浄用カテーテルで副鼻腔内部を洗浄する．この操作により周辺組織を鉗除することなく自然口を拡大することができる．

B. 手術適応

本手術の適応は，基本的にバルーンのみで改善できる疾患に限られる．しかし海外では，自然口部のポリープや瘢痕組織を鉗除し，バルーンを併用したハイブリッド手術が行われている．また鼻内から到達できない場合は，minitrephineを使用し上顎洞あるいは前頭洞内から逆行性にカテーテルを挿入することも可能である．

1. 副鼻腔炎（単洞病変）

上顎洞，前頭洞，蝶形骨洞に限る．篩骨前頭蜂巣のKuhn type 4は，通常の手術器具では到達が難しいのでよい適応となる．

2. 術後の自然口狭窄例

膜性の狭窄がよい適応である．局麻下でも開放可能であり，日帰り手術も可能である．骨性あるいは硬い瘢痕組織による狭窄は本手術の適応が困難である．

3. 航空性副鼻腔炎
4. 線毛運動機能障害

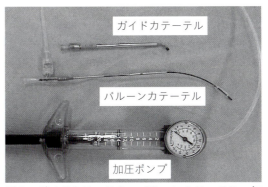

図9 ガイドカテーテル，バルーンカテーテル，加圧ポンプ

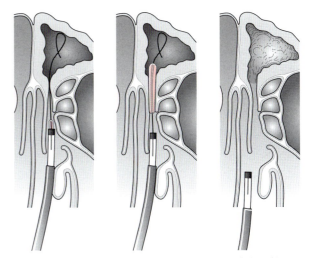

ガイドワイヤーの挿入　バルーンの挿入・拡張　自然口拡大
図10

5. その他の応用

- 術後性上顎嚢胞：膜様嚢胞壁を穿破後にバルーンで拡大（最大7 mmまで）
- 自然口の骨，瘢痕組織による閉鎖例：ESSとの併用（hybrid surgery）
- 前頭骨（frontal beak）の突出例：minitrephineを併用して逆行性の拡大

C. 非適応

1. 汎副鼻腔炎，ポリープ症例
2. 好酸球性副鼻腔炎
3. アレルギー性真菌症副鼻腔炎（AFS）
4. 副鼻腔真菌症（菌塊が大の例）
5. 自然口の骨，瘢痕組織による閉鎖例
6. 前頭骨（frontal beak）の突出例

D. 長所と短所

長所
- 低侵襲，短時間
- 出血量が少ない
- 安全性が高い
- 回復期間が短い
- 経済性

短所
- 篩骨洞が非対象
- 自然口拡大に限界
- 蜂巣がつぶれる
- 放射線被曝（平均730 mrem）
- コスト（1,461 USドル）．ただし，日本での価格は未定

E. 治療成績ならびに海外の報告

国内では，2009年から慈恵医大，順天堂大，関西医大で臨床治験が行われた．本手術の手技，適応，問題点などについて国内3施設のデータと海外の報告を紹介する．

1. 内視鏡による自然口・洞開存率

術後1週間では88％とよく保たれていたが，経過とともに低下し1年後では66％であった．海外での長期成績では術後1週間で68％，1年後は85％（172/202例）となっている．

2. CT画像による洞開存性

Lund-Mackay CT score平均値でみると，術前3.53から術後1年で0にまで改善していた．もともと本手術の対象となる症例が軽度であることも考えられる．海外での報告では，術前5.96から術後1年で1.13（23例，差：-4.83），2年で1.75（12例，差：-4.21）と改善していた．

3. 自覚症状の改善

術前後の自覚症状の改善は，術後1年で鼻閉，鼻漏・後鼻漏，頭重感・頭痛・頬部痛，嗅覚障害ともに著明改善，改善がほとんどの症例でみられた．また生活の支障度も，術前に「気になる」，「仕事に差し支える」の例が多かったが，術後は「あまり差し支えない」，「支障なし」までに改善していた．海外ではSNOT-20による評価（0～5の6段階）で，術前2.01（31例）から術後1年で0.99（28例，差：-1.58），術後2年で1.09（32例，差：-1.00）と0.8以上の低下を示し臨床的効果は有意であった．

4. 再手術

術後1年以内に自然口の再閉鎖を認め再手術となったのは26例中3例で，いずれも前頭洞の症例でDrafの手術が施行されていた．海外の報告では，再手術の割合は1年で5.7％（4/70例），2年で9.7％（6/62例）であった．

F. 合併症

国内3施設では，特に合併症はみられなかった．海外では，通常のESSよりは低いが鼻出血0.8％（6/708例），髄液漏0.3％（2/657例），他に器具操作による下鼻甲介の偏移，瘢痕化，バルーンの破裂6.1％（7/115例），カテーテルの故障3.5％（4/115例）などが報告されている．

ハイドロデブリッダー（hydrodebrider）

ハイドロデブリッダーは回旋する先端と回転するノズルで高水圧洗浄を行い，軟部組織を切除する機器である．通常の洗浄と比べると上顎洞や前頭洞内部も広い範囲で水圧をかけることができる．また上顎洞用のハイド

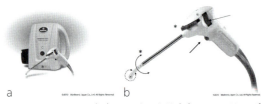

図11 ハイドロデブリッダー本体(a)，ハイドロデブリッダーハンドピース(b)

（メドトロニック社より）

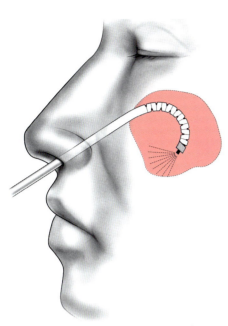

図12 上顎洞内の洗浄，吸引（模式図）

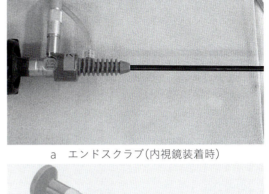

a エンドスクラブ（内視鏡装着時）

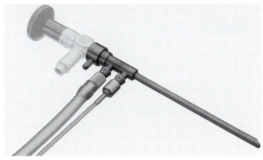

b クリアビジョン（内視鏡装着時）

図13 内視鏡洗浄装置

ロデブリッダーには吸引も付いているので効率よく清掃が可能である．真菌塊やムチンなど，通常の洗浄や吸引操作で十分な除去が困難な貯留物を，効率よく清掃できることが特徴である（図11，図12）．他社の製品としては，Cyclone™（entellus社）などがある．

内視鏡洗浄機器

A. Endo-scrub2®（メドトロニック社）

内視鏡洗浄装置で，本体はマイクロデブリッダー（IPC）に接続でき，灌流液の流量をダイヤル（6段階）で調節することが可能で，スムーズな洗浄が行え，視野の確保ができる．術中内視鏡を術野から取り出すことなくレンズ先端を洗浄することができ，手術を中断することがない（図13a）．

B. クリアビジョンⅡ®（カールストルツ社）

長さは15〜30 cmまで，太さは2.7〜4 mmで，0〜70度までの各種カールストルツ製テレスコープに対応している．シース，洗浄チューブともにリユース可能．洗浄サイクルはフットスイッチの押し方で1サイクル自動モードと連続モードの2パターンが選択可能である（図13b）．

（友田幸一）

48 鼻茸切除術

手術概念

鼻茸は鼻閉や嗅覚障害の原因となり，患者のQOLを低下させる．以前日本で多くみられた慢性化膿性副鼻腔炎の鼻茸は単房性で中鼻道に多くみられたが，最近増加傾向にある好酸球増多を伴う好酸球性副鼻腔炎の鼻茸は多房性で中鼻道や嗅裂にみられることが多い．

慢性化膿性副鼻腔炎にはマクロライド療法が有効であるが，好酸球増多を伴う好酸球性副鼻腔炎には鼻噴霧用ステロイド薬を基本とし，ステロイドの内服治療もしばしば行われている．両治療により副鼻腔炎の改善とともに鼻茸が縮小することもあるが，多くの場合手術的治療が必要になる．鼻茸は再発しやすいので，内視鏡下副鼻腔手術や薬物療法と併せて鼻茸切除術を行うことが必要である．

適応

基本的にすべての鼻茸は切除術の適応になる．

術前に注意すること

喘息の有無など詳細な問診，X線検査，アレルギー検査，鼻腔通気度検査を行う．両側性の鼻茸および篩骨洞陰影優位で，血中好酸球増多を認める場合には好酸球性副鼻腔炎が疑われる．さらにアスピリン・NSAIDsに対するアレルギーを有する鼻茸，喘息を合併する鼻茸は再発しやすいので，術前，患者に説明する．

A. 問診

副鼻腔炎やアレルギー性鼻炎の症状の有無，下気道病変(びまん性汎細気管支炎，慢性気管支炎，気管支拡張症，喘息)の有無を聴取する必要がある．また，高血圧や循環器疾患の有無を確認することも重要である．手術に際しては，血圧のコントロールや抗凝固薬を服用している場合には手術5～7日前より中止する必要がある．その他，鼻手術の既往の有無を聴取する．

B. X線検査

CTによる各副鼻腔病変の程度や左右の副鼻腔病変の差の評価，骨欠損の有無の確認が必要である．MRIは鼻茸以外の腫瘍の診断，副鼻腔真菌症に伴う鼻茸の診断に有用である．

C. アレルギー検査

血液中の好酸球，総IgE値，RASTスコアなどを検査する．特に血液中の好酸球増多の有無の確認は重要である．

D. 鼻内所見

硬性内視鏡や軟性ファイバースコープで鼻茸の発生部位や，単房性か多房性かを確認する．鼻茸の好発部位である中鼻道，さらに嗅裂を十分に観察する．観察しやすくするために鼻腔内を麻酔し，血管収縮剤を併用する．

E. 鼻腔通気度検査

鼻茸切除術前後の鼻閉の改善を確認し，説明できる．

F. 麻酔

4%キシロカイン®と5,000倍アドレナリンの混合液を鼻腔に噴霧し，鼻腔が広がったところで，同液を浸したガーゼを中鼻道，嗅裂，総鼻道，下鼻道に挿入し，15分程度麻酔してから鼻茸切除術を開始する．鼻茸切除術単独の手術では局所麻酔で行うが，内視鏡下副鼻腔手術や鼻中隔矯正術とともに行う場合には全身麻酔下に行うことが多い．

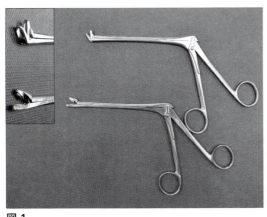
図1

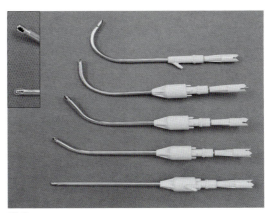
図2

G. 手術器具

以前は，鼻茸絞断器を頻用していたが，最近ではあまり用いられなくなっている．截除鉗子（上向，直）（**図1**）やマイクロデブリッダー（**図2**）による鼻茸切除術が一般的になっている．特にマイクロデブリッダーは吸引ができるため，出血により視野を妨げられるのを防ぎながら効率よく手術を行うことができる．

手術の実際

内視鏡下に鼻腔の各部位（特に中鼻甲介）を同定し，鼻茸切除術を行うことを原則とする．

A. 鼻茸発生部位の確認

手術前に鼻茸の発生部位を確認する．中鼻道から発生する場合が最も多いが，上鼻道，嗅裂から発生することもしばしばみられ，その際には鼻甲介，特に中鼻甲介を同定することが大変重要である．一般に中鼻甲介が正常の形態を保っている場合には，容易に鼻茸と見分けられる（**図A-1**）．しかし鼻茸が多房性で，中鼻甲介が浮腫状になっている場合には，中鼻甲介と鼻茸を区別しづらい場合もある（**図A-2**）．このような場合には，鑷子で中鼻甲介の骨の有無を確認するが，中鼻甲介起始部の中鼻道側を探すとよい．この部位（**図A-2，矢印**）はほとんどの場合正常な形態を保っているので，中鼻甲介を同定しやすい．

B. 鼻茸の摘出
1. 単房性の場合（図A-1）

内視鏡下に鼻茸の茎を確認し，截除鉗子でその基部を切除し，鋭匙鉗子で鼻腔から除去する．鼻茸が広茎性の場合でも，截除鉗子で根本の部分を少しずつ鉗除していく．後鼻孔鼻茸は，截除鉗子で茎を切除し，経鼻的あるいは経口的に摘出する．上顎洞由来の場合には，発生の基部が洞内にあり，内視鏡下副鼻腔手術の適応である．

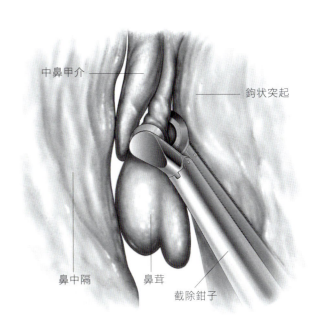
図A-1

2. 多房性の場合（図A-2）

截除鉗子よりもマイクロデブリッダーを多用する．マイクロデブリッダーは吸引が付いているので，鼻茸を吸引しながら切除でき，多少の出血があっても術野を確保でき，比較的短時間で多房性鼻茸を除去できる．4 mm径の交互回転（3,000回転/分）で鼻茸に押しつけるようにして切除する．先端の歯のない部分を中鼻甲介や上鼻甲介，鼻中隔矯正術後の鼻中隔に押し当てると，中鼻道や嗅裂の鼻茸が見やすくなり，切除しやすい．

術後管理

鼻噴霧用副腎皮質ステロイド薬の使用を基本とする．一般に鼻茸は慢性副鼻腔炎に伴って発生する．慢性副鼻腔炎が好中球性炎症なのか好酸球性炎症なのか区別し，それにより薬物治療を変える．

好中球性炎症の場合には，14員環マクロライド系抗菌薬の少量長期療法を行う．

好酸球性炎症（血中好酸球増多，アスピリン・NSAIDsに対するアレルギー，喘息を合併する場合に疑われる）の場合には，鼻噴霧用副腎皮質ステロイド薬にモンテルカスト（抗ロイコトリエン薬）を追加すると有効な場合がある．

アレルギー性鼻炎を合併する場合には，第2世代抗ヒスタミン薬の投与を行う．

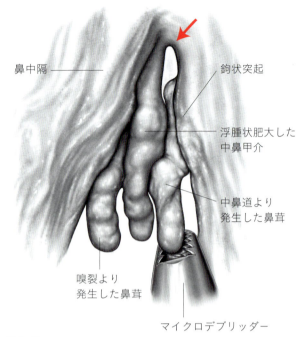

図A-2

> **手術のポイント**
> ・問診により合併症を把握する
> ・副鼻腔病変の有無，鼻茸の発生部位を確認，鼻茸が単房性か多房性か把握する
> ・鼻茸が好中球性か好酸球性かを区別し，病態に合った術前後の薬物治療を行う
> ・鼻茸が多房性の場合には，マイクロデブリッダーを多用する
> ・鼻茸が鼻腔後方にある場合や多房性で嗅裂にある場合には，鼻中隔矯正術も行う

> **手術のピットフォール**
> ・中鼻甲介を損傷しないように心掛ける
> ・鼻腔後方の鼻茸切除に際してマイクロデブリッダーを使用する場合，下鼻甲介や中鼻甲介の後端の損傷，上咽頭の損傷をしないように注意する．思わぬ出血の原因になる
> ・（良性，悪性）腫瘍や，再手術例では眼窩内容が篩骨洞内に出ていることや髄膜脳瘤を形成していることもあり，慎重に術前の画像診断を行う

（野中　学）

49 下鼻甲介切除術（粘膜内・粘膜外）

手術概念

　下鼻甲介に由来する鼻閉を改善することがこの手術の目的である．入院が可能な施設か，全身麻酔が可能か，予定手術時間が十分にあるか，下鼻甲介腫脹の原因が何かによって，術式の選択は異なる．

　出血が少なく，短時間に外来で行えるのが，下鼻甲介レーザー焼灼術である．ただし1回のみの焼灼では，十分な治療効果は得がたく，複数回の焼灼が必要である．術後の痂皮形成は最も激しいが，痂皮が取れると鼻閉が軽快する．

　下鼻甲介粘膜切除術は，短時間に行えるが，出血が多いと止血に難渋し，多くのガーゼの挿入が必要となる．確実に日帰りができないこともあり，最近はあまり行われなくなっている．

　粘膜下下鼻甲介骨切除術は，全身麻酔下に行われることが多い．術後の痂皮形成が少なく，十分な治療効果を得やすい．ただし手術時間は最も長い．いずれの手術も内視鏡を用いモニターで術創を確認しながら行う．

適応

　種々の保存的治療に抵抗性のアレルギー性鼻炎，肥厚性鼻炎など．

　下鼻甲介粘膜レーザー焼灼術：重症のスギ花粉症がよい適応．

　粘膜下下鼻甲介骨切除術：アレルギー性鼻炎においては，通年性アレルギー性鼻炎，もしくは複数の花粉抗原陽性で数か月以上症状を有するアレルギー性鼻炎．下鼻甲介肥大による鼻閉治療手術の第一選択になりつつある．単一の花粉抗原（スギのみなど）のアレルギー性鼻炎は適応外．12歳未満の顔面骨の形成が不十分な症例も適応外．

術前に注意すること

　肥厚粘膜の部位と程度を十分に観察する必要がある．冠状断 CT が有効であり，下鼻甲介骨の変形を頭に入れておく．

　nasal cycle があり，日内変動があることを理解して，術前の状態を評価すること．

　心因性の鼻閉を鑑別するために，鼻腔通気度などを使って客観的鼻閉を証明しておくこと．

手術の実際

　局所麻酔であれ，全身麻酔であれ，4%キシロカイン®＋5,000倍エピネフリン（ボスミン®）もしくはコカイン水（精製水10 mLにコカイン1 g）にて鼻腔粘膜の表面麻酔を行う．0.5%キシロカイン®（エピネフリン入り）を下鼻甲介粘膜切除術では粘膜下に，粘膜下下鼻甲介骨切除術では下鼻甲介の骨膜下に注射する．

I. 下鼻甲介粘膜切除術

A. 粘膜切除（図IA）

鼻腔底に平行になるように下鼻甲介剪刀（Heymann型）を挿入し，下鼻甲介下縁の粘膜を全長にわたり切除する（水平切除）．切除の方向が後方にいくと，切除が浅くなったり，逆に深くなったりしやすいので，前半部を切った段階で（剪刀がある一定のところまで入った段階で），一度剪刀を抜いて，切除方向を確かめたのちに，後端まで切除したほうがよい．次に鼻腔底に垂直に保ちながら，同様に粘膜を切除する（垂直切除）．後端部は取り残しやすい．内視鏡で確認して取り残さないように切除する．水平と垂直の2回の切除を行わず，斜めに1回のみ切除する場合もある．

B. 注意事項

すべての下鼻甲介を取ってしまうような切除は，将来，易痂皮形成，易感染性，萎縮性鼻炎などにつながるため，絶対に慎む．完璧な切除ができず効果が不十分でも，もう一度手術を行えるほうが，患者の利益になる．最初の切除が鼻腔底に対し斜めに入ると，下鼻甲介骨も一緒に切除してしまい，取りすぎになることが多い．

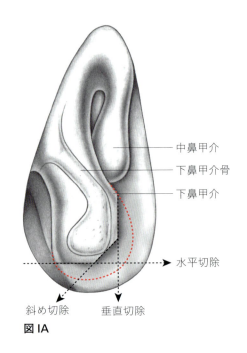

図IA

II. 下鼻甲介粘膜レーザー焼灼術

A. 焼灼法

深達度を考慮してCO$_2$レーザー，アルゴンプラズマが用いられる．内視鏡下にガイド光を目印にしてハンドピースを用い，可及的に前方から後方まで焼灼していく（**図IIA-1**）．一般的に，下鼻甲介上方の前から後ろへ，そして下へ下がり，前へ戻ってくる．それを下縁まで繰り返す（**図IIA-2**）．両側15分程度で終了し，ほとんど出血は認めないので，ガーゼタンポンは入れない．

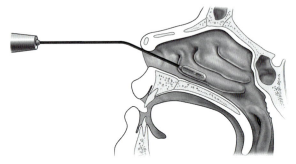

図IIA-1　レーザー焼灼のイメージ

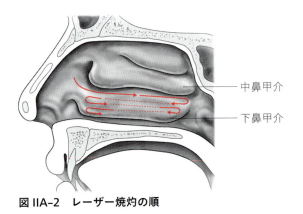

図IIA-2　レーザー焼灼の順

III. 粘膜下下鼻甲介骨切除術

A. 粘膜切開と剥離

粘膜切開には，3つの方法がある．いずれも粘膜刀を用いる（**図 IIIA-1**）．粘膜切開後，下鼻甲介骨を露出し，下鼻甲介骨膜下に下鼻甲介粘膜を後方に順次剥離していく．

ルート1は，鼻前庭部・梨状口縁に沿って切開し，下鼻甲介骨を露出する．下鼻甲介の露出がやや難しいときがあるが，この方法だと下鼻甲介粘膜を破ることなく，袋状のままで下鼻甲介骨が摘出できる（**図 IIIA-2**）．

ルート2は下鼻甲介前端を通って下縁までの切開を行う．下鼻甲介骨の露出は容易であるが，下鼻甲介粘膜の下縁を破ることが多い．下縁を破る感じで後方まで剥離していく（**図 IIIA-3**）．

ルート3は，最初から下鼻甲介前方から後方へ水平に切開し，下鼻甲介骨を露出し剥離する．

B. 下鼻甲介骨の切除（図 IIIB）

下鼻甲介の鼻中隔側粘膜を上下に剥離しながら後方に進み，次に下縁前方から上顎側に移行する．剥離の途中で下鼻甲介骨が骨折することが多い．適宜，次の剥離がしやすいように鋭匙鉗子で骨折した下鼻甲介骨を摘出してもよい．下鼻甲介骨を完全に粘膜から剥離したのち，下鼻甲介骨を基部にてノミで落とし，下鼻甲介骨を取り除く．そして粘膜を可及的に元に戻し，鼻中隔側と上顎骨側の粘膜が接着する（最終的に癒着する）ようにする．ルート1の切開の場合，梨状口縁を1なしは2針ナイロンで縫合する．良好な下鼻甲介の形態にするには，2～3日ガーゼタンポンを挿入しておくほうがよい．

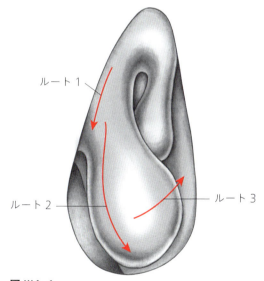

図 IIIA-1

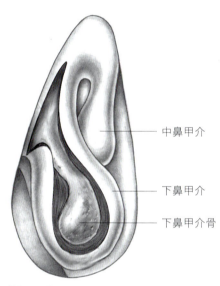

図 IIIA-2

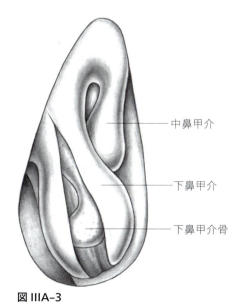

図 IIIA-3

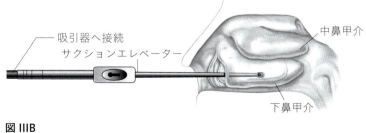

図 IIIB

手術のポイント

- 梨状口縁の切開は，下鼻甲介よりもかなり前方で行うイメージをもったほうがよい
- 下鼻甲介粘膜剥離は，しっかり骨膜下に入ると容易になる
- 下鼻甲介骨は凹凸があり，下鼻道面や下縁では粘膜が薄くなっているため，粘膜剥離の際には，常に剥離子の先端を骨表面に押しつけるようにして骨表面を一部はぎ取るような気持ちで前に進むと，粘膜を破らずに剥離できる．骨折させながら進んでもよい
- 剥離中は出血の制御が重要である．吸引と剥離が同時にできるサクションエレベーター，イリゲーションにて内視鏡の先端を洗うエンドスクラブを使用すると操作が容易になる．途中出血が多いときには，出血点を吸引付きディスポーザブル電気メスもしくは黒塗り特製吸引付き電気メスで止血をする
- 下鼻甲介粘膜を破っても術後結果には全く問題ないので，そのまま手術を継続すればよい．下鼻甲介骨切除後，下鼻甲介粘膜を寄せて形を整える

（藤枝重治）

50 後鼻神経切断術

手術概念

アレルギー性鼻炎や血管運動性鼻炎の外科的治療の戦略目的は下鼻甲介に存在する効果器の物理的または機能的除去である．近年，難治性の水様性鼻漏やくしゃみに対する積極的なアプローチとして，下鼻甲介に分布する副交感神経と知覚神経を選択的に切断する後鼻神経切断術が試みられている．従来から知られている古典的なVidian神経切断術は上顎洞経由でアプローチする術式であるが，涙腺に分布する副交感神経も切断するために涙液分泌障害が生じる可能性が高く，口蓋粘膜への知覚枝の切断により同部位の知覚鈍麻も報告されている．その反面，鼻内経由の後鼻神経切断術は副損傷の頻度がきわめて低く，しかも最小の侵襲で施行可能な術式である．

適応

適応疾患は鼻漏・くしゃみが主訴のアレルギー性鼻炎であるが，非アレルギー性鼻炎である血管運動性（本態性）鼻炎，好酸球増多性鼻炎，味覚性鼻炎，加齢性鼻炎に伴う過度の鼻漏にも有効である．非アレルギー性鼻炎において本術式の適応の判断に迷う際には，喘息に適応になっている抗コリン剤を点鼻剤として使用し，薬剤の効果を判定することによって本術式の効果の術前予見が可能である．

A．成績

後鼻神経切断術を含む手術症例56例の6か月間から4年間の観察期間の臨床成績では，2症例を除き鼻症状の改善は8割以上である．また術後の鼻腔抵抗値と鼻粘膜抗原誘発検査も検討した15症例すべてで改善を認めている．作用機序として，後鼻神経の切断により下鼻甲介粘膜への神経性炎症が抑制されると考えられている．術後の合併症では鼻出血が1症例，一過性の口蓋粘膜の知覚鈍麻1症例である．

手術の実際

A．粘膜切開

❶後鼻神経へは中鼻道経由または下甲介経由で行い，その同定と確認のポイントは内視鏡による伴走する蝶口蓋動脈の拍動である．中鼻道より鉤状突起の下端から1～2cm後方で，または上顎洞自然口が明視可能な場合はその後方の鼻腔外側の骨壁に，2～3cmの縦に弧状の粘膜切開を加える（**図A-1**）．

❷骨膜下で後方に剝離して，粘膜弁を挙上すると蝶口蓋孔から出てくる神経と血管の索状物が同定できる（**図A-2**）．

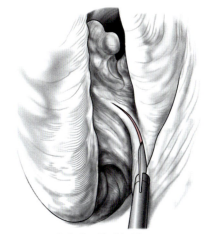

図A-1 中鼻道の粘膜切開

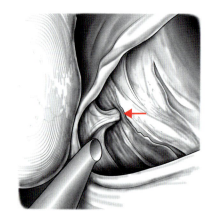

図 A-2 後鼻神経を含んだ神経血管索状物（矢印）の同定
左側の蝶口蓋孔から出現する．

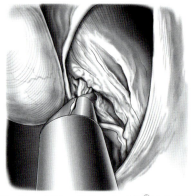

図 B ハーモニックスカルペル®による神経血管索状物の切断（左側）

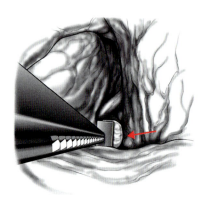

図 C 鼻中隔軟骨（矢印）による後鼻神経の切断面の被覆

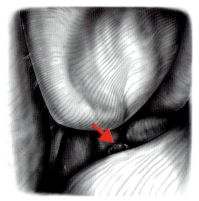

図 D 術後1週間の中鼻道所見
切開した粘膜弁の部分に血液凝固塊（矢印）を認める．

B．蝶口蓋動脈の同定と切断

❶蝶口蓋動脈の血管拍動を認めることによって，目的である索状物であることを確認できる．この索状物内の深部側に後鼻神経が存在する．後鼻神経の切断は伴走動静脈とともに行うのが簡便であり，超音波凝固装置（ハーモニックスカルペル®）が切断に威力を発揮する．通常使用するのはフック型ブレードで，出力レベルは3に設定している．しばしば下鼻甲介の内側方向の突出によって，ハーモニックスカルペル®のブレードが神経血管索状物まで到達できないことがある．その場合には，粘膜下下鼻甲介骨切除術または下鼻甲介の外側方向の骨折によって，ハーモニックスカルペル®の挿入経路を確保することも手術のポイントである．

❷フック型ブレードを鼻腔外側の骨壁に沿ってゆっくりと操作することで，蝶口蓋動静脈から出血することなく神経血管索状物を切断できる（**図 B**）．ここで，切断面の血管の拍動を再度確認するとともに，蝶口蓋孔の全貌が露見したことによって確実に後鼻神経が切断されたことが確認できる．また，挙上した粘膜弁を損傷せずに神経血管索状物を切断できると，後の骨または軟骨片が挿入しやすくなる．ハーモニックスカルペル®のブレードを鼻腔外側の骨壁にむやみに強く接触させると，ブレードの破損につながるだけではなく，深部に存在する翼口蓋神経節や顎動静脈の損傷の危険性がある．

C．断端面の被覆

下鼻甲介骨の骨片や鼻中隔の軟骨片を，粘膜皮弁と鼻腔外側の骨壁の間に挿入して，神経血管索状物の切断面を被覆する（**図 C**）．さらに，フィブリン糊で接着，補強してもよい．この操作によって，後鼻神経の再支配を防ぐことができ，蝶口蓋動脈からの術後出血も回避できる．

D．術後所見

術後の鼻内視鏡所見では粘膜の切開部位に血液凝固塊を認めるのみである（**図 D**）．

（池田勝久）

51 鼻中隔矯正術

手術概念

　鼻中隔彎曲は，主に成長過程において鼻中隔を構成する骨と軟骨に力が加わることにより生じ，軽度のものも含めると約90％の患者にみられるといわれている．多くはないが，外傷や手術後の影響により生じることもある．軽度の彎曲は自覚症状もなく問題とならないが，重度の彎曲により鼻閉をきたす場合や，副鼻腔炎の慢性化や睡眠時無呼吸の原因となっている場合は，鼻腔形態の改善を目的として矯正が必要となる．すなわち，鼻中隔矯正術は，鼻中隔彎曲に起因した鼻腔通気障害を取り除いて，鼻の機能を改善させるために行う手術である．

適応

　適応年齢についての明確な根拠はないが，何らかの理由で小児例でも矯正が必要な場合を除き，顔面頭蓋の発育が止まってからの手術が望ましい．外鼻の発育は17～18歳頃まで続くが，鼻中隔の骨，軟骨が除去されると外鼻の発育が抑制されるので，少なくとも15歳以前では鼻中隔軟骨は除去しないほうがよいとされている．病態としては，鼻中隔彎曲による呼吸障害，嗅覚障害，副鼻腔の換気障害，耳管機能障害，反復する鼻出血などが適応となり，まれに中鼻甲介頭痛症候群やcontact point headachesの治療を目的として行うこともある．また，内視鏡下鼻内副鼻腔手術の普及により，手術操作のワーキングスペースを確保するために行うことも多くなった．

術前に注意すること

　術前のCT読影と鼻内の観察によるプランニングによって，鼻閉の原因となっている彎曲部位と周囲組織との位置関係を把握しておく．具体的には，CT画像から彎曲の上下左右の方向や凹凸，篩骨垂直板や鋤骨の厚さや傾きを確認し，鼻内の観察によって穿孔が生じやすい骨棘の状態などを把握する．再手術例では，前回手術で軟骨や骨がどの程度除去されているか，触診を行い確認する．また，外鼻変形を伴うような重度の彎曲をきたしている症例や，前彎が顕著な症例は，通常の鼻内法による鼻中隔矯正術だけでは彎曲が残ってしまうことがあるため，形成外科医とともにseptorhinoplasty（鼻中隔外鼻形成術）を行う必要がある．

手術の実際

　従来，鼻中隔矯正術は肉眼的に直視下で行われていたが，最近では良好な視野が確保できる利点から，内視鏡下で行われることが多くなった．鼻中隔矯正術は複数の方法があるものの，一般的には粘膜下窓形成術（Killian法）が行われる．また，軟骨を再挿入したり，残したりする保存的な術式もあり，個々の症例に応じて最適な方法を選択する．

A. 麻酔（図A）

術前に，鼻粘膜の収縮と表面麻酔を目的に，10％コカイン塩酸塩，4％キシロカイン®および5,000倍ボスミン®を塗布する．そののちに，1％キシロカイン®注エピレナミン含有を軟骨膜下，骨膜下に注射し浸潤麻酔を行う．特に皮膚粘膜移行部の切開部，鼻背下の骨部，鋤骨深部には十分行う．稜や棘の突起部は粘膜がきわめて菲薄で手術操作により損傷することが多いので，必要に応じて上下に注射し剥離をすると損傷を予防できる．全身麻酔下で手術を行う場合も，止血を目的として同様の塗布麻酔を行うが，注射は粘膜剥離を目的とするので生理食塩液で行ってもよい．

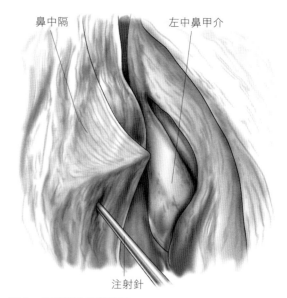

図A　左鼻腔内視鏡所見

B. 粘膜軟骨膜切開（図B）

まず軟骨の前端を確認し，それより約1cm後方の皮膚粘膜移行部の粘膜に高橋式メスで縦切開を加える．実際にはそれよりも若干前方の皮膚部を切開したほうが，粘膜部より丈夫なため手術操作中に裂けにくい．右利きの術者が多いので，一般的には左側に粘膜切開を行うが，鼻中隔彎曲の状態に応じて左右どちらから切開を行ってもかまわない．この際，高橋式メスは粘膜面に対してほぼ直角に入れ，軟骨に浅く切り込む程度に軟骨膜まで確実に切開する．

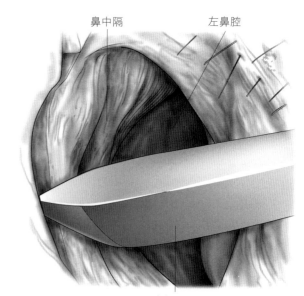

図B　左鼻腔内視鏡所見

C. 剥離(図C-1, 図C-2)

❶ 高橋式メスの剥離端を切開創の上下にわたって数回しごくと，粘膜層軟骨膜層は軟骨面と離開して軟骨が露出してくる．

❷ 高橋式両頭剥離子(ゴルフ型)に持ち替えて，剥離子の真っすぐのほうで軟骨膜下および骨膜下の剥離を上方から後方に向かって行うが，軟骨と骨の境界部は軟骨膜と骨膜がその間に入り込んでいるため，穿孔が起こりやすく注意が必要である．剥離の際は，剥離子の先端を常に軟骨面や骨面に圧抵させるように付けながら行う．

❸ 下方の剥離には，高橋式両頭剥離子(ゴルフ型)の曲がったほうが有用で，鼻底との境界まで下りてから前方へ戻ってくる．

D. 軟骨切開と他側剥離(図D-1, 図D-2)

❶ 粘膜切開部の1～2mm後方の軟骨に高橋式メスで切開を加える．この際，反対側の粘膜まで損傷する危険性を回避するため，軟骨の1/2ないしは2/3ぐらいの深さで切開し，残りの軟骨に高橋式メスの剥離端で鈍的に力を加えて反対側の軟骨膜下に入るようにする．

❷ 次いで，高橋式両頭剥離子(ゴルフ型)の直のほうを進

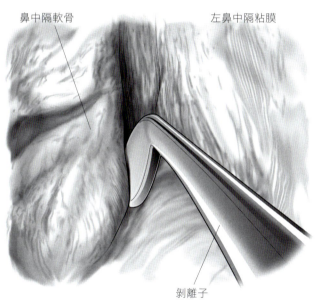

図C-1 切開創より内視鏡を挿入した図

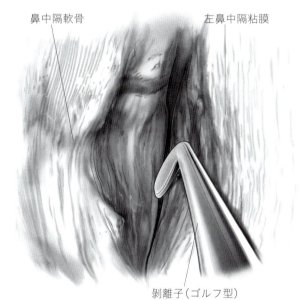

図C-2 切開創より内視鏡を挿入した図

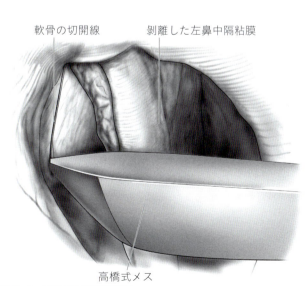

図D-1 左鼻腔内視鏡所見

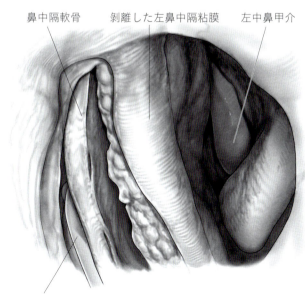

図D-2 左鼻腔内視鏡所見

めて他側の軟骨膜下，骨膜下の剥離を行う．

❸下方の剥離には，反対側と同様に高橋式両頭剥離子（ゴルフ型）の曲がったほうが有用で，鼻底との境界まで下りてから前方へ戻ってくる．

E. 骨・軟骨部処置（図 E-1〜図 E-4）

両側の剥離を行ったのちに彎曲した軟骨や骨の処置を行うが，この方法は手術法によって異なる．

❶最も一般的な粘膜下窓形成術（Killian 法）では，軟骨の前部と上部を約 7〜8 mm 残し，Ballenger 回転刀を底辺から入れ，後方，上方の順に回転してきてコの字型に軟骨片を切除する．

❷さらに Jansen-Middleton 鼻中隔鉗子や Killian 鼻中隔鉗子で篩骨垂直板，鋤骨などを除去し，最後に下方に残った軟骨を鋤骨から切り離し，鋤骨の突出部をノミで削る．

❸さらに取り出した軟骨の形を整えたのちに再挿入する方法もあるが，穿孔を予防する場合に有用である．

近年は，内視鏡下に鼻中隔矯正術が行われることが多くなったため，軟骨や骨の状態の観察が容易になった．そのため，鼻中隔軟骨と篩骨垂直板や鋤骨との境界を鮮明な内視鏡画像で確認できるようになったので，その境界を高橋式両頭剥離子（ゴルフ型）で丁寧に押して外すことが可能となった．その結果，彎曲した篩骨垂直板を Jansen-Middleton 鼻中隔鉗子や Killian 鼻中隔鉗子で彎曲した部分だけ取り除き，鋤骨の突出部をノミで削り，

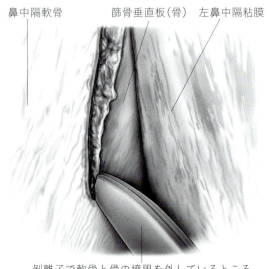

図 E-1　切開創より内視鏡を挿入した図

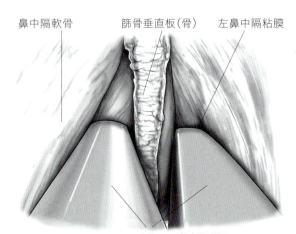

図 E-2　切開創より内視鏡を挿入した図

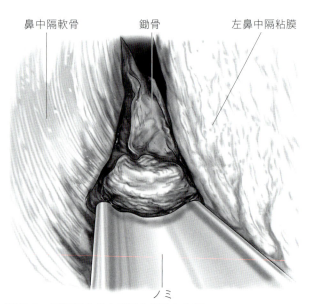

図 E-3　切開創より内視鏡を挿入した図

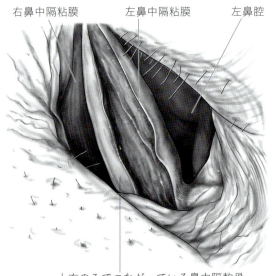

図 E-4　左鼻腔内視鏡所見

鼻背側でつながった状態で軟骨をほぼすべて残す保存的な手術法が一般的となりつつある．ただし，鼻中隔軟骨の彎曲が強い場合は適応とならない．

F. 矯正の確認と切開創の縫合（図F）

切開創の縫合の前に鼻中隔がきちんと矯正されているかどうかを確認する．改めて両側鼻腔を観察すると，上彎や稜や棘の取り残しに気づくことがある．最後に術創腔の軟骨や骨の小片の遺残や止血を確認し切開創を合わせる．切開創は縫合しなくても多くの場合接着するが，1針縫合しておくと切開部の軟骨の露出や痂皮の付着を予防できる．

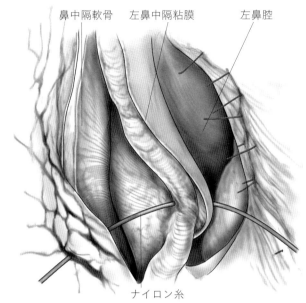

図F　左鼻腔内視鏡所見

術後管理

鼻中隔矯正術では，術後露出する術創は切開縁のみなので，抜去を必要とする従来のタンポンパッキングを行わない施設が多くなってきた．しかし，矯正後の鼻中隔の固定と，鼻中隔血腫の予防のため，筆者の施設では厚さ1mmのシリコンプレート（眼球下垂抑止用埋入材，高研）を両側鼻腔に1枚ずつ挿入し，ナイロン糸で固定している（図1）．パッキングを行わないと，術後しばらくは外鼻孔や咽頭へ少量の血液が流れてくるが，必ず止血することを患者に説明し，咽頭へまわった血液を嚥下しないよう指導する．また，術後疼痛により血圧が上昇すると出血量が多くなるため，鎮痛薬で積極的に抑制する．術後数日経過しても遷延する疼痛や発熱は，鼻中隔血腫や膿瘍形成の可能性もあり，注意を要する．

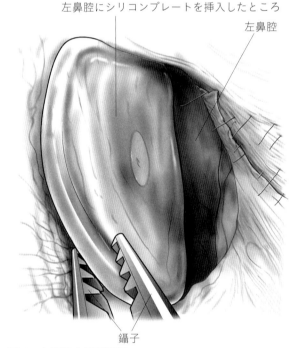

図1　左鼻腔内視鏡所見

手術のポイント

- 一側の粘膜を剝離の段階で損傷しても，反対側の粘膜が残存していれば，術後に穿孔をきたすことは少ない．鼻中隔彎曲の凸側は薄く損傷しやすいため，剝離が容易な凹側の粘膜は注意して骨軟骨膜下に剝離を行う
- 一側の粘膜に穿孔を生じたことに気づいた場合，剝離を一時中断し，周囲の容易に剝離できる部位から操作を進めてみる
- Jansen-Middleton鼻中隔鉗子で上方の軟骨や骨を除去する際の切除範囲の目安として，中鼻甲介の前方基部（鼻提部）の高さまでとすると鞍鼻を予防できる
- 大口蓋動脈は口蓋骨の切歯管を通り鋤骨に入るが，ノミで鋤骨を削る際にこの血管を損傷する危険性がある．さらに，この出血は圧迫や電気凝固による止血では対処が困難なことが多いので，できるだけこの血管損傷を避けることが重要である．そのため，鋤骨の中央部は残し，突出した部分だけノミで除去する

手術のピットフォール

- 鼻中隔前方の彎曲が強い場合や，外鼻変形を伴う場合は，粘膜下窓形成術（Killian法）などの通常の手術法では矯正が困難である．そのため，鼻中隔軟骨の前端レベルで切開を行うhemi-transfixion approachや，鼻翼軟骨前方で両側鼻側縁切開を行うclosed septorhinoplasty，さらに鼻柱切開を加えたopen septorhinoplastyが必要となる
- 鼻中隔矯正術の術後合併症のなかでも血腫は比較的多い．血腫は術後性の出血によって生じるので，術中の止血に十分留意することが重要である．もし生じてしまった場合は，初めの粘膜軟骨膜切開創を再開放し，血腫を除去したのちに出血部位を確認し，止血してから両側鼻腔にタンポンを挿入する．この際血腫は凝血塊となっており，穿刺では吸引できないので，必ず切開創を再開放する
- 鼻中隔矯正術ののちに外側の鼻甲介と癒着が生じることがある．特に術前に鼻腔が広かった凹側は，術後に狭くなるため癒着を生じることが多い．予防法としては，鼻甲介のconchotomyや外側への偏位によって，鼻中隔の距離を保つようにすることが重要である

（吉川　衛）

52 内視鏡下鼻内副鼻腔手術

近年，鼻副鼻腔炎症性疾患の手術治療は，内視鏡下鼻内副鼻腔手術(endoscopic sinus surgery；ESS)が第一選択され，世界的な標準術式となっている．ESS は鼻副鼻腔全体を明視下におき，病的粘膜を的確に手術操作できる．しかし，ESS の術野は常に出血を伴い，術者は TV モニター下の平面画像から術野の 3 次元イメージを構築しなくてはならない．ESS を安全に施行するためには，内視鏡器具の特徴，病態の把握および術者の局所解剖を十分に理解しなくてはならない．

手術概念

ESS の基本概念は額帯鏡下(裸眼下)に行われてきた鼻内手術の概念を継承している．すなわち，慢性副鼻腔炎の起因は鼻中隔彎曲に伴う鼻甲介変位から中鼻道自然口ルートの狭窄を生じ，副鼻腔の換気および排泄障害をきたすことである．したがって，ESS の目的は鼻中隔を矯正し鼻甲介変位の矯正および罹患副鼻腔自然口を拡大開放する．特に，篩骨蜂巣の単洞化を主眼とする．さ

表 1　慢性副鼻腔炎に対する内視鏡下鼻副鼻腔手術分類

ESS 分類	手術術式		
I	副鼻腔自然口開窓術		鼻茸，腫瘤などによる鼻道閉鎖で副鼻腔自然口の閉鎖を除去し開窓するが，洞内処置なし．外来手術での運用が多いと考える．
II	副鼻腔単洞手術	前篩骨洞，後篩骨洞，前頭洞，蝶形骨洞	単一の副鼻腔を開放し洞内の病的粘膜を処置する．
III	選択的(複数洞)副鼻腔手術	II の 2 つ以上の洞	複数の副鼻腔を開放し洞内の病的粘膜を処置する(前部篩骨洞と後部篩骨洞は独立した副鼻腔とし，両洞を開放した場合は III 型とする)．
IV	汎副鼻腔手術	一側すべての洞	すべての副鼻腔を開放し洞内の病的粘膜を処置する．
V	拡大副鼻腔手術 　両側前頭洞単洞化手術 　頭蓋底手術(副鼻腔炎に伴う) 　眼窩手術(副鼻腔炎に伴う)		前頭洞炎に対する前頭洞単洞化手術(Draf III)あるいは modified Lothrop procedure，また副鼻腔炎が頭蓋底および眼窩内に波及した場合に鼻副鼻腔経由にアプローチする方法．以下の施設基準がある． V 型の施設基準 ・耳鼻咽喉科の常勤医師(2 名以上) ・脳神経外科の常勤医師(1 名以上) ・眼科の常勤医師(1 名以上) ・5 年以上の耳鼻咽喉科の経験を有する常勤医師 ・5 年以上の脳神経外科の経験を有する常勤医師 ・5 年以上の眼科の経験を有する常勤医師 ・5 例以上の内視鏡下鼻・副鼻腔手術 V 型の経験を有する耳鼻咽喉科の常勤の医師
上顎洞鼻外手術		充填を含む	上顎洞根治術(Caldwell-Luc 手術)や鼻外前頭洞根治術が行われる頻度は少ないが，分類の項目として欄外に追加した．
前頭洞鼻外手術		充填を含む	

再手術：初回手術同様に分類する．

らに内視鏡的視野で病的副鼻腔粘膜を拡大視し，骨面を露出しないように病的粘膜を切除し，また健常粘膜を残存し，副鼻腔粘膜の再上皮化を促し(mucosal preservation)，鼻甲介など硬性形態を維持した生理的治癒に導くことである．

適応

1. 慢性副鼻腔炎(副鼻腔・気管支症候群，再手術も含める)
2. 副鼻腔囊胞(原発性，術後性)
3. 好酸球性副鼻腔炎
4. 副鼻腔真菌症
5. 小児副鼻腔炎
6. 視神経管骨折に対する視神経管開放
7. 眼窩壁骨折の整復
8. 鼻内涙囊鼻腔吻合術
9. 鼻性髄液漏
10. 鼻副鼻腔腫瘍(乳頭腫，一部の悪性腫瘍など)
11. 頭蓋底腫瘍(下垂体腫瘍，嗅神経芽細胞腫など)

術前に注意すること

A. 問診

自覚症状(鼻閉，鼻漏，後鼻漏，頭痛，嗅覚障害)の発症時期，薬剤アレルギー(NSAIDsなど)，喘息の有無(家族を含めて)，抗凝固薬の内服の有無を確認し術前の休薬を指示する．

B. 検査など

1. 鼻内内視鏡検査

鼻甲介，各鼻道および嗅裂所見について，前鼻内視鏡検査にて鼻腔前半部を，後鼻内視鏡検査にて後半部を観察する．後鼻内視鏡所見は，しばしば前鼻内視鏡所見よりも多くの病的所見が認められる．

2. 画像検査

単純CT検査は必須である．単純X線検査でも副鼻腔陰影の把握は可能であろうが，個々の症例での病変および局所解剖を確実に把握することは難しい．CTの前額断，水平断と矢状断の3方向の撮影が望ましい．また骨条件と軟部条件が必要である．骨条件は，鼻副鼻腔の解剖の把握に重要であり，炎症および腫瘍性病変の圧迫による希薄化や欠損，また逆に炎症による骨肥厚を把握できる．ときどき無症候性眼窩壁骨折の合併もあり，注意が必要である．軟部条件では副鼻腔陰影の評価ができ，しばしば好酸球性副鼻腔炎では，副鼻腔内に高輝度陰影を認め，ムチンの存在がわかる．しかし，副鼻腔陰影の病変をより把握するためにはMRIが必要になる．最近では片側性副鼻腔病変に遭遇することが多く，腫瘍性病変か否かを判断する必要があり，術前に撮影し，副鼻腔乳頭腫が疑われた場合にはその発生基部の把握もでき，経鼻アプローチで十分かどうか，術前の説明に鼻外手術を追加するどうかを決定できる．

3. 自覚症状のアンケート

鼻閉，鼻漏，後鼻漏，頭重感，嗅覚障害，生活支障度をバススコアーで評価する．

4. アレルギー検査

血中好酸球数，血清総IgE，RAST(HD，ダニ，スギ，ヒノキ，アルテリナリア，カンジダなど)はルーチンに検査する．アレルギー性真菌性副鼻腔炎が疑われたら真菌の皮内テストも加える．

5. 嗅覚検査

T＆オルファクトメトリー，アリナミンテストを行う．自覚症状との乖離がしばしばある．

6. 鼻腔通気度検査

自覚症状との乖離があり，複数回の検査が望ましい．

7. 下気道病変の把握

喘息合併好酸球性副鼻腔炎が増加しており，下気道の病態の確認を呼吸器内科に依頼する．呼気NO(FeNO)が簡便に好酸球炎症の程度を把握できる．

C. 術前の投薬

高度病変や急性炎症で手術中に出血が多いと予想される場合には，抗菌薬を1～2週間程度内服させる．また好酸球性副鼻腔炎では，術前に経口ステロイド薬を1～2週間内服させると病変の軽減化となり，手術操作が容易になる．

D. 必要な器具

硬性内視鏡(径4mm，直視および斜視鏡の2本)，カメラ，モニターが必須で，通常，各メーカーでセット販売されている．内視鏡手術はモニター下の2次元画面なので，斜視鏡操作がないと凹凸があり複雑な副鼻腔を的確に単洞化することはできない．

鉗子類は，従来のグリュンワルドの小型を揃える．特に，直と上向き截除鉗子，西端鉗子は多用する．内視鏡手術用に開発された細型で，彎曲した鉗子類や上顎洞膜様部の手前を処置するバックワード鉗子が必要になる．また吸引管も彎曲したものや自在に術者のイメージで彎曲できるものがあると便利である．最近では吸引と切除

を同時に行うマイクロデブリッダーが頻用される．プローブは，ストレートと種々の彎曲したものの2種類あると便利である．さらに，肥厚した骨を削開するためにドリルを使う場合も少なくない．ドリルには，ストレートと種々に彎曲したダイヤモンドとカッチングの2種類がある．

多くの施設でナビゲーションシステムが導入されており，以前に比べ，多くの症例に導入しやすくなっている．よい適応は鼻副鼻腔の解剖が変貌した副鼻腔嚢胞や再手術例である．

E．麻酔

以前ではESSは局所麻酔下で施行されることが多かったが，現在は疼痛や出血の管理のしやすい全身麻酔で施行される施設が大多数になっている．しかし，実際の手術前には，以前のように局所麻酔を行い，鼻腔粘膜の収縮を促し，術中の出血を抑えることは重要である．

局所麻酔は，第一に10％コカイン塩酸塩を浸した綿棒にて塗布麻酔する．片側2～3本を鼻道，鼻腔側壁と嗅裂に丹念に塗布する．次に，4％キシロカイン®，ボスミン®を浸したコメガーゼを各鼻道，嗅裂に挿入する．後部篩骨洞への薬液の浸潤を促すために，嗅裂および上鼻道への塗布麻酔は重要である．このとき，必ずガーゼを絞って薬液を咽頭に落下しないように注意する．数分待った後，1％あるいは1％エピレナミン含有キシロカインの浸潤麻酔を鼻堤，中鼻甲介基部，膜様部に行う．

局所麻酔下で手術を行う場合には，点滴でペンタジン®と抗不安薬を投与する．

全身麻酔では，血圧が上昇すると術中出血しやすいので，麻酔医に術中，最高血圧100 mmHg以下に維持してもらうように依頼する．

高度病変例では，塗布麻酔が十分に副鼻腔粘膜へ浸透しにくいので，随時，術中に4％キシロカイン®，ボスミン®を浸したコメガーゼを挿入する．

手術の実際

I．初回手術例

A．鼻ポリープ（腫瘤性病変を含める）の観察

鼻ポリープが存在する場合には，塗布麻酔後に収縮したポリープや膿汁が中鼻道側か，嗅裂側か，あるいは中鼻甲介自体から発生しているのかを確認する．また，鼻中隔粘膜の結合組織肥厚，表面不正な副鼻腔乳頭腫による腫瘤などを確認する．鑷子やゴルフ型剥離子でポリープ自体を移動させて，奥の状態を観察する．

B．鼻ポリープの切除，中鼻甲介の位置の確認

手術の重要なランドマークである中鼻甲介を確認する．鼻堤部分の逆U字を探すと見つけやすい（**図IB-1**）．

ポリープを鉗子あるいはマイクロデブリッダーを用いて切除する．このときポリープの組織診の材料を採取し，病理診断に提出する．切除しながら，手術のランドマークである中鼻甲介などを確認して温存する．ポリープが大きく多発性の場合に，しばしば中鼻甲介が左右に変位し，菲薄化しているのでマイクロデブリッダーで切除しないように注意する（**図IB-2**）．嗅裂ポリープはすべて切除する必要はなく，篩骨洞手術後に鼻甲介を外側に変位させて，嗅裂部位のスペースを確保し，再度処置したほうが操作性がよい．マイクロデブリッダーでの嗅裂部位の広範囲の切除は，術後に嗅裂の癒着を引き起こすので過度の創部を作らないように注意が必要である．

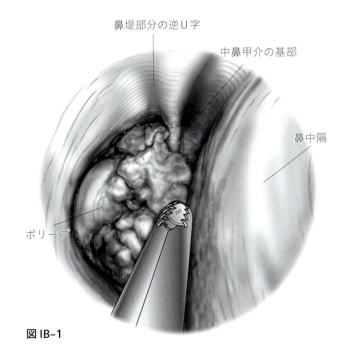

図IB-1

C. 前篩骨洞手術

中鼻甲介を整復し，前篩骨洞の鉤状突起(第Ⅰ基板)と篩骨胞(第Ⅱ基板)を確認する(図IC)．鉤状突起は粘膜メスや鉗子にて切開する．篩骨胞は直あるいは上向截除鉗子を用い，下内側から眼窩紙様板方向に向けて鉗除する．ある程度切除後に，眼窩紙様板の位置も確認できたらマイクロデブリッダーを使用してもよい．

D. 後部篩骨洞手術

中鼻甲介基板(第Ⅲ基板)を確認する(図ID-1)．下内側を中鼻甲介に沿って，細型鉗子で一部開放する．この場合，一気に後方の篩骨洞天蓋まで突き刺さないように注意する．徐々に上向截除鉗子やスタンツェを用いて，上方外側に可及的に開放する．鉗子操作で裏打ちを確認して咬んだ部位のみを切除するように心がける．

上鼻甲介(第Ⅳ基板)は，後部篩骨洞を開放時に，明確に確認できない場合もある．上鼻甲介を確認しながら，下内側から上外側の方向に徐々に切除し，天蓋まで到達する(図ID-2)．視神経隆起や内頸動脈隆起が篩骨洞天蓋外側に認める場合もあり，慎重に処置しなくてはいけない．

篩骨洞の発育が良好だと，最後部篩骨洞(Onodi cell)を認める．

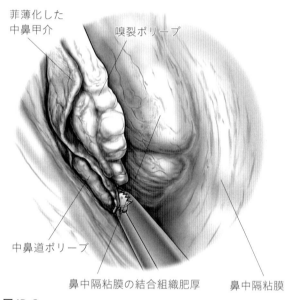

図IB-2

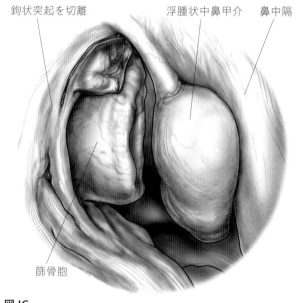

図IC

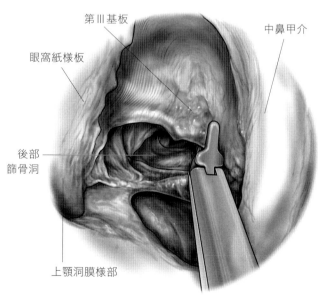

図ID-1

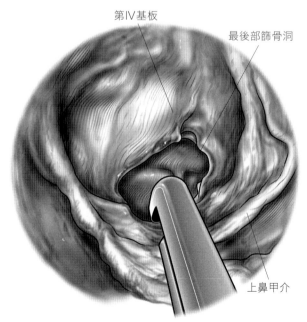

図ID-2

E. 嗅裂の処置

中鼻甲介ヘラを用いて中鼻甲介を外側に変位させ，上鼻道，蝶篩陥凹，蝶形骨洞自然口などの嗅裂所見を確認する（図IE）．上鼻道の浮腫粘膜あるいはポリープをマイクロデブリッダーで用いて切除し，開放する．同時に，鼻中隔粘膜の結合組織性肥厚のあるとき，その切除の際に鼻甲介側と癒着しないように注意する．その場合，嗅裂にシリコンを挿入し，癒着防止を考慮する．

F. 篩骨蜂巣の単洞化

篩骨蜂巣内側から外側，上方に上向截除鉗子を用いて，奥行きを確認しながら単洞化に努める（図IF-1）．篩骨洞天蓋（前頭蓋底）まで到達し，手前方向に眼窩紙様板，前頭蓋底に沿って鉗子を進める（図IF-2）．常に全体像を視野に入れて，天蓋部から手前に繰り返して単洞化を図る．病的粘膜はマイクロデブリッダーにて一気に清掃する．このとき視神経管が天蓋部外側に露出することがあり，この部位は最後に清掃する．

G. 上顎洞膜様部を切開し開放する

まず直視鏡下に膜様部切開刀を用い，下鼻甲介の肩に沿って膜様部から上顎洞内へ穿刺して鼻腔側に切開層を広げる．このとき，切開刀の先を上方に向けて眼窩内に刺通しないように注意しなくてはいけない．膜様部後方を截除鉗子で鉗除し，手前は弱彎のバックワードで鉗除する．その後，70度斜視鏡下に大きく開放する．上顎

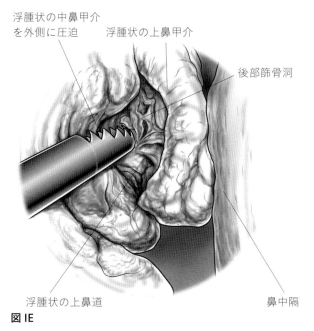

図IE

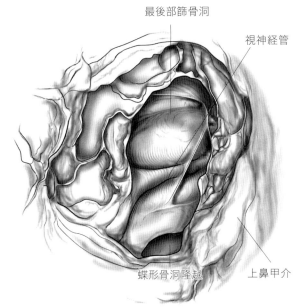

図IF-1

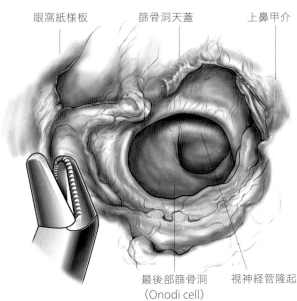

図IF-2

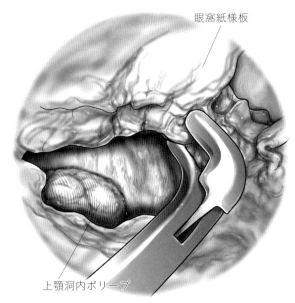

図IG-1

洞内病的粘膜を拡大開放した膜様部から彎曲した鉗子やマイクロデブリッダーを用いて処置する（**図IG**）.

H．前頭洞を開放する

70度斜視鏡下に，鼻堤，前頭蓋底，眼窩紙様板，中鼻甲介で囲まれた部位の隔壁を弱彎細型截除鉗子で截除する（**図IH**）．強彎西端鉗子を鼻堤に沿って，前頭洞口に挿入する．彎曲した鉗子やマイクロデブリッダーを用いて前頭洞を大きく開放し，洞内粘膜も処置する．洞内外側の病的粘膜を十分に処置することはできにくい．

I．蝶形骨洞を開放する

通常は中鼻道側（開放した後部篩骨洞）から，上鼻甲介に沿って下内側から開放する（**図II**）．ただし，蝶形骨洞の発育が小さく，中鼻道側から開放することが困難である場合には，嗅裂の自然口から大きく開放する．蝶形骨洞外側部には視神経および内頸動脈隆起が走行するので蝶形骨洞前壁を内側から外側上方に切除する．洞内の病的粘膜は彎曲した鉗子やマイクロデブリッダーを用いて処置する．

J．ガーゼパッキング

0度内視鏡を使用して，鼻副鼻腔形態を整復する（**図IJ**）．開放した副鼻腔内へソープサンを挿入する．特に前頭洞口にはしっかり挿入し，術後経過で滲出したフィブリンによる狭窄を起こさないように注意する．嗅裂にも少々ソープサンを挿入し，鼻腔形態を整復する．厳重な鼻腔内パッキングは必要ないが，鼻中隔矯正術や下鼻甲介粘膜手術を施行した場合には必要となる．

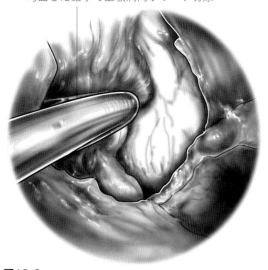

図IG-2

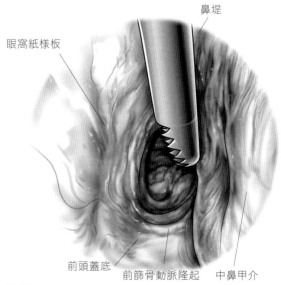

図IH

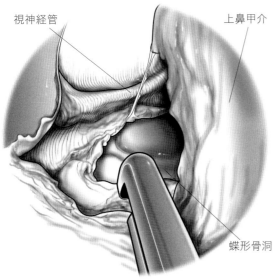

図II

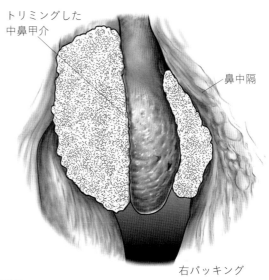

図IJ

II. 再手術例への対応

手術操作の手順は初回手術例と類似するが，最大の異なる点は，なんらかの鼻副鼻腔形態の変貌をきたした状態での手術である．最も変貌しているのは，重要なランドマークである中鼻甲介であり，その消失あるいは変位している例が多い．また，既往手術で Caldwell-Luc 手術のため上顎洞が充塞している例も目立つ．再手術の目的は，病巣切除とともに再度の単洞化を目指すことにある．しかし，当然，初回手術に比べ副損傷のリスクは高くなり，初回手術の経験を豊富に有する術者やナビゲーションの導入のよい適応となる．

A. 患者への説明

患者は，以前の局所麻酔での鼻根治手術に対して嫌悪感をもっており，再手術をはばかっている場合が多い．したがって，現在の低侵襲の ESS について十分な説明が重要となる．特に患者の苦痛を最大限少なくするために全身麻酔を選択し，術後の顔貌の腫脹や苦痛を軽減するように努める．

B. 術前の準備

CT にて鼻甲介の状態（消失あるいは変位），各副鼻腔の発育状態（以前の鼻根治術により上顎洞は充塞しているのか），篩骨蜂巣の隔壁の残存および骨肥厚の有無な

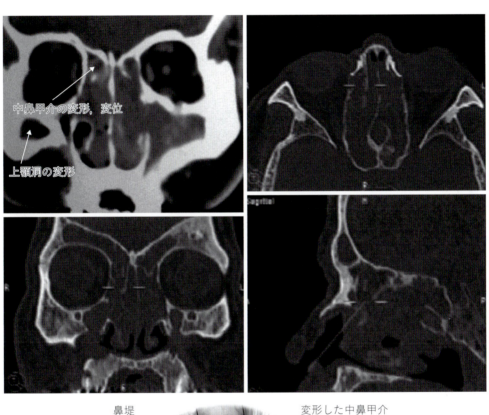

図 IIB

どをチェックする(図IIB). 鼻内視鏡所見で, 鼻中隔彎曲の程度, 鼻ポリープの有無を確認する.

再発例には好酸球性副鼻腔炎が多いので, 喘息の有無, 好酸球数のチェックも必要である. 事前に呼吸器内科に相談しなくてはいけない.

ナビゲーションサージャリーのよい適応なので, 所持している施設では準備する(図IIB).

C. 鼻腔内のポリープ切除

重要なランドマークである中鼻甲介を切除しないようにポリープをマイクロデブリッダーで鉗除する. 中鼻甲介は部分欠損したり, 側壁あるいは鼻中隔に変位しているので注意しなくてはならない.

D. (中)鼻甲介を確認する

中鼻甲介を確認できれば, 篩骨洞側と嗅裂側の位置関係が把握できる(図IID). ほぼ変形なく中鼻甲介が存在すれば, 初回手術同様にESSを遂行しやすい. しかし, 中鼻甲介が消失していると, 鼻副鼻腔の前後径(奥行き)が把握しにくくなる.

E. 篩骨洞の清掃

残存篩骨洞隔壁を切除し, 篩骨洞の単洞化を行う. 通常, 上方, 外側部位の残存隔壁が多いが骨肥厚しており, 危険部位も近い. (中)鼻甲介を指標に下内側から截除鉗子で切除する.

F. 上顎洞膜様部を開放

上顎洞が存在するなら(上顎洞根治術後には充塞しているので存在しない), 早い段階で開放すると全体像を確認しやすくなる(図IIF). 上方は眼窩紙様板に移行し, 後方は篩骨洞天蓋に移行するので十分に開放すべきである.

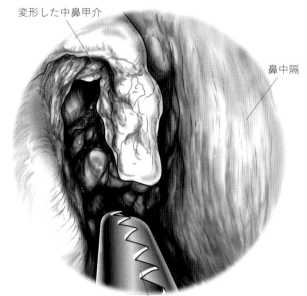

図IID

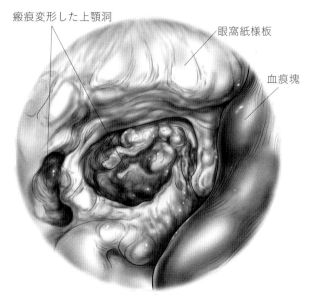

図IIF

G. 蝶形骨洞を開放

病変がなくても手術のランドマークとなるので開放する（図IIG）．未手術の場合も多く，初回手術と同様の操作で可及的に大きく開放する．上方は篩骨洞天蓋まで移行するように開放すると前頭蓋底の清掃ができる．

H. 前頭洞を開放

斜視鏡下での手術操作になるが，鼻堤や中鼻甲介前端が存在すれば初回手術同様で可能である（図IIH）．消失している例では前頭洞口を確認するのは容易ではない．ナビゲーションシステムが有用となる．

I. 手術終了後

ガーゼパッキングは初回手術同様であるが，十分に鼻副鼻腔内を洗浄し粘膜の再上皮化を促進させるように心がける．

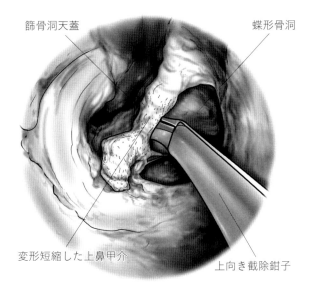

図IIG

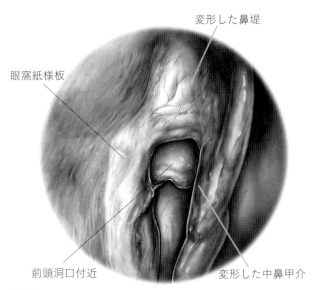

図IIH

手術のポイント

1. 術前病態の評価

    慢性化膿性副鼻腔炎か好酸球性副鼻腔炎かをおおよそ判別する．慢性化膿性副鼻腔炎では，一般的に副鼻腔の発育が小さく，骨肥厚例が多いので，術中出血を伴う可能性が多い．前頭洞や蝶形骨洞の発育は小さいことが多く，開放するにはしばしば難渋する．好酸球性副鼻腔炎では全体に粘膜浮腫病変の程度が強く，手術操作が難しくなる場合も多い．その場合，術前に経口ステロイド薬を内服させ，病変を軽症化させるとよい

2. 鼻中隔彎曲症のある場合には，積極的に矯正術を行い，副鼻腔手術操作しやすくする

3. 常に出血を抑え，術野を明視化にして手術操作を行うように留意する．そのためには，術前の局所麻酔の徹底，術中にできるだけ最高血圧を100 mmHg 以下に維持することを考える

4. 術中，常に解剖学的メルクマール（特に中鼻甲介）を術野で確認して，副鼻腔の全体像を見失わないように注意する．鼻中隔彎曲に伴い中鼻甲介の変位による方向の誤りやポリープによる希薄化した中鼻甲介をマイクロデブリッダーでポリープと一緒に切除しないように注意する

5. 常に篩骨蜂巣の単洞化と可及的に自然口の拡大開放を心がける．隔壁の残存した isthms surgery をしてはならない

6. 病的粘膜の処置について，粘膜処置に篩骨洞内の限界壁の粘膜は截除鉗子を用いてできるだけ温存する．骨面を露出すると術後の上皮化が遅れる．軽度病変では，健常な粘膜は切除せず，病的粘膜の表層のみを鉗除し，粘膜下組織を残すようにすることが重要である．そのためには，鋭匙鉗子を用いて粘膜を引き裂く操作をせず，丹念に截除鉗子にて切除することを基本とする

    マイクロデブリッダーを用いる場合には，吸引した上層の粘膜のみを切除すべきで，プローブの先端を骨に押しつけて骨面まで露出しないように注意すべきである

7. 最近のマイクロデブリッダーは高回転数操作ができ，容易に骨まで削開できる．出血の多く，高度な病変ではマイクロデブリッダーを多用しがちになるので，周囲の臓器と隣接した部位の清掃に使用するには注意が必要である．特に，眼窩紙様板損傷し，脂肪まで容易に吸引してしまうので，細心の注意を払うべきである

8. 眼窩紙様板付近の操作では，眼球を圧迫して紙様板の損傷のないことを確認する

9. 頭蓋底損傷，眼窩紙様板損傷，血管損傷の重症度による対応を習得する．また軽度の損傷で認識できるように，術野の出血を抑えた手術を心がける

10. 再手術や高度病変では，中鼻甲介の変位，欠損がしばしば存在し術野の方向を誤りやすい．骨肥厚や肉芽状な粘膜なので，手術操作は難渋する．手術支援システム導入のよい適応となる

11. 術後，ガーゼ抜去後には副鼻腔洗浄し，鼻副鼻腔内の痂皮や分泌物を可及的に除去する．薬物療法はマクロライド療法と生理食塩水での鼻洗浄が基本である．好酸球性副鼻腔炎では経口ステロイド薬を1か月程度内服させ，その後は点鼻ステロイド薬と抗ロイコトリエン薬にて維持させる．感冒などで再燃した場合には再度の経口ステロイド薬の使用となる

12. 再手術では，副鼻腔粘膜の上皮化は初回手術例より遅くなる傾向がある．また好酸球性副鼻腔炎では再燃の可能性があり，長期間の経過観察が必要である

（春名眞一）

53 上顎洞手術

手術概念

　上顎洞手術には鼻内法と鼻外法がある．鼻内法に関しては内視鏡下鼻内副鼻腔手術の項（⇒ 289 頁）に記載されているので，ここでは鼻外法につき上顎洞経由篩骨洞手術も含めて記載する．

　上顎洞根本手術は，1893 年に Caldwell が，1897 年には Luc が相次いで発表した上顎洞炎に対して上顎洞の病的粘膜を摘出する方法が基本概念となっている．上顎洞粘膜を完全摘出し，膜様部を開放し，下鼻道対孔を作成する術式を Caldwell-Luc 手術と呼び，下鼻道対孔を作成する際に梨状口縁を切除する方法を Denker 手術と呼ぶ．上顎洞経由篩骨洞手術は慢性副鼻腔炎例に対して上顎洞根本手術と併せて以前は一般的に施行されてきたが，近年の内視鏡下手術の普及とともに，これらの手術を行う頻度は低下している．また，術後長期間を経て術後性上顎囊胞が生じることがある．慢性副鼻腔炎に対しての適応は少なくなったが，これらのアプローチでは鼻内経由手術に比べ視野が広いので，易出血性の新生物に対する手術や，大きな腫瘤を一塊として摘出する場合には有利である．また，悪性腫瘍手術，顔面外傷手術へとその応用範囲は幅広い．本法は鼻副鼻腔手術の基本であり，鼻副鼻腔の手術解剖を理解するうえでも重要である．

適応

1. 上顎洞真菌症で内視鏡下鼻内副鼻腔手術では困難な場合
2. 歯性上顎洞炎などで歯根部の操作を必要とする場合
3. 術後性および原発性頰部囊胞
4. 易出血性の腫瘍で内視鏡下鼻内副鼻腔手術では摘出困難と予想される場合
5. 大きな腫瘍で小片に分割することなく en bloc に摘出を図る場合
6. 上顎洞や篩骨洞の悪性腫瘍
7. 眼窩底骨折などの顔面外傷
8. その他，鼻内副鼻腔手術により治療が困難な場合

　なお，上顎洞が発育途上である成長過程の小児は特別な例を除いて適応外である．

術前に注意すること

　術前に必ず鼻副鼻腔 CT を行い，上顎洞の大きさ，鼻腔，篩骨洞との位置関係，骨壁の厚さ，眼窩下神経などの走行を把握しておくこと．副鼻腔には解剖学的なバリエーションが多く，これが副損傷の原因となる場合も多いことから，術前に CT をよくみておく．また，一側性病変の場合には悪性腫瘍の可能性も考慮に入れ，この旨，患者に説明しておく．

手術の実際

　右上顎洞病変に対する手術手技について示す．術者が右利きの場合，術側にかかわらず患者の右側に立つ．麻酔は局所麻酔でも全身麻酔でもよい．

A. 麻酔（図A）

局所麻酔では必須であるが，全身麻酔では行わなくてもよい．

❶ 4％リドカインと0.1％エピネフリンを1：1量に混合した溶液に長方形の綿片をひたし，よくしぼった後に鼻腔内に挿入する．

❷ 上顎神経の伝達麻酔：頬骨上顎縫合下端を左拇指で触り，拇指の外側を強く内方に圧迫して爪の外側部が刺入点となる．注射針の方向を瞳孔に向けて上顎結節に沿って常に針先が骨と接触しているのを確かめながら約4cm進めると急に骨の抵抗がなくなる．さらに1cmほど進めると歯痛を訴える例が多い．ここで1％リドカインE液を3～5mL静かに注入する．

❸ 浸潤麻酔：齦頬移行部の切開線に沿って，3か所程度で約3mLの1％リドカインEを骨膜下に注入する．さらに，犬歯窩骨膜下に注射針を抜かずに外側，中心部，内側の3か所に約5mL注入する．局所麻酔注射は，急速に注射をせずに，ゆっくりと注射液で骨膜剥離をするように行う．

❹ 眼窩下神経の伝達麻酔：次いで眼窩下縁中央部の眼窩下神経孔を目指して局麻液を約2mL注入し，眼窩下神経を伝達麻酔する．

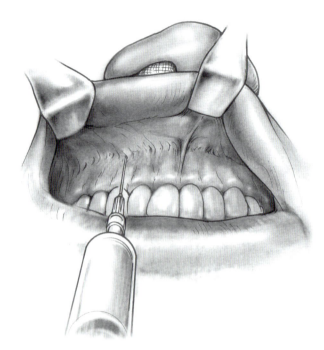

図A

B. 粘膜の切開（図B）

粘膜切開は15番メスを用いて，齦頬移行部から約5mm上方を第二大臼歯から第二切歯の範囲を目安に骨膜下まで一気に切開する．

C. 犬歯窩骨膜の剥離

骨膜剥離子を用いて内側は梨状口縁，上方は眼窩下孔，外側は上顎骨頬骨突起の移行部が確認できるまで剥離を行う．局所麻酔液が骨膜下に十分に入っていれば，剥離子でガーゼを骨膜下に押し込むようにして容易に剥離できる．

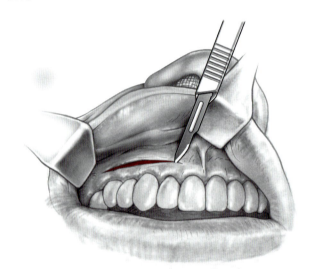

図B

D. 上顎洞前壁の開窓

上顎洞前壁の開窓には2つの方法がある．

❶ 犬歯窩開窓：眼窩下孔から約1cm下方の犬歯窩に丸ノミを用いて直径約1cmの円形の開窓を行う．この開窓部位に露出した上顎洞骨膜を手がかりにして，鳥居の直角剥離子で未開窓部の粘骨膜を剥離（**図D-1**），スタンツェで開窓部を拡大（**図D-2**），順次，この操作を反復する．最終的な開窓は眼窩下神経にくぼみを持つハート型となる．上顎洞前壁の開窓は十分大きくするのがよい．特に前上内側への拡大はその後の篩骨洞

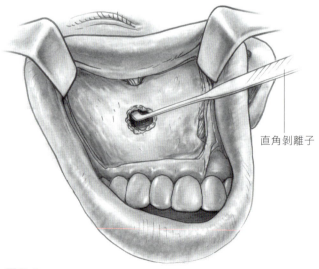

直角剥離子

図D-1

に対する手術操作を容易にする．
❷犬歯窩骨弁作成：小児ではできる限り上顎洞前壁を温存する．平ノミを用いて，あらかじめ想定される上顎洞の大きさよりやや小さめの犬歯窩の骨に割を入れ，長方形の1枚の骨板として摘出する（図 D–3）．平ノミの代わりにバーを用いてもよい．この骨板を手術終了時に犬歯窩骨弁として犬歯窩の閉鎖に利用する．

E．上顎洞粘骨膜の剥離と摘出（図 E–1）
❶まず局所麻酔液を粘骨膜下に注入する．特に剥離困難な涙嚢前窩，眼窩下窩，頬骨窩，歯槽窩には粘骨膜を剥離するつもりで注射を行う．
❷粘骨膜の剥離は開窓部の周囲より始め，粘骨膜を穿破しないようにして徐々に自然口に集める．剥離中に剥離子先端を骨面から離さないこと，各種彎曲の剥離子を場面に応じて使い分けるようにすることが粘骨膜を破らないコツである．粘膜と骨面との間にガーゼ片を挿入し，ガーゼとともに剥離すると粘膜の遺残を避けることができる．粘膜の遺残は，術中・術後の出血の原因となり，術後性上顎嚢胞の原因ともなるので注意する．
❸粘骨膜は自然口膜様部粘膜，鼻腔内の鼻茸と一塊にして鋭匙鉗子，篩骨洞鉗子などを用いて摘出する．
❹図 E–2 は除去後の洞の状態を示す．上顎洞自然口および膜様部の一部が除去されており，中鼻道が観察される．

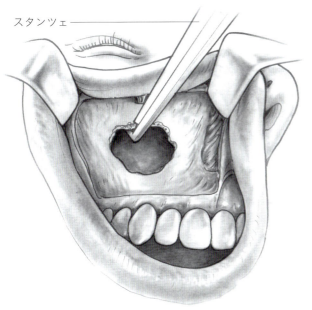

図 D–2

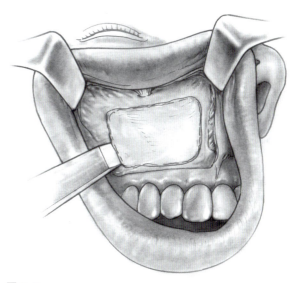

図 D–3

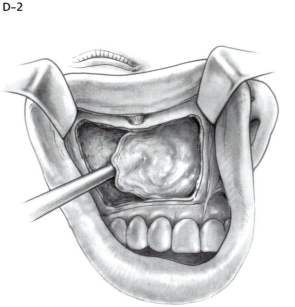

図 E–1

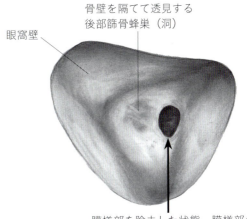

図 E–2

F. 膜様部の拡大と中鼻甲介の確認(図 F)

❶膜様部の拡大はスタンツェなどを用いて，底部へは下鼻甲介の付着部まで，前方へは鉤状突起の前縁まで行う．

❷膜様部を拡大するとその内側に中鼻道さらに中鼻甲介を観察することができる．これは鼻内より中鼻道に挿入したゾンデにより容易に確認される．

❸篩骨胞の発育のよい例では篩骨胞を観察することができる．

G. 後篩骨蜂巣への侵入

❶後部篩骨蜂巣が骨壁を隔てて薄黒くみえる場合には，この部位から後篩骨蜂巣に侵入してもよい．より確実な方法としては，膜様部を眼窩壁に向かって拡大し，第Ⅲ基板に到達しこれを穿破して後篩骨蜂巣に至る．

❷図 G では，透見する後篩骨蜂巣へ直接侵入した場合と膜様部を眼窩壁に向かって拡大する方向(矢印)を示している．

H. 後篩骨蜂巣の開放(図 H-1，図 H-2)

❶さらに膜様部を眼窩に向かって拡大すれば広く後篩骨蜂巣の天蓋を望むことができる．最後部篩骨蜂巣の天蓋は白く，表面は平滑で骨壁も厚い．

❷眼窩側への開放は紙状板を確認し，損傷しないよう注意する．紙状板の確認は比較的容易だが，不明確なときには眼球を圧迫して紙状板が動くことで確認する．

❸上顎洞と篩骨洞の隔壁を除いて篩骨洞を大きく上顎洞側に開放する．

❹このときの視野には下鼻甲介付着部，中鼻甲介，紙状板，最後部篩骨蜂巣および後部篩骨洞天蓋をみることができる．

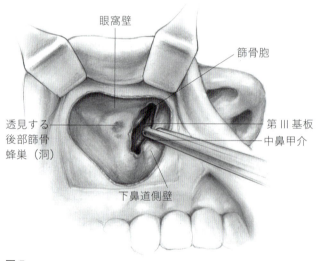

図 F

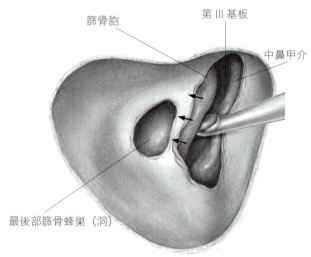

図 G

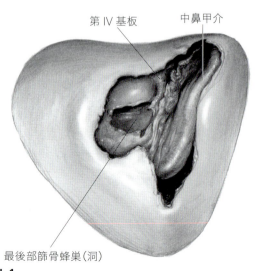

図 H-1

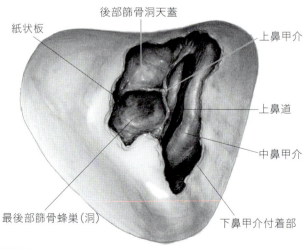

図 H-2

I. 前篩骨蜂巣の開放（図 I）

❶ 上顎洞経由で篩骨洞を開放した場合，前篩骨蜂巣は明視下にできないことから，必要に応じて鼻内より前篩骨蜂巣の開放と鼻前頭管開口部周辺の処理を行う．

❷ 図 I は上顎洞経由篩骨洞手術終了時の鼻内所見．鉤状突起，篩骨胞の一部は残存している．

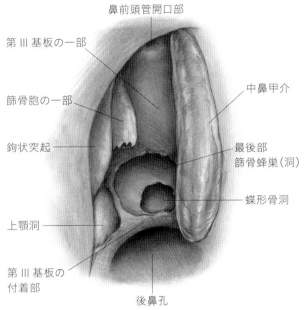

図 I

J. 下鼻道対孔の造設（図 J）

❶ 鼻内より下鼻道側壁の骨膜下に局所麻酔液を浸潤させる．

❷ 上顎洞側より平ノミを用いて，上・下・後の順に骨折させ，最後に前方より 1 枚の骨板を鼻腔粘膜より剝離するつもりで骨を削除する．

❸ スタンツェで鼻腔粘膜を破らぬよう骨窓を拡大する．上方は下甲介の付着部まで，下方は鼻腔底と上顎洞底が滑らかに移行するようにする．

❹ 11 番メスで鼻腔粘膜の前・上・後方を切離し，底部を基部として鼻腔粘膜を上顎洞底へ翻転する．粘膜弁とせず，底部も切離して鼻腔粘膜を矩形に切除してもよい．

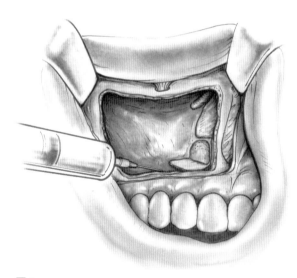

図 J

K. 止血・縫合

❶ 止血の目的で上顎洞内に抗菌薬軟膏を塗布した長ガーゼタンポンを 1 本挿入し，洞内に充填するとともにその一端を開大した膜様部から鼻内に出し前鼻孔付近に留置する．鼻腔には軟膏付き中ガーゼタンポンを中鼻道から始めて総鼻道まで順序よく積み重ねるように挿入する．ガーゼタンポンの代わりにアルギン酸塩などの局所止血材料を用いてもよい．

❷ 犬歯窩の切開創は 3-0 絹糸で縫合する．

術後管理

手術終了直後に眼球運動の障害の有無を確認する.

手術室より帰室したのちに前鼻孔,後鼻孔からの出血の有無を再確認する.出血部位で多いのは犬歯窩開窓部,下鼻道対孔造設部の骨端である.頰部が著しく腫脹するときも出血を考える.

術後から翌朝まで頰部の腫脹を軽減する目的で同部を氷囊で冷却する.

止血の目的で挿入したタンポンガーゼは2～3日以内に抜去する.遺残に注意する.

術後7日目に犬歯窩の抜糸を行う.

鼻内に付着する凝血塊や痂皮は無理に除去せず,生理食塩水による鼻洗浄により痂皮が徐々になくなるように図る.

紙状板に損傷がある患者では擤鼻による皮下気腫や眼窩内気腫を防ぐため術後しばらく擤鼻を禁ずる.

手術のポイント

- 術前にCT画像による解剖のバリエーションと病変の範囲の検討を十分に行っておく
- 必要に応じてナビゲーションシステムを使用する
- 術中は解剖学的オリエンテーションをつけるため,鼻内からゾンデなどを挿入して正確な解剖学的部位を確認する
- 止血に努め視野を確保する.伝達麻酔の使用,血圧のコントロールにより出血と疼痛を抑えることができる
- 局所麻酔では,疼痛のコントロール,呼吸状態に注意する
- 盲目的操作を行わない
- 副損傷を生じたらこれを確認して手術中に冷静に対処する

手術のピットフォール

- 眼窩内血腫が生じたときの対処は,抜管前ならば眼窩紙様板削除と眼窩骨膜の水平切開,抜管後あるいは帰室後ならば,まず外眼角皮膚切開と外眼角靱帯切断による眼窩内減圧を行い,そのあと至急,手術のスタンバイをして,眼窩紙様板削除と眼窩骨膜の水平切開を行う
- 前篩骨蜂巣前方内側では骨板がきわめて薄いか欠損しているので,最大の注意を払う.この部位では中甲介付着部より内側に手術操作が及ばないように注意する
- 鼻内副鼻腔手術での視野とは異なるため,オリエンテーションがつかないことがありうる.上顎洞粘膜の剝離には予想以上に出血することがある.必要に応じて上級医に交代する.適切にナビゲーションシステムの利用を考慮する

(竹内万彦)

54 前頭洞根本手術（鼻外前頭洞手術）

手術概念

　前頭洞に対する手術は，アプローチの面から鼻内手術と鼻外手術に大別されるが，従来から前頭洞根本手術と称されてきた術式は，鼻外すなわち顔面から経皮的に，前頭骨壁を開窓し前頭洞にアプローチする手術法である．

　前頭洞の急性炎症あるいは慢性炎症の急性増悪期には，まず，抗菌薬の投与を行い，発熱・痛みなどを伴えば解熱鎮痛薬を追加する．局所的な治療としては中鼻道前部に血管収縮薬などを塗布し，鼻前頭管を開大して排泄路を確保する．保存的治療による症状の改善が不良な場合は，鼻内から鼻前頭管を手術的に拡大する．これらの処置，治療によっても十分な効果が得られない場合には鼻外手術の適応も考慮する．症状発現が急激でかつ病変が高度なことが多く，緊急の対応が必要な場合もある．

　鼻外アプローチによる前頭洞手術では，鼻前頭管を十分に開存させるなど排泄や換気のルートを確保して洞腔の含気化を図るか，あるいは洞腔を充填するなどして消滅させるかのいずれかを選択する必要がある．鼻外前頭洞手術は表1のような術式が報告されている．

適応

　本手術法の主な適応は前頭洞炎とその合併症であるが，腫瘍の生検や摘除，骨折の整復などにも応用される．具体的には前頭洞の急性炎症または慢性炎症の急性増悪状態で，持続する前頭痛の増強，前頭部・鼻根部皮下膿瘍，頭蓋内合併症（前頭部硬膜下膿瘍），眼窩内合併症などが主な適応であり，その他，前頭洞を巻き込む外傷，前頭洞の嚢胞，骨腫や線維性骨異形成症，その他の良性腫瘍や悪性腫瘍（主に生検）などに適応される．近年は画像支援ナビゲーションシステムの普及に伴い，内視鏡使用による鼻内的アプローチの適応が拡大してきているが，病変が前頭洞外側に位置する症例，前頭洞内病変の隔壁が厚い症例，再発症例などでは鼻外手術が必要となる．

術前に注意すること

局所解剖の把握

　前頭洞はその形状，大きさに個体差が大きい．術前に局所の解剖を詳細に検討しておくことが大切である（図1〜図3）．

表1　鼻外前頭洞手術の種類

術式	報告者・年
骨穿孔法による排膿	Ogston 1884, Luc 1896
前壁または眼窩壁の開窓による洞内処置	Killian 1903, Ritter 1911
洞充填　・前壁，眼窩壁，洞内容を除去し洞腔を消滅させるもの	Kuhut 1895, Riedel 1898, Jansen 1902
・洞後壁，洞内容を除去し頭蓋化（cranialization）するもの	Malecki 1959
・洞粘膜を完全除去後，脂肪組織などを充填	Marx 1910, Tato 1954
骨弁形成を伴う前壁開窓	Schonborn 1894, Brieger 1895, 荻野 1956
洞中隔の開窓	Lothrop 1912

A. 重要な解剖学的ランドマーク

1. 鼻前頭管は単純な管状ではなく，周囲の蜂巣の形態によってバリエーションに富んでいる．
2. 鼻前頭管口の直後部には篩板の前縁および前篩骨神経管があり，損傷しないように留意が必要である．
3. 内側眼瞼靱帯の直下には涙嚢があるので損傷しないように注意する．
4. 眼窩上蜂巣の確認，処理には細心の注意が必要である．
5. 視神経は前頭洞からは離れているが，常にその位置を念頭におく．

B. 画像検査

前頭洞の発達状態は，従来は術前に単純 X 線撮影（顔面 P-A 写）でその大きさと形を確認していたが，現在は CT で副鼻腔の病変，特に含気状態や骨破壊などの部位，範囲をより正確に把握できる．また再構築画像から立体的に理解することができ，きわめて有用なので術前の症例検討のみならず手術時にも利用する．画像支援ナビゲーションシステムは術中に CT 上の位置認識ができる利点がある．炎症性浸潤，膿瘍形成，腫瘍進展などの質的診断には MRI のほうが CT より情報量がはるかに大きく，眼窩内または頭蓋内に病変が進展している疑いがあるときは MRI を撮る必要がある．

C. 細菌検査

化膿性炎症を伴う場合は細菌検査を必ず行う．急性副鼻腔炎の起因菌としてはレンサ球菌属，黄色ブドウ球菌，インフルエンザ菌などが一般的であるが，頭蓋内合併症の場合は，さらに緑膿菌，嫌気性菌など多岐にわたることを念頭に置き，術後使用する抗菌薬は的確に選択する．

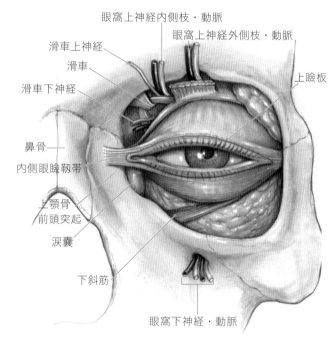

図1 眼窩前面の解剖（左側）

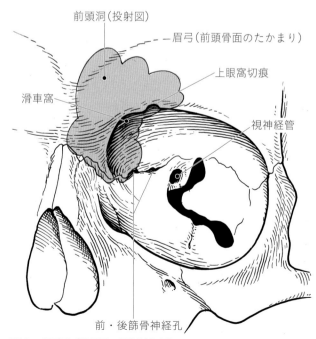

図2 眼窩と前頭洞の関係（左側）

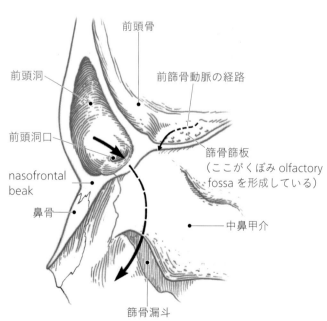

図3 前頭洞の解剖（右側）

手術の実際

I. 片側性前頭洞開放術（骨弁形成法）

A. 体位・麻酔・皮膚切開

❶患者の体位は仰臥位で頭部を少し高くし，術中眼球の損傷を防止するために上下眼瞼を5-0絹糸で一時的に縫合しておく．眉毛は剃毛しない．

❷麻酔：全身麻酔でも局所麻酔でもよいが，全麻の場合も出血を抑制するためにエピネフリン加キシロカイン®液を局所に注射し浸潤させる．

❸皮膚切開（図IA）：弓状の皮膚切開を眉毛の部分から内眥部にかけて行う．内眥部の切開は内眥と鼻背正中線の中ほどに置く．場合によっては内眥部の切開は涙嚢の付近まで伸ばすこともある．眉毛の部分では，前頭洞が小さいときは眉毛下切開，大きいときは眉毛上切開とする．切開線の外側は前頭洞の外縁より約1cm外側まで延ばす．メスは皮膚に対して直角に入れ，皮下組織，筋層を同時に切開し，切開部を鈍的に分離して骨膜面を露出する．眼窩上神経はなるべく保存する．

B. 骨膜の切開

前頭洞の辺縁の輪郭を十分に含むように骨膜に切開線をおき，前頭洞の骨面を覆う部分の骨膜を丁寧に下方に剥離して骨面を露出する．切開線の上方も修復時の縫い代のため約5mm剥離しておく（図IB）．

C. 骨面の露出

この際，滑車付着部，眼窩上神経・血管，および内側眼瞼靱帯はできるだけ保存するが，滑車窩の滑車付着部を外す必要がある場合は骨膜下に鋭利な尖刃刀で剥離切断する．内側眼瞼靱帯を切断する場合は，下にある涙嚢を傷つけないように上顎骨前頭突起骨面から鋭利に剥離切断する．切断した靱帯は創閉鎖時に元の位置に縫合する．

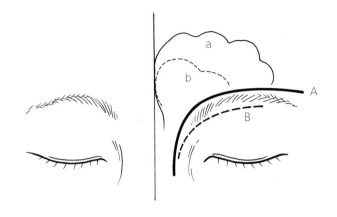

図IA　皮膚切開
前頭洞が大きいとき（a）は眉毛上切開（A），小さいとき（b）は眉毛下切開（B）とする．

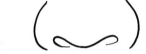

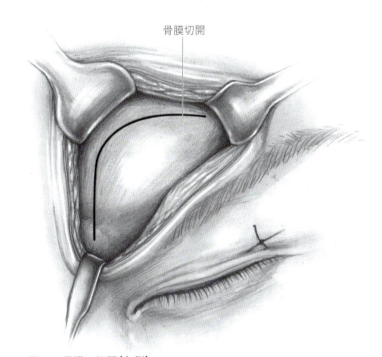

図IB　骨膜の切開（左側）

D. 前頭洞の開窓

術後の顔面形態の変形を防止し洞内の治癒機転を円滑にする目的で，骨弁（骨片）を形成する．肉薄の溝ノミを用いて整復用骨片を作りながら開窓する（**図1D**）．骨片の形と大きさは前頭洞内を十分に処置できる大きさとする．整復用骨片を形成するためには，ノミを骨面に対して45度の角度を保って，洞の輪郭に沿って波形に入れ，槌の力は軽くし均等に繰り返す．ノミは骨片の周りを何回も巡回するようにして，最後に骨片が動いたら整復用ノミで軽く叩いて骨片のそり返りを正したあとに静かに取り外す．取り外した骨片は前頭洞の操作終了後に，元の位置に戻す．

E. 前頭洞内の処理

前頭洞が開窓され，膿汁の貯留があれば再度細菌培養を行い，炎症の場合は粘膜を全摘出するか保存するかを判断する．洞粘膜が強い変性や壊死を伴い不可逆性の病変に陥っていると判断される場合は完全に摘出除去するが，鼻前頭管を経由して含気化が期待できる場合はできるだけ粘膜を保存する．洞充填法については後述する．

前頭蓋窩に硬膜下膿瘍の形成が疑われるときは，後壁の骨欠損部を通してあるいは骨を剝がして試験穿刺を行い排膿する（**図1E**）．

F. 前頭洞-鼻腔間の通路の形成

前頭洞-鼻腔間の処置は，鼻腔から内視鏡下で視器損傷に気をつけながら前篩骨洞を開放し，前頭洞側と鼻腔

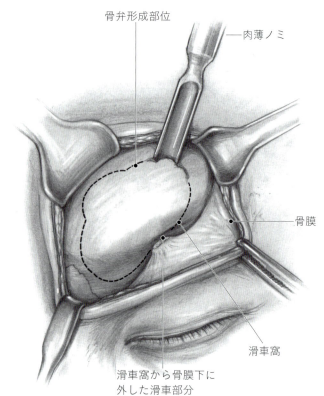

図1D　骨面の露出と前頭洞の開窓

骨弁形成部位 ― 肉薄ノミ
骨膜
滑車窩
滑車窩から骨膜下に外した滑車部分

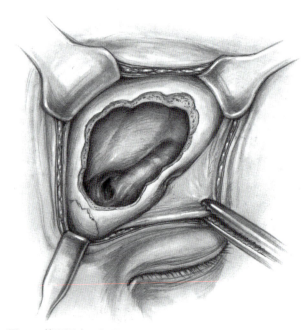

図1E　前頭洞内の処理

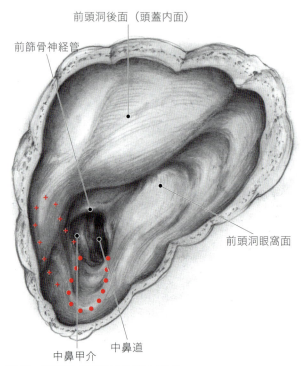

図1F　前頭洞-鼻腔間の通路の形成
・・・前方に拡大できる部分
＋＋＋反対側前頭洞，鼻中隔への通路拡大可能範囲

前頭洞後面（頭蓋内面）
前篩骨神経管
前頭洞眼窩面
中鼻甲介　中鼻道

側の両側から観察しながら進める．鼻内から鼻前頭管ブジーを行い，前頭洞側からそれを明視化に観察しながら前頭洞-鼻腔間の交通を十分に拡大する．ドレーンチューブは基本的に挿入しないが，十分な開大ができず術後に狭窄や閉塞の可能性のある症例では狭窄防止用に前頭洞-鼻腔間にドレーンチューブを挿入し，鼻腔内から抜去できるようにする（図 IF）．

　前頭洞-鼻腔間通路の拡大：前頭洞口は前頭洞の後半部にあるが，前半部は前頭骨と鼻骨の固い縫合部が後半に向かって嘴状に突き出している（nasofrontal beak ともいわれる）．再手術などで前頭洞-鼻腔間の通路を十分に広くとる必要があるときは，この nasofrontal beak を細いバーで削り通路を前方へ拡大する（図 IF）．また，さらに広い通路を確保する場合は，反対側前頭洞との間の隔壁を穿孔して交通をつけたり，その穿孔を下方に広げて鼻中隔を形成している篩骨垂直板の一部を除去し，直接鼻腔に通じる通路を形成することもできる（図 IF）．

　前頭洞口の後方には篩板が接しており，この部位の骨削除は髄液漏の危険性がある．

G. 術創の整復

　十分に止血したのち，洞内を洗浄して，整復のために保存しておいた骨片を戻し，ノミの跡が平滑になるように骨片整復器で接合部を軽く叩いて整復する．骨膜の整復は切開部をきちんと合わせて整復し緊密に縫合する．内側眼瞼靱帯を切断した場合は整復し，皮膚縫合は切開面が正確に合うように行う（図 IG-1，図 IG-2）．

II. 両側性前頭洞開放術

　発達のよい前頭洞で両側性に比較的高度の病変がある場合，また，片側性病変でも鼻腔内に排出路を求めることが困難で，洞中隔に反対側前頭洞への排出路を作る場合に採用される方法である．皮膚切開法には，①冠状切開：前頭部の毛髪の中（毛のはえぎわから 2〜3 cm のところ）に冠状に入れる切開法，②前額部切開：前額部のしわ線に沿って入れる切開法，③眉毛部切開：片側性手術の切開を両側に行い鼻根部でつなぐ切開法などがある．骨膜を剝離したのち，両側をカバーする骨弁形成法で両前頭洞を開放し，洞中隔を除去して交通をつける．鼻腔との交通をつけることは片側性手術の場合と同様である．

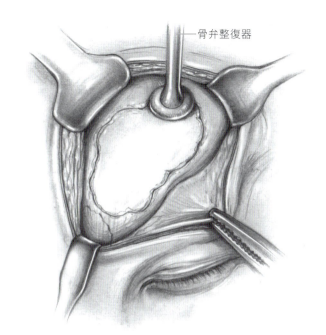

図 IG-1　骨片の整復

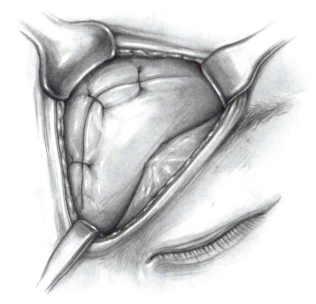

図 IG-2　骨膜縫合

III. 前頭洞充填術

術後，鼻前頭管の狭窄・閉鎖，前頭洞炎の再発，貯留囊胞の形成，それらによる合併症の発生を避けるため，また前頭洞前壁の複雑骨折などのため前頭洞を再形成することが困難な場合に適応される術式である．

前頭洞の充填には前頭部軟部組織，腹壁から採取した脂肪組織，骨パテ＋フィブリン糊，水酸化アパタイトセラミックス顆粒などが用いられる．水酸化アパタイトセラミックス顆粒はこれのみで大きな洞腔を充填することは困難で，補助的に用いるほうがよい．

前頭洞充填を行う場合は洞内の前頭洞粘膜を完全に除去しておく．術後の前頭部の変形を考慮しない場合は，前頭洞の前壁・眼窩壁を完全に削除し前頭洞粘膜を除去した後，前頭洞後壁の皮質骨も削り，前頭部の皮下軟部組織を充填し切開部を縫合する方法がある．

また，腹壁から採取した自家脂肪組織を洞内に充填する方法もある．この場合術後前頭部の変形は軽度であるが，充填組織の萎縮により洞が再形成され再感染することがあり，注意が必要である．

術後管理

術後感染予防のために，7～8日間抗菌薬を投与する．

抜糸は縫合痕が残らないように術後3～5日頃に行い，縫合部が離開しないようにサージカルテープを貼っておく．

鼻内のガーゼパックは，感染巣となりうるので術後2～3日に交換を開始する．

鼻前頭管に狭窄防止用のドレーンチューブを挿入した場合は，2～3か月間留置し鼻前頭管の上皮化を完成させる．チューブの感染などで局所が汚染した場合は抜去して清掃後再挿入する．

術後2～3日間，眼瞼腫脹や複視が起こることがある．術創周囲の軟組織の循環障害のために起きるもので通常問題ない．しかし，これらが5日以上継続し，また増悪するような場合は，直ちに原因の究明と対応が必要である．

滑車上神経，眼窩上神経などの牽引や切断によって術後前額部の知覚麻痺が起こるが，多くは回復する．まれに長期間経過した後，神経痛が起こることがあるが，多くは局麻剤の局所麻酔で寛解する．

手術のポイント

- 術前の画像診断：CTは周囲の骨欠損の有無や立体的構造を知るために重要な意義がある．画像支援ナビゲーションシステムの併用で術中にCT上の位置認識ができる．眼窩内の炎症進展，腫瘍の存在などが疑われる場合はMRIを撮像する
- 切開と神経の保護：皮切のあと筋層は筋の走行に沿って切開し，眼窩上神経はできるだけ保存する．滑車を外す場合は骨膜と一緒に鋭的に滑車窩から外す．内側眼瞼靱帯を切断する必要があるときは，その直下にある涙囊，鼻涙管を損傷しないように気をつける
- 前頭洞底の処理：鼻前頭管より前方の前頭洞底を形成する骨板は非常に硬いが，前頭洞-鼻腔間の広い交通を確保する必要がある場合，前頭洞側，鼻内のいずれからも細径のバーによって削除可能である．鼻前頭管の後側は篩板があるので骨削除は禁忌である
- 前頭洞腔を保存して治癒が期待できる場合は骨弁形成法により行い，鼻前頭管の交通を確保する．術後，鼻前頭管の交通を確保できない場合は，洞腔の充填を考慮する
- 術創の閉鎖にあたっては，開窓部の骨弁を整復し，切開した骨膜を縫合，内側眼瞼靱帯を切断した場合は整復縫合し，丁寧に皮膚を縫合する．通常の骨弁形成法で手術した場合，術後の皮膚瘢痕はほとんど目立たなくなる

手術のピットフォール

- 前頭洞の形態と大きさには症例により極端な違いがあるので，術前のCTで解剖学的位置をよく確認し手術を行う
- 術中，眼球は湿らせたガーゼで保護する
- 涙囊，鼻涙管は損傷してはならない
- 術後，眼瞼腫脹や軽度の眼球突出を伴うが，これらが術後5日以上持続し増悪傾向にあるときは，直ちに原因の究明と対策を行う

（平川勝洋，杉本一郎，山下公一）

55 前頭洞単洞化手術

手術概念

　内視鏡下鼻内手術(endoscopic sinus surgery：ESS)において，前頭洞病変に対しては通常，前篩骨洞を経由して前方斜視鏡下に前頭洞口を可及的に開大し，前頭洞内に手術操作を進める．しかし元来，前頭洞口は，前頭蓋底や眼窩内側壁などの危険部位に囲まれており，開放できる範囲は解剖学的に制限される．一方で，前頭洞口の開放が不十分だと，術後に感染や急性炎症などにより狭小化や再閉鎖をきたし，前頭洞炎は容易に再燃する．そこで近年，難治性の前頭洞病変に対し，左右前頭洞を1つの空洞にする前頭洞単洞化手術(Draf type Ⅲまたはmodified lothlop procedure，以下 Draf Ⅲ)が行われるようになった．鼻腔から前頭洞にかけて広い交通路を作成するので，通常の前頭洞手術と比較して，前頭洞口のより良好な術後開存が期待できる．また内視鏡視野がはるかに良好になる．さらに，手術のほとんどの過程を直視鏡下に行うため，前方斜視鏡，特に70°斜視鏡下の手術よりもオリエンテーションを理解しやすい(図1)．

　本術式では，鼻堤の骨(上顎骨前頭突起：frontal beak，以下 beak)を削除することで前頭洞と鼻腔との換気排泄路を拡大する．Draf type Ⅱは，beak を削除して片側前頭洞口を眼窩紙様板から中鼻甲介まで開放する type Ⅱa(以下 Draf Ⅱa)と，眼窩紙様板から鼻中隔まで前頭洞底をすべて削除する type Ⅱb(以下 Draf Ⅱb)に分類される．Draf Ⅲは両側 Draf Ⅱb を行い，さらに鼻中隔上部と前頭洞中隔を削除して両側前頭洞を単洞化させる(図2)．いずれも直視鏡下に frontal recess から前頭洞内まで広く術野を展開できるが，Draf Ⅲでは特に前頭洞口から前頭洞中隔や後壁を中心に洞内の大半が観察できる．また Draf Ⅲでは両側鼻腔から内視鏡と手術器具を別々に挿入できるのでワーキングスペースが広がって鉗子操作の自由度も高く，通常のESSでは処置に難渋していた病変に対してもアプローチできる．

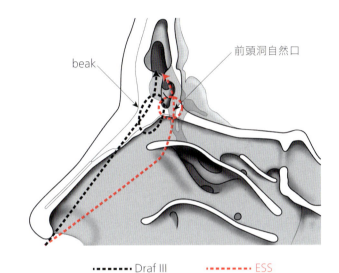

図1　前頭洞への Draf Ⅲによるアプローチと通常のESSによるアプローチ
Draf Ⅲでは beak を削除して，より直線的に前頭洞に入る．

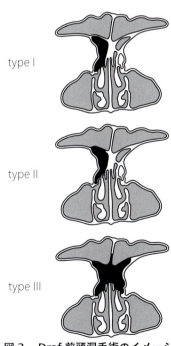

図2　Draf 前頭洞手術のイメージ

適応

Draf Ⅲの適応を以下に示す．
- 前頭窩の蜂巣群が複雑な構造であるため，鼻堤を温存する通常のESSでは開放が困難な症例
- 前頭洞口周囲の骨増生が強い症例
- 眼窩壁や頭蓋底の骨欠損を認める症例
- 前頭洞嚢胞
- 前頭洞内腫瘍
- 鼻外前頭洞手術の再発例

すなわち，難治性前頭洞疾患や再手術症例，また副損傷の発生防止のため広い術野とワーキングスペースが必要な症例が対象となる．また，Draf Ⅱbでは対応が難しい症例がDraf Ⅲの適応となる．しかしDraf ⅡbとDraf Ⅲの使い分けに関する基準はまだ明確ではない．

術前に注意すること

CT画像で前頭洞，前頭窩の蜂巣群，および周囲構造，特にbeakの大きさ，前後径，眼窩内側壁や頭蓋底の骨欠損の有無，前篩骨神経管隆起の有無などを確認しておく．また，できれば術前に嗅覚障害がないかどうか，各種嗅覚検査を行っておくとよい．

手術の実際

I. Draf Ⅱb

A. 鼻内所見（図ⅠA）

まずは通常のESSで，篩骨洞から前頭窩にかけて蜂巣を開放しておく．またできるだけ前頭洞内へも斜視鏡下に交通を付けておく．この時点で，眼窩内側壁，篩骨漏斗外側壁，前頭蓋底，涙道の位置を確認しておく．

B. beakの露出と粘膜弁採取

❶鼻堤の粘膜を鼻背部よりメスで切開する（図ⅠB-1）．切開線はまず水平方向，次いで垂直方向に下し，鼻涙管の骨部を露出するようにしておくとよい．しっかり骨膜まで切開しておくことがポイントである．
❷剝離子で粘膜を剝離，挙上して粘膜弁を作成する（図ⅠB-2）．鼻堤下部は剪刀で切るとよい．この粘膜弁は

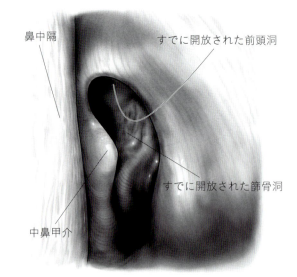

図ⅠA　左鼻腔を内視鏡で観察

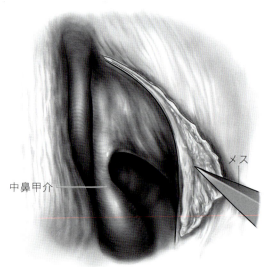

図ⅠB-1　粘膜切開

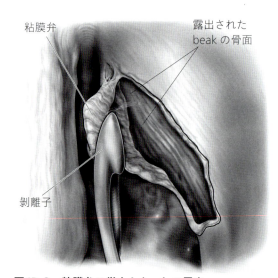

図ⅠB-2　粘膜弁の挙上とbeakの露出

手術操作の邪魔にならないように嗅裂側に収納しておく．この操作で beak の前方の骨面が露出される．

C. beak の削開

beak をスタンツェや各種バーで削開する．眼窩内側壁および後方にすでに開放されている篩骨上蜂巣の後壁（すなわち前頭蓋底）との間隔を十分に念頭に置きながら，さらに上方からやや外側方に削開を進める．この際，涙嚢壁を一部露出しておくと，骨削開の外側の限界線がわかる（**図 IC**）．涙嚢は，患者の瞼側から涙嚢部分を手指で軽く押すと動くのでよくわかる．

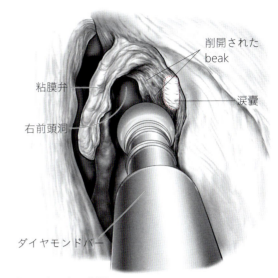

図 IC　beak の削開

D. 前頭洞の開放

❶ 骨削開がほぼ終了すると，眼窩内側壁，前篩骨神経管とともに前頭洞内が直視鏡で観察できるようになる（**図 ID-1**）．

❷ 次に中鼻甲介鼻堤付着部より上部の骨を切除する．粘膜部分は収納しておいた粘膜弁とともに前頭洞後壁方向に切開し，上方に反転して beak の骨露出部を覆う（**図 ID-2**）．前頭洞口は，鼻中隔上方までさらに開大する．

粘膜弁を反転させて露わになった鼻中隔部分は，反対側に開窓する際の目安になる．

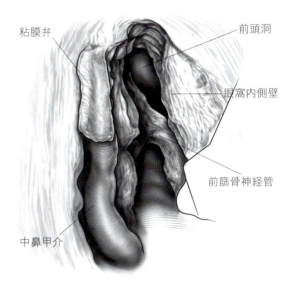

図 ID-1　骨削開の終了と前頭洞開放

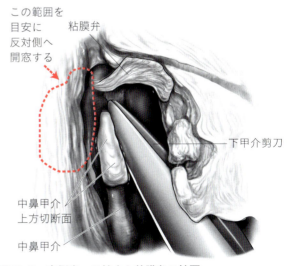

図 ID-2　内側方への拡大と粘膜弁の被覆
粘膜弁は，矢印のように反転して上方の骨露出面を被覆する．その後，反対側へ鼻中隔を開窓する．

II. Draf III

A. 反対側の Draf IIb

上記の通り，反対側鼻腔も Draf IIb を行い，前頭洞を広く開放すると同時に開窓部の鼻中隔部分を確認しておく．

B. 鼻中隔の開窓

膜様部メスなどを用いて，やりやすい側から鼻中隔を穿破し，Draf IIb で確認した開窓部の目安を参考に，穿破部を少しずつ開窓する．鼻中隔上端まで開窓したら，さらに奥にある骨（beak）や軟部組織を上方に削開していく（図IIB）．

C. 前頭洞の単洞化

❶各種鉗子やバーを用い，beak や残りの鼻中隔上部構造，また前頭洞中隔を削開して両側前頭洞を単洞化させる（図IIC-1，図IIC-2）．この際，一方の鼻腔に内視鏡を挿入し，対側の鼻腔にドリルを挿入すると操作性がよく，内視鏡視野もとりやすく，かつ汚れにくい．削開の方向は常に上方に向かうよう意識する．下方に向かうと嗅神経あるいは前頭蓋底を損傷するリスクがある．

❷骨削開が必要な範囲は，前方が鼻根部皮下組織，後方は頭蓋底と嗅神経第Ⅰ枝である．外側の骨削開は無理に行わなくても十分手術操作可能な場合も多いが，鼻副鼻腔が全体的に小さい症例や，前頭洞内外側に病変が及ぶ症例などでは，涙嚢まで露出する．

D. 前頭洞内病変の処置

前頭洞内にポリープや腫瘍性病変などを認める場合は，彎曲した鉗子やデブリッダーを用いて明視下に除去する（図IID）．この際，盲目的な操作は避けること，ま

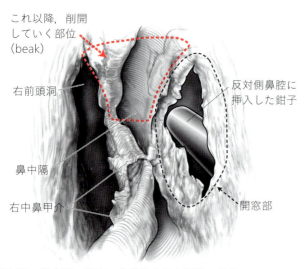

図IIB　鼻中隔の開窓：右鼻腔より内視鏡で観察

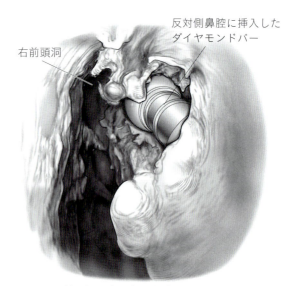

図IIC-1　前頭洞の単洞化：右鼻腔より内視鏡で観察

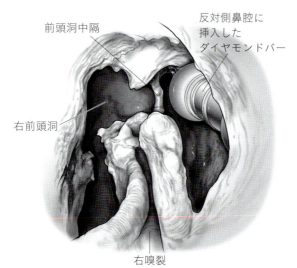

図IIC-2　前頭洞の単洞化：右鼻腔より内視鏡で観察

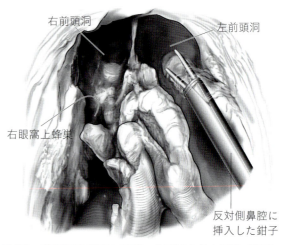

図IID　前頭洞内病変の処置：右鼻腔より内視鏡で観察

たデブリッダーを洞内の骨壁に押しつけながら処置すると頭蓋底損傷の危険があり骨壁には押しつけないことが肝要である．

術後管理

術後は創部にパッキング製剤を挿入するほうがよい．特に，露出した骨面を粘膜弁で覆ったときには粘膜弁の生着を期待して，また骨面が露出している場合は創傷治癒促進を期待して，アルギン酸カルシウム塩のようなパッキング製剤の留置が望ましい．留置している間は抗菌薬やステロイドを全身投与し，術直後の骨増成や感染を抑制する．

術後1～2週間でパッキング製剤を抜去したら，温生食で鼻洗浄を1日2回行ってもらう．その際には，頭部を完全に下に向けるヘッドダウンポジションが大事である．また洗浄後には，ステロイド噴霧薬を用いる．創部の粘膜浮腫がなかなか消退しないときには，積極的にステロイドを全身投与する．

経過・予後

通常のESSと比較して前頭洞開存度は良好であり，したがって術後成績にも向上が期待できる．ただし，骨面がある程度露出してしまうことと，もともと難治性の前頭洞病変に対する術式であるため，術創が落ち着いた状態となるいまでの時間は通常のESSより長い．その間の適切なケアが必要である．

手術のポイント

- Draf III は，直視鏡下鼻内的に左右 beak と前頭洞中隔を除去し，左右前頭洞を単洞化する
- 通常の ESS による前頭洞へのアプローチと異なり，前方から前頭洞内に入る術式なため，内視鏡視野も鉗子操作の方向も，常に上方に向かう意識が必要である
- beak の骨は硬くて厚いことが多く，バーを破砕しないよう上手に使用して，少しずつ削開する
- 本術式を選択したのであれば，できるだけ大きく単洞化するよう心掛ける
- 嗅神経，前頭蓋，眼窩壁，涙嚢，前篩骨神経管の損傷にそれぞれ注意する
- 上方への beak の削開が不十分だと，それより深部のバーや鉗子での操作がやりにくい．前頭洞への間口である beak は，特に上と左右方向には大きく広げておく

手術のピットフォール

- 鼻中隔を開窓する際，穿破部位が前方になりすぎて骨壁の厚い篩骨垂直板を除去しすぎると鞍鼻を引き起こす可能性があるので注意を要する
- beak を迅速に削開しようとしてバーを骨面に強く押し当てると，かえって摩耗し破損しやすい．バーはできるだけ赤道面で少しずつ削ること，また彎曲したバーを使用するが，彎曲部のスプリングが伸びきらないよう，後方から手前にはできるだけ引いてこないようにする
- ほとんどが直視鏡下の手術になるが，内視鏡視野はかなり上方を向いているため，画面の上はやや前方，画面の下はやや後方を見ていることになる．したがって，画面の下方に鉗子操作が進んでしまうと，嗅裂損傷などのリスクが生じる
- バーで beak を削開している際，皮下組織に抜けることがある．特に涙嚢周囲や鼻根部周囲を削開しているときは，まめに皮膚を手指で押すと皮膚までバーが近いかどうかよくわかる
- 嗅神経，特に第I枝を損傷しないよう注意する．内視鏡視野と術野の方向に常に気を配るため，たまに内視鏡を少し手前に引いて，全体のオリエンテーションを確認したほうがよい
- 再手術や嚢胞症例が適応になることが多く，解剖学的ランドマークが欠損していることも多々あり，その場合にはナビゲーションが有用である

（鴻　信義）

56 術後性上顎嚢胞

手術概念

　上顎洞根本術やCaldwell-Luc法は以前よく行われていた．十数年後これらの手術に起因した嚢胞が発生することがあり，この疾患を術後性上顎嚢胞という．嚢胞形成の比率は10〜20％と考えられている．内視鏡下鼻副鼻腔手術の普及により，今後この疾患は減少する可能性はあるが，現在患者は多く，治療方法を習得しなければいけない．嚢胞は手術の既往と関係なくどの副鼻腔でも発生するが，70％以上は上顎洞からのものであり，術後性のものが約80％で，既往歴を聞くことが重要である．保存的治療に抵抗し，症状改善のない症例は外科的治療が必要である．嚢胞の位置，数あるいは周辺の状況などにより術式が異なるので術前に，十分に検討する必要がある．

適応

1. しばしば感染をきたし，頬部腫脹や疼痛（頬部痛や歯痛など）があり，抗菌薬や消炎鎮痛薬に抵抗を示す症例．
2. 眼症状（視力障害，複視，眼球突出，眼球偏位など）が出現している症例．
3. 骨欠損が著しく画像所見や症状などから腫瘍病変が疑われる症例．

術前に注意すること

A. 必要な検査

1. 画像診断（診断や術式の選択に必要）

　CT（必須），MRI検査などで以下のことを確認する．

1. 嚢胞の位置（特に視器や鼻涙管との関係）や大きさ，数（単房性，多房性），膜性あるいは骨性閉鎖か，肉芽の有無などを確認する（図1，図2）．
2. 骨欠損の有無，特に眼窩内側板や下壁の欠損がな

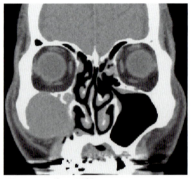

図1　71歳，男性
嚢胞は単房性で大きく膜組織で覆われて鼻腔側に突出し，下壁の骨欠損もある．

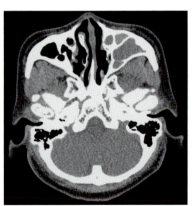

図2　68歳，男性
嚢胞は骨性に閉鎖され，多房性（4個）である．

いか，確認する(図3，図4).
3. 前回の手術で中鼻甲介が除去され，正常な構造と異なることがあるので術前に注意深く画像を確認する(図5).
4. 術後嚢胞開放部の換気を良好にするため，篩骨蜂巣の状態を確認する.

2. 他科への受診

視器的，歯科的症状があれば，当該科を受診させる．抗凝固薬を使用時は当該科を受診させ，中止不可能であればヘパリンに置換することもあるので，早めに入院させる．

B. 前処置

凸の鼻中隔彎曲があれば，視野確保のため手術が必要であることを説明する．

C. 器具

内視鏡下鼻副鼻腔手術が第一選択で内視鏡手術セットや必要な鉗子を用意する．0度の内視鏡はもちろんであるが，30度斜視鏡を多用するので必ず準備をする．

マイクロデブリッターは鼻内・副鼻腔の病的粘膜の除去や嚢胞の開窓あるいは嚢胞を囲む骨除去のために必要である．XPSドリルシステム(メドトロニックゾーメド社)，ユニドライブHプラスシステム(カールストルツ社)などが市販されている．

ナビゲーションシステムはいつも必要ではないが，重要な器官(視器，涙管など)の損傷を回避することが可能な機器である．嚢胞が小さく，多房性で，洞の外側や眼窩前下方にあるときや，前回の手術により正常構造と異なる場合は特に有用である．

嚢胞は大きく開窓するが，解剖学的理由で開窓が十分にできないときや，嚢胞周辺に高度な肉芽があり，再閉鎖の可能性の高い症例ではレーザーを使用する場合もある．

D. 体位

体位は仰臥位がよい．

E. 麻酔

1. 全身麻酔

全身麻酔で手術を行うことがほとんどであるが，身体的あるいは個人的理由で局所麻酔で手術を行うこともある．全身麻酔実施時の鼻内麻酔の手順を述べる．
①4%リドカイン液およびエピネフリン(1 mg/mL)を

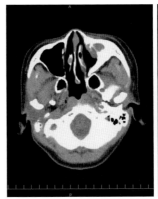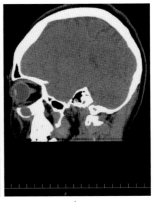

　　　　a　　　　　　　　　b
図3　64歳，男性
嚢胞が前壁付近にあり，眼窩下壁の骨欠損がある．

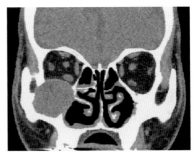

図4　72歳，男性
眼窩下壁の骨欠損があり，嚢胞が眼窩内へ侵入し，眼症状があった．

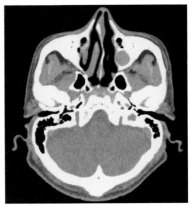

図5　70歳，男性
嚢胞は比較的小さく，中鼻甲介が欠損している．

10 cmのガーゼに別々に浸して交互に鼻内に挿入する（筆者は1側に6枚挿入している）．内視鏡のセッティングに10分くらいかかるので，ガーゼはセッティングが終了するまで挿入しておく．
②ガーゼ抜去後，4％コカイン塩酸塩(2.5 mL，10本の綿棒を使用)を綿棒に浸して鼻腔全体に念入りに塗布する（綿棒はまず5本使用し，必要に応じて追加使用）．

③鉤状突起付近（前回の手術で除去されていることも多い），中鼻甲介および総鼻道にエピネフリン含有の0.5％リドカイン塩酸塩液1～2 mLを注射する．

2. 局所麻酔

術前30分にペチジン塩酸塩50～100 mgを筋注し，全身麻酔時と同じ方法で鼻内に麻酔を行う．術中疼痛を訴えるとき，ペチジン塩酸塩50 mgを追加する．

手術の実際

手術の目的は嚢胞粘膜の完全摘出が望ましいが，嚢胞の開放で十分治療効果は得られる．ほとんどの症例は内視鏡を用いて鼻内法で目的を達成することができるが，以下に示す症例は，鼻外法を行うこともある．
①嚢胞が上顎洞外側（鼻腔側なら離れている）や眼窩前下方にある症例．
②嚢胞が厚い骨で閉鎖され，周辺に肉芽が著しく再閉塞が考えられる症例．
③長径が1 cm以下の症例．
④嚢胞が眼窩内へ侵入し，眼症状が著明な症例．

以下，内視鏡下副鼻腔手術，鼻外法(fenestration法，上顎洞根本術)に関して手術の実際について記載する．

I. 内視鏡下鼻副鼻腔手術

ほとんどの症例はこの術式で手術を完遂することができる．嚢胞の位置や周囲の状況により多少手技は異なる．

A. 嚢胞が大きく単房性あるいは多房性で膜様組織に覆われ鼻腔側に存在する症例（図1，図IA-1）

❶中鼻道や下鼻道からのアプローチが一般的である．両者のアプローチは嚢胞の位置に近いほうを選択する．
❷中鼻道からアプローチする場合は必要であれば鉤状突起，篩骨胞巣を除去し，嚢胞膜を明視下におき，膜様部をメスを用いて切開後，切除鉗子（マイクロデブリッター）で再閉塞予防のため，なるべく大きく鼻腔に開窓する．後方に蝶形口蓋動脈，下甲介前方付着部付近に鼻涙管が開孔しているので，注意をしながら嚢胞を大きく開窓する．鼻涙管開孔部がわからないときは，眼球を軽く圧迫すると開孔部から流涙を認め，容易に位置の確認ができる．
❸下鼻道からのアプローチのときは下鼻甲介をハサミで鼻中隔側方向に向けて骨折させ（術後下鼻道が狭くな

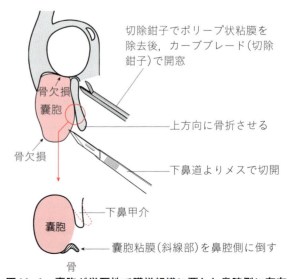

図IA-1　嚢胞が単房性で膜様組織に覆われ鼻腔側に存在

り鼻閉を訴えることがあるので，手術終了時は元に戻す），囊胞膜を明視下におき，膜様部をメスで切開後，切除鉗子（マイクロデブリッター）を用いて可能な限り大きく開窓する．囊胞周辺の粘膜を可能な限り温存し骨露出があれば，露出部を粘膜で覆う．この粘膜弁は鼻腔側に倒し，開放部の再狭窄予防に使用する．

❹中鼻道あるいは下鼻道からの囊胞へのアプローチに関して述べたが，最終的には中・下鼻道の両側からアプローチし，2か所で開窓することが多い．

❺多房性の場合も単房性とアプローチは同じである．鼻腔側の囊胞をなるべく大きく開窓し，順次開窓していく．後方の囊胞の開放に30度の斜視鏡を使用し，曲がりの切除鉗子，カーブブレード（図IA-2）などを用いる．

B. 囊胞は単房性あるいは多房性（図2）に骨で覆われている症例

❶単房性の場合はA.で述べた術式と同じである（図IA-1）．30度の斜視鏡と骨削開用ドリルカーブバー（XPS社製，図IB-1）を用いて骨を除去する．それほど開窓することは難しくない．

❷多房性の場合もA.（図IA-1）で述べた膜性閉塞と同じ方法で囊胞を開放する．
30度の斜視鏡を使用し，場合によっては前頭洞の開放に用いる55度カーブバーを用いて囊胞を覆っている手前側の骨をなるべく大きく開窓する（図IB-2）．この操作により後方の骨の処理が容易になる．順次囊胞壁骨を開窓するが，視野の問題で開窓することが不可能なときは，鼻外法を選択することもある．

II. 鼻外法

EM3など術野が大きくとれる手術が普及し，鼻外法を行うことはあまりないが，鼻外法を行うこともあるので，術前に説明し，承諾を得る．鼻外法にはfenestration法と上顎洞根本術がある．

A. fenestration法（図IIA）

根本術より手術侵襲は少ないが，術野は狭い．犬歯窩を切開し，犬歯窩あるいは上顎洞壁から上顎洞用トロッカー（TM Matsui製）を挿入する．トロッカーカニューレあるいは鼻内から内視鏡，切除鉗子，ドリルなどを挿入して囊胞を開窓する．大体のものは開窓できるが，多房性の場合は開窓が十分できないと，再発を招く．十分に開窓ができない場合は上顎洞根本術を行う．

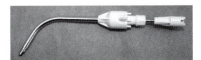

図IA-2　XPSドリルシステム―60度カーブブレード

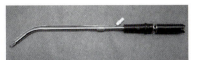

図IB-1　XPSドリルシステム―40度カーブバー

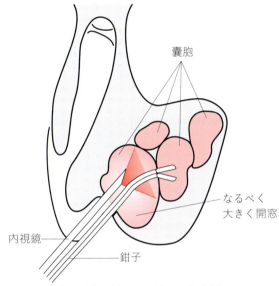

図IB-2　囊胞が多房性で骨で被われた症例
30度斜視鏡を用いて40度のカーブバーで骨部を開窓（手前側はなるべく大きく開窓する）．曲がりの切除鉗子，40度あるいは60度のカーブブレイトなども使用する．

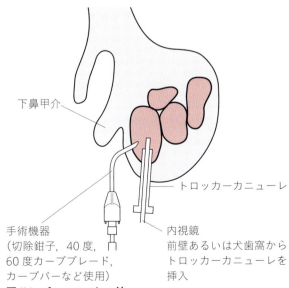

図IIA　fenestration法

B. 上顎洞根本術

詳細な術式は299頁を参照のこと．

術後管理

A. 術直後

内視鏡を用いて手術を行った場合は，それほど出血することはないのでタンポンを挿入しなくてよい．出血が多いときは，粘膜断端を中心にサージセル®やアクアセル®を留置する．それでも不安なときはベスキチン®ガーゼにゲンタマイシンを塗布し，鼻内に挿入する．挿入ガーゼは48時間以内に抜去する．抗菌薬や止血薬の投与はガーゼ挿入期間中行う．

B. 晩期管理

術後の再閉塞は比較的早期に起こることが多い．3～6か月経過すれば再閉塞は起こりにくい．再閉塞防止のためマクロライド系抗菌薬を1か月間投与し，点鼻ステロイド薬を1か月間以上続けるとともに鼻処置を丹念に行う．術後1か月間は1週間に1回，それ以後は2週間に1回受診させ，3か月以後は1か月間に1回来院させ，最低1年間は経過観察を行うが，報告では術後10年で再発した症例もあり，なるべく長期間経過観察をする必要がある．経過観察時，必要に応じて内視鏡を用いて開窓部を中心に詳細に観察する．

📎 手術のポイント

- 術前に鼻内をよく観察し，画像検査で得られた囊胞の位置，状態（単房性か多房性，膜性か骨性閉鎖，肉芽の有無）など十分に把握し，術式を検討する
- 囊胞が厚い骨で覆われたり，小さいとき，あるいは多房性で開放に難渋することが予想される場合は，ナビゲーションの利用を考える．術中鼻外法に変更することもあるので，患者に術式の変更について十分に説明をしておく
- 内視鏡を用いる手術では出血すれば視野が悪くなるので，丁寧に止血を行う．抗凝固薬などを長期に服用している場合は，薬剤により異なるが手術前5日間以上は休薬する．休薬ができない場合はヘパリン置換を行う必要があるので，早めに入院させる
- 骨欠損がある場合は，画像を十分に検討し，方策を考え，慎重に手術を進める．可能性はきわめて低いが画像や症状の具合で悪性疾患も考慮に入れ，患者に十分説明して，必要があれば組織生検も行う

⚠️ 手術のピットフォール

- 眼窩下壁に大きい骨欠損があり，囊胞に多量の貯留液があるとき，急激に排液をすると視神経への圧変化の影響で視力障害が発現することがまれにある．囊胞に小切開を入れ，徐々に液を抜く（5～10分くらい）
- 眼窩内に囊胞が侵入している場合は眼球を時々圧迫し，操作している部位と眼球の位置関係を正確に把握し慎重に行い，止血は完璧にする．眼窩に大量の血液が入れば視神経や筋肉を圧迫し，視器障害を起こすこともある．眼窩に大量の血液が入った場合は紙様板を除去し，減圧する（必要があれば骨膜も切開する）．術後視力低下の有無や眼球運動などの観察を注意深く行う．これらの症状が増悪するようであれば，なるべく早期に眼窩内減圧のための処置を行う
- 蝶口蓋動脈や下鼻甲介前方付着部の鼻涙管を損傷しないようにする

（原田　保）

57 前頭洞嚢胞，篩骨洞・蝶形骨洞嚢胞

手術概念

　副鼻腔嚢胞は，原発性と術後性，外傷性に分類され，炎症，手術，外傷や腫瘍などで各洞の自然口が閉塞することで発生する．本項では，上顎洞嚢胞以外の副鼻腔嚢胞について述べる．上顎洞においては術後性嚢胞が圧倒的に多いが，前頭洞では原発性嚢胞が多く，発生部位としては，上顎洞，前頭洞，篩骨洞，蝶形骨洞嚢胞の順となる．以前は，鼻外切開による嚢胞の開放術が行われてきたが，最近では内視鏡技術の進歩により，鼻内的に嚢胞を開放することが可能になった．嚢胞を可及的に大きく開放，粘膜を温存し，脂肪などで充填させることなく空洞性に治癒することを目標としている．現在では，ナビゲーションシステム，鼻内用ドリルシステムなどの普及や，新しい手術法〔Drafの手術，EMMM(endoscopic modified medial maxillectomy，内視鏡下上顎洞内壁切除術)〕などにより，鼻外切開による嚢胞開放は少なくなっていると思われる．手術機器，手術法を検討することで，以前に盛んに検討されたチューブやシリコンの挿入など閉塞予防法が減り，粘膜弁の作成などを行うことで，より生理的方法で治癒に導くように変化していると思われる．

適応

　最近のCT，MRIなどの画像診断技術の進歩により無症状で発見される嚢胞も増えている．副鼻腔領域に嚢胞を認めれば，すべて手術の適応はあると考えるが，前頭洞，篩骨洞，蝶形骨洞の位置関係から視器症状を呈することが多い．前頭洞嚢胞は眼球突出や複視など眼球の圧迫症状を呈し，篩骨洞・蝶形骨洞嚢胞は解剖学的に視神経，動眼神経，滑車神経，外転神経，内頸動脈，海綿静脈洞を近接しており，視力障害，眼球運動障害，複視，眼球運動障害など多くの症状を呈する．視力障害，眼球運動障害などの神経障害が出現した際には早期の手術を必要とする．眼球運動障害は改善しやすいといわれるが，視力障害の回復率は低い．これは，眼球運動障害は嚢胞による機械的な圧迫により神経障害を伴わないことが多いことに加え，動眼神経，滑車神経，外転神経が有髄有鞘神経線維でありSchwann細胞で髄鞘が構成される末梢神経であり，神経線維が再生する可能性が高い．しかし，視神経は有髄無鞘神経線維であり，髄鞘が希突起膠細胞で構成され組織学的に中枢神経に属し神経線維の再生の可能性が低いことが理由の1つに挙げられる．また，前頭洞，篩骨洞，蝶形骨洞嚢胞はいずれも現在は，鼻内手術が第一に選択されるが，特殊な手術として，鼻腔との交通を大きく開放できない前頭洞嚢胞症例では，拡大前頭洞手術(endoscopic modified Lothrop procedure；EMLP，Draf手術)を行うことで良好な成績を得ている．EMLPについては別項(311頁)を参考されたい．

術前に注意すること

　症状から，どのような検査が必要かを検討する必要がある．通常，副鼻腔の単純CTで十分であるが，骨の菲薄化や圧排により頭蓋内，眼窩との境界が不明瞭な症例，多房性嚢胞を疑う症例，腫瘍性病変を否定できない症例ではMRI撮影を検討すべきである．CTとMRIを総合的に判断し，嚢胞を開放した際に，鼻腔にどのように，そしてどれくらい開放できるかを検討する．また，視器症状を呈している場合は，嚢胞を開放し減圧することで症状の改善が期待できるのか，それとも感染の波及，腫瘍性病変の進展ではないのかを検討する必要もある．また，術後性や外傷性など2次性の嚢胞では，解剖がかなり変化しているので，注意をして手術に臨む必要がある．また，圧排された嚢胞壁が限界壁である頭蓋底や眼窩壁と二重に重なっていることもありどこまで切除が可能で，どのエリアの危険が高いのかを手術前に検討する．多房性嚢胞や骨性に閉鎖し開放に難渋しそうな症例ではナビゲーションシステムの導入を検討すること

や，EMLP などの拡大副鼻腔手術，鼻外切開による方法も検討すべきである．

手術の実際

I．前頭洞囊胞

CT を十分に検討し，囊胞がどれだけ鼻腔内に開放できるか，周囲組織（特に眼窩，前頭蓋底）への圧迫の有無，骨欠損の有無を十分に検討する．冠状断 CT で，鈎状突起，中鼻甲介の位置，矢状断 CT にて開放の幅（A-P diameter）の確認，後方の頭蓋底のライン，篩骨胞の上部構造（SBC，FBC）との関係，前篩骨動脈の走行に注意をする必要がある（図I）．

A．ランドマークの確認

原発性であれ，術後性など 2 次性の囊胞であっても残存するランドマークを確認する．鼻ポリープがあれば切除し，中鼻甲介，鼻堤の確認，鈎状突起の有無，篩骨胞，第三基板の有無について確認する．特に中鼻甲介につながる鼻堤は前頭洞のドレナージルートを探す際に最も重要なランドマークとなる．

B．囊胞周囲の清掃

鈎状突起を切除し，眼窩内側壁を同定する．術後性の前頭洞囊胞であれば，前回手術が不十分であることが多く，鼻堤蜂巣（agger nasi cell；ANC）が残存していることが多い．鼻堤蜂巣の清掃，鈎状突起の付着位置を術前に十分検討し鈎状突起の上部構造を清掃する．第三基板の有無を確認し，篩骨胞を切除する．retro bulla recess（RBR）を確認，supra bulla cell（SBC）ないしは supra bulla recess（SBR）を確認し頭蓋底を同定する．この操作の際に，前篩骨動脈を同定し，動脈損傷を起こさないように注意する必要がある．後部篩骨洞は開放してもしなくともどちらでもよいが，前頭洞囊胞の開放だけであれば必ずしも必要ではなく，70 度の斜視鏡の挿入にも問題はない（図IB）．

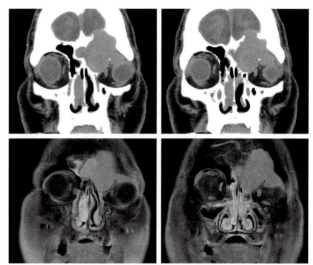

図I　左前頭洞囊胞（CT，MRI）
眼球を下方に圧迫する囊胞を認める．囊胞は頭蓋，眼球を圧排し，前方にも突出している．矢状断 CT でも十分に鼻腔に開放できることがわかる．T1 強調 Gd-DTPA 造影で，単洞囊胞であることがわかる．

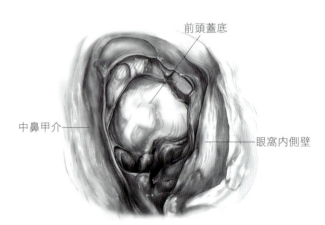

図IB　篩骨洞の開放後（左鼻腔）
中鼻甲介，鈎状突起，篩骨胞，第三基板など，残存するランドマークを同定し，眼窩内側壁を露出し，外側の限界壁を同定する．本症例は，後部篩骨洞まで開放している．上方の限界壁である頭蓋底も明視下においている．

C. 前頭洞嚢胞の開放

　嚢胞を開放する際に十分に注意すべき構造物はまず，第一に頭蓋底であり，第二は眼窩内側壁である．嚢胞開放までの準備段階で眼窩内側壁，前頭洞嚢胞の後方での頭蓋底が露出されているはずである（図IC-1，図IC-2）．危険なエリアと安全なエリアを十分に検討し，ゾンデや西端氏型強彎曲鉗子で穿破する（図IC-3）．膜性閉鎖や薄い骨性閉鎖であればこの操作で十分であるが，厚い骨性閉鎖の場合はドリルを用いて穿破する必要があり注意を要する．嚢胞壁を可及的に大きく開放するが（図IC-4），前頭洞嚢胞症例では鼻腔と接する面が狭いことが多い．無理して開放を進めると骨の露出が多くなり，骨増生により再閉鎖する可能性が高くなるため注意が必要である．以前はシリコンチューブなどを挿入し再閉鎖の予防としていたが，挿入については一定の見解を得ない．現在は，人工物を再閉鎖予防のため挿入を検討するのであれば，迷わず拡大前頭洞手術（EMLP）を検討するほうがよいと思われる．

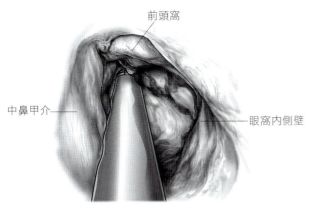

図IC-1　前頭窩の清掃
後方で前頭蓋底を同定し，マイクロデブリッダーや上向截除鉗子などで後方から前方へ清掃を進める．

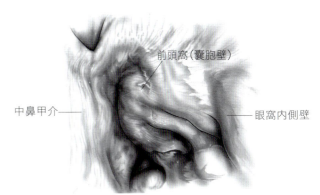

図IC-2　70度斜視鏡で見た前頭窩
嚢胞が鼻腔方向に突出しており，通常の鼻堤蜂巣などは確認できないが，鼻堤と後方の頭蓋底を意識して十分に観察を行う．

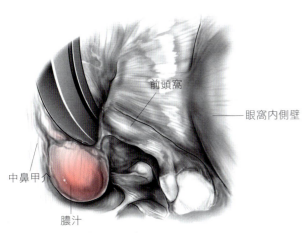

図IC-3　前頭洞嚢胞の穿破
西端氏型強彎曲鉗子で穿破を行うと，膿汁の排出が確認できる．

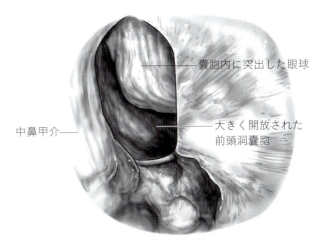

図IC-4　大きく開放された前頭洞嚢胞
圧排されていた眼球が嚢胞内へ突出している．

II. 篩骨洞・蝶形骨洞嚢胞

前篩骨洞に存在する嚢胞であれば，判断に迷うことは少ないが，後部篩骨洞に存在する嚢胞がOnodi cell内の嚢胞であると，蝶形骨洞嚢胞と迷う症例が存在する．後部篩骨洞嚢胞，蝶形骨洞嚢胞ともに視神経の隆起を後方に認めることがあるので注意を要する．蝶形骨洞嚢胞の場合は，後方に内頸動脈の隆起を認める場合があるので，さらなる注意を必要とする(図II)．

A. ランドマーク，嚢胞周囲の清掃

前頭洞嚢胞と同様に，中鼻甲介，眼窩内側壁，頭蓋底に注意をする必要がある．左右の限界壁は，内側は中鼻甲介，外側は眼窩内側壁が目安となるが，嚢胞の圧排により眼窩内側の骨は菲薄化していることが多いので手術中に眼球を圧迫し眼窩内側壁の動きを確認する必要がある．また，深さの目安として第三基板があるが，術後性嚢胞で切除されている場合は上顎洞の後壁が前後篩骨洞を分ける目安となる．蝶形骨洞嚢胞であれば，上鼻甲介，蝶形骨洞前壁の深さを嗅裂側から検討すればよい．頭蓋底も同様に嚢胞による圧排で骨が菲薄し，頭蓋内の拍動が観察できることがある．上方の限界壁であり，注意を要する．いずれの副鼻腔嚢胞も術後性が多く，残存するランドマークを総合的に判断し，安全な手術を施行することが重要である．

B. 篩骨洞・蝶形骨洞嚢胞の開放

嚢胞の位置が確認できたら(図IIB-1)，前方，内下方で嚢胞の穿破を行う(図IIB-2)．穿破により膿や液体の

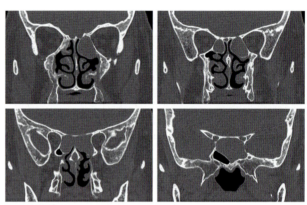

a：冠状断CT

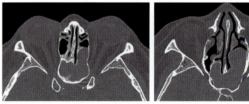

b：軸位断CT

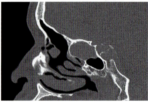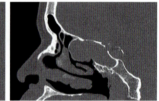

c：矢状断CT

図II　篩骨洞嚢胞(CT)
冠状断CT(a)で左右ともに後部篩骨洞嚢胞を認める．軸位断CT(b)では，最後部で左右の嚢胞は交通しており，矢状断CT(c)で左最後部篩骨洞から蝶形骨洞まで存在している．

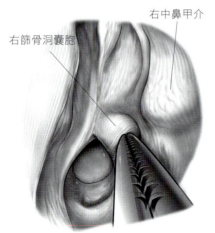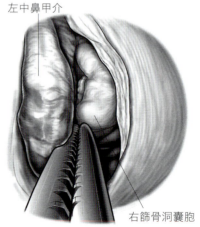

図IIB-1　左右の嚢胞の前壁

貯留が確認できたら，上方(頭蓋底)，内側(中鼻甲介)，外側(眼窩内側壁)の限界壁を意識し，再閉鎖を起こさないように可及的に大きく開放する(**図 IIB-3**)．囊胞の前方を開放するのは当然であるが，下面を開放することが重要である．

術後管理

囊胞の開放だけであれば，通常の止血用ガーゼの挿入のみで問題はない．筆者らは，アルギネート創傷被覆材(ソーブサン)のみを挿入し，術後約10～14日に外来にて清掃している．また，術後薬は通常のESS(内視鏡下鼻内副鼻腔手術)に施行する抗菌薬で十分であるが，周囲組織への感染の波及，神経障害を呈しているときのみ，培養結果に応じた抗菌薬(例えばアンピシリン・スルバクタムなど)やステロイド薬の投与を検討する．

> **手術のポイント**
> ・囊胞の位置を同定し，鼻腔にどれだけ開放できるかを検討する
> ・中鼻甲介，鼻堤，眼窩内側壁，頭蓋底などランドマークになりえる構造物，危険部位を十分に同定，露出してから囊胞の開放に移る
> ・囊胞壁を可及的に開放し鼻腔との交通をつける
> ・囊胞開放後，眼球を圧迫するなどして囊胞の限界壁を確認する

> **手術のピットフォール**
> ・術後性や外傷性は解剖がかなり変位をしているので十分に注意し，場合によってはナビゲーションシステムの使用を検討する
> ・特に，頭蓋底，眼窩，視神経，内頸動脈など損傷した場合に重篤な副損傷を残す可能性があるので，囊胞開放のため穿刺を行う際に，十分に注意をする必要がある

(和田弘太)

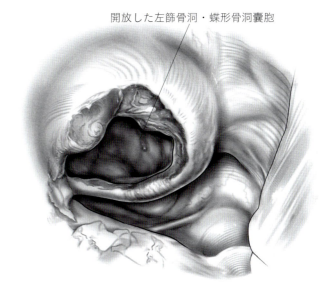

図 IIB-2　左篩骨洞囊胞の穿破
囊胞が確認できたら，内側下方，ないしは最も隆起した部位を鑷子などで穿破する．内側下方から外側へ，上方へと開放を進める．

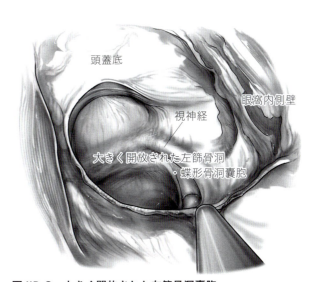

図 IIB-3　大きく開放された左篩骨洞囊胞
全方向に可及的に開放を進める．最後部に視神経が確認できる．

58 蝶形骨洞囊胞

手術概念

蝶形骨洞に生じる囊胞は術後性囊胞が多く，蝶形骨洞と篩骨洞とにまたがるかたちをとることが多い．他の副鼻腔囊胞と同様に，鼻腔との間に十分な大きさの排泄口を造設することが手術の主目的となる．内視鏡手術が進歩した今日では，ごく一部の例外を除いて内視鏡下手術で対応することが可能である．蝶形骨洞囊胞は様々な方向に進展するため（図1，図2），その局在などに応じてアプローチ法を選択する．

適応

蝶形骨洞囊胞にて急性に発症した視力障害は緊急手術の適応となる．視力障害発症後1週間以内では手術によって視力が回復する場合が多いが，できる限り早期に手術をすべきである．一方，画像診断などの検査で偶然に発見された無症状の潜在性囊胞の場合でも，視神経，頭蓋窩などの周辺臓器との位置関係から将来視力障害をはじめ種々の症状を惹起する可能性がある場合には，緊急性はないものの手術を受けることを勧める．

術前に注意すること

視力障害を含む眼症状の評価により緊急性の決定が重要である．高度の眼症状がある場合には術前に眼科医に視力，視野，眼球運動，眼圧，眼底検査を依頼する．CT検査は必須で，軸位断および冠状断CTにて囊胞の局在，周囲の重要構造物（視神経管，蝶形骨洞および篩骨洞天蓋，眼窩紙様板など）の骨破壊の有無を確認し，安全に開放するルートを確認しておく（図3）．MRI検査では一般的に囊胞はT2強調画像で高信号となるため，CTでは難しい囊胞と瘢痕との鑑別や多房性囊胞の確認に有用であるため，必要に応じて撮影する．さらに，鼻粘膜を収縮させたうえでファイバースコープを用いて囊

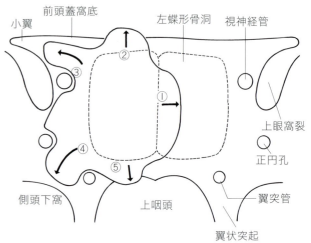

図1 蝶形骨洞囊胞の進展方向（冠状断層）
①：対側蝶形骨洞，②：前頭蓋窩，③：小翼，④：翼状突起，⑤：上咽頭

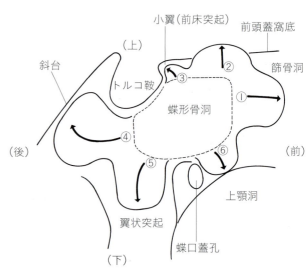

図2 蝶形骨洞囊胞の進展方向（矢状断層）
①：前方（篩骨洞），②：前頭蓋窩，③：小翼，④：後方（斜台），⑤：翼状突起，⑥：前下方（上顎洞）

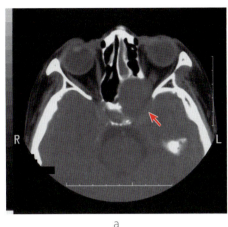
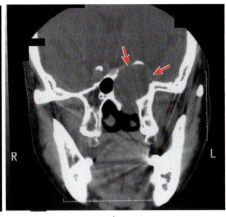

図3 蝶形骨洞嚢胞のCT像(a:軸位断, b:冠状断)
嚢胞壁周囲に骨破壊(矢印)がみられる．

胞壁を確かめ，開放部位を確認しておく．
　多くの症例では内視鏡下に嚢胞が開放できるが，嚢胞が多房性の場合や解剖学的危険部位に接している場合には，ナビゲーション下の手術が安全である．

手術の実際

A. 麻酔法

❶麻酔は全身麻酔，局所麻酔ともに可能であるが，視神経を含む重要構造物が露出している場合など時間をかけて慎重に手術を行う場合や，蝶形骨洞深部の嚢胞に対してナビゲーション手術を行う場合には全身麻酔が望ましい．

❷手術侵襲が少なく，短時間で嚢胞が開放できる場合や，外来で緊急に減圧を要する場合には局所麻酔下に開放する．

B. 蝶形骨洞へのアプローチ法

❶蝶形骨洞嚢胞に対するアプローチ法は，嚢胞の存在部位によって異なる．一般に，症状が出現し，高度に進展した大きな嚢胞では，中鼻道や嗅裂に膨隆が認められることが多いので，一般的に手術は容易である．しかし，嚢胞が小さく深部に存在する場合や多房性嚢胞ではナビゲーションシステムを用いないと手術が困難な場合もある．さらに，まれではあるが小嚢胞が蝶形骨小翼に限局する場合などでは脳外科的アプローチを余儀なくされる場合もある．

❷蝶形骨洞へのアプローチ法としては，経篩骨洞，経鼻腔，経上顎洞，経鼻中隔などがあり(図B)，嚢胞へ到達するためには，嚢胞の局在，大きさ，胞数，視神経

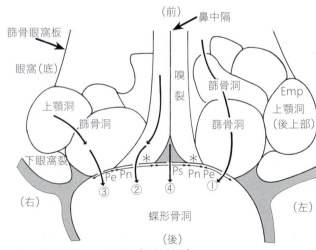

図B　蝶形骨洞への到達法(軸位断層)
①：経篩骨洞法(鼻内，鼻外)　　Emp：篩骨上顎板
②：経鼻腔法(鼻内)　　　　　　Pe：蝶形骨洞前壁の篩骨洞部
③：経上顎洞法　　　　　　　　Pn：同，鼻腔部
④：経鼻中隔法(口腔，鼻内)　　Ps：同，鼻中隔部
＊：蝶篩陥凹

などの周辺の重要臓器との関係から術式が選択される．

C. 囊胞の存在部位別アプローチの例
1. 中鼻道と嗅裂からのアプローチ（図 C-1）
　囊胞が十分に大きく，中鼻道と嗅裂とから囊胞壁が膨隆として観察される場合には，中鼻道と嗅裂のいずれかまたはその両方の囊胞壁を開放する．まず，中鼻道または嗅裂から囊胞の最膨隆部に 18 G 針などの太い注射針で穿刺し，囊胞内容液の存在を確認する．穿刺の際には危険部位を避けるため，穿刺の方向は常に内下方とし，深さも 5 mm 以内とする．内容液が確認できたら，むやみに内容液を吸引せずに，囊胞壁を鉗子などで開放する．その後彫骨器（スタンツェ）や截除鉗子を用いて，比較的安全である囊胞の前壁または下壁を大きく開放をして，鼻腔との間に十分な交通路をつける．

2. 篩骨洞開放によるアプローチ（図 C-2）
　囊胞が蝶形骨洞に限局して鼻腔から囊胞壁が観察できない場合には，通常の内視鏡下篩骨洞手術と同様に後部篩骨洞を開放し，そこから蝶形骨洞に至る．

3. 後鼻孔前上方からのアプローチ（図 C-3）
　囊胞が蝶形骨洞の下方に進展している場合，後鼻孔前上方で，鼻中隔後端が鼻腔側壁に移行する部位で囊胞が開放できる場合がある．その際に蝶形骨洞自然口と後鼻孔との間には蝶口蓋動脈の中隔枝が走行しているので損傷による出血に注意する．

D. 手術におけるその他の注意点
❶ 囊胞は鼻内に開放するだけで十分である．囊胞壁の剝離は不要であるばかりか，視神経管が露出している場合では粘膜剝離を含む囊胞内操作は禁忌である（図 D）．
❷ 通常，術中出血は軽微であり，術後のタンポンは必要最小限とする．タンポンは開放した囊胞壁の辺縁に軽く当てるだけでよく，視神経への圧迫を避けるために，囊胞内にタンポンを充填させてはならない．

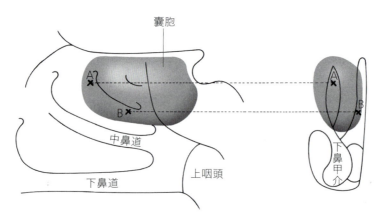

図 C-1　囊胞が前下方に進展した場合のアプローチ
A：中鼻道でのアプローチ
B：嗅裂からのアプローチ

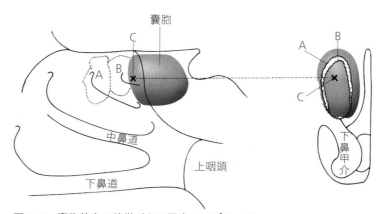

図 C-2　囊胞前方に蜂巣がある場合のアプローチ
A, B：篩骨洞．C：その後方でのアプローチ

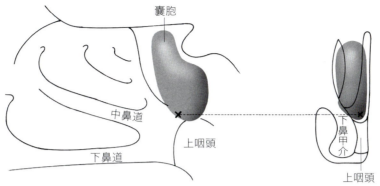

図 C-3　囊胞が下方に進展した場合のアプローチ
×印の後鼻孔前上方で開放する．

術後管理

　視力障害がある場合には術後早期に眼科を受診し，視力を含めて眼科的精査を行う．
　出血量は通常少なく，タンポンは術後数日後に抜去可能であるが，タンポン抜去後の鼻内処置で囊胞内に吸引管先端やピンセットを挿入する操作は避ける．
　囊胞内の凝血塊は数日後には自然に排泄されるが，自然排泄困難な場合には操作を慎重にし，吸引の先端は分泌物に触れるまでとしてそれよりも深くは先端を進めないように注意する．

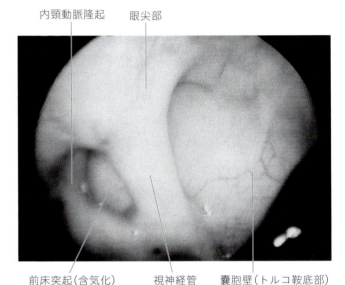

図 D　蝶形骨洞囊胞（内腔）
蝶形骨洞囊胞（右）を開放し内下方から見上げた所見．

🖉手術のポイント

- 蝶形骨洞囊胞へのアプローチ法は，囊胞の存在部位，進展範囲，大きさ，房数，周辺の重要臓器との関係で決定される
- 視力障害を伴うときは緊急手術の適応となる
- 囊胞が大きい場合には中鼻道または嗅裂からのアプローチで容易に囊胞が開放できる場合が多い
- 囊胞が蝶形骨洞に限局し，鼻腔内から囊胞壁がみえない場合には，内視鏡下に経篩骨洞または経鼻腔（蝶篩陥凹）で囊胞に到達できることが多い
- 多房性囊胞や蝶形骨洞深部に位置する小囊胞に対してはナビゲーション手術が有効
- 囊胞は鼻内に開放するだけで十分であり，囊胞壁の剝離除去は不要
- 副損傷を避けるため，囊胞の前壁または下壁に開放を限局して，再狭窄しないように十分な大きさの排泄口をつける
- 視神経への傷害を避けるため，不用意な囊胞内部での手術操作や囊胞内へのタンポン挿入は避ける

⚠手術のピットフォール

- 多房性囊胞の場合には画像所見を参考にして囊胞を1つずつ開放する
- 蝶口蓋動脈およびその分枝を損傷して動脈性出血が生じた場合はバイポーラなどで丹念に止血する

（菊地　茂）

59 鼻副鼻腔乳頭腫

手術概念

鼻副鼻腔乳頭腫に対し効果のある保存的治療はなく，治療の第一選択は手術である．以前は鼻外切開による腫瘍摘出が主に行われていたが，近年では内視鏡下鼻副鼻腔手術(endoscopic sinus surgery；ESS)による腫瘍摘出術が多く施行されている．

ESSによる腫瘍摘出術は患者への侵襲が低いという利点があるが，一般的なESSだけでは内視鏡視野や鉗子操作を行える範囲に限界があり，部位によっては摘出が困難である．そのため症例によっては，endoscopic modified medial maxillectomy(EMMM)やDrafの前頭洞手術，endoscopic modified Lothrop procedure(EMLP)などの手術方法が必要となる．さらに前頭洞外側に対してはESSによる腫瘍摘出は困難であり，外切開が必要である．術式は完全摘出でき，かつ患者にとって侵襲の少ない方法を第一選択とする．最終的に手術のポイントとなるのは，腫瘍基部と周囲の正常粘膜とを正確に識別し，腫瘍組織を根元から完全に取り除くことである．

適応

手術方法，術式は，腫瘍基部の位置から選択をするが，術式の違いは腫瘍基部に対するアプローチ方法の違いであり，それぞれ侵襲度，合併症，技術的困難度などについて一長一短がある．侵襲を少なくしたうえで腫瘍の再発率を低くすることを目指す．

ESSの適応となる基準は，①内視鏡下に腫瘍基部および周囲組織が明視でき，②鉗子操作が可能，という2点である．ESSの適応かどうかは，術者・設備により異なる．EMMMが施行できない術者は上顎洞前方の乳頭腫に対してはESSを選択するべきではないし，Drafの前頭洞手術，EMLPが施行できない施設では，前頭洞乳頭腫に対してはKillian法の術式を選択するほうがよい．

術前に注意すること

乳頭腫に対し粘膜温存手術を施行すると腫瘍組織を遺残させてしまうため，術前に組織生検より乳頭腫と病理診断をつけておくことが必要となる．そして術前画像で骨破壊像が認められた場合には乳頭腫と癌合併を強く疑うべきである．

乳頭腫に対する手術では，腫瘍基部の位置によって手術方法が異なるため腫瘍基部を術前に正確に推定することが重要になる．基部推定は術中に円滑に基部確認をするうえでも重要な情報となる．腫瘍基部の推定方法は，CTおよびMRIの両方で行う．CTだけでは腫瘍と炎症性変化の鑑別ができないため，必ずMRIを施行し腫瘍の占拠部位を把握する．腫瘍の占拠部位を把握したうえでCTでは，骨限局性肥厚を同定し，その部位を腫瘍基部と推定する．上顎洞における腫瘍基部推定ではMRIも有用であり，上顎洞内の炎症性変化および占拠されていない部位の対側に腫瘍基部があると推定する．

手術の実際

A. 腫瘍の分割切除・減量(右上顎洞乳頭腫)(図A)

腫瘍が比較的小さい範囲に限局していれば，内視鏡下に腫瘍基部より一塊で切除することも可能である．しかし症例によっては，十分な内視鏡視野の確保は困難であり，腫瘍を一塊切除するには高度な技術を要する．そのため術野の確保が難しいときには，分割切除・腫瘍の減量を行い内視鏡視野を確保し，基部の範囲を確認したうえで肉眼的に定めたsurgical marginを含めて骨面から剝離摘出する．乳頭腫に対しESSで腫瘍摘出を施行するならば，腫瘍基部を正確に判断する目的から一塊切除に固執するよりも，分割切除あるいはマイクロデブリッダーで腫瘍を適宜減量しながら内視鏡視野を確保するほうがよい．

B. 腫瘍基部，切除範囲同定（右上顎洞乳頭腫）（図B）

　上顎洞において，一般的なESSで明視でき，かつ鉗子操作が可能なのは上顎洞頬骨陥凹における冠状断面で後方の部位までである．後方発生の腫瘍は70度斜視鏡を用いたESSのよい適応である．上顎洞頬骨陥凹より前方の場合にはEMMM切開を行ったうえでESSを施行する．

　実際の手術においては，まず推定した腫瘍基部を確認し，腫瘍基部の範囲，切除範囲を判断する．そして推定した部位より基部が広範囲で，腫瘍基部が確認しきれない場合や鉗子が届かない範囲まで広がっている場合などには，術式を変更しなければならない．通常のESSのみに固執して無理をすると，腫瘍組織を遺残させることとなってしまう．

　腫瘍基部の範囲を判断した後，suction coagulatorにて切除範囲の標を付けておく．さらに切除範囲断端の組織を術中迅速病理診断に提出し，surgical marginを確認するのがよい．マイクロデブリッダーで腫瘍を減量する際には，適宜，病理組織を採取することを忘れてはならない．

C. 腫瘍基部切除，骨肥厚部削除（右上顎洞乳頭腫）

　骨面から腫瘍を剝離摘出する際には，ツッペルなどを使用し腫瘍組織の遺残がないようにする（図C-1）．骨肥厚がある場合には，バーや截除鉗子で基部の骨肥厚部を削除する必要がある（図C-2）．内視鏡視野では骨肥厚部を一方向からしか明視できないため，内視鏡からみた骨肥厚部反対側に死角が生じ腫瘍組織の遺残を起こしてしまうからである．また骨の凹凸部に腫瘍組織の遺残を起こしやすいという理由もあり，骨肥厚は必ず削除する．

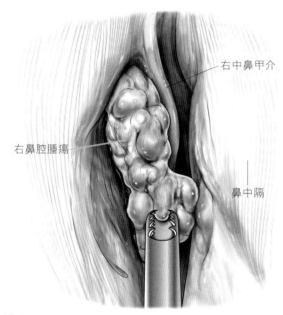

図A

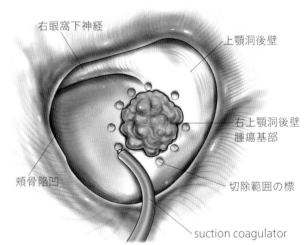

図B（70度斜視鏡）

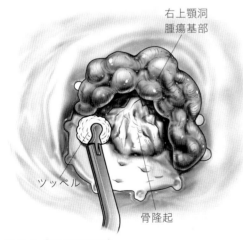

図C-1（70度斜視鏡）

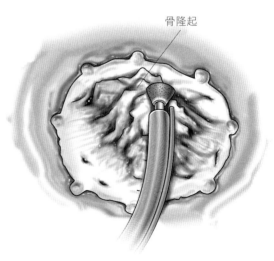

図C-2（70度斜視鏡）

D. 止血処置，視野確保（右上顎洞乳頭腫）（図 D）

腫瘍基部の剝離後や腫瘍基部の骨肥厚を削除すると，腫瘍の栄養血管から出血がある．内視鏡視野を確保するため，栄養血管は必ず電気焼灼止血する．さらに可能であれば腫瘍基部であった範囲もすべて電気焼灼し止血する．腫瘍組織を焼灼するのが目的ではなく，内視鏡視野を確保するためであり，完全に腫瘍組織を摘出するためである．

E. 術式変更

腫瘍基部が広範囲の場合には，特に腫瘍組織の遺残がないよう注意が必要である．術者が内視鏡で処置しきれていない部位があると判断した場合には，EMMM 切開（図 E）か外切開を加えるべきである．再手術例では，広基性腫瘍基部となっていることが多い．広基性基部の場合や骨肥厚がある場合などでは腫瘍基部切除が不十分となりやすく，注意が必要である．

F. 対孔作成（図 F）

前壁や内側壁は，術後に観察困難となる部位であるため，観察孔を下鼻道外側に作成する．そうすることで外来での経過観察において再発の有無の確認や再発時の早期発見が可能となる．

G. 篩骨洞乳頭腫（右篩骨洞乳頭腫）（図 G）

紙様板に腫瘍基部がある場合には，紙様板より出ている隔壁の付着部などに腫瘍組織を遺残させやすい．そのため，隔壁の付着部をバーで削除したほうがよい．眼窩にバーを当てる際には眼窩を損傷しないよう注意が必要であり，適宜眼球を手指で圧迫し，眼窩内側骨壁が動かないことを確認する．直視鏡のみでは死角ができるので70度斜視鏡にての観察・操作もしたほうがよい．また頭蓋底においては，頭蓋内微小血管損傷といった問題か

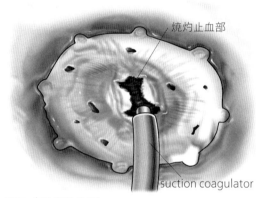

図 D（70度斜視鏡）

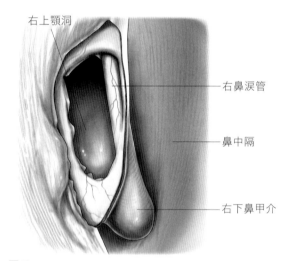

図 E

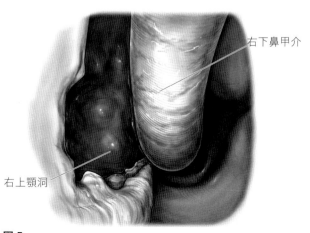

図 F

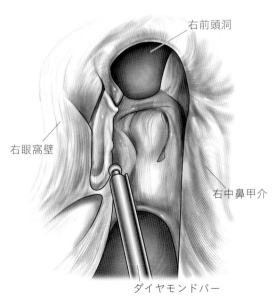

図 G

らモノポーラの使用は好ましくない．頭蓋底においてはバイポーラやコブレーター(Coblator® II Surgery System PRO cise™ EZ-VIEW)にて電気焼灼止血する．

H. 前篩骨動脈処理（右篩骨洞乳頭腫）（図H）

腫瘍基部が前篩骨動脈付近に存在した場合には，前篩骨動脈を電気焼灼，処置したうえで基部を剥離，摘出する．前篩骨動脈を損傷すると出血のため視野確保が困難となり，腫瘍組織を遺残させてしまう．また前篩骨動脈が止血されずに断裂し眼窩内に入ってしまうと眼窩内で血腫を形成し，視力障害を起こしてしまう．そのため確実に止血処置をしたうえで，基部に対する処置を行う．

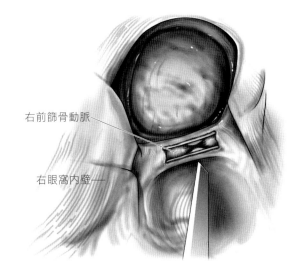

図H（直視鏡）

I. Drafの前頭洞手術，EMLP（右前頭洞乳頭腫）（図I）

前頭洞内においては術前画像から腫瘍基部を推定するのは困難であり，まずDrafの前頭洞手術やEMLPにより腫瘍摘出を行い，ESSでは困難と判断した場合に外切開を行う段階手術となる．そのため，術前に外切開を加える可能性があることの説明が必要である．

frontal recess（前頭窩）から前頭洞内に進展した症例では，Draf IIbでも対応可能であるが，frontal beakの上方や眼窩上壁の基部の場合にはDraf IIIを施行し，対側から70度斜視鏡，鉗子を挿入するほうがよい．ここで骨削開後の狭窄を予防し，前頭洞の開存を維持するためには，マージンを確認したうえでの粘骨膜弁の作成が重要である．

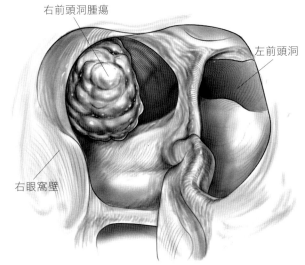

図I（70度斜視鏡）

J. Killian法の外切開

前頭洞外側に基部がある場合には，Killian法の外切開を加え，外切開部から70度斜視鏡，鉗子を挿入し腫瘍摘出を行う．

蝶形骨洞乳頭腫では，周囲には，内頸動脈，視神経などの重要臓器があるため危険度が高く処置困難となる．そのため内頸動脈，視神経の周囲に骨欠損が認められる症例などでは，術前にどこまで処置をするかなどの議論が必要となる．腫瘍組織を遺残させてはいけないが，完全摘出に固執して内頸動脈損傷や視力障害といった重篤な合併症を起こしてはならない．術中所見からリスクが高いと判断した場合には，腫瘍組織が不完全摘出となることも仕方ない．

K. 蝶形骨洞前壁削除（右蝶形骨洞乳頭腫）（図K）

鼻孔から内視鏡を挿入すると，蝶形骨洞は下方に見下ろす視野となるため，蝶口蓋動脈中隔後鼻枝を処理した

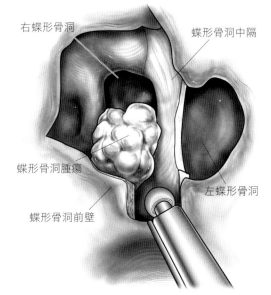

図K（直視鏡）

うえで蝶形骨洞前壁は削除する．それでも視認できない部位に対しては70度斜視鏡にての観察・操作が必要となる．蝶形骨洞内側の処置が困難である場合などには中隔も削除する．

L．内頸動脈周囲（右蝶形骨洞乳頭腫）（図L）

内頸動脈，視神経の周囲ではバーの使用や電気焼灼止血は危険であり，施行できない．意図せず生じてしまったときのため内頸動脈，視神経に対するリスクマネージメントも必要である．内頸動脈損傷時の筋肉パッチ，内頸動脈結紮などの対応について準備しておく必要がある．

lateral recessに腫瘍基部が及んでいる場合には翼口蓋窩からのアプローチが必要となる．洞の発育が大きい場合や大翼が外側に発育する場合には強く彎曲した鉗子が必要となり，操作性の問題から腫瘍を遺残させる可能性が高くなる．

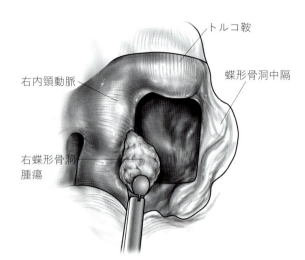

図L（直視鏡）

術後管理

周術期の管理は慢性副鼻腔炎に準じ，出血の有無に注意する．

🔖手術のポイント
- 術前に乳頭腫と診断をつけ，術前画像から腫瘍基部を推定したうえで術式を決定する
- 腫瘍基部の範囲を正確に判断した後，切除範囲を決める
- 基部の骨肥厚がある場合には，バーや截除鉗子で骨肥厚部を必ず削除する
- 部位により前篩骨動脈，後篩骨動脈，蝶口蓋動脈外側後鼻枝・中隔後鼻枝，栄養血管などを電気焼灼止血し内視鏡視野を確保したうえで，完全に腫瘍組織を摘出する
- 直視鏡のみでは死角ができるので70度斜視鏡にての観察・操作もしたほうがよい

⚠️手術のピットフォール
- 乳頭腫に対しESSで腫瘍摘出を施行するならば，腫瘍基部を正確に判断する目的から一塊切除に固執するよりも，分割切除あるいはマイクロデブリッダーで腫瘍を適宜減量しながら内視鏡視野を確保する
- 一般的なESSのみに固執して，腫瘍組織を遺残させない．基部推定による術式が一般的なESSであっても明視できない場合や鉗子操作不能な場合には，躊躇せずに手術方法，術式を変更しなければならない
- 蝶形骨洞乳頭腫においては，重要臓器に対するリスクマネージメントが必要であり，リスクが高いと判断した場合には，腫瘍組織は不完全摘出となることも仕方ない．乳頭腫は良性腫瘍であり，内頸動脈損傷や視力障害を起こしてまで完全摘出する選択はない

（飯村慈朗）

60 鼻前庭囊胞などの顔裂囊胞と歯原性囊胞

手術概念

本項では上顎骨およびその周囲に生じた歯原性および顔裂性の囊胞を扱う．これらに対する手術は原則としてその摘出を目指すが，鼻内法による開放も許容される．

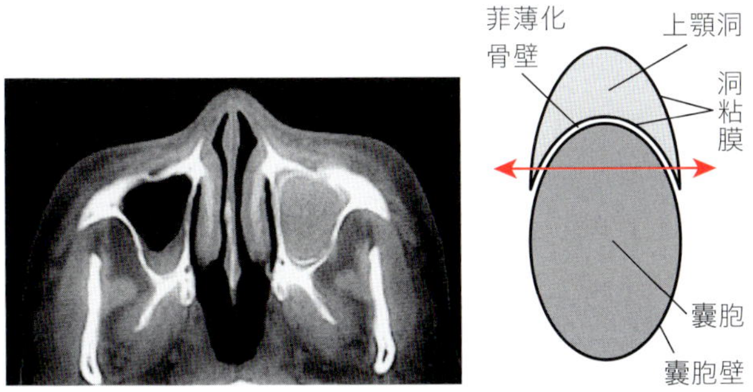

適応

これらの囊胞は無症状で，偶然に画像診断で見つかることが多い．症状が出ない限りは手術適応とならないが，耳鼻咽喉科医が診察する場合はそのほとんどにおいて囊胞が増大し，頰部腫脹・疼痛，鼻翼変形，口蓋腫脹といった症状を呈しているものであり，この場合，患者の希望があれば手術適応とする．

a：CT所見　　b：構造のシェーマ
図1　含歯性囊胞の画像所見
a：左上顎洞の壁が2重にあるようにみえる．
b：矢印の面で像を得ると二重骨壁のようにみえる．

術前に注意すること

A. 術前診断

上顎部の囊胞は多彩であり，鑑別診断が必要である．多くの囊胞は摘出後に再発はほとんどないが，なかには歯原性角化囊胞のように再発率が高いものもある．局所所見でおよその進展範囲と周囲組織の状態を判断できるが，手術を前提とする場合，画像診断は必須である．CTを標準とする．含歯性囊胞ではあたかも上顎洞壁が二重にあるような所見をとる（**図1**）．**表1**に鑑別診断上の要点を記す．頻度は歯科口腔外科領域からのデータによるが，耳鼻咽喉科診療所では鼻前庭囊胞が30％程度となる．

B. 麻酔

手術侵襲は上顎洞根本手術（Caldwell-Luc法）や内視鏡下鼻内手術と同程度から軽度である．全身麻酔を選択するが，鼻前庭囊胞なら局所麻酔でもよい．歯齦頰粘膜溝に粘膜切開をおく場合はその部位から囊胞周囲にCaldwell-Luc法に準じて薬液（キシロカイン®注射液エピレナミン含有など）を注入する．囊胞内に針を刺入しないよう注意する．

C. 術中体位

鼻口蓋管囊胞の場合は口蓋に切開をおいて対応することが多く，この場合は仰臥位懸垂頭位とする．その他はすべて通常の仰臥位でよい．

表1　上顎部囊胞の鑑別診断

	鼻前庭囊胞 nasoalveolar cyst, nasolabial cyst	鼻口蓋管囊胞 nasopalatine duct cyst, incisive canal cyst	濾胞囊胞 dentigerous cyst, follicular cyst	歯根囊胞 radicular cyst, periapical cyst	角化囊胞 odontogenic keratocyst, keratin cyst
頻度[†]	<1%〈+〉* （10％は両側）	4～6％	15～35％	もっとも多い （60～70％）	約3％
好発年齢		特になし	10, 20歳代	30～50歳	10, 20歳代
発生部位	鼻前庭下部	第1門歯間	犬歯部未萌出歯冠 （エナメル基）	上顎のう歯 歯尖の遺残上皮	dental lamina の遺残
周囲の歯の圧排	－	＋	＋	＋	＋
画像所見	骨の圧排なし	逆さ梨型透亮像	歯冠の囊胞内突出，上顎洞内進展例では薄い高密度な隔壁に覆われた均一な軟部組織像	nonvitalな歯根尖周囲の透亮像，上顎洞進展例は同左	多房性が多い
壁の組織所見	円柱上皮と重層扁平上皮混在	重層扁平上皮，一部に呼吸上皮	非角化重層扁平上皮，薄い	重層扁平上皮	角化上皮6～8層 （基底部は円柱，表層は扁平）
術後再発	通常なし	通常なし	通常なし	不十分な切除では遺残囊胞が形成される	再発率 20～60％

＊耳鼻咽喉科診療所では30％程度を占める．
[†] Bhaskar(1969)，Killey&Kay(1972)より（口腔外科よりのデータ）

手術の実際

I. 鼻前庭囊胞

A. 切開（図IA）

歯齦頰粘膜溝に粘骨膜切開をおくが，上顎洞根本術に比べやや下方になる．正中に近いが，上唇小帯まで切開すると上顎歯の違和感が顕著となるので，可能ならこの切開は避け，L字切開とする．しかし，巨大なものでは摘出を優先する．

B. 粘骨膜剥離

剥離する層は粘骨膜下が最もやさしい．囊胞の下端に達したら，囊胞の両横の部分の粘骨膜はそのまま少し上まで剥離しておく．

C. 囊胞摘出（図IC）

囊胞壁に沿い，形成剪刀やモスキート鉗子を用い，口唇側の軟部組織との間を剥離する．上端に達したら壁に沿い骨面まで達し，最後に囊胞を骨面から挙上して摘出する．

D. 縫合（図ID）

この段階までほとんど出血はないので，ドレーンは入

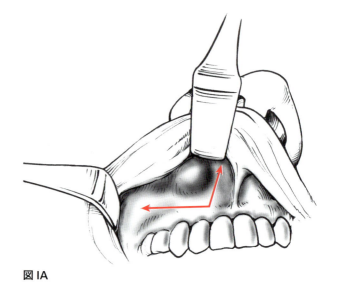

図IA

れずに，そのまま切開部粘膜を吸収糸で縫合する．術中に誤って鼻腔に穿通した場合は必ず同部を縫合する．

E. 囊胞直上に切開をおくとき

囊胞の下方進展があり，後の縫合の位置を考えて，切開の位置を囊胞直上におかねばならないときは囊胞壁を出し，その面に沿い全方向に剝離したのち，骨から囊胞を剝がす．

II. 歯原性囊胞の上顎洞進展例

A. 切開

上顎洞根本術と同様な粘骨膜切開をおく．囊胞内に侵入しないよう画像で確認しておく．内視鏡下に鼻腔からアプローチする方法もある．ただし歯原性角化囊胞では壁が残ると再発が必至なのでその適応ではない．

B. 囊胞摘出（図 IIB）

上顎洞前壁が残存していれば上顎洞根本手術と同じアプローチとなる．洞前壁を削開するとあたかも洞内にもう1つ上顎洞があるようにみえる．囊胞壁は菲薄化した洞壁に密に接し一体化し，あたかも壁が骨様に硬くなったようにみえるので，それを取り除いて上顎洞と単一化させながら囊胞を全摘出する．上顎洞粘膜が正常なら，隔壁部以外の粘膜の除去は不要である．原因歯の脱落などで下壁が欠損した場合は，あらかじめ前壁骨を採取しておきそれをフィブリン糊で接着して塞ぐ．

C. その他

下方にのみ限局している場合は上顎洞を開放せずに済む場合もある．その場合や15歳以下で原因歯の萌出を期待する場合は，囊胞摘出後，口腔への開放創とし，圧迫の解除された上顎洞壁が下降してきて創が埋まるのを待ってもよい．

術後管理

鼻内法で行った場合は内視鏡下副鼻腔手術に準じる．経歯齦頰溝の場合は吸収糸で縫合すれば抜糸も不要である．

（市村恵一）

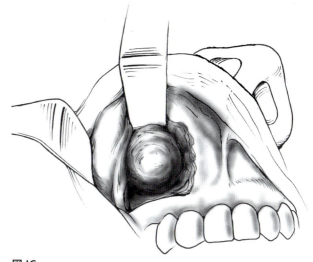

図 IC

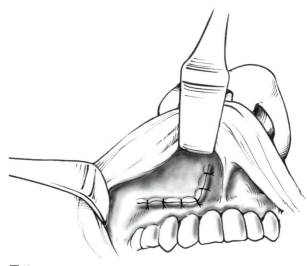

図 ID

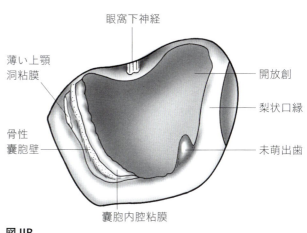

図 IIB

61 内視鏡下経鼻的下垂体手術のアプローチ

手術概念

内視鏡下鼻内手術の拡大手術として経鼻内視鏡下頭蓋底手術はトピックであり，そのなかで下垂体手術は最もよい適応であり，従来行われてきた顕微鏡手術に代わろうとしている．内視鏡的視野のほうが，鮮明で拡大視でき，斜視鏡を用いれば腫瘍の全体像を観察可能となる．その結果，的確な腫瘍切除とともに，安全に手術を遂行できる特徴を有する．頭蓋底疾患は脳神経外科医も注目しており，耳鼻咽喉科医との共同作業になる場合が多い．耳鼻咽喉科医の役割は，経鼻的に頭蓋底部を露出するまでと最後の頭蓋底再建で，脳神経外科医が内視鏡下に腫瘍を切除することになる．

A. 内視鏡下経鼻下垂体手術の要点

- 鼻副鼻腔に対して手術侵襲が少ない．
- 術野が明るく，広い視野が得られ，的確な切除が可能である．
- 術後早期から経鼻的に術野が観察でき，合併症の髄液漏に対応できる．
- 同じ経鼻ルートを用いて再手術が可能である．
- いかに術野の出血をコントロールするかが重要である．
- 脳神経外科医の内視鏡操作の習得と内視鏡手術用の器具の準備が必要である．

B. 蝶形骨洞までのアプローチ

蝶形骨洞へのアプローチ法には，主に鼻腔経由と鼻中隔経由に分けられる．鼻中隔経由は，従来の顕微鏡下下垂体手術に内視鏡を導入したものである．しかし，内視鏡と鉗子類によるワーキングスペースが十分に確保できないことが多く，現在では鼻腔経由のアプローチが一般的である．

術後に鼻副鼻腔機能を温存させるために，鼻副鼻腔の形態の損傷をできるだけ少なくすることが重要となる．

適応

手術の目的は，腫瘍圧迫による視機能の改善や内分泌機能の正常化である．

ほぼすべての下垂体腫瘍に対して適応となり，鞍内の微小腺腫に対しては根治手術を行い，脳硬膜を破った拡大した invasive なものは減量手術となる．あるいは段階的手術となることもある．

術前に注意すること

通常，患者は脳神経外科を受診して，合同手術目的で耳鼻咽喉科に依頼になる．普段から執刀する耳鼻咽喉科医と脳神経外科医との連携が必要である．耳鼻咽喉科医は，術前，前鼻内視鏡にて鼻中隔彎曲症の程度を，画像検査にて副鼻腔炎の有無をチェックする．鼻中隔彎曲症の強い場合に，脳神経外科医の手術操作を容易にさせるために，鼻中隔矯正術の施行を考慮する．また副鼻腔炎を合併する場合には，下垂体手術により鞍内に感染の危険性を生じるため，まず，耳鼻咽喉科で内視鏡下鼻内副鼻腔手術(endoscopic endonasal sinus surgery：ESS)を行う．そして副鼻腔炎病態の改善を待ってから，同じルートを使って下垂体手術を行うべきである．

手術にはナビゲーションが導入されるので，手術直前に再度の CT 撮影が必要である．

術中に髄液漏が生じ頭蓋底再建の可能性のある場合には，あらかじめ脂肪組織を採取することを考え，大腿部あるいは下腹部を剃毛しておく．

手術の実際

手術は全身麻酔下に施行し，約30°上半身を起こした体位で，術中の出血を少なくする．両側鼻腔を10％コカイン塩酸塩，キシロカイン®液「4％」，5,000倍ボスミン®を塗布し，局所麻酔を併用する．

まず，耳鼻咽喉科医が蝶形骨洞ルートを作製する．この場合，一側の鼻腔ルートで下垂体手術操作を行い反対側は硬性内視鏡を挿入するので，左右のどちらをメインに手術操作を行うかは，事前に脳神経外科医と相談しなくてはいけない．通常，右側から下垂体手術操作を行うので，右ESSをメインとし，左側に内視鏡を挿入する場合が多い(**図A-b**)．しかし，腫瘍の大きさおよび位置に応じて，片側ESSのみ(**図A-a**)や左右変更や両側ESSを施行して両側から手術操作をする場合もある(**図A-c**)．

耳鼻咽喉科医は右前後篩骨洞を開放し，単洞化する(**図B-a**)．上顎洞膜様部，前頭洞口はできるだけ温存する．嗅裂を観察し，ワーキングスペースを確保するために，上鼻甲介の下半分を切除し，右蝶形骨洞を可及的に開放する(**図B-b**)．内視鏡視野でトルコ鞍を中心とするために，蝶形骨洞前壁を十分に下方まで骨を切除する．ただし，鼻中隔皮弁を用いる場合には蝶口蓋動脈を温存するように注意する．

次に，左側の嗅裂から鉗子などで左蝶形骨洞を穿破し，蝶形骨洞中隔を切除する(**図B-c**)．その後，鼻中隔

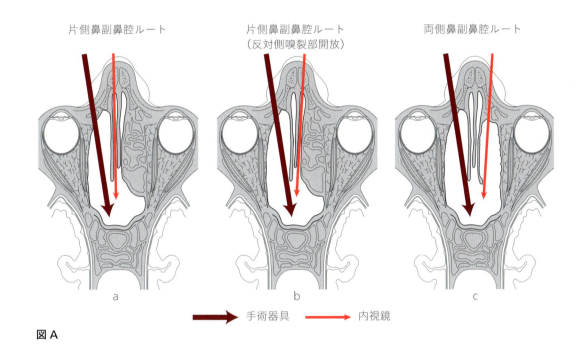

図A

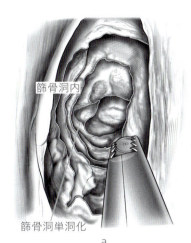
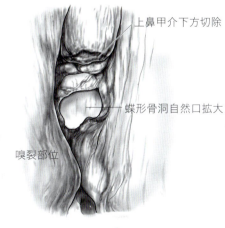
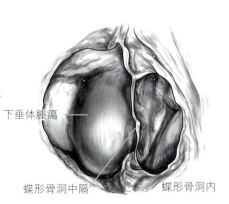

図B

後端部を一部切除し，ノミやドリルを用いて蝶形骨洞中隔を下方まで十分に切除し，左右の蝶形骨洞を大きな単洞に作製する．下垂体腫瘍を中心に，左右に視神経管，内頸動脈隆起が一緒の内視鏡画面に収まるように蝶形骨洞を開放する(図C)と，後の下垂体手術操作がしやすくなる．

その後に，下垂体腫瘍手術では，両手操作の内視鏡手術となる(図D)．蝶形骨洞後壁の腫瘍隆起部の骨を除去する．この場合，術者1人で左鼻腔から内視鏡固定器に硬性内視鏡を固定させ，左鼻腔から両手操作する場合と，助手が内視鏡を保持し，術者が両手操作する4 hands surgeryからなる場合がある(図E)．前者では，内視鏡の位置が固定するが，簡便に内視鏡固定位置を移動しガス圧で固定できるタイプを用いると手術操作が容易になる(ユニアーム®)．後者では，内視鏡を保持する助手が術野を容易に移動できるが，術者とのコミュニケーションが重要である．内視鏡洗浄機を装着して，先端の曇りを早急に取ることは必須である．

ナビゲーション手術の欠点としては，手術操作で形態の変化が生じ，術前撮影した画像所見と残存臓器の位置情報が異なる場合がある．特に，下垂体腫瘍では軟部組織なので，術中にはナビゲーションの信頼性が落ちることになる．最近では術中CT画像更新(intra-operative update)を手術室内で行うことより，リアルタイムで的確な位置情報によるナビゲーション手術が行える手術室も登場している．

脳外科医は，従来の顕微鏡下手術同様に手術を遂行する．後壁の骨をノミやドリルで除去し，硬膜を切開し，腫瘍を露出させる．吸引やキュレットを用い，腫瘍を掻爬する．30度内視鏡や70度内視鏡を使って，鞍内の残存腫瘍を確認しながら可及的に摘出する(図F)．

腫瘍摘出後に頭蓋底再建を行う．術中，髄液漏のない場合には，鞍内に止血剤を含んだ資材を挿入するのみでよい．髄液漏のある場合には，大腿から脂肪と筋膜を採取し，まず脂肪を鞍内に挿入し，その上に筋膜で覆う．髄液漏の流出部位が大きい場合には，さらに有茎の鼻中隔皮弁で覆うことも必要となる．

鼻腔内パッキングは，蝶形骨洞内にソーブサン®を挿入し，鼻腔内はメロセル®のみで問題ない．ただし，鼻中隔矯正術を施行した場合には，鼻腔内タンポンは通常のESS同様に挿入する．

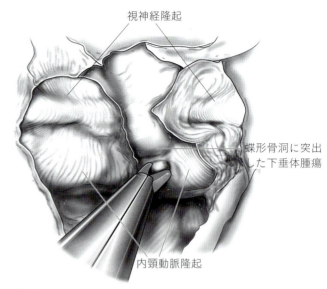

図C

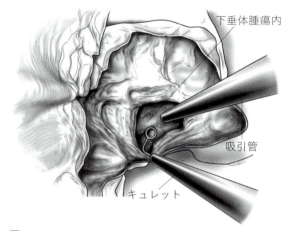

図D

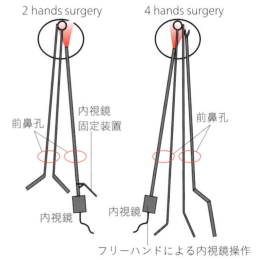

図E

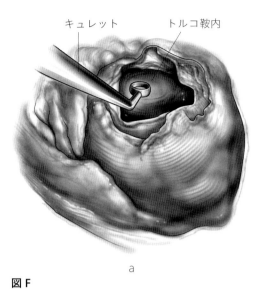
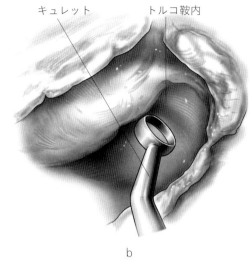

図F

術後管理

　術中，髄液漏を生じた場合などは，一泊ICU管理が望ましいが，通常であれば当日病棟管理となる．尿量，尿比重を頻回に検査し，尿崩症が出現したら水性ピトレシン®を投与する．鼻腔内タンポンは術後数日で抜去し，ソーブサン®は術後1週間程度で抜去する．そのとき，蝶形骨洞内を観察し，髄液漏のないことを確認する．髄液漏を認めた場合には，脳神経外科医を相談し，閉鎖術を施行するかどうか相談する．

　術後は，マクロライド療法を施行し，鼻内の乾燥に注意する．鼻副鼻腔粘膜は，術後1～2か月で上皮化する（図G）．

（春名眞一）

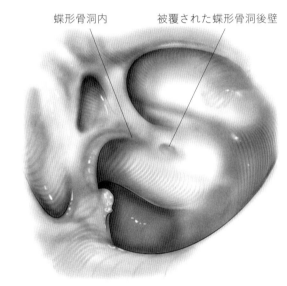

図G

62 経蝶形骨洞下垂体手術

手術概念

下垂体腺腫の外科治療法として、経蝶形骨洞法が第一選択である。しかし、コンカ型の蝶形骨洞、腫瘍の側方進展が著明、鞍隔膜の開口部が狭い、硬いことが判明している場合などは開頭術が優先される。

蝶形骨洞法には、従来、顕微鏡が使用されてきたが、最近内視鏡が盛んに使用されている。特にその明るさと観察範囲の広さから鞍外病変での内視鏡の有用性は広く認められており、内視鏡単独か、顕微鏡併用のかたちで用いられ、現在、下垂体部手術においては内視鏡なしには考えられない。観察範囲が広がり、習熟し器具を揃えることで、摘出率の向上が期待される。

一方、狭い術野に内視鏡が挿入することで操作性が落ちること、内視鏡で得られる像は2次元で立体感が少ないため、術者が習熟するのに時間がかかることなどが、短所として挙げられる。しかし、高画質の内視鏡画像の開発や3D装置の登場など、それらの弱点も徐々にではあるが克服されつつある。

低侵襲性な手術が可能で、腫瘍摘出率の向上が期待できること、さらには鞍外病変への応用性があることから、内視鏡手術は今後の主流になっていくと考えられる。本項では、開創器未使用の内視鏡単独経蝶形骨洞手術を紹介する。

適応

通常の従来の顕微鏡下手術と変わりない。

術前に注意すること

A. 器具

硬性鏡を使用する。内視鏡先端の角度の違った0度、30度、70度の3タイプを用意する(**図1**)。ハイスピードドリル、先曲がりバイポーラ、先曲がり吸引管、回転式ケリソンパンチ、先がフレキシブルに曲がるキュレットなどを用意する(**図1**)。また、脳神経外科医にはなじみが薄いが、鼻腔処置を行うための耳鼻科手術用剥離子や截除鉗子を用意する(**図2**)。

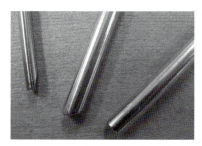
0度、30度、70度の内視鏡

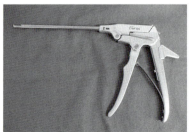
回転式ケリソン

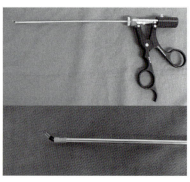
一軸型バイポーラ鑷子

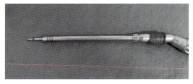
ハイスピードドリル

図1

内視鏡手術に慣れない術者から，見えるけれど器械が届かないという不満をよく聞く．その不満を克服するには，蝶形骨洞前壁やトルコ鞍の骨組織を十分開創し（wide sphenoidotomy, wide sellar opening），曲がった器械やシングルシャフト式の器械を用意し，さらには術中にいかに内視鏡と操作器具が干渉しないように操作し配置する工夫が必要である．

解剖学的に，鼻孔，鼻腔，蝶篩陥凹は縦に長い．蝶形骨洞の前壁は，後鼻孔上端までできる限り上下に長い術野を作成する．内視鏡と器具を上下関係で使用することが多い（図3）．

鼻腔術野内では，斜視鏡を利用し，内視鏡を術野の端におき，器械操作野を確保する．0度の内視鏡使用時は，曲がった器具を使うことが多い．鼻腔内で器械が干渉した場合，内視鏡を多少引き気味にして，その分ズームで拡大して操作を行う．

片側よりも両鼻孔を使ったほうが，手術操作はやりやすい．この際，鼻中隔の削除範囲は広がる．内視鏡に付属したコード類をうまく整理して，鼻腔術野外での両手の操作性を向上させることも大切である．

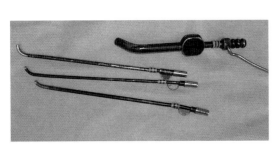
彎曲型吸引器

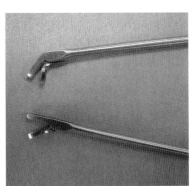
截除鉗子

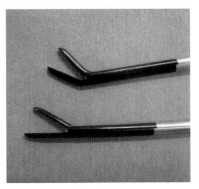
鰐口鉗子

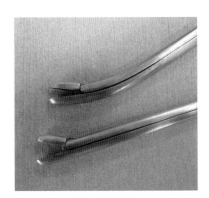
粘膜剥離鉗子

図2

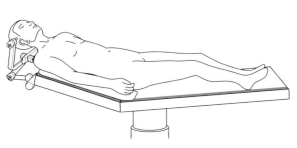
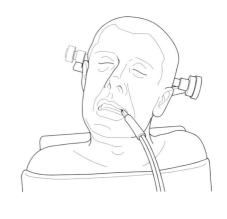

図3
頭部が15度前後挙上した体位．顔は術者の立つ側に向ける．

B. 体位

術者と患者が正対するように顔面部をやや術者の立つ側に傾ける（図3）．使用する鼻孔の選択に絶対的な決定因子はなく，術者の考え方，慣れ，利き手などの要素で総合的に決定される．

通常，術者は右側に立ち，片側の鼻孔を使用する場合は，右側の鼻孔を使用することが多い．術前の画像所見より鼻腔の広さを見極め，広いほうから到達したほうが鼻腔粘膜の損傷度は少ない．また，経鼻法では，病変が左右に偏位して存在する場合，病変の偏位側と反対の鼻孔から内視鏡を挿入すると容易になる．しかし，鼻腔操作時に，蝶形骨洞の自然口外側まで十分に開大すれば，同側の鼻孔からでも到達は可能である．

上体を15〜20度起こした体位をとる（図3）．海綿静脈洞を含めて，静脈出血のコントロールには，頭部挙上することが有用である．すなわち，通常20度あまりの頭部挙上の体位で手術を開始するが，静脈出血が生じた場合それを30〜40度あまりまでさらに挙上する．また，術中に腫瘍が取れくも膜が反転した場合にも，頭部の位置を変えることである程度その反転程度をコントロールできる．

本項では片側の鼻孔を使う方法を紹介したが，両鼻孔を使う方法もあり，術者の考え方や慣れで決定される．

C. 手術場の設定

安全，レジデントの教育的観点からナビゲーションを常備することが多い．特に，再手術例，トルコ鞍外操作を行う大きな腫瘍や，最初から鞍外に腫瘍が存在する場合には，上記モニターは必須である．

一方で，本手術法に慣れると，術前の画像評価を慎重に行うことで前記モニターは必要ない．すなわち，解剖学的指標（蝶形骨洞自然口，鋤骨と蝶形骨洞吻部の骨接合部，鼻中隔の付着部位，上鼻甲介など）を目安に，安全に行いうる．

テレビモニターは術者の正面に置く．助手の立つ位置は術者と手術台を間にして反対側としている．これにより助手の内視鏡先端部の洗浄が容易となる．一方，助手が内視鏡を保持する3 handsまたは4 handsテクニックが使用される場合も想定される．この際は，助手は術者側の患者頭側に立つ．

手術の実際

A. 蝶形骨洞内の処置（sphenoidal sinus phase）

蝶形骨洞前壁の開窓を終えると洞内操作に移る．0度の内視鏡を使用する頻度が最も高いが，内視鏡は術野の端に置くことで操作野を広く保てるため，30度の内視鏡は，鼻孔下端より挿入し上方の術野を広く使う際や，鞍隔膜上に大きく進展する腫瘍摘出時に特に有用である．蝶形骨洞内の粘膜を除去するか否かには議論がある．要は，副鼻腔の自然口を閉塞しないことである．副鼻腔はすべて自然口を有し，そこを介して鼻腔とつながっている．蝶形骨洞は蝶篩骨陥凹，篩骨洞前半は中鼻道，篩骨洞後半は上鼻道に開く．分泌物の出口である自然口が閉塞すると粘液胞が生じる．副鼻腔の粘膜はそのままで除去しないほうがより生理的環境であるとされる．手術の際は，小さめの腫瘍で粘膜を残す場合には，閉創時に自然口を閉塞しないよう気をつける．また，大きくトルコ鞍底を開窓する際には，しっかりと頭蓋底の骨の凹凸を確認し，オリエンテーションを確実にするために，粘膜を除去するのもよい．

❶ 蝶形骨洞内の隔壁を除去しながらトルコ鞍底に到達．視神経・内頸動脈陥凹，頸動脈隆起を確認する（図A-1）．トルコ鞍の骨を広く開放する目的で，それらを指標として確認する．ドリル，ケリソンパンチなど

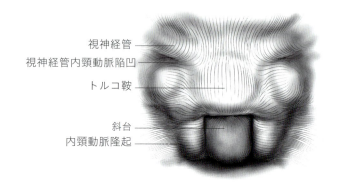

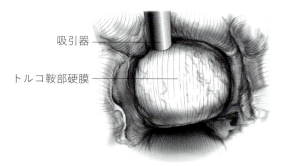

図 A-1
上：蝶形骨洞後壁の全景．視神経管，視神経管内頸動脈陥凹，内頸動脈隆起，斜台が見える．
下：トルコ鞍前壁が開放されたところ．

を使いトルコ鞍の骨削除を行う.

❷特に重要なのは，トルコ鞍の骨組織を十分に広く開窓することである．側方は内頸動脈，下方は斜台，上方は anterior intercavernous sinus を確認するまでである．特に側方はドプラーで動脈の位置を確認し必要十分な開窓を行うべきである（図 A-2）．

B. 鞍内操作（sellar phase）

ここでも 0 度，30 度，70 度の内視鏡を使い分ける．内視鏡の先端を鞍底に接近すれば細部を詳細に観察することができる．

❶硬膜を開く．硬膜の切開は必要十分に大きく行う．左右に海綿静脈洞，上方に anterior intercavernous sinus などがあることから，出血には注意を要する（図 A-2）．上方には，anterior arachnoid recess などの脳脊髄液腔が鞍内に下降していることがあり，くも膜に切開を加えぬように注意を要する（図 A-2）．術前の MR による画像診断でトルコ鞍内へのくも膜の下降具合の評価が可能な場合もある．

❷リングキュレットや剝離子は先端がフレキシブルなタイプが必要である．下垂体腺腫は通常軟らかく，吸引管やリングキュレットで除去可能である（図 B-1）．不十分な腺腫摘出時点でのくも膜の反転・脱転を避けるために，腫瘍が見えやすい正中上方に侵入せず，下方，側方部をまず除去し（図 B-1），次に上前方，最後に後上方を除去する．基本的に鞍内と直視下の鞍上部の腫瘍を摘出する．術前画像で腫瘍表面の形状が整形で視神経などとの癒着がないと判断される症例では，鞍隔膜やくも膜が徐々に下降してくることが多い．綿で圧迫止血後，サージセルを補填．大きな腺腫では気道内圧を上昇させ髄液漏がないことを確認．微小腺腫の場合も 30 度，70 度の内視鏡を使用し，摘出後の周

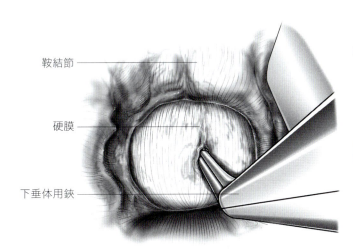
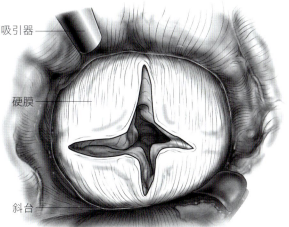

図 A-2
硬膜の大き目の十字切開．

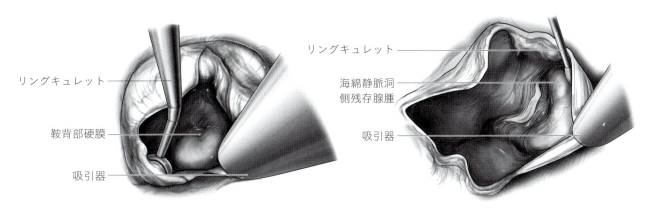

図 B-1
腫瘍摘出は，まず下方と側方を最初に行う．左側海綿静脈洞内側の壁が確認できる．

囲組織を慎重に観察する．海綿静脈洞や上方の観察を行う際には70度の内視鏡が有用である（図B-2）．また，予想外に海綿静脈洞側を操作していることがあり，適宜ドプラーによる内頸動脈の位置確認を行う．
❸内視鏡では，上方，海綿静脈洞側の観察がより容易となった．機能性腺腫でKnosp分類の4度などでは，海綿静脈洞内操作が必要な可能性がある（図B-3）．

C. 鞍底形成（sellar floor reconstruction）

術中，髄液漏れがない症例では，止血操作を確認しサージセルなどを置き，生体糊を添付する．髄液漏れがない症例でもくも膜を確認した場合は，腹部より小脂肪片を採取し生体糊で固定する（図C）．糊を添付する際，重力により斜台の下方にのみ添付されることがある．フレキシブルなノズルの先端を適宜彎曲させて糊を脂肪周囲全体に万遍なく添付する（図B-2）．

術中，髄液漏れを確認し，その漏れ部位を特定でき，選択的に脂肪により充填ができたと考えた場合，生体糊を加え鞍底形成を行う．加圧して漏れがなければ，上記の髄液漏れのない症例と同じ術後管理を行う．一方，術中に髄液漏れを確認し，部位が特定できない場合には，トルコ鞍内や蝶形骨洞内に脂肪を詰め，7日余り鼻腔パッキングを行う．術前より，髄液漏れが起きることが予想される場合には，あらかじめ，mucoseptal flapを作成しておく．その方法については，筆者による別稿を参照していただきたい（耳鼻咽喉科展望53：42-47，2010）．

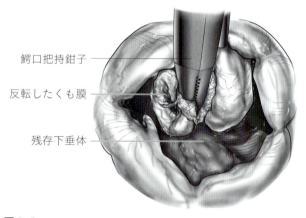 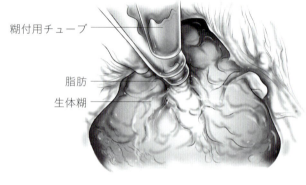

図B-2
左：くも膜が反転している．正常下垂体が後方に見える．
右：操作中に薄いくも膜を確認したため，腫瘍摘出後脂肪を充填．

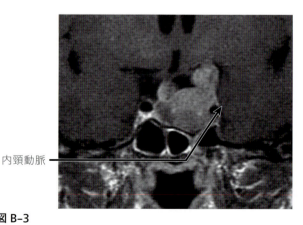 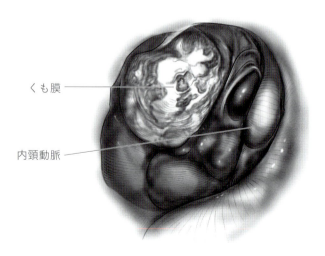

図B-3
左：海綿静脈洞に進展した下垂体腺腫．
右：内視鏡で側方視野を確認しているところ．内頸動脈が見える．

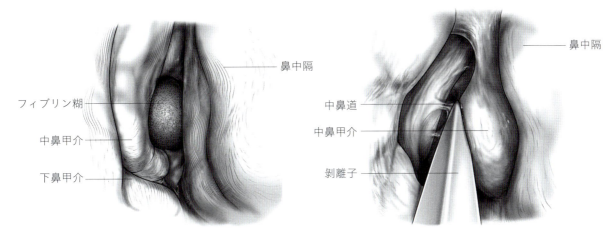

図 C
左：生体糊を添付したのち，術野を確認しているところ．
右：中鼻甲介を正中側に戻しているところ（medialization）．

D. 鼻腔処置（nasal phase）

蝶形骨洞内の止血を確認後，上鼻甲介，中鼻甲介を正中側に寄せ，蝶篩陥凹部にみえる粘膜欠損部をできる限り狭小化させる（図C）．また，通常左側に偏位した鼻中隔を正中に戻す．手術開始時に確認した後鼻孔付近を観察し血塊や分泌物があれば取り除く．通常，鼻栓は不要である．術後翌日から歩行可能とする．

手術のポイント

- 経鼻的な内視鏡単独手術は，腫瘍摘出に関して顕微鏡と同等あるいはそれ以上の成績も報告されるようになり，多くの支持を得ており，経蝶形骨洞手術の本流をなしつつある
- ただ，安全な手術法として普及するには時間がかかる．内視鏡下の経鼻法は，前述の短所を克服し，器具を工夫し手技に慣れることが必要である．また，キャダバートレーニングは非常に有用で，手技や内視鏡手術機器に慣れる，安全性と確実性を高めるのに有用である
- この手術に慣れないうちは，ベテラン医師の立ち会い・指導の下に，耳鼻科医との連携を図り行う慎重な姿勢が重要である

手術のピットフォール

- 蝶形骨洞内操作：内頸動脈隆起部位で内頸動脈がまれに骨を被らず直接露出していることがある．術前の画像による予測と洞内操作時に注意すべきことである
- トルコ鞍内操作：髄液漏れの対処法は上記の通りである．また，術後出血にも十分注意すべきである．初心者にありがちなことであるが，内視鏡下で見えるため腫瘍摘出を行うも，止血操作が十分行えない場合がある．早めに，多段階手術に切り替える判断も大切である
- 内視鏡によりトルコ鞍内の微細な観察が可能となったことから，ホルモン産生腺腫での過剰分泌の正常化，圧迫された残存下垂体ホルモン圧迫解除による正常化，術後尿崩症を回避することなども期待されるが，今後の課題として検討されるべきである

（佐伯直勝）

63 鼻性髄液漏閉鎖

手術概念

　鼻性髄液漏は外傷性と非外傷性に分類することができ，外傷性は頭部外傷と手術外傷の2種類に分類される．非外傷性には，髄膜瘤などの先天的な要因によるもの，頭蓋底腫瘍など後天的な疾患によるもの，原因不明の特発性が含まれる．鼻性髄液漏の治療では，髄膜炎を中心とした頭蓋内感染症の防止が最も重要な事項となる．腰椎ドレナージは原則的には使用しない．髄液腔が陰圧になり，鼻副鼻腔の分泌物が頭蓋内に吸引されるリスクが高まり，最も避けなければならない感染のリスクが高くなるからである．

　手術方法は，髄液漏の原因となる欠損部の大きさにより異なる．原則的には，内視鏡下経鼻手術が用いられるが，開頭手術の併用が必要な場合もある．本項では，耳鼻科医が行う手術手技として，内視鏡下経鼻手術による鼻性髄液漏閉鎖について述べる．

適応

　鼻性髄液漏では，上記した原因のうち頭部外傷によるもの以外は手術治療が原則となる．頭部外傷による前頭蓋底骨折に伴う髄液漏は，安静，経過観察で停止する場合が多いとされているが，再発も少なくなく，再発を認めた場合は積極的に手術治療を選択すべきと考える．鼻性髄液漏が起こりうる解剖学的な部位として，前頭洞(後壁)，篩骨洞(上壁)，蝶形骨洞(上，後，側壁)および嗅裂(篩板)が想定される．内視鏡下経鼻手術が多くの場合適応となるが，前頭洞後壁に瘻孔がある場合，鼻外前頭洞手術の併用が必要となる場合がある．瘻孔の部位，大きさにより判断する．

術前に注意すること

A. 部位診断

　手術アプローチの決定，再建材料の選択において，瘻孔部位診断は非常に重要となる．髄液漏出の確定と内視鏡，画像診断による漏出部位の診断が重要となる．画像診断では，外傷性，特発性では，CT読影による骨欠損部位，骨折部位の診断が重要となり，髄膜瘤および頭蓋底腫瘍では，MRによる病変の評価が必要となる．鼻副鼻腔手術や頭蓋底手術に伴う髄液漏の場合，部位診断に苦慮することは少ないが，特発性では部位診断に難渋することも少なくない．鼻副鼻腔における髄液漏の好発部位として，嗅裂(篩板)と蝶形骨洞側壁が知られているので，特発性の場合，これらの部位を中心にCTにて骨欠損の探索を行う．

B. 麻酔，体位

　原則として，全身麻酔下に行う．局所麻酔下に鼻内手術を行っている際の副損傷による髄液漏であれば，そのまま局所麻酔下に髄液漏閉鎖を行うのが望ましい．体位は，通常の内視鏡下経鼻手術と同様に，仰臥位で頭部を軽度上げた状態で行う．

C. 再建材料

　部位診断と瘻孔の大きさに応じて，閉鎖材料をあらかじめ決定しておく必要がある．小さな瘻孔であれば，耳珠から採取できる脂肪片と鼻粘膜を用いて安定した閉鎖が行えるが，前頭蓋底の大きな欠損が想定される場合，閉鎖素材として十分な量の筋膜が必要となる．この場合，大腿部から採取することが多い．また，大きな脂肪片が必要な場合，腹部や大腿部から採取する．術前に術野の取り方や術者のポジションを決めておけば，手術を円滑に行うことができる．大腿部からの採取が鼻腔内操作と並行して行いやすい．

手術の実際

内視鏡下経鼻手術での小瘻孔閉鎖と広範な頭蓋底欠損の閉鎖に分けて解説する．

I. 小穿孔閉鎖

A. 瘻孔部位確認と周辺鼻粘膜郭清

❶エピネフリンなどで十分に粘膜を収縮させ，瘻孔の存在が疑われる部位を観察する．髄液の漏れを確認するためには，できるだけ局所が乾いているほうが好都合であり，ドライな状態のコットンシートで分泌物を拭き取って観察するなどの工夫が必要となる．腹圧を上げる，頭位を下げるなど脳脊髄圧を上げる工夫が有効な場合がある．

❷瘻孔部位が同定されたら，周囲の鼻粘膜を剝離し，瘻孔周囲の骨面を露出させ，接着する「のりしろ」となる部分を形成する．349～350頁の図は右鼻腔を示す．

B. 穿孔閉鎖

穿孔がはっきりとわかる大きさであり，髄液の漏出が明らかな場合は，inlay素材（硬膜の内側から閉鎖する素材）が必ず必要となる．穿孔が小さくても，明確な髄液露出が視認できる場合もinlayを行うべきである．

❶最も簡単な方法は，脂肪片を用いたバスプラグ法である．穿孔よりも大きな脂肪片を用意し，吸収糸を縫合する．

❷いったん，脂肪片を硬膜内に挿入し，糸を軽く引っ張って，お風呂の栓のように穿孔部位に嵌頓させる（**図IB-1**）．固定は，フィブリン糊を用いるが，使用するフィブリン糊の量を最小限とし，一部骨面は露出された状態を保つことが理想的である．

❸この段階で吸収糸を切断する．

❹次に，露出させた骨面と脂肪片を遊離あるいは有茎の鼻粘膜弁で被覆し，フィブリン糊で固定する（**図IB-2**）．有茎鼻粘膜弁の使用は，より確実な閉鎖につながるが，小穿孔の場合必ずしも必要ではない．より侵襲の少ない遊離鼻粘膜弁の使用が推奨されるが，髄液漏の程度や全身状態，鼻腔内の状態を考慮して，使用する鼻粘膜弁の種類を決定すべきである．遊離鼻粘膜弁の採取部位については，下鼻甲介からの採取が簡便であり，術後の癒着や採取部位の穿孔のリスクも低い部位である．内視鏡の視野は，広角レンズで得られている変形した視野なので，実際に必要な面積と内視鏡画像からイメージする面積は異なる．粘膜弁の採取

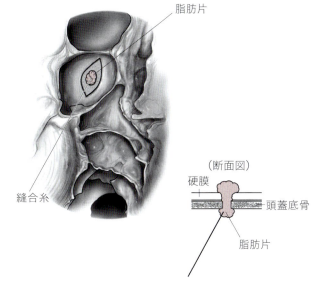

図IB-1

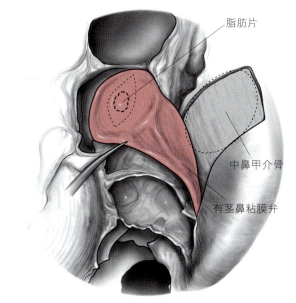

図IB-2

に際しては，コットンシートなどを実際の閉鎖部位に当てて，必要な面積を相対的に確認し（コットンシートの半分の大きさなど），採取する粘膜サイズを決める．被覆する鼻粘膜は鼻腔面が必ず鼻腔側になるように留意する．鼻腔側を色素などでマークしておくとわかりやすい．

❺ フィブリン糊の上からスポンゼル®などのコラーゲンスポンジを当て，その上から適切に圧迫できるようにコットンシートかガーゼを当てる．小穿孔の場合，軟骨や骨などの硬性再建材料は，一般的に不要であり，強固な閉鎖を企図する場合は有茎鼻粘膜弁を使用する．小穿孔であっても，周辺から容易に有茎鼻粘膜弁を形成できるのであれば，有茎鼻粘膜弁で閉鎖することを推奨する．脂肪片（硬膜内）と鼻粘膜（硬膜外）の2層からなる閉鎖が完了したこととなる（図IB-3）．

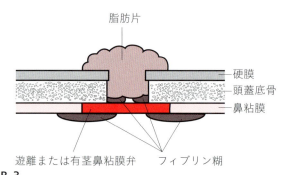

図IB-3
〔伊藤壽一（監修），中川隆之（編集）：内視鏡下鼻副鼻腔・頭蓋底手術―CT読影と基本手技．医学書院，2014より改変〕

II. 広範な欠損の閉鎖

大きく頭蓋底骨および硬膜が欠損している場合の内視鏡下経鼻手術による閉鎖について解説する．手術終了時に water tight，すなわち水漏れがない状態にすることが肝要であり，特に1層目の閉鎖終了時がポイントとなる．鼻内パッキングや他の処置を追加して，自然閉鎖を期待するのではなく，再建術で閉鎖すると考えるべきである．350～352頁の図は，前頭蓋底正中，篩板の欠損を右鼻腔から見ている像を示す．

A. 筋膜2層による閉鎖

筋膜を再建材料として使用するが，大きな筋膜が採取しやすい大腿部から原則的に採取する．蝶形骨洞など後方の再建では，脂肪片を用いる場合もある．前方の再建では，自重で脂肪片が鼻腔内に落ちてくるため，軽い筋膜の使用が望ましい．

❶ 第1のレイヤーは，硬膜に対して筋膜を inlay に敷き込む（図IIA-1）．硬膜欠損に対しておよそ2倍の面積の筋膜を用いる．鼓膜形成術における筋膜や結合組織の underlay の要領で，いったんすべての筋膜を硬膜内に挿入したのちに，中央部分を少し鼻腔側に引き出す（図IIA-2）．この際，硬膜の辺縁部分で筋膜にしわができるだけ入らないように留意する．筋膜の中央部分をあらかじめピオクタニン色素などでマーキングしておくと操作が行いやすい．硬膜欠損辺縁部にフィブリン糊を付けて固定するが，できるだけ頭蓋底の鼻腔側に露出している骨にフィブリン糊がつかないように留意する．

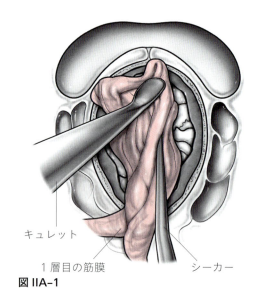

図IIA-1

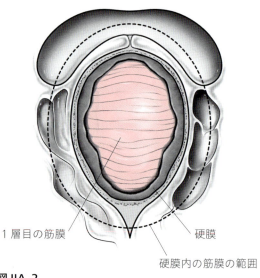

図IIA-2

❷第2層として，頭蓋底骨欠損部の面積よりやや大きいサイズの筋膜を硬膜と頭蓋底骨の間に挿入する（**図IIA-3**）．全周性に筋膜-頭蓋底骨間に挿入することは困難なため，部分的，特により上方に位置する部分のみでも問題ない．第1層と同様にフィブリン糊の付着は辺縁部分に留めるように企図する．髄液圧が高く，漏出量が多い場合，軟骨を筋膜の代わりに用いる，あるいは，軟骨を2層目の筋膜の外側に挿入する場合がある．髄液圧による拍動を抑え，接着面を安定させることが目的であることから，軟骨で全面を被覆する必要はなく，部分的に筋膜を抑えることで十分である．

B. 有茎粘膜弁による閉鎖

有茎鼻粘膜弁の採取部位として，原則として鼻中隔が用いられ，鼻中隔が用いられない場合，あるいは鼻中隔粘膜で不十分な場合に，下鼻甲介が用いられる．本項では有茎鼻中隔粘膜弁を用いた方法について説明する．

❶閉鎖する頭蓋底の部位により，患側あるいは反対側の鼻中隔粘膜を用いるのかを決定する．蝶形骨洞内，すなわち鼻中隔粘膜弁の基部よりも閉鎖すべき部位が後方にある場合，反対側の鼻中隔粘膜弁を通常用いる．粘膜弁の屈曲が少なく，良好な血流維持が期待できる．逆に鼻中隔粘膜弁の基部よりも閉鎖部位が前方にある場合は，同側の鼻中隔粘膜弁を用いる．

❷鼻中隔粘膜弁のデザインの基本的な注意事項は，蝶口蓋動脈の鼻中隔枝を含み，適切な幅の茎を作製することとなる．蝶篩陥凹から外側に向けては，蝶形骨洞自然口の下を上縁とし，下縁は後鼻孔とし，最大蝶口蓋孔まで延長し，粘膜弁の可動性を高める．鼻中隔側では，中鼻甲介前端のレベルまでは，蝶篩陥凹での幅を保ち，中鼻甲介よりも前方に関しては，閉鎖すべき部位の大きさに応じてフラップを上下に必要に応じて拡大する（**図IIB-1**）．粘膜弁のサイズは，内視鏡下に目分量で決定せず，コットンシートなどを用いて計測する．粘膜切開は，超音波凝固装置や電気メスを適宜用い，粘膜断端の止血に留意する．

❸鼻粘膜弁を骨，軟骨から剝離，挙上し，2層の筋膜で閉鎖した部位を被覆し，フィブリン糊で固定する（**図IIB-2**）．完全に被覆できることが理想であるが，被覆が不完全であっても，血流の供給という意味で有効である．また，粘膜弁の茎捻転や強い屈曲が起こらないように留意し，骨面にしっかりと接触させることが望ましい．これで，硬膜内，硬膜-頭蓋底骨間，鼻腔の3層から成る閉鎖ができたことになる（**図IIB-3**）．

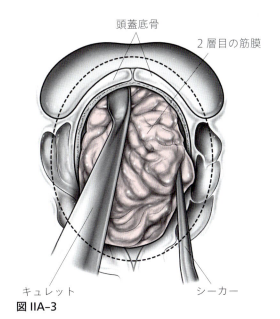

図 IIA-3

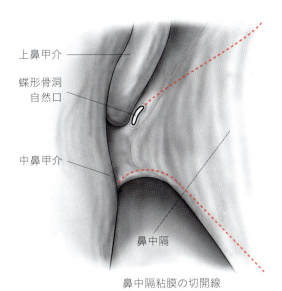

図 IIB-1

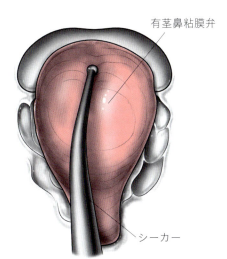

図 IIB-2

C. 鼻内パッキング

圧迫止血目的の鼻内パッキングよりは，むしろ鼓室形成術後の外耳道パッキングに近い要領でパッキングを行う．あくまで目的は再建素材の保持であり，圧迫でないことに注意すべきである．

❶ 有茎鼻中隔粘膜弁をコラーゲンスポンジなどで2層に被覆し，ガーゼやスポンジなどのタンポン素材で全体を均等に支えるように鼻腔底あるいは鼻中隔との間に挿入する．バルーンを用いる場合は，コラーゲンスポンジ2層との間に少量のガーゼなどを挟み，全体に均等に圧がかかるように工夫する．ガーゼパッキングのほうが，術後の管理は容易で安定性があるので，ガーゼパッキングを推奨する．

❷ 小穿孔閉鎖の場合と同様，術後2〜3日目に交換し，4〜6日を目処にタンポンフリーとする．

術後管理

A. 小穿孔閉鎖

パッキング素材は，術後2〜3日目にいったん抜去し，後に述べる術後CT所見を参考にして，追加のパッキングを行うか否かを決定する．通常，再パッキングは不要である．髄液移行性の高い抗菌薬を術後7日間程度投与する．小穿孔の場合，術当日をベッド上安静とし，翌日から特に制限は設けない．ただし，いきみや重いものを持ち上げたりすることは，術後4週間を目処に禁止とする．

B. 広範な欠損の閉鎖

術後閉鎖部位はスポンゼル®やフィブリン糊で被覆されており，髄液漏の有無の判定を内視鏡下の観察で行うことは困難である．閉鎖が適切に行えていない場合，迅速に再手術を考慮する必要がある．術後の早い段階であれば，再建素材の位置の修正で対応可能な場合が多く，再建素材を採取し直す必要がない．このため，術後早期の段階で髄液漏停止効果を客観的に判定する必要がある．この目的に，CTによる術後の気脳症の評価が有用である．術直後（できれば帰室前），術後パッキング素材摘除前，術後1週間にCT評価を行う．閉鎖が確実に行えていれば，気脳症が改善し，少なくとも，拡大は起こらない．気脳症が拡大している場合，躊躇なく再手術を

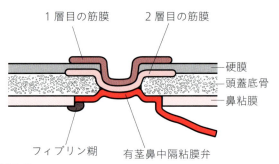

図 IIB-3
〔伊藤壽一（監修），中川隆之（編集）：内視鏡下鼻副鼻腔・頭蓋底手術—CT読影と基本手技．医学書院，2014より改変〕

行う．CT撮影条件設定，読影において，①撮影範囲を副鼻腔ではなく，脳あるいは頭部とすること，②前頭洞，脳室など明確な目印を決めておくこと，③術後2日目は悪化していなければ，経過観察としてよい，という点に留意する．術後抗菌薬は，10日間を目処に投与するが，CRPの低下を確認してから投与を終了する．術後の安静度は，大きな穿孔の場合，術後3日間のベッド上安静を原則としている．いきみや重いものを持ち上げたりすることは，術後4週間を目処に禁止とする．

🖉 手術のポイント
- 硬膜，頭蓋底骨，鼻副鼻腔粘膜の3層を意識する
- 瘻孔部位によって，髄液圧は異なり，前方で低く，後方では高い
- 1層目（硬膜閉鎖）の段階で髄液漏を停止させる
- 有茎鼻粘膜弁をできるだけ用いる
- 術後のパッキングは，「圧迫」ではなく，再建素材の「保持」と考える

⚠ 手術のピットフォール
- 適切なアプローチルートを確保後，止血操作を完了し，良好な視野と操作性の確保を第一に行う
- 瘻孔の大きさ，有茎鼻粘膜弁基部から閉鎖部位までの距離を正確に把握し，寸足らずの閉鎖材料採取にならないように留意する

（中川隆之）

64 先天性後鼻孔閉鎖症

手術概念

　鼻腔通気の確保を目的として行う．患者の受診時年齢，片側性か両側性か，鼻腔狭窄を合併するか否かにより手術の適応と手術時期が異なる．両側性の場合，新生児期は口呼吸ができず呼吸困難を呈するため，緊急の気道確保が必要とされる．かつては経鼻腔法，経口蓋法，経上顎法など複数の選択がなされていたが，内視鏡の発達によりほとんどが経鼻腔法で行われており，成人例で骨性閉鎖の高度なものを除き，経口蓋法および経上顎法が行われることは少ない．

適応

　新生児で呼吸困難を呈する症例は絶対適応となるが，新生児では開放できる面積が限られ，呼吸困難が改善されず，なおかつ再狭窄の確率が高いため，体重が4kgまで増加した時点を目安として待機し，経鼻エアウェイ，気管切開などにより気道管理を行う．呼吸困難が軽微な場合は，1歳を過ぎ体重増加を待って行う．

術前に注意すること

　CTにより，閉鎖の位置，厚さとともに，鼻腔狭窄合併の有無を確認する．特に先天性頭蓋顔面の発達障害をきたす症例では，中顔面の形態異常を合併し，鼻腔の前後方向または左右方向の径が小さくなっているため，閉鎖部の開放のみでは十分な鼻腔通気の改善を得られないことがある．

手術の実際

I. 鼻内法

以下，図はすべて左鼻腔を示す．

A. 閉鎖部の確認（図IA）

　鼻腔粘膜をアドレナリン浸ガーゼで収縮させたのち，鼻用硬性内視鏡あるいは針状硬性鏡で閉鎖部を確認する．

B. 閉鎖部の開放（図IB）

　内視鏡下に閉鎖板に切開を入れ，スタンツェまたはマイクロデブリッダーにて開放，拡大する．乳児では鼻腔の発育が不良であるため，内視鏡で閉鎖板を確認できても，内視鏡と開放器具を同時に挿入できないことが多い．その場合は，口腔から斜視鏡を挿入して上咽頭から閉鎖板を確認し，内視鏡からの光を頼りにして，鼻腔から挿入した機器で押して閉鎖板の動きを確認したのち，

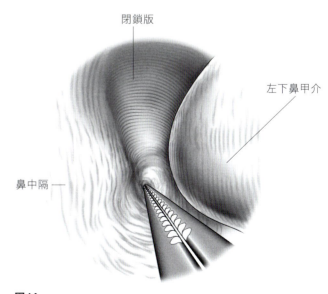

図IA

押し破り，上咽頭側から確認しながら開放部を拡大する．

C. 鼻中隔後端切除（図 IC）

閉鎖板の穿破のみで十分な開放を得られない場合は，鼻中隔後端の鋤骨を後方から前方へ切除する．切除にはバックワード鉗子あるいはマイクロデブリッダーを用いる．

II. 経口蓋法

本法では広い術野が得られるため，堅固な骨性閉鎖板や鼻中隔の操作が容易となる反面，顔面正中の骨格の発達障害をきたすことがあるため，年長者や成人に対して行われる．

A. 切開
❶口蓋裂の手術と同じように懸垂頭位で施行する．
❷まず視・触診で硬口蓋後端部の状態を把握する．
❸口蓋粘膜に切開を置く．切開にあたっては大口蓋動脈を損傷しないように留意する（図 IIA）．

B. 後縁を露出，閉鎖部位の確認
❶硬口蓋の軟部組織を口蓋骨より剥離する．
❷さらに硬口蓋と軟口蓋との移行部の筋群を分離し，口蓋骨の後縁を露出する（図 IIB）．
❸ここで視診（後鼻鏡あるいはファイバースコープを利用）により閉鎖部位を確認する．通常，周辺性閉鎖症では本来の位置より数 mm 前方に閉鎖板が存在する．

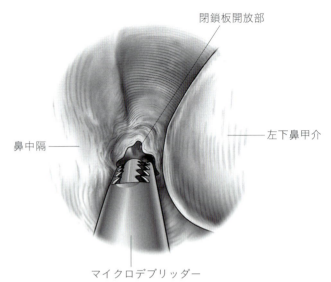

図 IB

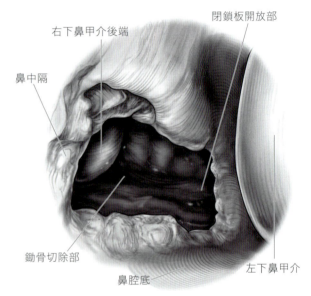

図 IC

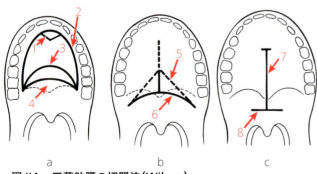

図 IIA　口蓋粘膜の切開法（Wilson）
1. Steinzeug　　5. Wilson
2. Owens　　　6. Meyer
3. Ruddy　　　7. Blair
4. Precechtel　　8. Schweckendiek

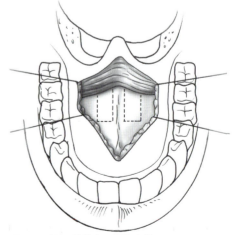

図 IIB　経口蓋法（Beinfield）
口蓋骨を露出し，図の点線部分を削除する．この際，鼻底部の粘膜は保存する．

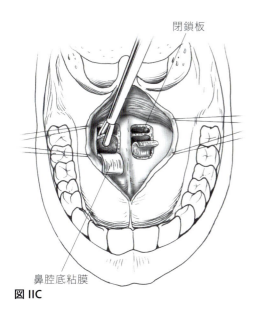

閉鎖板
鼻腔底粘膜
図 IIC

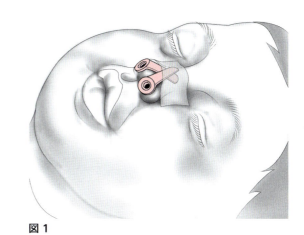

図1

C. 閉鎖板の削除
❶閉鎖板を確認したのち，鼻腔および咽頭側の粘膜を一部保存し，骨性板をノミ，あるいは鋭匙で削除する（図IIC）．
❷鼻腔後方部が狭くなっている場合には鼻中隔後端の鋤骨も削除する．

術後管理

開放した後鼻孔に前鼻孔からステントとして経鼻エアウェイを挿入する．長さは後鼻孔よりも後方になるように調節し，4〜8週間留置する（図1）．

手術のポイント
- 両側性の場合，新生児期の気道管理に難渋するが，早期に手術を行ったとしても，気道を確保できるステントがなく，再狭窄の確率が高いため，発育を待つことが得策である
- 呼吸障害がなく哺乳ができる場合は，1歳以降の手術が望ましい
- 狭い鼻腔の操作には耳手術用の器械も有効である
- 十分な開放が得られない場合，鼻中隔後端の鋤骨を鉗除することにより，より広いスペースが確保できる

手術のピットフォール
- 上顎骨後端の突出による鼻腔狭窄症例では，十分な開放が困難な場合がある．術前に十分にCTで確認することが重要である．特に3D CTは閉鎖の状況を知るために有用である

（三輪高喜）

65 鼻出血に対する手術

手術概念

鼻出血はよく見かける疾患で，軽度の出血であれば，化学的腐蝕剤による焼灼や電気凝固あるいはガーゼやタンポンによる圧迫で容易に止血できる．しかし，まれにこのような方法では止血できない症例に遭遇することがあり，そのような症例は顎動脈結紮術や内視鏡下蝶口蓋動脈結紮術，鼻外法による篩骨動脈結紮術の適応となる．これらの手術では結紮する血管がそれぞれ異なるため，個々にその適応や術式について解説する．

I. 顎動脈結紮術

適応

1. 鼻腔後方から大量の出血があり，出血部位が確定できず，電気凝固や圧迫での止血が困難な症例．
2. 大量の出血が続き，鼻腔内に充填したタンポンを一時的でも抜去できない症例．
3. 鼻副鼻腔手術中や術後の顎動脈支配領域からの出血で，止血が困難な症例．

副鼻腔手術の既往がある症例や上顎洞の発育が不良な場合は本法の適応とならない．このような症例に対しては顎動脈塞栓術が行われることがあるが，その止血効果は顎動脈結紮術に劣る．

術前に注意すること

鼻腔内視鏡検査を行い，顎動脈支配領域からの出血であることを確認する．

CT で上顎洞の病変の有無，大きさ，後壁骨の厚さ，翼口蓋窩の形態を把握しておく．副鼻腔X線検査ではこれらの情報を得ることは不可能であり，CT は必須の検査である．

術前の全身状態や血圧，出血傾向の有無を確認する．高齢者では抗凝固薬を常用していることが多く，また抗凝固薬とは知らず内服していることがあるため，単に服薬歴を聴取するだけでなく，必ず服薬手帳や服薬中の薬剤そのものを確認する．

A. 器具

Vidian 神経切断術に準じた手術であるため，その手術器具を用いるのが理想的であるが，上顎洞篩骨洞根本手術の器具でも十分行いうる．顎動脈やその分枝を迅速かつ確実に同定するには術野の出血をできる限り少なくすることが必要で，双極電気凝固装置を準備する．

顎動脈は翼口蓋窩の脂肪組織に覆われているため，裸眼ではその確認が困難である．したがって，上顎洞開窓後は手術用顕微鏡下に手術操作を行う．顕微鏡の代わりに，ライト付き手術用双眼ルーペや鼻内鼻副鼻腔手術用の内視鏡を用いてもよい．

B. 麻酔

局所麻酔でも手術は可能であるが，術中の血圧をコントロールし手術操作を安全に行うためには全身麻酔が望ましい．また，患者の負担も軽減される．

手術の実際

A. 歯齦部切開

❶ 上顎洞篩骨洞根本手術に準じて，歯齦部粘膜および骨膜下にエピネフリン液を注入したのち，骨膜まで達する切開を入れる．

❷ そして，骨膜下に下眼窩神経を認めるまで剥離を進め，上顎洞前壁を広く露出する．

B. 上顎洞の開窓（図 IB）

❶ 上顎洞の形態と大きさを考慮しながら，上顎洞前壁にできるだけ大きな骨弁をデザインし，骨ノミあるいは手術用ドリルで骨を切削する．

❷ 上顎洞粘膜をこの切削線に沿ってメスで切開し，骨弁に付着したまま挙上すると，上顎洞が広く開窓される．

❸ 採取した骨弁は手術終了時の上顎洞前壁の形成に用いる．

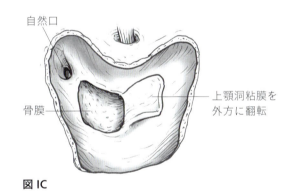

図 IB

C. 後壁骨の除去（図 IC）

❶ 上顎洞後壁の上内側 1/4 にコの字型の粘膜切開を入れ，これを外方に剥離翻転して粘膜弁を作成し，後壁骨面を露出する．

❷ 後壁骨を骨ノミや骨スタンツェを用いて切削し，裏面の骨膜を残して骨壁を除去する．その際，蝶口蓋動脈が通る蝶口蓋孔の前壁を開放するようにすると，後の操作時に動脈の走行がわかりやすい．この除去した骨壁もなるべく保存し，手術終了時の後壁形成に用いる．

図 IC

D. 翼口蓋窩の露出（図 ID）

開放した後壁の骨膜下にエピネフリン液を注入し，鎌状メス（12 番）を用いて骨膜を上顎洞粘膜弁と同様にコの字型に切開する．この骨膜弁を翻転すると翼口蓋窩が露出される．

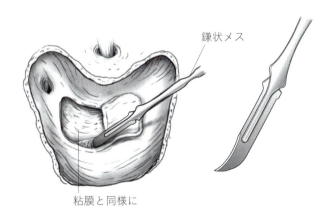

図 ID

E. 顎動脈とその分枝の同定(図 IE)

❶翼口蓋窩には多量の脂肪組織があり，顕微鏡下に観察すると顎動脈の拍動が認められる．

❷この脂肪組織を分けていくと顎動脈が現れ，これを内上方へ追っていくと，内側上方へ向かう蝶口蓋動脈と下方へ走行する下行口蓋動脈が同定される．顎動脈の近くには伴走する顎静脈があるが，拍動の有無や色調で顎動脈とは容易に区別できる．

❸これらの血管を損傷すると手術操作が困難になるため，双極電気凝固装置で止血しながら慎重に剝離する．

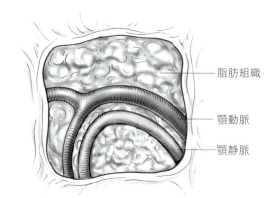

図 IE

F. 顎動脈の結紮

ナイロン糸または絹糸(3-0)，あるいは血管クリップを用いて，蝶口蓋動脈，下行口蓋動脈，顎動脈本幹の3か所を結紮する(**図 IF-1**)．蝶口蓋動脈の分枝は下行口蓋動脈の分枝と吻合しているため，片方のみの結紮では逆流により出血が持続することがある．したがって，両血管はそれぞれ個々に結紮する必要がある．また，顎動脈の分枝である咽頭動脈に起因する出血もあるため顎動脈本幹も必ず結紮する．

結紮糸を血管の下に通す際，Vidian神経切断術器械セットのデシャンを使うと容易に行える(**図 IF-2**)．小児用ケリー鉗子や鑷子でつまんで通すことも可能で，それほど困難ではない．

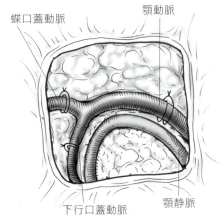

図 IF-1

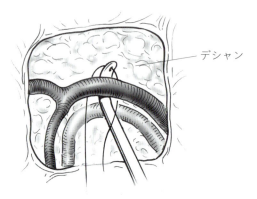

図 IF-2

G. 止血の確認と術後処置

鼻腔内に挿入されているタンポンを抜去し，完全に止血されているかを内視鏡で確認する．鼻出血がなければ，骨膜弁，骨壁，上顎洞粘膜弁を元に戻しゼルフォーム®で圧迫固定する．上顎洞前壁も保存しておいた骨弁で形成する．これらの固定操作に手術用フィブリン糊を使用すると簡便かつ容易に行える（**図 IG-1**）．

最後に歯齦切開部の粘膜を縫合し，手術を終了する．その際，ナイロン糸は口腔前庭粘膜を刺激するので，絹糸で縫合する（**図 IG-2**）．

術後管理

手術当日は安静を保ち，抗菌薬を投与する．翌日から鼻腔洗浄と鼻処置を頻回に行う．

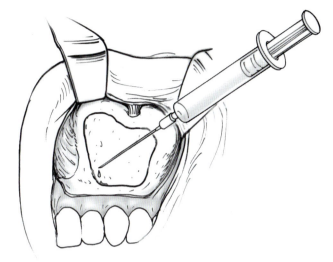

図 IG-1　骨弁をフィブリン糊で固定

> **手術のポイント**
> - 後壁を開放した後は必ず手術用顕微鏡やルーペを使用する
> - 翼口蓋窩の操作は出血しやすいため，双極電気凝固装置で丹念に止血しながら行う
> - 顎動脈は走行異常が多いことを念頭におき，血管の誤認に注意する
> - 全身麻酔では覚醒時に血圧が上昇して再出血することがあるため，ゆっくり覚醒させる

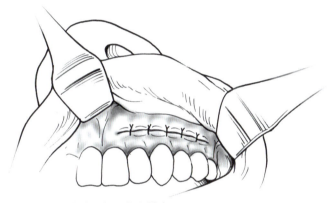

図 IG-2　絹糸で切開部を縫合

II. 内視鏡下蝶口蓋動脈結紮術

適応

1. 蝶口蓋動脈の内側後鼻枝が分布する蝶形骨洞前下壁と鼻中隔後方，あるいは外側後鼻枝が分布する鼻腔外側壁後方からの出血．
2. 手術中にタンポンを抜去しても出血が少なく，鼻内操作が可能な症例．タンポンが抜去できない場合，対側の鼻腔から鼻中隔経由で患側の蝶口蓋孔へ到達する方法があるが，やや高度な技術と手技を必要とする．

術前に注意すること

蝶口蓋動脈支配領域の出血で，タンポンを抜去して一時的な止血が得られることを確認する．

中鼻道が広く下鼻甲介が後方まで明視できるかを内視鏡で確認する．中鼻道が狭い場合は，鼻中隔矯正術や粘膜下下鼻甲介切除術，上顎洞膜様部切除による上顎洞開放術を行う．

A. 器具

内視鏡下鼻副鼻腔手術の器具に加えて，単極および双極の電気凝固装置を準備する．

B. 麻酔

中鼻道が広く開大している症例では局所麻酔でも可能であるが，基本的には全身麻酔下に行うことが推奨される．

手術の実際

A. 粘膜切開（図IIA）

上顎洞自然口の後方で下鼻甲介後端部分にある口蓋骨垂直板の粘膜を扇状に切開する．中鼻道が狭いときは粘膜下下鼻甲介切除や上顎洞膜様部の切除を行う．粘膜下下鼻甲介切除を行ったときは，後鼻神経切断術の術式に準じて，剝離した下鼻甲介粘膜下に蝶口蓋孔を同定することもできる．

B. 蝶口蓋動脈の結紮・凝固（図IIB）

粘膜を骨面から剝離し粘膜弁を作成し，さらに挙上していくと，蝶口蓋孔から横走する蝶口蓋動脈が現れる．これをクリップで結紮し，さらに双極電気凝固装置で凝固する．

出血のないことを確認したのち，粘膜弁を戻し，ガーゼなどで圧迫して手術を終了する．

術後管理

術後1〜3日目にガーゼを抜去し，鼻腔洗浄を行う．粘膜切開のみで術野が得られ結紮ができたときは抗菌薬の投与は必要ない．

> **手術のポイント**
> - 蝶口蓋動脈を容易かつ確実に同定するため，中鼻道に広い術野を確保する
> - 血管の再開通を阻止するため，クリップによる結紮と凝固の両方の処理を行う

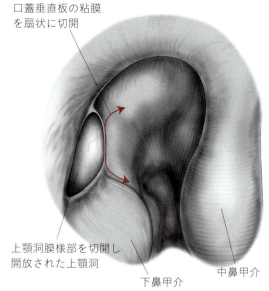

図IIA

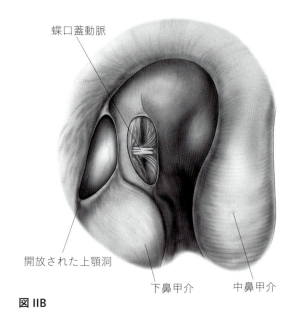

図IIB

III. 篩骨動脈結紮術

適応

- 嗅裂および中鼻道上方の前・後篩骨動脈支配領域からの難治性出血．
- 鼻中隔彎曲などで出血部位が確認できず，電気凝固や圧迫止血ができない症例．

術前に注意すること

鼻腔内視鏡検査を行い，前・後篩骨動脈支配領域からの出血であることを確認する．

顔面の皮膚切開を行うことのインフォームド・コンセントを得る．

A. 器具

鼻外前頭洞手術の器具があれば十分行える．その他，顎動脈結紮術と同様に顕微鏡や双極電気凝固装置などを準備する．

B. 麻酔

局所麻酔でも手術は可能であるが，全身麻酔が望ましい．

手術の実際

A. 皮膚切開と骨膜下剝離（図ⅢA）

眼窩内側縁の皮下および骨膜下にエピネフリン液を注入したのち，眼窩内側縁上内方に沿って3cmほどの皮膚切開を入れる．骨膜を露出し，骨膜下に剝離したのちに内側眼瞼靱帯を切断し，さらに剝離を進めると，眼窩縁から約2cm後方の前頭篩骨縫合上あるいはやや上方に前篩骨孔と前篩骨動脈・神経からなる索状物を認める．さらに1cm後方の前頭篩骨縫合線上に後篩骨孔と後篩骨動脈・神経が確認できる．

B. 篩骨動脈の結紮（図ⅢB）

篩骨動脈と神経は索状に一体となっており，分離することは不可能なので，索状物ごと糸あるいはクリップをかけて結紮する．

鼻腔を内視鏡で観察し，出血のないことを確認したのちに閉創する．

術後管理

篩骨動脈は視神経の近くを走行するため，視神経炎を予防する目的で，抗菌薬に加えてステロイド薬を投与する．また，眼科的に異常がないかを確認する．

> ⚠ **手術のピットフォール**
> ・視神経と後篩骨動脈との間は約1cmしかないので，術野を広げようと眼窩内容を強く圧迫すると視力障害を招く危険性がある
> ・篩骨動脈を結紮する代わりに電気凝固する方法もあるが，操作を誤ると血管が眼窩内あるいは篩骨内へ埋没し止血できなくなることがあるので推奨されない

（黒野祐一）

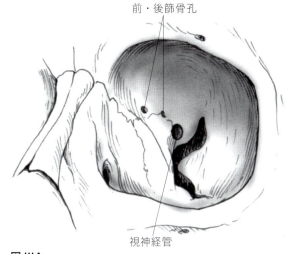

図ⅢA

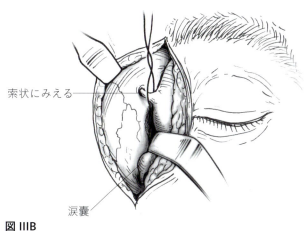

図ⅢB

視器付属器

66 涙嚢鼻腔吻合術：鼻外法　364
67 涙嚢鼻腔吻合術：鼻内法　368
68 内視鏡下鼻内視神経管（視束管）開放術　371

66 涙嚢鼻腔吻合術
鼻外法

手術概念

涙腺から分泌された涙液は眼表面・角結膜を潤し，涙道から排泄される．涙道は涙点，涙小管（総涙小管），涙嚢，鼻涙管で構成され，下鼻道へ開口する．

涙道閉塞に対する手術療法としては閉塞した涙道を再疎通する涙管チューブ挿入術（tube）（**図1**）と，鼻腔へのバイパスを形成する涙嚢鼻腔吻合術（DCR）（**図2**）がある．

DCRは鼻涙管閉塞やそれに伴う慢性・急性涙嚢炎に対するゴールデンスタンダードな手術である．**図2**のように鼻涙管を介さず鼻腔内に涙液を誘導する．その歴史は1890年前後にKillianやCaldwellが鼻内から行う，いわゆるDCR鼻内法（E-DCR）を，1904年以降にTottiが皮膚切開を伴うDCR鼻外法（X-DCR）を報告している．

DCR鼻外法は鼻内操作に不慣れな眼科医の間で発達してきたが，最近ではDCR鼻内法も眼科医によって行われることが多くなった．

適応

総涙小管以降の涙道閉塞である．鼻涙管閉塞が最もよい適応である．

総涙小管閉塞などを合併した症例では補助的に涙管チューブを併用する．

tubeよりDCRがよいとされる症例には以下のものがある．
- 急性涙嚢炎を起こした症例
- 顔面外傷後や鼻・副鼻腔炎に対する手術の既往，口蓋裂手術の既往などがある症例
- チューブ挿入術を施行しても術後経過が不良な症例
- 白内障手術などの内眼手術を早めに予定したい症例
- 1回の治療のみで確実な涙道疎通性を希望する患者
- 巨大涙石を伴う症例

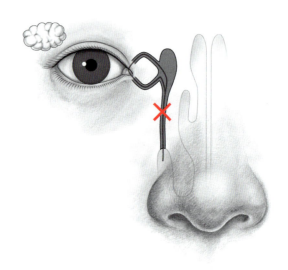

図1　涙管チューブ挿入

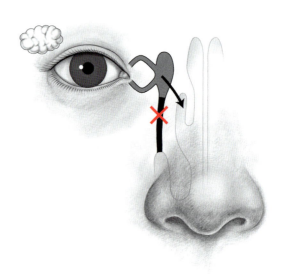

図2　DCR

- シリコンやポリウレタンに対するアレルギーをもつ鼻涙管閉塞
- その他：通常，X-DCRであれば鼻涙管閉塞の解除はもちろんのこと，いわゆる矢部-鈴木分類のgrade 2程度の涙小管閉塞（上下涙小管が涙点から6～7 mm程度のところで閉塞）の解除も同時にできる．またE-DCR後の再閉塞に対する治療としては，鼻内視鏡的に処置するのも1つの方法であるが，骨層の大きさ・粘膜縫合が可能なX-DCRにて閉塞解除するほうがよいと思われる．

鼻内法がよいか鼻外法がよいかは様々な意見があるが，表1にそれぞれの特徴を示す（血性流涙などがある場合は涙嚢腫瘍も考慮に入れ，涙嚢を完全に摘出することができるように鼻外法で進めることが望ましい）．

表1　DCR鼻内法と鼻外法の比較

	鼻外法	鼻内法
骨窓	大きく作りやすい	小さくなりがち
粘膜縫合	可能	困難
涙小管閉塞合併時の処理・操作	容易	困難
整容	皮膚切開必要	鼻内操作のみ
鼻科疾患の処理・操作	不可能	技術があれば可能
器具などの設備投資	安価	高価

であるが，涙嚢圧迫や涙管通水検査で涙嚢貯留物の排出から涙嚢腔の存在を確認しておく．涙嚢貯留物が多量に排出される＝慢性涙嚢炎で，それ以外の場合は涙小管閉塞や涙嚢癒着例であるため手術の難易度が上がる．

可能であれば直達鼻鏡や鼻咽腔ファイバー，X線，CTなどの画像検査で鼻腔の性状を把握しておく．鼻内法と異なり狭鼻腔でも手術可能なことが鼻外法の利点である．

血性涙液，涙嚢分泌物が血性の場合は，悪性腫瘍なども考慮して術中迅速病理検査などの用意をしておく．

術前に注意すること

鼻涙管閉塞や急性涙嚢炎を合併している場合があり，十分な消炎をしておく必要がある．急性涙嚢炎などの炎症が残存していると術後の狭窄や閉塞，導涙機能障害の原因となる．

急性涙嚢炎の場合は涙嚢腔が存在することがほとんど

手術の実際

A. 局所麻酔と涙嚢染色

全身麻酔下で手術する場合も，出血コントロールの意味で局所麻酔を併用するのが望ましい．

エピネフリン添加2％キシロカイン®で滑車下神経ブロック（図A）2 mLおよび皮膚切開部の浸潤麻酔3 mLを行う．麻酔量はもっと少なくして患者の反応をみながら増量していくのもよい．局麻アレルギーなど局所麻酔の合併症に関しては成書を参考にしていただきたい．

患者の頭位がまっすぐになっていることを確認し，注射針での眼球穿孔に注意する．また球後出血を起こすと手術の継続が困難になることがあり注意を要する．

涙嚢染色はピオクタニンを生理食塩水で20倍ほどに希釈し，涙洗針を用い涙嚢内を洗浄・染色する．

B. 皮膚切開

術野を十分に展開し，手術操作をより容易にかつ安全に行うために2 cmほどの皮膚切開を行う．皮膚切開の位置は鼻尖と内眼角の中点から2 cmほどで，必ずwrinkle lineに沿って行う（図B）．内眼角寄りになると

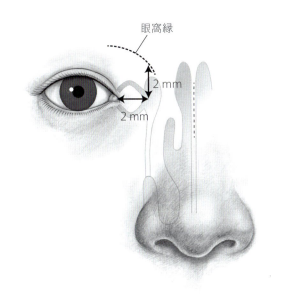

図A　滑車下神経ブロック
内眼角から2～3 mm内方，2～3 mm上方の眼窩縁内側．

瘢痕形成しやすく，内眼角から離れると涙小管閉塞に対する涙小管形成の操作が難しくなる．切開創を小さくすることが理想だが，術中操作がしにくくなることがある．また皮切部位直下付近に内眼角動静脈があり，その血管を損傷すると大出血に至るために注意を要する．

C. 涙嚢剥離

前涙嚢稜から小型剥離子で骨膜ごと涙嚢を骨から剥離していく．ある程度涙嚢を剥離したらガーゼなどを用いて後涙嚢稜まで剥離していく（図C）．

同時に内側の皮膚＋骨膜も剥離をして骨窓予定の場所を確保しておく．

D. 骨窓形成

ドリルや彫骨器，ノミや槌を使って骨窓形成する．骨窓の形成位置は，上は内眼角靱帯まで，下は骨性涙道（涙嚢鼻涙管移行部）まで，後方は後涙嚢稜まで，前方は涙嚢や鼻粘膜の状態で異なるが鼻軟骨まではいかないようにする（図D）．

E. 涙嚢切開

涙点から通水針を入れ涙嚢内腔を lift up して涙嚢内側壁を切開する．尖刃刀を使用してH字型に切開し前弁・後弁を作成する．皮膚と皮下組織を十分牽引し，涙嚢中央を切開する．

F. 鼻粘膜切開

同様に尖刃刀で鼻粘膜も前後弁にH字型に切開する．涙嚢・鼻粘膜の後弁同士，前弁同士を鑷子でつまみ，ぴったり届くかを確認する．前弁が足りない場合は骨窓を前方に拡大して届くように調整する．

G. 後弁縫合

粘膜面を正しく合わせて吸収糸（筆者は5-0バイクリル®を用いている）で3針縫合する（図G）．

H. 涙小管形成とチューブ留置

涙小管閉塞を合併しているときは通水針を涙点から挿入し涙嚢側より切開する．鼻涙管閉塞単独では行わない．矢部-鈴木分類 grade 2 くらいまでの涙小管閉塞を合併している場合は，涙小管切開による開放とチューブ留置が必要となる（図H）．

I. ガーゼタンポン

留置物に対してはいろいろな意見があるが，チューブ

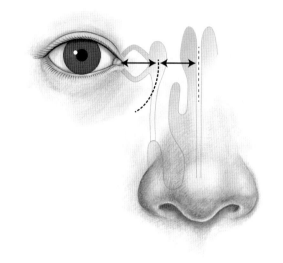

図B　皮膚切開
切開線の位置：内眼角と鼻尖の中点から下方に1.5～2 cm．

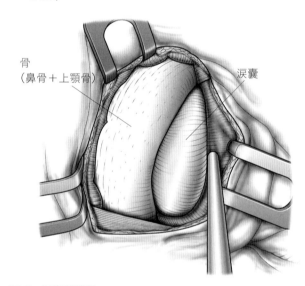

図C　涙嚢剥離後

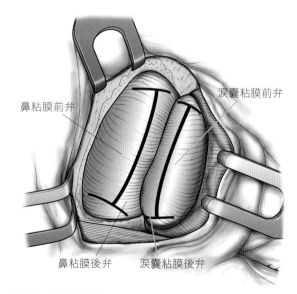

図D　骨窓作成後

単独では術後早期に骨窓の狭窄が起きるためにベスキチン®によりタンポンを行う．

J. 前弁縫合

後弁と同様に行う．

K. 縫合

皮下縫合は吸収糸(5-0 バイクリル®)で行う．
皮膚縫合は 6-0 ナイロン糸で適宜行う．

術後管理

術後の涙道洗浄は1週間くらいあけてから開始するほうがよい．術後早期に通水すると本術式で切開された涙小管や他の上皮化していない粘膜組織から組織内に水が浸入し，痛みを伴う浮腫が生じるためである．また未熟上皮が組織内に飛んで術後数年後に眼瞼に粉瘤を形成する場合がある．

チューブの挿入期間は術者の好みがあるが，筆者は閉塞の具合（閉塞部の長さや切開時の硬さ）で3〜4か月留置している．また grade 3 の閉塞の場合は涙点や見える範囲の涙小管の上皮の状態を確認しつつ抜去時期を決定する．

術後合併症と対策として以下が挙げられる．

A. 皮膚瘢痕

特にケロイド体質の患者などでは注意が必要である．対策としてはトラニラスト内服やステロイドテープの貼付がある．瘢痕形成は切開線を鼻尖に近づけると起こしにくいが，そのぶん内総涙点観察がしにくくなるので手術が難しくなる．鼻尖と内眼角の中点が切開線の指標となる．

B. 再閉塞

術後再閉塞は起こりうる．再閉塞の予防としては大きな骨窓形成，しっかりとした粘膜弁縫合，留置物の大きさ（チューブ単独では十分なスペースは確保できない！）が重要と考える．丁寧な手術が必要とされる．また再閉塞時は同じ切開部から手術を行う．

（後藤　聡）

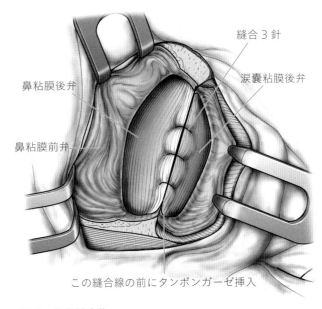

図 G　後弁縫合後

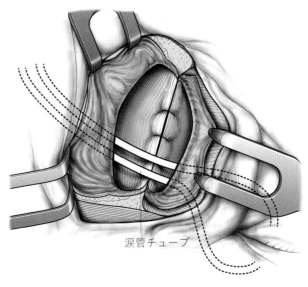

図 H　チューブ挿入の場合

67 涙囊鼻腔吻合術
鼻内法

手術概念

　涙囊，鼻涙管に生じた涙道の狭窄，閉塞に対して，鼻内より内視鏡あるいは顕微鏡下に涙囊腔を鼻腔に開窓する手術である．従来の涙囊鼻腔吻合術（鼻外法）と比して術後成績も同等で，外切開を行わない美容上の利点がある．レーザーによる開窓術もあるが，術後成績は鼻内法が優れる．

適応

　涙囊，鼻涙管の狭窄・閉塞により，流涙，眼脂を生じている症例．総涙小管の閉塞を伴う症例も開窓した涙囊の鼻腔側から開放することが可能である．

手術の実際

A．麻酔

　局所麻酔でも可能であるが，全身麻酔下の手術が好まれる．

　局所麻酔下の手術では，眼表面は点眼麻酔薬を用いる．

　maxillary line の前方，鼻腔側壁粘膜にキシロカイン®注射液0.5〜1％エピレナミン（1：100,000）含有で浸潤麻酔する．

B．涙点の確認と拡張（図B）

　涙点を確認し，涙点の拡張が行われていない場合は拡張針で涙点を拡張する．涙小管が，涙点から垂直に約2 mm入ってほぼ直角に内眼角に向かって方向が変わる解剖学的構造に留意し，愛護的に涙点を拡張する．

術前に注意すること

A．狭窄，閉塞部位の確認

　涙管ブジー，通水試験を行い涙道の狭窄・閉塞の状態，部位を確認する．涙道内視鏡で涙小管，涙囊の状態を確認するとよりよい．涙点から6〜8 mm以内に涙小管閉塞のある症例では涙囊鼻腔吻合術の適応はない．ドライアイを鑑別しておく．

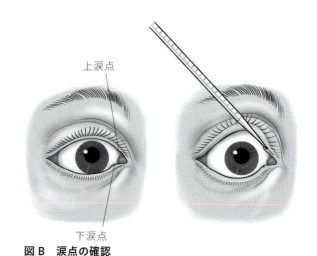

図B　涙点の確認

C. 鼻腔側壁の粘膜の除去・骨面の露出（図 C-1, 図 C-2）

涙嚢，鼻涙管のある maxillary line を目安に下方に基部のある粘膜弁を作成すると術終了時前方の骨露出部を被覆しやすい．骨面を涙嚢に沿って露出する．鼻腔の狭い症例では必ずしも粘膜弁を作成する必要はなく，涙嚢開窓部位の鼻腔粘膜を，術終了時に骨面が露出しすぎない程度に除去する．粘膜断端は凝固止血する．鉤状突起を除去すると涙嚢を後方まで広く開窓しやすくなる．

D. 涙嚢隆起部の削除・涙嚢壁の露出（図 D）

露出した骨面を下鼻甲介付着部から上方に向かってドリルあるいはノミで削開し，鼻涙管移行部から涙嚢壁上方まで広く露出する．骨壁を除くと涙嚢壁が軟部組織として見えてくる．内眼角を軽く指で圧迫することにより涙嚢壁の動きを確認できる．上方になるにつれて骨が厚くなるが，涙嚢上方，内総涙点の高さまで涙嚢を露出する．

E. 涙嚢壁の切開・開窓（図 E）

涙嚢壁を鎌状メス，サージトロン®の針電極などで切開し，涙嚢壁を鼻腔に開放する．涙嚢壁を鉗除し広く開窓する．涙点から涙管ブジーを入れ，涙嚢壁をテント状にすると開窓しやすい．内総涙点の高さまで開窓する．涙道内視鏡で涙小管，総涙小管の状態を確認するとより確実である．

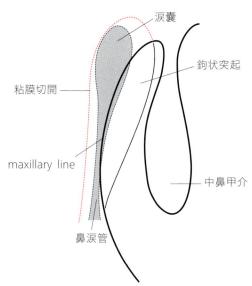

図 C-1　鼻腔側壁の粘膜の除去・骨面の露出

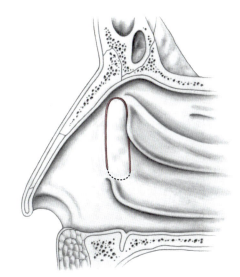

図 C-2

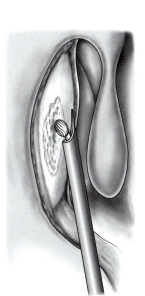

図 D　涙嚢隆起部の削除・涙嚢壁の露出

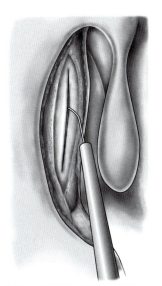

図 E　涙嚢壁の切開・開窓

F. 涙管チューブの留置(図F)

上・下涙点より涙管チューブを挿入し，内総涙点から両チューブが出て可動性がよいことを確認する．涙管チューブは術後約2か月留置する．涙囊壁の炎症が強く浮腫の強い症例，内総涙点の狭窄のあった症例では再狭窄しやすいので涙囊壁を十分に開窓し，可能であれば涙管チューブを2本挿入する．内総涙点狭窄がなく涙囊の炎症が軽度な症例では，必ずしも涙管チューブ挿入の必要はない．

術後管理

涙囊開窓部の状態，涙点の状態を定期的に確認する．術後は，抗菌薬，眼圧に留意し副腎皮質ステロイド点眼を行う．痂皮により涙管チューブの可動性が低下すると眼の違和感を生じる．丁寧に涙管チューブ周囲の痂皮を除去する．

> **手術のポイント**
> - 涙囊を内総涙点の高さまで十分に開窓する．高度な涙囊炎を伴っている症例では術後再閉塞しやすいので広く開窓するとよい
> - 出血はサージトロン®あるいは電気凝固で確実に止血する

（吉田尚弘）

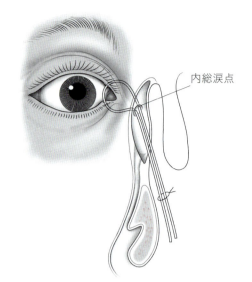

図F　涙管チューブの留置

68 内視鏡下鼻内視神経管(視束管)開放術

手術概念

　外傷性視神経障害は，前頭部(眉毛部外側)の鈍的な外傷，打撲などの介達性外力により視神経管内の視神経が障害を受けることにより発生し，視野障害や視力障害が惹起される．交通外傷やスポーツ外傷などでみられる．

　一般的には，大多数の外傷性視神経障害において，視神経管の骨折が起きたことによって視神経が損傷されるのではなく，骨折を起こすような歪みが生じたことにより神経が障害を受けるとされている．つまり視神経実質内の浮腫や，視神経鞘内における出血がその主たる原因と考えられている．

　かつては外傷性視神経損傷に対して視神経管(視束管)開放術は広く行われていたが，裸眼で行われていた時代でもあり，手術操作によるか，また手術時期などに問題があったのか，手術による視力の改善は期待されるほどではなかった．その後外傷による視神経管内の神経の損傷の機序について，多くの場合視神経実質内の浮腫によるものであるという動物実験的な報告があり，ステロイドやD-マンニトールなどの抗浮腫剤による視神経線維間の浮腫の除去が第一選択でかつ最も効果的な治療であるとする考えが眼科医の主流となったため，重症な例でもすべて薬物治療が優先される現状となった．

　現在では，内視鏡下に微細な手術操作が可能となっている．適応例をしっかり選択し，的確な手術操作により，神経に損傷を与えずに，減圧手術が行えるので，その効果は期待できると考える．本術式は決して難しい手術ではなく，通常の篩骨洞開放術の延長線上にあり，適応を明確にしたうえで積極的に試みられるべき術式であると考える．

適応

　視神経内にはbridging vesselが豊富に存在し，外的な衝撃により視神経鞘内血腫や鞘間腔出血も発生しやすいとも考えられる．したがって，一過性の浮腫などによる軽度障害ではステロイドやD-マンニトールなど抗浮腫剤の投与で十分な改善が期待できるが，高度な浮腫や出血を伴っている例では保存的な治療のみでは十分な改善が期待できない．視力や視野の障害が高度な例，あるいは漸次悪化する例ではステロイドなどの投与とともに，早い時期での手術的な視神経の減圧手術が必要となる．

術前に注意すること

　視力，視野，眼底の検査，CTなどを行う．しかし骨折片の変位でもなければ画像から骨折の有無を推測することは容易ではない．むしろ手術となれば，後部副鼻腔の気胞化の状態や病変の有無，また骨壁の厚さ，特に蝶形骨洞の小翼の気胞化に注意を払う．なぜならその気胞化のよいほど神経管の隆起が著明になり，骨壁が薄くなるからである．また，眼窩紙様板骨折を合併することもあるので，他の部位の障害も確認する．

A. 手術器具

　通常の内視鏡下鼻内副鼻腔手術の器具のほか，長いノミや耳用の鋭匙，細身で長い鉗子類を揃えておく．また内視鏡は0度や斜視鏡を用意しておく．なぜなら篩骨洞や蝶形洞の操作のみでなく，篩骨洞の開放に伴い，前頭洞入口部や上顎洞自然口の確認あるいは開放が必要なときもあるためである．

　開放にバーを使用する場合は，熱による神経の変性を防ぐために水を十分に滴下しながら，かつ神経への圧迫を最小限に抑える必要がある．

B. 手術の施行時期

　一般的には受傷後1週間以内の症例の改善度がよいといわれている．2週間以降でも改善する症例はあるが，やはり10日から2週間以内には手術的治療を行う必要がある．特に手動弁以下の視力障害の高度な例ではできるだけ早期(数日)の手術が望ましい．眼科医との連携が重要となる．

手術の実際

全身麻酔下(血圧は 100 mmHg 以下にコントロール)にコカイン，エピネフリンなどを併用し，出血を最小限に抑えて手術を行う．鼻中隔彎曲があればこれを先に矯正する．まず中鼻甲介を内側へ変位させ，さらに鉤状突起を切除し中鼻道を広くする．前篩骨蜂巣を鉗除し，次いで第Ⅲ基板を開放して後部篩骨洞へ入る．隔壁はできるだけ鉗除し洞内が平滑になるようにする．篩骨眼窩板部の清掃を十分に行う．視神経管が確認されなければさらに後方の隔壁を開放し，洞内病変があれば清掃する．これらの操作の際，洞内の粘膜はできる限り残存させる．視神経管隆起が確認されなければ内側下方より蝶形骨洞を開放する．蝶形骨洞よりも篩骨洞や蝶形洞性篩骨洞(最後部副鼻腔)の外側上方に隆起が確認できる例が多くみられる．

視神経管に骨折のある例では，鋭匙や細身の鉗子などを用いてその部より骨壁を手前に撥ねるように除去していき，漸次開放部位を拡げる．視神経管に異常所見のみられない場合には，視神経管開放の方法は隆起が明らかか否かにより大きく2つに分けられる．

I. 視神経管隆起が認識できる例

A. 視神経管隆起の下方骨壁の削除

骨折のない例では，視神経管隆起の下方彎曲部に木柄の付いた長いノミを図 IA-1, IA-2 のように平行になるようにおいて，骨壁を削ぐような感じで少しずつ静かに叩いてゆく(助手に内視鏡を保持させ，ノミの操作を行う方法もある)．骨壁が薄い例では容易に除去できるが，厚い例では繰り返し慎重に行う必要がある．

B. 眼動脈に注意し下部を開放

ノミを当てる部位が下方すぎると伴走する眼動脈に接近するので注意が必要である．視神経管内では洞側から下壁にかけて硬膜に包まれるように眼動脈が視神経に平行して走行する(図 IB-1)．脂肪織は存在しないので，下方を削除しすぎると眼動脈を損傷する危険性がある．このような操作を繰り返すことにより隆起の下部は開放できる(図 IB-2)．

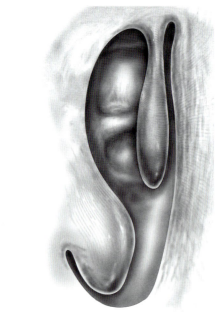

図 IA-1

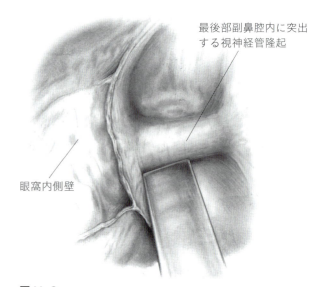

図 IA-2

最後部副鼻腔内に突出する視神経管隆起

眼窩内側壁

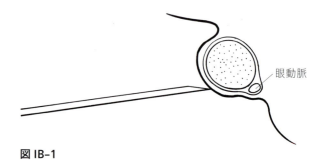

図 IB-1

眼動脈

C. 骨壁の厚い場合

　骨壁の厚い例では，隆起のできるだけ外側部にノミを直角に当て，視神経管骨壁に縦の骨折線を作ったうえ（図IC）で鋭匙を用いて骨壁を撥ね上げる．

D. 上方の開放

　次に正面と上部の開放に移るが，隆起の上半部は下方の開放部をとっかかりとして鋭匙にて管壁を洞内上方へ撥ね上げるようにして骨壁を開放し（図ID），視神経鞘を露出していく．

E. 外側・内側方向へ広く開放

　このような操作を外側や内側方向に対して行い（図IE），できるだけ広く開放する．隆起の程度によっても異なるが，少なくとも全周の1/3～1/2は開放したい．視神経管の直下に内頚動脈の隆起を認める例では，その部の処置を慎重に行う．当然のことながらノミや鋭匙を使用する際には，神経鞘の損傷や視神経の圧迫をできるだけ避ける．内視鏡はこのような手術の安全性と確実性のためには不可欠のものである．

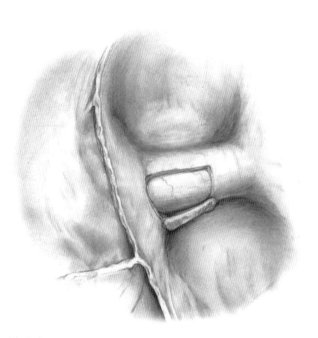

図IB-2

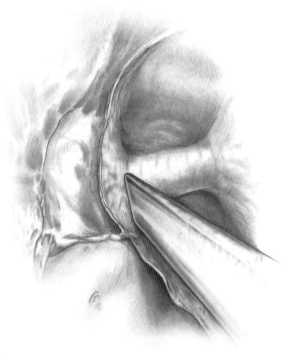

図IC

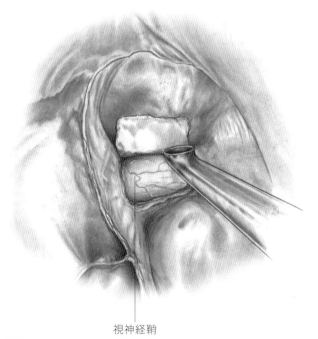

視神経鞘

図ID

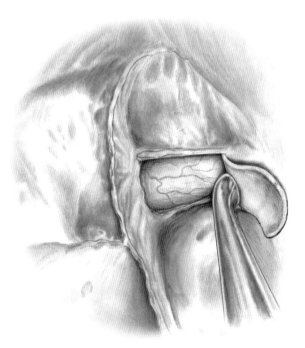

図IE

F. 視神経鞘の取り扱い方

　視神経鞘が露出したら，その後，硬膜に連続するこの鞘を開放するか否かは議論のあるところである．神経を固く取り巻いている厚い鞘を開放しないと減圧にならないという意見もあるが，視神経管部の神経はこの鞘周辺の小血管より栄養されているため，視神経鞘の切開により血管が損傷され逆に血流障害の発生する恐れもある．部分的な鞘の開放であれば問題はないとする報告もあるが，まずは骨壁の開放のみで視神経の減圧の目的はほぼ達せられると考える．実際，視神経と視神経鞘は組織学的にも密着しているので，視神経を全く損傷することなく鞘のみに切開を加えることは容易ではないが，切開する場合には視神経を可及的に，損傷することなく視神経鞘に切開を加える（**図 IF**）．

G. 露出した視神経の保護

　露出した視神経鞘の上に抗菌薬とステロイドを付けたゼルフォーム®を置き（**図 IG**），その上に抗菌薬のタンポンを軽く行う．パッキングで神経を直接圧迫しないようにする．

II. 視神経管隆起が軽微か確認できない例

　まず後部の篩骨眼窩板の骨の薄い部分を除去し，それを後方に進め，眼窩先端部方向へ向かい視神経管骨壁の開放を行うが，骨壁が厚いので慎重に少しずつ内視鏡下に行う（**図 II**）．この際，眼窩骨膜を損傷すると眼窩内の脂肪組織が突出し，あとの操作に支障をきたすので，注意が必要である．

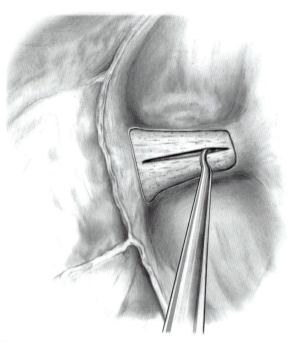

図 IF

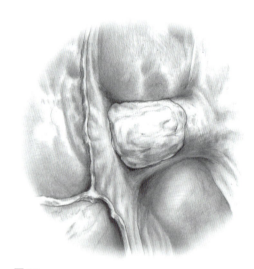

図 IG

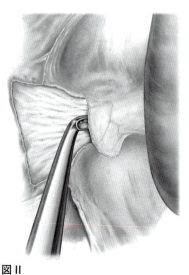

図 II

術後管理

2〜3日目に篩骨洞，蝶形洞のガーゼを抜去するが，開放部においたゼルフォーム®はそのままとし，感染がなければ術後10日くらいに除去する．その間は洞内の感染を予防するための抗菌薬の投与や洞内の清掃を行う．特に感染などがなければ，その後の治療は通常の鼻内手術に準じて行う．術前よりステロイドの投与を行うが，術後も継続して投与する．

手術のポイント

- 出血のコントロールと視野の確保
- 臨床解剖の熟知
  - ：視神経管隆起の出現部位は，蝶形骨洞よりも篩骨洞や蝶形洞性篩骨洞に多い
  - ：視神経管は長さが約10 mmであるが，全周が骨で囲まれている部位の長さは約4〜5 mm（視神経の直径は3.5 mm程度）である
  - ：洞の気胞化の良好なものは視神経管隆起の発現率が高く，骨壁も菲薄（0.2 mm未満）であり，一方，洞の不良なものは隆起がみられず骨壁も厚い（1 mm以上）傾向にある
- 器具の選択

手術のピットフォール

- 視神経の洞側から下壁にかけて硬膜内を眼動脈が伴走しており，視神経管隆起の下壁の操作に際して，眼動脈の損傷に注意

（森山　寛）

顔面外傷

69 眼窩壁骨折：鼻外法（経上顎洞法, 経下眼瞼法） 378
70 眼窩壁骨折：鼻内法 383
71 鼻骨骨折 389
72 上顎骨・頬骨骨折 392
73 下顎骨折 398
74 内視鏡下鼻内頭蓋底手術 401
75 内視鏡下眼窩内手術 409

69 眼窩壁骨折
鼻外法（経上顎洞法，経下眼瞼法）

手術概念

眼窩壁骨折は，眼窩を形成する骨のうち，眼窩底部と眼窩内側部（紙様板）に発現することが多く，一般に眼窩縁などの顔面骨骨折を伴わない状態を指す．

本項では，眼窩壁骨折のうち，内側壁骨折は内視鏡下手術による鼻内法での整復が主となるため，鼻外法による眼窩底骨折の修復における適応と手技，そして術中・術後の留意点について概説する．

適応

眼窩底骨折は，眼窩前方からの鈍的な打撃，すなわち野球のボールや他人の拳，肘，膝などにより生ずることが多い．眼窩底骨の骨折には，骨壁が欠損した吹き抜け型（blowout type）（**図1**）と線状骨折型（trapdoor type）（**図2**）がある．眼窩内容物の状態は，眼窩骨膜が裂け，眼窩脂肪と下直筋の脱出と嵌頓，さらにはそれらの線維性癒着となって，複視や眼球陥凹という症状が生じる．複視は，下直筋自体の機能障害による下方視よりも，下直筋の脱出もしくは絞扼に起因した伸展制限による上方視で強く出ることが多い．眼球運動障害の程度とCT画像による眼窩内容物の脱出の程度から手術のタイミングを計るが，手術を必要とする場合には，受傷より1週間から10日以内の整復が望ましい．また，内出血を伴い眼瞼の腫脹が著しい受傷直後は，眼球運動障害の程度の評価が難しいため，3～4日程度経過をみて，炎症が消褪してから障害の程度を評価し，手術に臨む場合もある．また，緊急手術の適応となる眼窩壁骨折として，線状骨折による trapdoor type があり，骨が柔らかな小児に多い．CT 画像上は，わずかな骨折線と内容物の軽度の脱出（tear drop sign）のみだが，眼球の上転障害が著しく，嘔気を伴う痛みが存在する場合には下直筋の絞扼が疑われる．下直筋の絞扼（missing rectus sign）は画像から読み取れる場合もある（**図2**）．下直筋の絞扼による

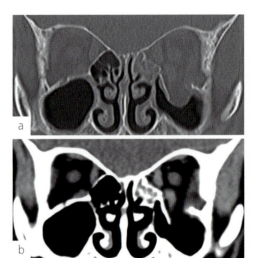

図1 吹き抜け型（blowout type）の眼窩底骨折のCT所見

骨条件（a）では，左上顎洞内に大きく脱出した眼窩内容物を確認できる．軟部条件（b）では，骨片の移動とともに下直筋が下方に牽引されており，眼窩の外側には血腫の形成もある．

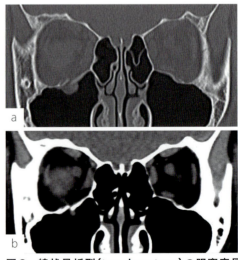

図2 線状骨折型（trapdoor type）の眼窩底骨折のCT所見

骨条件（a）では，眼窩下神経の内側で右上顎洞内にわずかに脱出した眼窩内容物（tear drop sign）を確認できる．軟部条件（b）では，右下直筋そのものが骨折線で絞扼されており，その頭側には血腫の形成もある．

血行障害は，筋肉の壊死と瘢痕化に繋がるため，緊急手術の適応となる．

眼窩底骨折の整復を内視鏡下に行うか，鼻外法で行うかは，術者の技量によるところが多く，より確実に整復できるアプローチ方法を選択すべきであるが，特に先に述べた線状骨折に対する整復術は，眼窩骨膜の裂創と下直筋の絞扼をしっかり確認し整復する必要があるため，経下眼瞼法によるアプローチが最適と考える．

術前に注意すること

A．術前診断
1. 病歴：眼部の鈍的打撲外傷に対して，いつ，どのように受傷したかを詳細に聴取する．
2. 視診と触診：新鮮例では，眼瞼部および眼球結膜に内出血や浮腫を認める．自覚的には複視があり，他覚的所見として眼球陥凹や眼球運動障害が存在する．触診では，眼窩縁の骨折の有無や，眼窩下神経の絞扼による頬部の知覚障害の有無も確認する．
3. 眼球運動検査：Hess赤緑試験(Hess red-green test)と牽引試験(forced duction test)は，病態の程度を把握し，手術適応を検討するために必須であると同時に，術後の改善の程度を評価するうえでも必ず術前に眼科医の協力の下に行うべき検査である．
4. CT検査：CTの冠状断と水平断を撮影し，骨折の程度と眼窩内容物の脱出の状態を評価する．骨条件だけではなく，軟部条件での評価も加えることで変位した下直筋の状態や血腫の形成についても評価できる．骨折片の変位を3次元的にイメージすることで整復のプランニングが可能となる．

B．手術器具と麻酔
手術器具としては，Caldwell-Luc法の手術に準じた副鼻腔手術の手術器具に加えて，経下眼瞼法ではスキンフック，虹彩剪刀や眼球保護器(直角の鉤)が有用である．また，整復の前後で術中に眼球運動障害の程度を評価できるように，眼科で使用する開瞼器と眼球結膜を把持する有鉤鑷子も用意する．麻酔は局所麻酔下でも可能であり，術中に症状の改善の程度が問診できて便利だが，一般的には全身麻酔下で行われることが多い．

手術の実際

I．経上顎洞法

A．上顎洞への到達
❶ 歯肉粘膜切開：齦頬移行部の5mmほど上部に，骨膜に至る横切開を行う．
❷ 上顎骨前壁の剝離：骨膜下の剝離を，正中は梨状口縁，側方は顔面壁の外側縁，上方は眼窩下神経の方向に行う．
❸ 上顎洞前壁の削開：後の眼窩底再建に利用できるよう，径1mmのエアードリルを骨メスとして用いて前壁の骨片をなるべく大きく採取し，乾かぬように保存しておく．

B．上顎洞内の操作
❶ 上顎洞粘膜の切開：露出した粘膜を切開し，上顎洞内の病変を観察する(図IB-1)．
❷ 粘膜の剝離：上顎洞の前壁部より上壁部に向かい粘膜を破らぬように剝離し，脱出した部分の周囲粘膜も脱出した眼窩内容物および骨片から剝離し，最終的に骨折部を被覆できるよう上顎洞後壁を茎とした粘膜弁を作成する(図IB-2)．
❸ 眼窩底の処理：骨折線と骨片を同定し，完全に遊離し

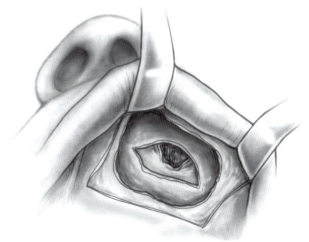

図IB-1

てしまった骨は取り出す．脱出した眼窩内容物を確実に眼窩内に剝離子や指先で整復する．下直筋の癒着や絞扼は確実に解除する（図IB-3）．

❹骨折部の再建：眼窩内容物が再度脱出しないように剝離子で押さえておきながら，骨片もしくは採取しておいた前壁骨をトリミングして骨欠損部にあてがい，剝離しておいた粘膜弁で被覆する．この際，上顎洞粘膜の一部が眼窩内に引き込まれないように留意する（図IB-4）．

❺整復した眼窩底を抗菌薬を含んだ軟膏ガーゼでしっかり圧迫する．このガーゼはすべて下鼻道の対孔から引き抜けるように一端を鼻内に出しておく．この時点で一度牽引試験を行い，眼球運動障害が解除されていることを確認する（図IB-5）．

また，上顎洞前壁骨の切除範囲が小さく，内視鏡併用で眼窩内容の整復を行った場合には，バルーンカテーテルでの固定も可能である．

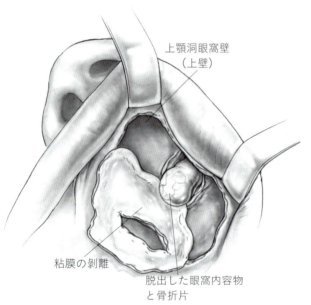

図IB-2

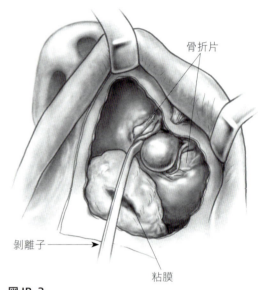

図IB-3

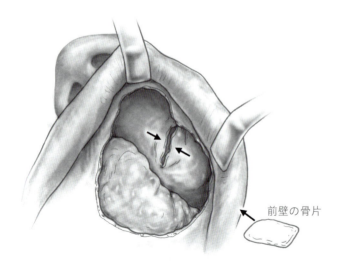

図IB-4

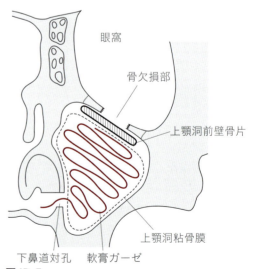

図IB-5

II. 経下眼瞼法（左眼窩底骨折）

❶ 下眼瞼の睫毛部より 2 mm ほど下方で瞼縁に沿って水平に走り，外眼角部では皮膚の剥離がしやすいように 45 度下方に 1 cm 程度延びる皮膚切開線をデザインする．

❷ 下眼瞼の皮膚直下に 25 万倍希釈ボスミン加生食液を注射して，下眼瞼の薄い皮膚を眼輪筋から浮き上がらせる．次に皮膚切開をおき，下眼瞼皮膚を眼輪筋の直上で剥離し，眼窩下縁のレベルまで達する（図 II-1）．

❸ 眼窩下縁のレベルで眼輪筋の走行に沿って筋肉を分け，眼窩下縁骨を広く露出する．眼窩下縁骨膜に沿って 11 番のメスを用いて骨膜を切開し，骨膜剥離子を用いて眼窩縁骨さらに眼窩底骨を剥離，露出する．眼球保護器を用いて眼窩骨膜を挙上しながら，眼窩底骨の剥離を外側から内側まで幅広く，徐々に進めると眼窩下神経の周囲に骨折線を発見できる．この部分で眼窩骨膜が破れ，眼窩内容物が上顎洞内に陥入しているのがわかる．ここで牽引試験を行うと眼窩内容物の動きを観察することができ，下直筋の位置を把握できる（図 II-2，図 II-3）．

❹ 脱出した眼窩内容物を愛護的に眼窩骨膜内に戻す．眼

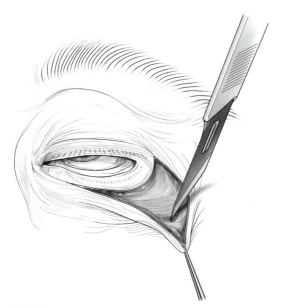

図 II-1

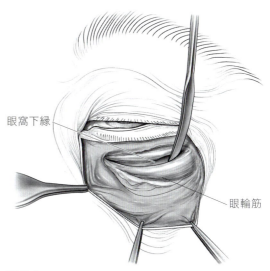

図 II-2

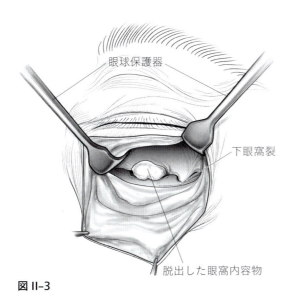

図 II-3

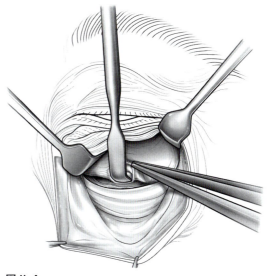

図 II-4

窩内容の整復のために骨片の除去や骨折部の一部拡大が必要なこともある．またこの際，上顎洞粘膜を眼窩内に引き込まないようにすることが重要であり，下直筋の走行や上顎洞粘膜の確認のためには，手術用顕微鏡が有用である（図Ⅱ-4）．

❺骨欠損部を補填する場合には，鼻中隔軟骨または上顎洞前壁骨を用いて，欠損部に敷き入れる．骨欠損が大きな場合には腸骨を採取し，これを電動鋸とエアードリルを用いて薄い板状に細工して用いることもある．チタンメッシュやシリコン板も用いられているが，のちに感染の原因になることがある．

❻眼窩内の出血がないことを確認して，眼窩骨膜を元に戻す．眼輪筋からの出血を十分に凝固止血して，皮膚切開部を6-0ナイロン糸を用いて一層で縫合する．皮膚の厚い外眼角部より下方に向かう皮膚切開創は2～3針皮下縫合も加える．下眼瞼縁の縫合糸は，5～7日後に抜糸し，外眼角部より下方の縫合糸は，7～10日後に抜糸する．

術後管理

経上顎洞法でアプローチした場合の軟膏ガーゼの抜去は術後1～2週間後とし，患側眼窩への圧迫および強く鼻をかむことを1か月は禁止とする．

眼球運動の再評価を眼科に依頼する．

手術のポイント

- 骨折の範囲，骨片の変位と眼窩内容物の脱出の程度の正確な術前評価
- 上顎洞粘膜の丁寧な剝離操作と再建に足る十分な大きさの上顎洞前壁骨の採取
- 脱出した眼窩内容物を眼窩内へ確実に戻すことと下直筋の絞扼の完全な解除
- バルーンでの固定は簡便であるが，上顎洞前壁が大きく開けてある場合には，固定が不十分となることが多く，軟膏ガーゼによる圧迫が確実である
- 骨折部の固定がバルーンのみで可能であった場合には，手術室から病室に戻る際にCTを撮り，バルーンのズレや過矯正・不足がないかを確認する
- trapdoor typeに対する迅速な判断と緊急の手術対応
- 眼科医の協力
- 確実に対応できる手術アプローチの習得

手術のピットフォール

- trapdoor typeの線状骨折は，CT画像所見での異常が軽微であるため経過観察としがちであるが，眼球の上転障害が著しく，嘔気を伴う痛みが存在する場合には下直筋の絞扼を疑い，迅速な手術適応への判断が必要となる
- 線状骨折の場合，眼窩骨膜の裂創が小さいわりに，眼窩内容の脱出物が大きな場合がある．このような場合には，内視鏡下の鼻内法では脱出物を完全に眼窩骨膜内に戻すことは不可能である
- 眼窩底骨折は内視鏡による鼻内法での整復も十分に可能な症例も多く存在する．しかし，術中に鼻内法だけでは整復が不十分だと判断した場合には，経上顎洞法もしくは経下眼瞼法に変更する冷静な判断力も必要である

（花澤豊行）

70 眼窩壁骨折
鼻内法

手術概念

　眼窩壁骨折は，傷害事件やスポーツ外傷などで外眼部に外力が加わり，眼窩内圧が急激に上昇して発生する疾患である．骨折部位により篩骨洞や上顎洞などに眼窩内容物が逸脱する．眼窩下壁に多く発生し，次いで内側壁に多いが，内側壁と下壁の混合骨折も少なくない．眼窩内容物が広範に吹き抜けるタイプ(blowout fracture)と，骨折部位に眼窩内容物が絞扼されるタイプ(trapdoor fracture)とがある．

　受傷により複視，眼球運動障害や眼球運動時痛などが生じる．また眼窩内容物の逸脱が顕著だと将来的に眼球陥凹が生じやすい．したがって眼窩壁骨折整復術の目的は，①骨折片と眼窩内容物との癒着や絞扼を完全に解離し，円滑な眼球運動を再獲得させることと，②逸脱した眼窩内容物を眼窩内へ戻し適切な位置に固定し，眼窩壁の位置を本来の位置にすることである．前者は機能の回復，後者は形態の再建である．

　鼻科領域手術に内視鏡が導入される以前は，眼窩壁骨折整復術はほとんど経眼窩的に行われていた．1980年代以降，副鼻腔炎に対する内視鏡下鼻内副鼻腔手術(endoscopic sinus surgery：ESS)が普及するに従い，眼窩壁骨折もESSの拡大適応の1つとして考えられ，鼻内法として選択されるようになった．当初は内側壁骨折がESSによる篩骨洞手術の延長として主な適応であったが，斜視鏡下の下壁骨折も次第に鼻内法の対象になった．

　鼻内法の利点は，術野が広く鉗子操作のワーキングスペースが大きいこと，様々な方向・角度より拡大明視下に骨折部位が観察されること，また骨折部位周辺粘膜の炎症病巣も同時に清掃できることである．一方で鼻内法の欠点は，眼窩内容物を眼窩内に戻した後の固定が難しいことである．特に下壁骨折では固定が不適切だと，術後に眼球陥凹となりかねない．

適応

　受傷後まずは眼瞼腫脹や副鼻腔粘膜浮腫に対してステロイドを投与し経過を観察するが，1～2週間程度の保存療法にて眼症状が軽快しない症例や，眼窩内容物の逸脱程度が強い症例は手術適応である．受傷後数か月以上経過した陳旧例であっても，眼球運動時の違和感などが症状のときには手術適応になる．ただしtrapdoor fractureで眼症状や眼科的所見が受傷直後より顕著な例では，できるだけ早期に手術を施行する．

　鼻内法と鼻外法(経眼窩法や経上顎洞法)のどちらを選択するかは，骨折のタイプや部位などで判断する．例えば，内側壁骨折はほぼ全例が鼻内法の適応であり，また下壁骨折では眼窩内容物が上顎洞膜様部側へ逸脱しているのか外側へ逸脱しているのか，また上顎洞膜様部より前方で眼窩内容物が逸脱しているのか後側で逸脱しているのか，などが判断基準になる．通常は，眼窩内容物が上顎洞膜様部に向かって後方で逸脱している症例が鼻内法のよい適応になる．あとは，術者の慣れも判断材料の1つとなる．

術前に注意すること

　術前には必ず眼科へコンサルトし，自発的眼球運動やtraction testにより眼球運動障害の有無を評価する．またHess赤緑試験では両眼視機能・複視の評価を行う．

　画像検査による病態の正確な把握も欠かせない(図1)．副鼻腔CTでは，骨折部位の位置や大きさ，骨折片と眼窩内容物との関係(絞扼の有無など)，また外眼筋の偏位などを確認する．受傷後に鼻をかんだ症例では，眼窩内に骨折部位から流入した空気を認める．trapdoor fractureでは，症状が著明なわりにCT上明らかな骨折を認めないことが少なくないので，注意が必要である．MRIを施行すると，外眼筋や脂肪組織の偏位など，眼窩内容物に関してはCTよりも鮮明に描出される．単純

X線検査（Caldwell法，Waters法）では，明らかな骨折は診断できるが，小さい骨折の診断は難しい．

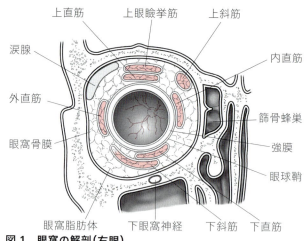

図1　眼窩の解剖（右眼）

手術の実際

I. 内側壁骨折に対する鼻内法

眼窩内側壁骨折では，眼窩内容物が眼窩紙様板を破り篩骨蜂巣の中に突出するので，もともと複雑な構造の篩骨蜂巣内に，眼窩紙様板と篩骨蜂巣両者の骨折片と眼窩内容物が，副鼻腔粘膜やそこからの出血，粘膜浮腫などと混在している．したがって，まずは眼窩内容物を内視鏡下に確認し，周囲の組織から分別することが必須になる．

A. 鼻内所見

まずは中鼻道を観察し，中鼻甲介，鉤状突起，篩骨胞，第3基板を確認する（図IA）．通常は眼球を押すとそれぞれの構造物が動くので，眼窩内容物がどの範囲で逸脱しているかがわかる．中鼻甲介が動けば，第3基板まで骨折が及んでいる．

B. 篩骨胞の除去，骨折部位と眼窩内容物の確認，骨片の除去

❶通常のESSでは篩骨洞手術は主に截除鉗子を用いるが，内側壁骨折では眼窩内容物を確認するまでは鋭匙鉗子や剝離子を多用する．鉤状突起および半月裂孔の外側は涙道であり，ここに眼窩内容物が逸脱することは少ないので，まず鉤状突起を切除し，次いで篩骨胞を前壁より少しずつ除去する．この際，蜂巣の骨壁を剝離子などで軽く穿破してから鋭匙鉗子で取り除いていく．また頻回に眼球を押して，眼窩内容物の存在位置を確認するとよい（図IB-1）．

❷篩骨蜂巣内に眼窩内容物が一部でも確認できたら，周囲の骨片を剝離子で眼窩内容物より分離し，鋭匙鉗子で引き抜くように除去していく．そのほうが，截除鉗

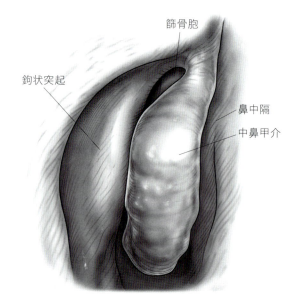

図IA　鼻内所見（右側）

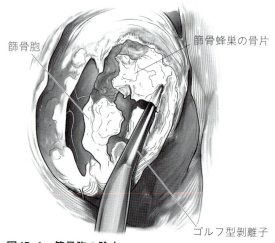

図IB-1　篩骨胞の除去

子で骨片を切除するよりも，眼窩内容物を誤って損傷するリスクが少ない（図IB-2）．

❸眼窩内容物が前後・上下方向に広く露呈するように，骨片を丁寧に順次取り除いていく．特に，眼窩内容物と癒着している骨片や，眼窩内容物を絞扼しているか食い込んでいるような骨片はしっかりと除去し，眼球運動が円滑になるようにする．途中，traction test（外眼筋の眼球付着部近傍を眼科鑷子で掴み抵抗の有無をみる）を行い，骨片，絞扼・癒着部の除去が十分かどうかを確認する．なお副鼻腔粘膜はできれば残しておいたほうが，術後の上皮化や固定のためによい（図IB-3）．

C. 眼窩内に押し戻して固定

❶骨片が除去できたら，眼窩内容物を1/8裂ガーゼや綿球などを用いて少しずつ眼窩内に押し戻す．後方と前上方は押し戻しにくいので注意が必要である．前上方がしっかり眼窩内に戻ったかどうかは，前頭洞自然口が斜視鏡下に観察できるかどうかでも判断できる（図IC-1）．

❷厚さ1.0 mmのシリコンプレートを逆U字型にして篩

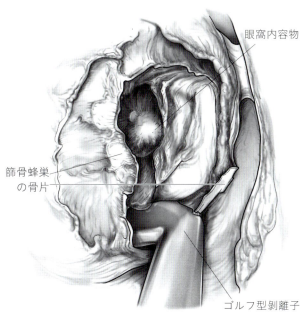

図IB-2 眼窩内容物の確認と骨片除去

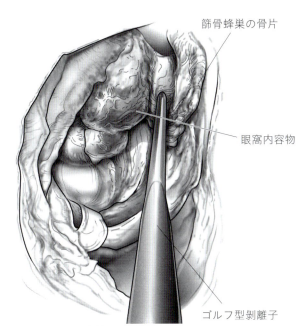

図IB-3 骨片と癒着除去

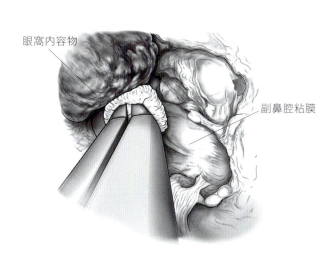

図IC-1 眼窩内容物の押し戻し

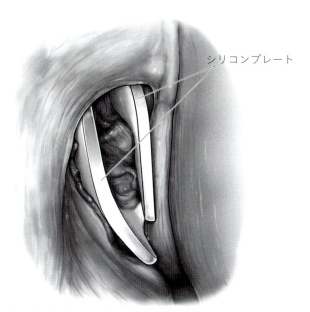

図IC-2 シリコンプレートで固定

骨洞内に挿入し，押し戻した眼窩内容物に外側方向の力を加え，さらにシリコンプレートのループの中にガーゼを詰めて固定とする（図IC-2）．

II. 下壁骨折に対する鼻内法

A. 骨折部位，眼窩内容物の確認

下壁骨折では眼窩内容物が上顎洞内に突出する．上顎洞は単一空洞のため，上顎洞膜様部を開放して斜視鏡で洞内を観察すれば，骨折部位は容易に確認できる．特に広範な下壁骨折では，眼窩内容物が眼窩下壁の骨折片とその表面の上顎洞粘膜とともに判別される．ただしtrapdoor fractureは上顎洞内への突出が小さく，また骨折片が元の位置に戻ってしまっており，上顎洞粘膜の浮腫にしか見えないこともある（図IIA）．

B. 骨折片の除去，絞扼・癒着の切離

斜視鏡下に骨折部の内側辺縁が観察できたら，次に上顎洞粘膜および下壁骨を眼窩骨膜より剥離していく．癒着があれば切離し，眼窩内容物を露出する．骨折部の外周（眼窩内容物が上顎洞に突出している部分の辺縁）がくまなく確認できるようにする．骨折片はこの時点では上顎洞粘膜に被覆されているので，眼窩底再建を念頭におき，できるだけ骨と粘膜とは剥がさないようにする（図IIB）．

一方，trapdoor fractureでは，骨折片の辺縁がわかりにくいことが少なくない．この場合，上顎洞粘膜を骨折片から剥離し骨面を露呈すると辺縁がわかりやすい．またtrapdoor fractureでは骨折片の辺縁を少し切除して眼窩内容を押し戻す際の間口を広げるほうがよい．

C. 眼窩内に押し戻して固定

❶骨折部位の辺縁が確認できたら，眼窩内容物を少しずつ眼窩内へと押し戻していく．多くの症例では，眼窩内容物は骨折部位の辺縁よりも広く溢れ出ており，さらに重力に従って下方へ突出しているので，しっかりと眼窩内に押し戻す操作は容易でない．乾綿球やガーゼなどを介して眼窩内容物をできるだけ鈍的で広い面で触りながら押し戻すとよい（図IIC-1）．

❷眼窩内容物がすべて眼窩内へ戻せたら，厚さ1 mmのシリコンプレートを間に挟み，尿道バルーンカテーテルで上方に持ち上げ固定する．バルーンカテーテルは，膜様部よりも下鼻道対孔から挿入すると固定しやすい．また，持ち上げすぎないようにする．通常は15〜20 mLの生理食塩液でバルーンカテーテルを膨ら

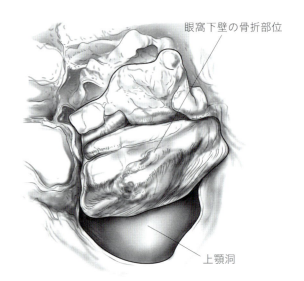

図IIA　斜視鏡でみた左上顎洞所見

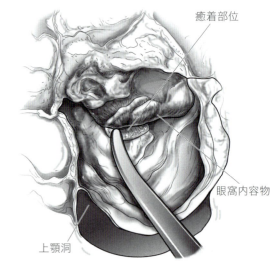

図IIB　絞扼癒着の解離

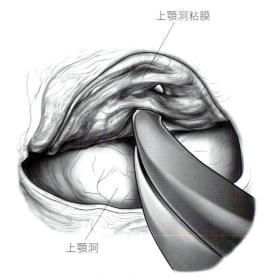

図IIC-1　眼窩内容物の押し戻し

ませれば十分固定になる(図IIC-2).

下壁骨折に対する鼻内法のシェーマを，図2に示した.

術後管理

手術後は，術中の鉗子操作，特に眼窩内容物を直接触ったことによる眼窩内の浮腫腫脹を軽減させるため，ステロイドを数日間全身投与する．また固定資材の留置による感染を考えるなら，抗菌薬の投与も必要となる．疼痛に対しては鎮痛薬を適宜使用する．患者には，術後1週間程度はできるだけ安静に努めるよう指示する．

内側壁骨折の整復固定に用いるパッキング資材は術後1週間で，またシリコンプレートは術後2週間を目安に抜去する．一方，下壁骨折の整復固定に用いるバルーンカテーテルとシリコンプレートは，術後1週間で抜去する．

固定資材を抜去したら，あとは患者に毎日の眼球運動を勧める．

経過・予後

内側壁骨折では，ほとんどの症例で術後に眼症状の改善がみられる．下壁骨折では，約80％の症例で複視や眼球運動障害が治癒し，15％の症例で（上方視時の複視などが多少残存したが）症状はほぼ改善する．一方，5％の症例では眼症状が改善せず，特にtrapdoor fractureでは術後経過はしばしば不良である．眼窩内容物が，骨折片による絞扼により循環障害（虚血）や挫滅などをきたし，外眼筋やその周囲に非可逆的な変化が生じたためと考えられている．

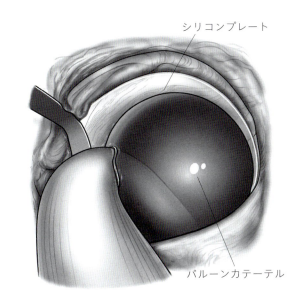

図IIC-2　固定

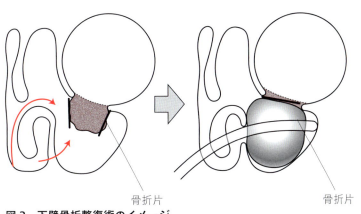

図2　下壁骨折整復術のイメージ

手術のポイント

- 骨折により眼窩内容物と骨折片との間に生じた癒着を切離する
- 眼窩内容物が骨折片で絞扼されているときは，骨折片周囲の骨を少し切除して間口を広げる
- 眼窩内容物が周囲の骨折片や癒着から完全に乖離できたかどうかは，traction test を行い判断する
- 眼窩内容物周囲の骨膜はできるだけ愛護的に扱い，2次的な眼窩損傷を作らないよう注意する
- 整復後には必ず固定資材を用いて眼窩内容物が副鼻腔側に突出しないよう，再圧縮するとよい
- 下壁骨折の整復で，上顎洞膜様部経由では操作が難しいときは，下鼻道対孔より鉗子を挿入するか，あるいは modified medial maxillectomy を行うとよい

手術のピットフォール

- 骨折片による絞扼・癒着から眼窩内容物を乖離する処置（絞扼部の開大，癒着の切離）が不十分だと，術後に眼症状が残存しやすい．一方，眼窩内容物の固定が不適切だと術後長期経過した際に眼球陥凹が生じるリスクがある
- 眼窩内容物を骨折片から剥離する際，眼窩骨膜を損傷すると眼窩内脂肪が副鼻腔側に逸脱し手術操作しにくくなる．術前からすでに眼窩内脂肪が逸脱している例でも，眼窩骨膜損傷部位を広げないよう丁寧な剥離操作が求められる
- 下壁骨折では，眼窩下神経溝の周囲で骨折が生じることが多く，術野の近傍を眼窩下神経が走行しているので，骨折片の剥離操作中などに誤って神経を損傷しないよう注意する
- 外眼筋が骨折部に絞扼されていたり引っ張られ偏位している例では，骨折片の剥離操作時に誤って外眼筋自体を損傷しないよう十分な操作が必要である．術野の出血をガーゼで頻回に拭き取り，良好な内視鏡視野を保つことを心がける

（鴻　信義）

71 鼻骨骨折

手術概念

鼻骨は，前頭骨，上顎骨前頭突起と接しており，上2/3は篩骨正中板，下1/3は薄くなり鼻中隔軟骨によって支えられている（図1）．外鼻の正面からの外力が加わった場合，鼻骨は横骨折を起こし，これを支える鼻中隔も損傷して骨，軟骨の骨折，血腫，粘膜裂創を生ずる．外鼻の側面からの外力が加わった場合，鼻骨，鼻中隔の縦骨折を生じやすい．加わった外力の方向によって骨折様式も多様なので，骨折時の状況を参考にして整復手術の内容を想定，準備する必要がある．受傷からの経過時間は，非観血的整復手術の可能性が大きく変化する因子となるので，以下に示すごとく特に重要である．

適応

初診時の顔貌をもとに鼻骨骨折の評価をすることは，受傷直後は顔貌，特に鼻根部の腫脹や開放創の有無などの違いにより難しいことがある．しかし，Waters法や鼻骨側面撮影法などの単純X線検査，（軸位）CT，さらに触診によってほぼ正確に評価することが可能である．軟部組織の腫脹がかなり強い場合には，それらが軽快する受傷後1週間前後に整復をするとの考え方もあるが，できるだけ受傷直後に整復することが望ましい．特に鼻中隔骨・軟骨の骨折を伴う場合には，創傷治癒機転における線維化が少しでも軽いうちに可及的速やかに整復することが望ましい．受傷後2週間を超えた場合，外来での非観血的整復が困難となり，手術室での観血整復術が必要となる可能性が高い．

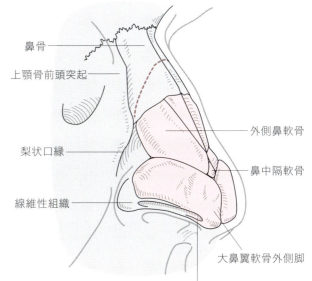

a：鼻骨およびその周囲の骨・軟骨

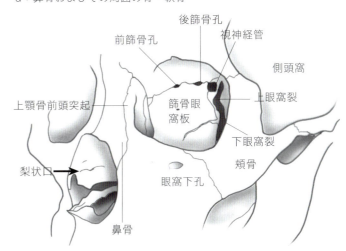

b：眼窩と周辺の骨

図1　鼻骨およびその周囲の骨・軟骨

術前に注意すること

周囲骨，軟骨構造との関係で，鼻骨骨折は，(a)鼻骨陥凹骨折，(b)open-book型骨折，(c)鼻骨鼻中隔複雑骨折の3つのタイプ(**図2**)に分類されており，(軸位)CTなどでタイプを確認することで，①整復時に力を加える方向，②整復後の固定方法の参考になる．

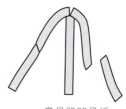
a 鼻骨陥凹骨折

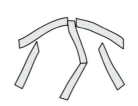 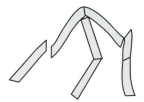
b open-book型骨折　　c 鼻骨鼻中隔複雑骨折

図2 鼻骨骨折のタイプ分類
〔沼田勉，他：鼻・副鼻腔の外傷・骨折．夜陣紘治（編）：21世紀耳鼻咽喉科領域の臨床12-鼻．p224，中山書店，2000より一部抜粋〕

手術の実際

A. 麻酔方法

❶末梢血管ルートを確保し細胞外液などによりルート維持をする．硫酸アトロピン(0.5 mg)1アンプル，アタラックス®P(25 mg)1アンプルを確保ルートより静注する．

❷血管収縮薬と局所麻酔薬の鼻腔内への噴霧後，鼻汁や血液の吸引除去を行う．必要に応じて温生食で鼻腔洗浄を行う．血管収縮薬と局所麻酔薬を染み込ませたガーゼタンポンを15分間程度鼻内に留置する．

❸以上の麻酔でも整復の実施は可能であるが，さらに**図A**に示すごとく外鼻皮膚面への麻酔(各場所1〜2 mL)を加えることにより，眼窩下神経関連部位が麻酔されより円滑な操作が可能となる．

B. 整復，固定方法

❶ガーゼタンポン留置の間に，患者の頭側に立って両手で両側(患者，健側とも)を触診し，骨折，陥凹の部位や程度を確認する．

❷確保されている末梢ルートからの抗菌薬の点滴静注を開始する．

❸鼻腔内のガーゼを抜去した後，Walsham鉗子にて変位，陥没した骨を掴み，元の位置に戻す(**図B-1**)．鼻中隔骨・軟骨の骨折を伴う場合には，Asche鉗子を用いて鼻骨，鼻中隔をともに挙上し整復する．うまく整復できたときには，手ごたえや「カチッ」という音でわかることが多い．

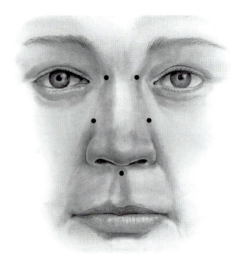

図A　外鼻錐体への局所麻酔
内眼角と正中線との間，梨状口縁の外上部へ1％キシロカインを用いる．鼻内へは両側の鼻限，鼻中隔前上部へ注射する．
・印は局所麻酔を行う場合の局麻液注射の部位．

❹ 整復後，再度，整復前と同様に注意深く触診にて確認する．繰り返し，X線検査やCT検査を行い評価することは必ずしも必要はない．
❺ 整復が確認できたのち，鼻腔内への軟膏ガーゼ挿入，留置による下支えや，シーネ（図B-2）を用いる．軟膏ガーゼの留置期間は1週間である．

術後管理

　非観血的整復手術終了後は，意識レベル，止血状況などを確認したのち帰宅可とする．できるだけ付添者がいることが望ましい．

　損傷原因となった外傷，整復手術による術後感染の可能性，さらには固定目的の軟膏ガーゼが鼻内に挿入されているため異物による感染の可能性があり，1週間程度は抗菌薬内服を処方する．

　疼痛軽減のための鎮痛薬を頓服で処方する．

　腫脹が強い場合などは，内服ステロイド薬を処方する場合がある．

　固定期間は1週間とし，外来処置として固定を解除する．それまでの間，さらなる打撲などがないよう注意を促し，危険性がある場合は休職や休学も勧める．

　受傷，固定部位を避けたシャワーなどの使用は一応可とする．

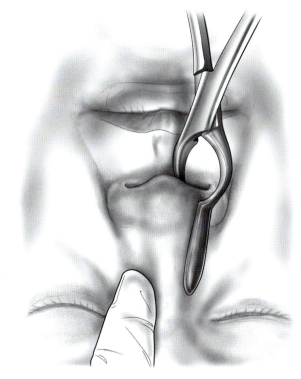

図B-1　Walsham鉗子を用いた整復手技
頭側に立って整復を行っている．

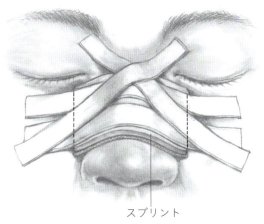

スプリント

図B-2　外鼻形成後の固定（スプリントと絆創膏を使用）

📎手術のポイント
- 剝離子や舌圧子を用いた整復術も可能ではあるが，それはあくまでもWalsham鉗子やAsche鉗子がない場合の臨時の処置である．筆者は両方で整復術を行ったことがあるが，鉗子を用いたほうがずっとやりやすい
- CT所見は重要でわかりやすく，これを十分参考にして力を加える方向を確認したのち，（右利きの場合）左手親指and/or人差し指を骨折（陥没）部に当てて注意深く触診しながら右手で鉗子を操作する．評価，確認の際，患者の頭側に立って両手で触診を行うと状況を把握しやすいことがある

❗手術のピットフォール
- 整復できたようでできておらず元の状態に戻ることがあるので，骨折部がきちっと整復されたときの手の感覚と音は重要である
- いったん整復できてもその後落ちたりずれたりすることもあるので固定は重要である

（松根彰志）

72 上顎骨・頬骨骨折

I. 頬骨骨折整復術

手術概念

頬骨は上顎洞の外上壁を形成する比較的厚い骨である．側頭突起，前頭突起，上顎突起により上顎骨，側頭骨，蝶形骨大翼，前頭骨と連結する（**図1**）．

頬骨骨折は頬骨弓骨折と頬骨体骨折に大別される．頬骨弓の単独骨折の場合は，骨片が内方に陥入し頬骨部が陥凹する．頬骨体骨折は周囲骨の骨折を伴う複合骨折のかたちをとることが多く，周囲の眼窩底や眼窩外側縁，上顎洞前壁，側壁，頬骨前頭縫合部，頬骨弓などの骨折を伴い頬部骨折とも呼ばれ，外力の加わる方向により，内方や後方などに転位し，三脚骨折（tripod fracture）とも呼ばれる．

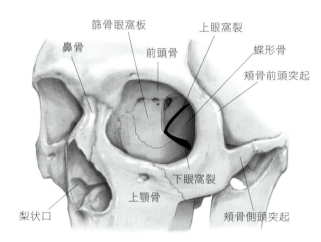

図1

適応

顔面の変形や骨折による機能障害が強い場合手術の対象となる．骨片の偏位が軽度で顔面の変形がほとんどなく，機能障害を認めない場合は，保存的に経過をみることも可能であるが，頬部の変形は，受傷直後は浮腫や血腫による腫脹により目立たないが，時間の経過とともに変形（平坦化）が明らかになってくることがあり，特に若年者では積極的に整復を試みる必要がある．

症状として開口障害や複視，眼球運動障害などの眼症状，眼窩下神経の障害に伴う頬部の知覚異常などがある．骨折に伴う障害（頬骨部の扁平化，陥凹があるもの，高度の開口障害，眼窩下壁骨折に伴う眼球運動障害，眼球陥凹など）があるものが手術の対象となる．

手術時期については，受傷後3週間を超えると，骨折片と周囲組織の癒着が高度となり，骨折部位での骨融合が生じるため整復が困難となるため，顔面の腫脹が改善後速やかに遅くとも3週間以内に整復術を行うべきである．

術前に注意すること

画像検査（X線やCTなど）で骨折の有無，骨折の部位および偏位の状態を確認する（**図2**）．特に，三次元CTは立体的評価ができ有用な検査である（**図3**）．

眼窩周囲に骨折を認める場合は，眼運動障害や視力障害など眼症状の有無をみるため眼科的精査が必要となる．眼窩底骨折（impure orbital blowout fracture）を認める例には，red-green test や traction test は病態を把握し手術適応を決めるうえで不可欠な検査である．

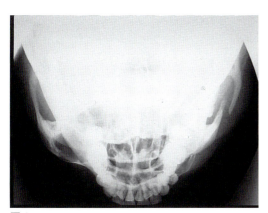

図2
左右の頬骨弓を比較すると左頬骨弓の骨折がよくわかる．

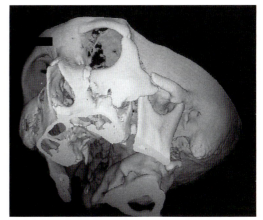

図3
3次元CTにおいては，頬骨弓骨折の程度，偏位の状態や上顎洞骨壁の状況もよく理解できる．

手術の実際

A．頬骨体骨折

1．骨折部位へのアプローチ法

骨折部位に到達するには大きく3つのルートがある（**図ⅠA-1，図ⅠA-2**）．第一のルートは口腔内の齦頬移行部のやや上方に粘膜切開を入れ，上顎洞の前方および側方から骨折部に到達する方法．第二のルートは眉毛外側部の頬骨前頭突起に沿って皮膚切開を行い，頬骨前頭突起部や側頭窩に到達する方法．第三のルートは下眼瞼切開にて上方から上顎洞前壁（頬骨上顎突起部），眼窩底に到達する方法である．骨折の部位，偏位の状況によりいくつかのアプローチ法を併用する．

2．骨折の整復，固定

❶骨折部位に到達したら，剝離子を用いて骨折部を骨膜とともに周囲組織から十分剝離しておく．剝離中に認めた破片状の小骨片は摘出しておく（眼窩底骨折を伴っている場合には眼窩底の骨欠損部の補塡に用いることができる）．

❷骨膜剝離子などを用い整復を行うが，徐々に力を加えて整復を試みる．整復するときに力を入れすぎると新たな骨折が生じてしまい固定が困難となることがある．

❸骨折片をワイヤーやミニプレートにより固定を行う

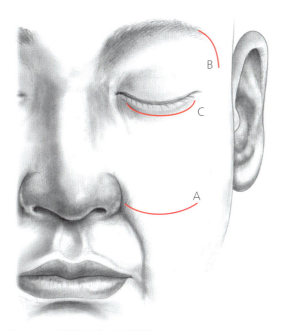

図ⅠA-1　頬骨骨折の切開部位
A　口腔内の齦頬移行部
B　眉毛外側
C　下眼瞼

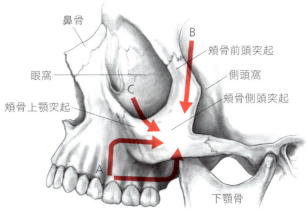

図ⅠA-2　頬骨骨折による骨体嵌入の整復ルート
A　口腔から上顎洞，側頭下窩
B　頬骨前頭突起から側頭窩
C　眼窩底から上顎骨，頬骨

が，より強固な固定を行うにはミニプレート（チタンプレート）による固定が望ましい（**図 IA-3**）．頬骨体骨折では，複数の骨折を伴っており，最低でも前頭頬骨突起部と上顎洞前壁の2点での固定が望ましい．

❹眼窩底骨折を伴い，眼窩内容物が上顎洞内に脱出している例に関しては，「眼窩壁骨折：鼻外法」（378頁）参照．

B. 頬骨弓骨折

頬骨弓単独骨折の場合は，整復は比較的容易である．経側頭法（Gilles法）が第一選択である．

❶側頭部毛髪線の後上方に約2cmの皮膚切開を行い，浅側頭筋を露出させる．

❷側頭筋膜に切開を加えて，筋膜下に骨膜剥離子を挿入し，骨膜剥離子を下方の頬骨弓部まで進める．

❸片方の手で頬骨弓骨折部を確認し，触診しながら，骨膜剥離子の先端を骨折部に当て挙上し，整復する（**図 IB**）．通常固定する必要はない．

陳旧例では，この方法で整復できないことがあり，その場合，顔面神経の走行に注意しながら，頬骨弓部に皮膚切開を加え，骨折部を露出し明視下に周囲組織と剥離整復したのちミニプレート（チタンプレート）を用いて固定する．顔面神経刺激装置を用いれば比較的安全に手術可能である．

術後管理

一般的な術創管理と同様，術後出血や感染に注意する．

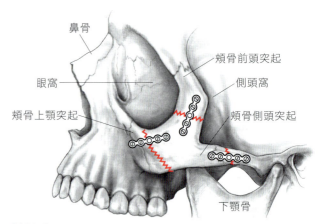

図 IA-3

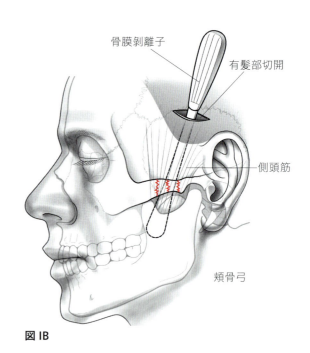

図 IB

> **手術のポイント**
> ・手術は周囲の腫脹が改善後速やか（遅くとも受傷後3週間以内）に行う
> ・機能障害（開口障害，眼球運動障害など）は整復術を行うことにより改善する
> ・顔面に皮膚切開を行うため顔面神経の走行には常に注意する
> ・骨折部位の周囲を十分剥離し，骨片をフリーにしないと整復が困難なことがある

> **手術のピットホール**
> ・顔面の変形は，受傷直後は目立たなくても時間の経過とともに明らかになってくることがあり，特に若年者では骨折が確認できれば積極的に整復術を行う

II. 上顎骨骨折整復術

手術概念

　上顎骨は体部と前頭突起，頬骨突起，口蓋突起，歯槽突起から成る．上顎骨骨折の分類にはLe Fort分類（**図4**）が広く用いられている．実際はいくつかが組み合わさった複雑骨折が多い．Le Fort I型は上顎横骨折ともいわれ，上顎歯列よりも上方で水平に骨折が生じる．歯槽突起，上顎洞の一部，口蓋骨や蝶形骨翼状突起の下部が分断される．Le Fort II型は上顎錐体骨折ともいわれ，骨折線は鼻骨や上顎骨前頭突起から涙骨，眼窩底，上顎洞前壁，側壁，翼状突起に及びpyramidal fractureとも呼ばれる．Le Fort III型は上顎上方の水平骨折で，頭蓋骨と顔面骨の離断が生じ，craniofacial disjunctionとも呼ばれる．鼻骨前頭縫合，上顎前頭縫合，頬骨前頭縫合，側頭前頭縫合が離断し，眼窩内にも骨折が生じる．髄液鼻漏を伴い，頭蓋内合併症を生じる頻度が高い．その他比較的軽度の骨折でLe Fort分類に準じない上顎洞前壁，側壁の骨折，眼窩底骨折（impure orbital blowout fracture）などがある．

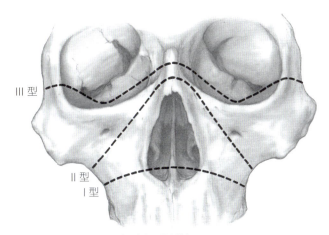

図4　Le Fort I～III型骨折と骨折線

適応

　顔面形態の異常，開口障害や咬合機能障害，眼球運動障害などの種々の機能障害が生じている場合に手術適応となるが，支配動脈である顎動脈などからの大量の出血や気道狭窄が生じていることがあり，治療は生命の予後を支配するもの，すなわち止血処置や気道の確保などが最優先され，生命の予後に対する見通しが立った時点で骨折の治療に手を加えるべきである．整復術の目的は，受傷前の咬合位への復帰，顔面形態の改善，局所感染の防御である．

術前に注意すること

　全身的には生命の予後が最重要視され，本格的な骨折に対する処置は遅れることになるが，やむを得ない場合が多い．気道狭窄の疑いがあれば，気管切開を行い，動脈性の大量出血があれば顎動脈や外頸動脈の結紮も考慮する．さらに髄液漏の有無を確認するとともに頭蓋内病変につき脳神経外科医との連携も必要となる．

　視診上，顔面の非対称，開口時の下顎の動きの他，上下歯列の不正咬合の有無を確認する必要があるが，下顎骨折がなければ咬合異常の発症は上顎骨骨折の有無の指標としてよい．骨折線に一致して圧痛や段差の形成，動揺を認めるため歯槽突起の可動性を含め顔面全体を十分に触診する．眼症状を伴う場合は眼科的精査が必要である．骨折の状況，偏位の正確な把握にはCTが不可欠な検査である．

　受傷後3週間を過ぎれば骨折部に骨癒合が生じてしまうため，整復術は全身状態が許せば，顔面の腫脹がある程度改善された時点で早期に行うのがよい．

　顎間固定用のシーネは術前に上下顎に装着しておくのがよいが，整復術を含めた全体のプランについて口腔外科医との連携が必要となる．

手術の実際

A. 骨折部位へのアプローチと上顎骨の授動

　骨折部位に到達するためには口腔前庭切開，下眼瞼切開，眉毛外側切開，冠状切開などを必要に応じ用いる．Le Fort I型骨折では口腔前庭切開，Le Fort II型とIII型では必要に応じ下眼瞼切開，眉毛外側切開，冠状切開を用いることが多い．切開後，骨膜下に丁寧に剥離を進め骨折部位を確認する．剥離中に認めた破片状の小骨片は摘出しておく．Loweの鉗子などを用い上顎骨体の授動を行う．

B. 骨折の整復と固定

　骨片を整復したのち，固定する必要があるが，チタン製のミニプレートやワイヤーを用いて固定する．Le Fort I型骨折では上顎骨前面を，Le Fort II型骨折では

上顎骨側面と眼窩下縁，鼻骨前頭縫合を，Le Fort Ⅲ型骨折では鼻骨前頭縫合と頬骨前頭縫合，頬骨弓などを固定する．キルシュナー鋼線を用い左右の上顎骨を固定する方法もある（図ⅡB-1）．咬合障害を認め骨折片が偏位している場合は，弧線副木を用いゴムバンドで牽引する顎間固定を行い受傷前の咬合位に整復したのちに，この上下顎複合体をより上位の顔面骨に固定することが必要である．眼窩下縁の骨や前頭骨頬骨突起などを利用してワイヤーを通し，口腔内の顎間固定した部位と連結させ固定する（図ⅡB-2〜図ⅡB-4）．

眼窩下縁の骨折を伴う impure orbital blowout fracture では，脱出した内容物を眼窩内に帰納したうえで自家骨などによる眼窩底の再建と上顎洞前壁のプレートによる固定を行う．

術後管理

一般的な術創管理と同様であるが，気道を確保したうえで，術後出血や局所の感染の他，頭蓋内合併症の発現に注意しながら術後管理を行う必要がある．

顎間固定は術後4〜6週間で固定バンドを外し，経過をみながら経口摂取を開始する．

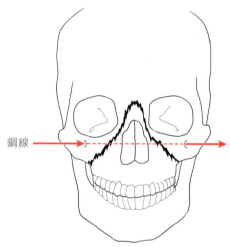

図ⅡB-1　上顎骨折の固定
キルシュナー鋼線を用い，左右の顎骨を貫通させて上顎の大骨片を固定する．

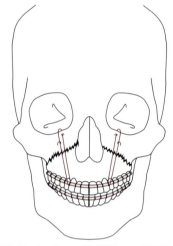

図ⅡB-2　Le Fort Ⅰ型骨折の一処置法
顎間固定をしておき眼窩下縁に穴を空けステンレス・ワイヤーで連結させ，固定する．

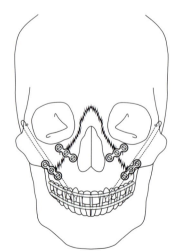

図ⅡB-3　Le Fort Ⅱ型骨折の一処置法
両側の頬骨前頭突起に小孔を空けワイヤーを通し顎間固定部と連結させ固定する．

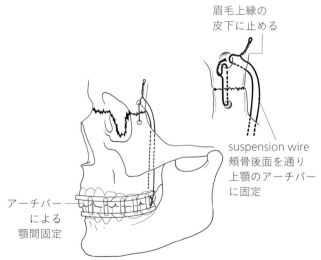

図ⅡB-4　craniofacial suspension の行い方
先に顎間固定をしておき，これを鋼線で引き上げる．前頭骨の頬骨突起を利用して固定する．
（田嶋定夫：頬部．標準形成外科学．p262，医学書院，1975より引用）

手術のポイント
- 治療目的は顔面形態の改善だけでなく咬合機能などの機能障害を改善させることである
- 術前に視診，触診，画像検査にて骨折部位および偏位の状況を正確に把握しておく
- 咬合機能の回復を優先する必要があるが，歯牙を正常咬合状態に戻すよう確実に整復し固定することが重要である
- 顎間固定用のシーネは術前に上下顎の歯牙に装着しておくのがよい

手術のピットホール
- 生命の予後が最優先されるが，顔面形態の改善，咬合障害などの機能障害の改善を得るためには，全身状態が改善すれば，骨折部に骨癒合が生じる前に速やかに手術を行う

（片岡真吾，川内秀之）

73 下顎骨折

手術概念

下顎骨は複雑な形態を有するために，外力に対して力学的弱点（オトガイ部，体部，関節突起など）をもち，同部に一致した骨折線が多い．直接的外力と介達力によって骨折が生じるため，骨折線が複数に及ぶことが多い．

下顎骨には多くの筋肉が付着しており，それらの作用によって，骨折線を境として骨片が種々の方向に転位するので，筋肉の作用方向を加味した固定法が必要である．

下顎骨折の第一の治療目的は咬合の獲得にある．咬合の再建にはμm単位の正確さが要求されるので骨片の固定だけではこの目的を達することができず，正しい咬合位置に上下歯牙を固定する顎間固定が必須である．

また歯牙に対する十分な配慮も必要である．

適応

A. 保存的治療（顎間固定）

原則として全例に適応があるが，以下の症例は観血的治療の適応となる．

B. 観血的治療

手術を行う場合にも主な固定は顎間固定であり，骨片の固定は補助的と考えるべきである．
1. 骨片の離解が大きいものや，over-ridingのあるもの
2. 骨折線が2か所以上のもの
3. 関節突起骨折を伴うもの
4. 開放骨折
5. 無歯顎例

C. 骨折部位に応じた治療法

下顎角〜正中部までは口腔内または下顎縁切開からアプローチするが，関節突起骨折の手術には耳前部切開が用いられる．本項では正中部の骨折について概述する．

術前に注意すること

歯牙や歯周の状態，カリエスの有無に注意する．

必要に応じて，咬合模型を採取し，正確な骨折部位や術前の咬合を把握する．

X線，CT，3D CT所見から，骨折線の部位・方向，骨片の転位方向を把握する．

麻酔は経鼻挿管で行い，延長チューブを付け，麻酔の蛇管が術野の妨げにならないようにする．

手術の実際

A. アーチバー装着

1. 術前にアーチバーを咬合模型の歯列に適合するように曲げて細工しておく．
2. 26Gのサージカルスチールを用いて装着する（図A）．
3. 各歯牙ともワイヤーは同一方向に捻る．ただし臼歯はこの限りではない．
4. 切歯から犬歯にかけてはサージカルスチールが舌側基底結節を越えて歯根側に固定されるように，エレバトリウムなどでガイドする必要がある．
5. 骨折線の存在するところはアーチバーを切断して，装着する．

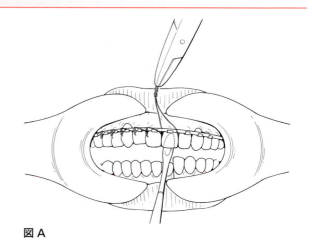

図A

B. 顎間固定

❶ 小ゴム輪を用いて上下のアーチバーを連結して顎間固定を行う．

❷ 正常な咬合が得られている場合は，ワイヤー固定を併用する（**図 B**）．

❸ 固定の期間は 3 週間ないし 4 週間とする．ミニプレートによる強固な固定が得られた場合には固定期間を短縮できる．

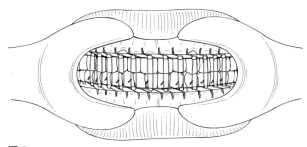

図 B

C. 皮膚切開

1. 口腔内切開

❶ 縫いしろを確保するために口腔前庭最深部よりやや唇側を切開する（**図 C**）．

❷ 小臼歯近くを切開するときは，オトガイ神経を損傷しないように注意する．

2. 下顎縁下切開

❶ 下顎角部の骨折の際，顔面神経下顎縁枝を傷つけないように下顎枝の 1.5 横指下で切開する．

❷ 神経刺激器を用いて広頸筋の裏側に存在する下顎縁枝を確認したうえで，骨折部にアプローチする．下顎縁枝は顔面動脈と交差する．

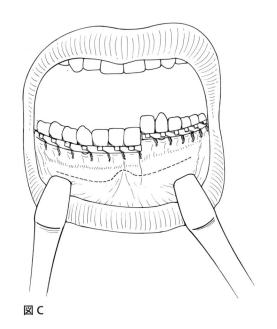

図 C

D. 骨折部へのアプローチ

❶ 骨膜を切開し，ラスパトリウムで骨膜および筋を剝離する．

❷ 骨折線より離れたところから剝離を行うと容易であるが，オトガイ神経を傷つけない注意が必要である（**図 D**）．

❸ 骨折線の間に挟まった肉芽組織を鋭匙を用いて丁寧に除去する．

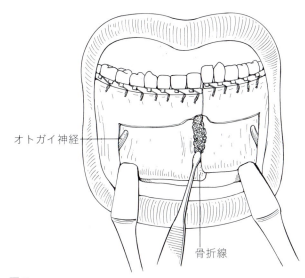

図 D

E. 骨固定

❶ 骨折線の両側の下顎骨を骨把持鉗子で授動したのち整復して，正常な咬合状態を再現，顎間固定を行う．
❷ ミニプレートを用いて骨折部の固定を行う．固定するビスの長さの穴をドリルで空け，ビスを回してミニプレートを固定する．
❸ 固定にあたっては，歯槽管や歯根の位置を念頭において，それらを傷つけないようにする（図 E）．
❹ 2 枚のミニプレートを用いて，異なった平面の 2 か所で固定すると，より強固な固定が得られる．
❺ 顎間固定中の上下歯牙の位置関係が狂わないように，注意深くミニプレートの固定を行う．

F. 創閉鎖

❶ 骨表面からの出血は最小限の骨蝋で止血し，筋肉からの出血はバイポーラを用いて十分に止血する（図 F）．
❷ 吸収糸を用いて口腔粘膜を縫合する．
❸ 縫合は 1 往復の連続縫合である．

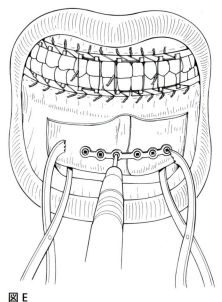

図 E

術後管理

緊急時に備えて，患者がワイヤーカッターで顎間固定を解除できるように，ベッドサイドに所持させて，よく説明しておく．
　顎間固定の固定位のチェックを毎日行う．ゴムの劣化やワイヤーの緩みがあればすぐに対処する．
　ウォーターピックを用いて，口腔内の清浄化に努める．
　必要なカロリーの流動食を与え，体重減少を生じないように注意する．

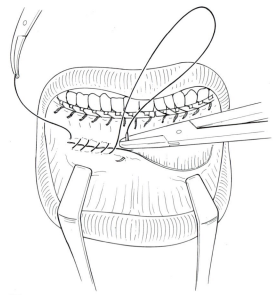

図 F

> **手術のポイント**
> ・アーチバー装着時に，切歯から犬歯にかけてはサージカルスチールが舌側基底結節を越えて固定されるように，エレバトリウムなどでガイドする
> ・口腔内切開を行う際，縫いしろを確保するために口腔前庭最深部よりやや唇側を切開する
> ・骨膜の剥離は骨折線から離れたところから行うと容易である

> **手術のピットフォール**
> ・アーチバー装着の際，ワイヤーを乱暴に扱って粘膜を傷つけない
> ・口腔内切開を行うときはオトガイ神経に，下顎縁下切開を行うときに顔面神経下顎縁枝に気をつけ，筋鉤の先に注意し，乱暴に引かない
> ・骨折線が下歯槽管に及んでいるとき，無理な整復操作を避ける
> ・ミニプレートの固定を行う際，歯槽管や歯根の損傷を避ける

（上田晃一）

74 内視鏡下鼻内頭蓋底手術

I. 脳髄膜瘤と髄膜瘤に対する内視鏡下頭蓋底再建術

手術概念

　鼻性髄液漏を発症し，漏孔部位（骨欠損部）より脳実質・髄膜が鼻腔・副鼻腔内に陥入している場合，脳髄膜瘤（meningoencephalocele）と呼び，脳実質が陥入していない場合，髄膜瘤（meningocele）と呼ばれる．鼻副鼻腔と頭蓋内の交通を意味し，髄膜炎，脳炎をはじめとする頭蓋内感染症を引き起こす可能性があり，早期の頭蓋底再建手術が望まれる．

適応

　鼻性髄液漏の場合，頭部外傷性鼻性髄液漏の急性期以外はすべて外科的閉鎖術の適応である．脳髄膜瘤と髄膜瘤に対しても診断がつき次第，可及的速やかに頭蓋底再建手術の適応である．

　前頭洞以外の鼻副鼻腔（篩骨洞，嗅裂，蝶形骨洞）は，内視鏡下鼻内頭蓋底再建術のよい適応である．前頭洞からの髄液漏の場合，その診断や外切開のサポートとしての鼻内手術は有効であるが，単独での閉鎖は手術操作が難しい．鼻内法単独で行う場合は，拡大前頭洞手術を行う．漏孔が大きいあるいは多発性である場合，頭部冠状切開（bicoronal incision）により帽状健膜被弁（galea flap）を硬膜に縫合する．漏孔が小さく前頭洞に限局している場合，鼻内法単独あるいは鼻内法と外切開法を併用する場合がある．侵襲度は多少大きいが，頭部冠状皮膚切開のほうが審美的にも視野的にも優れており推奨される．この場合，形成外科医あるいは脳神経外科医の協力が必要である．

術前に注意すること

　頭蓋内感染予防のため髄液移行性のよい広域スペクトラム抗菌薬（第3世代セフェム）を用いる．鼻かみは厳禁であることを十分に説明する．髄液漏量が多いときはかえって頭蓋内感染は起こりにくいが，自然閉鎖し髄液量が減ってきたときが，頭蓋内感染を起こしやすくなるため，熱型や炎症所見（白血球数，CRP，髄液検査）を参考にしながら厳重な経過観察が必要である．

手術の実際

　脳髄膜瘤あるいは髄膜瘤は切除し，骨欠損部を明らかにする．骨欠損部周囲の鼻副鼻腔粘膜を剝離し，骨を露出させる．通常欠損部位が大きい場合，頭蓋内側には1枚の筋膜を漏孔がないように敷き，フィブリン糊で固定する．欠損部位が小さければ，欠損部位をまたぐ形で，脂肪をダンベル型に挿入し，フィブリン糊で固定する．鼻副鼻腔側は筋膜をあてがい，できれば端を残存した局所鼻粘膜の下に挿入しフィブリン糊にて固定する．有茎粘膜弁あるいは遊離鼻粘膜の場合は，鼻粘膜と重ならないようにぴったり端を合わせる．いずれにしても多重閉鎖法（multi sealing technique）が行われる（図I）．

　本項では左側蝶形骨洞側窩より発症した脳髄膜瘤について述べる．

A. 蝶形骨洞内の開放

　通常の内視鏡下鼻内副鼻腔手術にて篩骨洞を開放後，蝶形骨洞を開放すると脳髄膜瘤と髄液の漏出を認める（図IA）．

B. 蝶形骨洞内中隔壁，鼻中隔後端を除去し，拡大蝶形骨洞手術を行う

　中鼻甲介，上鼻甲介は外側に変位させ温存し，蝶形骨洞自然口を大きく開放する．蝶形骨洞内中隔と鼻中隔後端の一部を鉗除し，左右の蝶形骨洞をつなげ拡大蝶形骨

洞手術とし，ワーキングスペースを稼ぐ(図IB)．

C. 蝶形骨洞側窩より陥入した脳髄膜瘤をバイポーラにて焼灼し切除，断端を返納する

70度斜視鏡にて左蝶形骨洞側窩外側縁に漏孔を認め，陥入した脳髄膜瘤をバイポーラにて焼灼しながら切除する．断端を曲げたゾンデにて返納している(図IC)．

D. 漏孔部位周囲の副鼻腔粘膜を剥離し，骨欠損部を明らかにする

漏孔部位周囲の副鼻腔粘膜を剥離し，骨欠損部を明らかにする(図ID)．術前の画像でも漏孔部位の大きさは大まかに予測できるが，骨欠損が複数ないか，画像では確認できない裂傷がないか確認する．

E. 頭蓋底再建(脂肪挿入)

大腿四頭筋部より採取した脂肪を，漏孔部位を中心としてダンベル型になるように一部頭蓋内まで挿入する(図IE)．硬膜内に脂肪を挿入する際，フロ栓式閉鎖術(bath-plug closure)もよい方法である．適量な脂肪に吸収糸(4-0バイクリル)を通しておいて，頭蓋内にいったん挿入し，糸を引っぱりフロ栓のように漏孔部位に固

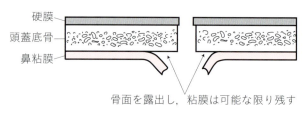
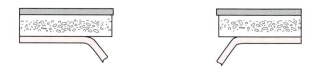
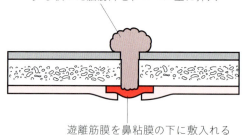
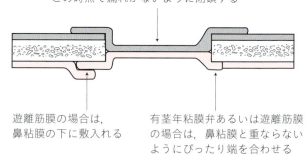

図I

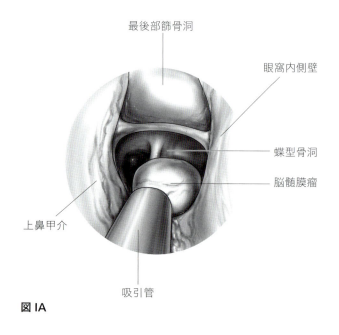

図IA

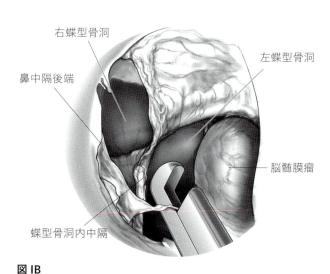

図IB

定する．髄液圧にて栓は閉まり，閉鎖することが可能である．いずれもフィブリン糊にて固定する．

F. 多重閉鎖術（筋膜を overlay）

大腿四頭筋部より採取した筋膜（可能であれば脂肪との境界膜を筋膜側に付けて）を適当な大きさにして overlay し，断端は局所副鼻腔粘膜下に挿入し，フィブリン糊にて固定する（図 IF）．抗菌薬を塗布したゼルフォーム®を1枚敷き，抗菌薬塗布したベスキチン®にて固定する．手術1週間後ベスキチン®を除去する．

術後管理

頭蓋内感染予防のため髄液移行性のよい広域スペクトラム抗菌薬（第3世代セフェム）を用いる．セミファーラー位によるベッド上安静により頭蓋内圧の低下と安定を図る．また場合により髄液持続ドレナージ（lumber drain）による頭蓋内圧の低下は閉鎖に有効であるが，鼻副鼻腔に感染があると陰圧により感染が頭蓋内に播種する可能性が高まり注意を要する．また鼻かみは厳禁であることを改めて説明する．

> **手術のポイント**
> ・漏孔の部位により難易度は異なる．篩骨洞や嗅裂の天蓋は比較的容易であるが，蝶形骨洞側窩や前頭洞上方は角度的に頭蓋内への操作は難しい．症例ごとに脳神経外科医や経験を十分積んだ施設への相談と協力を要請し，アプローチ法と閉鎖法を検討する

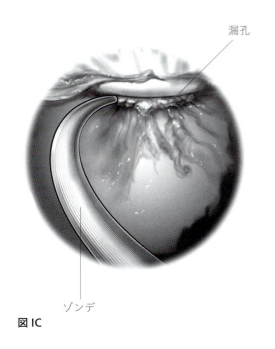

図 IC

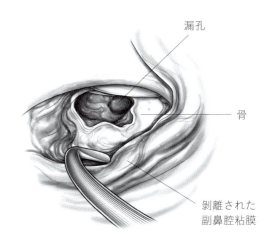

図 ID

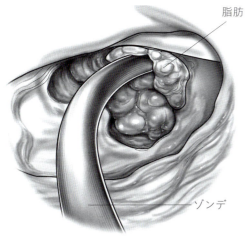

図 IE

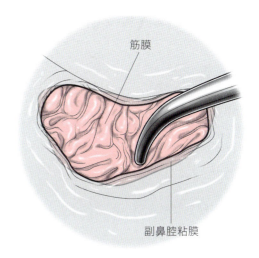

図 IF

II. 錐体尖部コレステリン肉芽腫に対する経蝶形骨洞法

手術概念

錐体尖部周囲には内耳，脳神経(II, III, IV, V, VI, VII, VIII)，内頸動脈，脳底動脈，海綿静脈洞，脳幹など危険部位が隣接しており，手術アプローチは困難である．錐体尖部コレステリン肉芽腫症は良性疾患であるが，発生部位の解剖学的特殊から放置すると発育進展し重篤な状態に陥る危険がある．本疾患の治療方針としては患者のQOLを低下させることなく，病変の進行を食い止め軽減することである．実際の手術では完全摘出は難しく，確実なドレナージが推奨される．

適応

聴力，内耳機能および顔面神経の保護を第一に考え，経迷路法，経迷路外法(経上半規管法，経蝸牛下法，経迷路下法)，経中頭蓋窩法，経蝶形骨洞法などの術式のなかから最適な治療計画をたてる．腫瘍の位置，大きさ，進展範囲，内耳・顔面神経機能はもちろん術式決定に重要である．具体的には聴力が残存していない症例には，内耳を犠牲にする経迷路法や経蝸牛法を検討する．聴力が残存している場合には，経迷路外法，経中頭蓋窩法，経蝶形骨洞法を検討する．特に経蝶形骨洞法が推奨される症例は，コレステリン肉芽腫が蝶形骨洞内まで突出している症例であり，比較的容易に開創が可能である．突出していなくても蝶形骨洞にほぼ接しており，同側の内頸動脈が角度的に手術操作の邪魔にならなければ手術適応と考える．CTやMRI画像にて，反対側前鼻孔中心点と内頸動脈隆起内側縁を結んだ線に対し肉芽腫内側壁とを結んだ線が内側に越えていればその適応と考える．その角度が大きいほどその適応は高まる．

手術の実際

左側錐体尖部コレステリン肉芽腫は蝶形骨洞とほぼ接しているが，右側前鼻孔中心点と左側内頸動脈隆起内側縁を結んだ線と肉芽腫内側壁とを結んだ線がほぼ同じで，適応としては限界と考えられた症例を提示する．

A. 有茎鼻中隔粘膜弁を用いた2 holes 1 cavity approach

鼻中隔粘膜弁の尖端は開創部に挿入するため，下垂体手術のときよりも幅を狭く作成するとよい．右鼻中隔粘膜弁を作成し，後鼻孔に温存する．左鼻中隔粘膜切開部を左前鼻孔に2針縫合し，両側鼻孔から鼻中隔正中部および蝶形骨洞に3 hands surgeryでアプローチしている(図IIA)．

B. 手術ナビゲーションや血管ドプラーによる内頸動脈の確認

実際の手術では手術ナビゲーションとドプラーを用い内頸動脈の位置を確かめながら，斜台を削開する(図IIB)．

C. 斜台後壁(後頭蓋窩前壁)までの削開

蝶形骨洞底の高さで斜台正中部を削開していき，斜台後壁の皮質骨は残す(図IIC)．ナビゲーションにて奥行を確認し，皮質骨を残した状態である．

D. コレステリン肉芽腫の開創と洗浄(45度斜視鏡)

斜台後壁皮質骨を破らないように，患側に削開を進める．途中手術ナビゲーションとドプラーを用い内頸動脈の位置を確かめながら，斜台を削開する．コレステリン肉芽腫の壁を穿破するツールとして，ドリルではなくシーカーやサクションキュレットなどの鉗子類のほうがよい(図IID)．

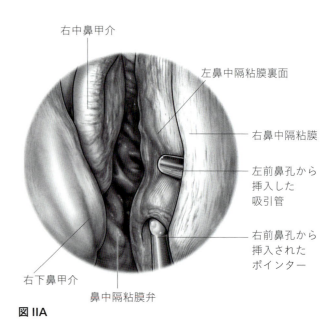

図IIA

E. 開創部位を拡大（45度斜視鏡）

肉芽腫壁が開放され内容物が確認できたら，内部を洗浄しさらにドリルで開創部位を拡げる（図IIE）．

F. 有茎鼻中隔粘膜弁の反転と蝶形骨洞局所粘膜によるドレナージ開放部位の被覆

十分な開放後には有茎鼻中隔粘膜弁をドレナージ開放部底面に敷くことが可能であり，粘膜線毛機能による自浄作用により落屑上皮を排泄する能力がある．また術中蝶形骨洞局所粘膜を上方に温存し，ドレナージ開放部位の上部に敷き入れることにより骨露出面がなくなり再閉鎖も起こしにくい（図IIF）．

術後管理

術中合併症が併発していない限り，通常の慢性副鼻腔炎に対する内視鏡下鼻内副鼻腔手術の術後治療と同じである．

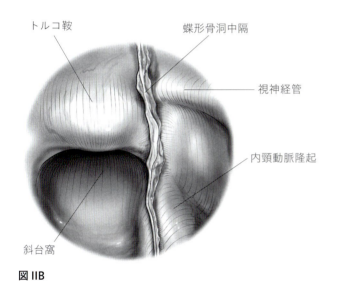

図IIB

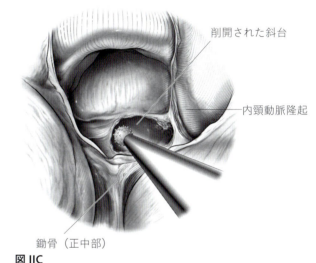

図IIC

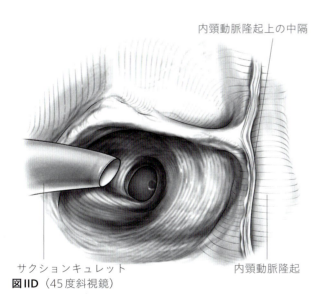

図IID（45度斜視鏡）

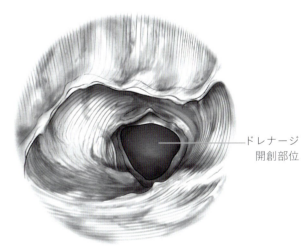

図IIE（45度斜視鏡）

手術のポイント

- 経鼻中隔的に蝶形骨洞底の高さで斜台正中部を削開していき，斜台後壁の皮質骨は残す．そこから皮質骨を破らないように患側に削開を進め，シーカーやサクションキュレットなどの鉗子・吸引で肉芽腫の壁を穿破する．途中，手術ナビゲーションあるいは血管ドプラーを用い内頸動脈の位置を確かめながら手術を進める
- 有茎鼻中隔粘膜弁と蝶形骨洞局所粘膜がドリルに巻き込まれないように配慮する．有茎鼻中隔粘膜弁は後鼻孔へ温存，蝶形骨洞局所粘膜は上方に反転し一時的にはフィブリン糊にて固定し温存しておくのも一法である

手術のピットフォール

- 未発達な小児例では，それぞれ蝶形骨，側頭骨，後頭骨との間は軟骨結合（蝶錐体軟骨結合，蝶後頭軟骨結合，錐体後頭軟骨結合）で骨化していない場合があり，これを越えて手術操作が必要な場合は注意を要する

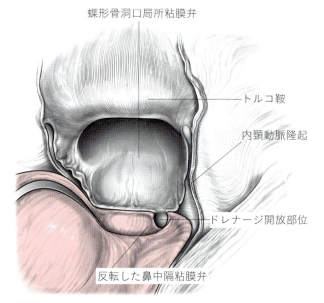

図 IIF

III. 斜台腫瘍（脊索腫）に対する内視鏡下頭蓋底手術

手術概念

斜台は蝶形骨洞と後頭蓋窩を境する骨部で，上部は蝶形骨，下部は後頭骨により構成される．表層は硬い皮質骨で内部は海綿骨であり，ドリルによる海綿骨(内部)の削開は比較的容易である．後頭蓋窩との境界である後壁皮質骨は比較的硬いためダイヤモンドバーによる削開で薄く温存できる．斜台へのアプローチで最も重要なことは，内頸動脈の損傷を避けながら骨削開し，ワーキングスペースと視野を確保しながら，腫瘍を全摘することである．骨からの静脈性出血は骨蝋にて容易に止血可能である．

適応

対象症例は脊索腫，転移性癌，下垂体腺腫進展例，神経鞘腫などである．

術前に注意すること

蝶形骨洞の発育，内頸動脈，視神経，三叉神経第II枝，翼突管の走行を CT, MRI などにて十分把握する．

手術の実際

斜台部へのアプローチは蝶形骨洞周辺疾患へのアプローチに準じて行えば対応可能である．鼻中隔粘膜弁を用いた 2 hole 1 cavity surgery は，斜台部疾患へのアプローチ法として最も有効な選択肢の 1 つである．鼻中隔粘膜弁は使用しない場合は最終的に元に戻してもよい．ここでは斜台，蝶形骨洞を中心に，後頭蓋窩，トルコ鞍，前頭蓋窩，後部篩骨洞に進展した巨大脊索腫に対する手術法について述べる．

A. 両側篩骨洞の開放（図は右側）

残された鼻甲介をなるべく温存するため，またワーキングスペースを稼ぐため，腫瘍前壁まで両側の篩骨洞，上顎洞，前頭洞を先に開放する．残存している上・中鼻

甲介を丁寧に外側に変位させ，中央のワーキングスペースを広くする（図IIIA）．

B. 2 hole 1 cavity surgeryにてアプローチし，鋤骨（正中部）を確認

有茎鼻中隔粘膜弁を作成し，2 hole 1 cavity surgeryにてアプローチしている．鋤骨（正中部）をナビゲーションにて確認している（図IIIB）．一番安全に腫瘍内に入るにはこの部位で穿破し，病理に提出する検体の採取を行い，まずは腫瘍の減量をする．

C. 腫瘍の摘出

内頸動脈や視神経，下垂体から最も離れた鋤骨の延長・蝶形骨洞底の中央部分から腫瘍を剝離している．鋤骨（正中底部）以外のランドマークはほとんど消失しているため，ナビゲーションにて奥行や左右を確かめながら切除を進める（図IIIC）．

D. 斜台後壁皮質骨

正中部が斜台後壁皮質骨に到達し，ナビゲーションにて奥行を確認している．骨が疎らに残り，そこに腫瘍が残存しているため，ダイヤモンドバーにて骨削開しつつ骨とともに腫瘍を切除していく（図IIID）．

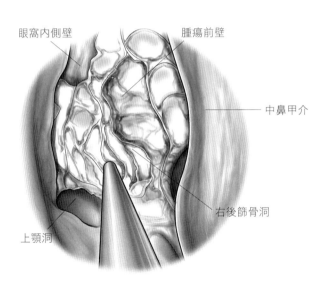

図IIIA

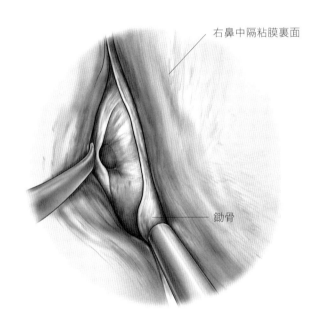

図IIIB

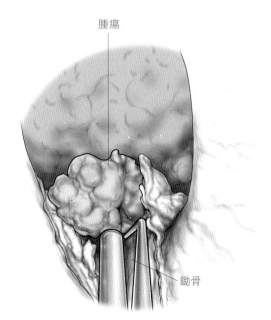

図IIIC

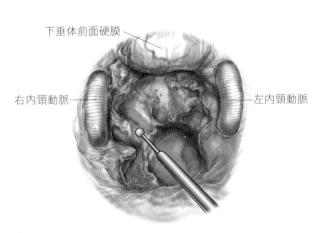

図IIID

E. 内頸動脈の確認

左内頸動脈をドプラーにて確認している(図IIIE).

F. 視神経の確認と左前床突起部切除

左前床突起が残されており，その後方の視神経をナビゲーションにて確認している．前床突起も可及的に剥離切除した(図IIIF).

G. 全摘出し終えた蝶形骨洞・斜台部

左右の内頸動脈，下垂体，後頭蓋窩の硬膜が露出している．本来蝶形骨洞内に隆起として確認できる部分の内頸動脈が露出している(図IIIG)．骨からの静脈性出血は骨蝋処置にて止血可能である．手術ナビゲーションにてすべての部位が限界壁を指し，残存腫瘍がないことを確かめている．全摘出されており，有茎鼻中隔粘膜弁を反転し，左右の内頸動脈，下垂体が覆われるように固定した．上方の皮弁が覆われない部位は筋膜にて覆い，断端は鼻中隔粘膜弁の下に敷くようにし，フィブリン糊にて固定した．

術後管理

術中合併症が併発していない限り，通常の慢性副鼻腔炎に対する内視鏡下鼻内副鼻腔手術の術後治療と同じである．

> **手術のポイント**
> ・経鼻中隔的に鋤骨(正中)を確認し，内頸動脈や視神経，下垂体から最も離れた鋤骨の延長・蝶形骨洞底の中央部分からアプローチし，いつも正中を意識しオリエンテーションを誤らないよう心がける

> **手術のピットフォール**
> ・未発達な小児例では，蝶形骨と後頭骨の接合部である蝶後頭軟骨結合が骨化しないまま境する．蝶形骨洞の発育が悪い症例は斜台が逆に厚い症例であり，CTによるこれらのバリエーションを把握する必要がある

(松脇由典)

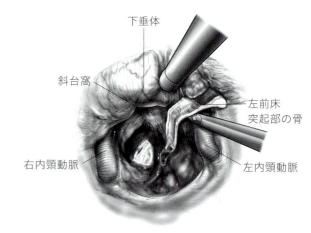

図IIIE

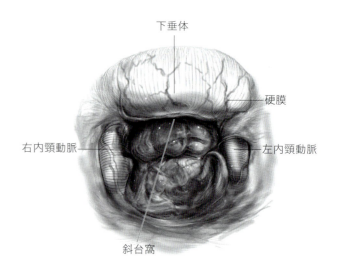

図IIIF

図IIIG

75 内視鏡下眼窩内手術

　副鼻腔は眼窩壁，特に内側壁および下壁と接しており，鼻副鼻腔疾患が眼窩内への波及あるいは眼窩内疾患から鼻副鼻腔への進展が認められる．最近では，このような場合に経鼻的に眼窩内への手術操作が可能になっている（図1）．経鼻的内視鏡下眼窩内手術は内視鏡下鼻内副鼻腔手術（endoscopic endonasal surgery：ESS）の拡大手術であり，頭蓋底手術同様にリスクの高い術式であり，鼻副鼻腔および眼窩内の局所解剖に精通した，内視鏡手術のベテラン医師が施行すべきである．

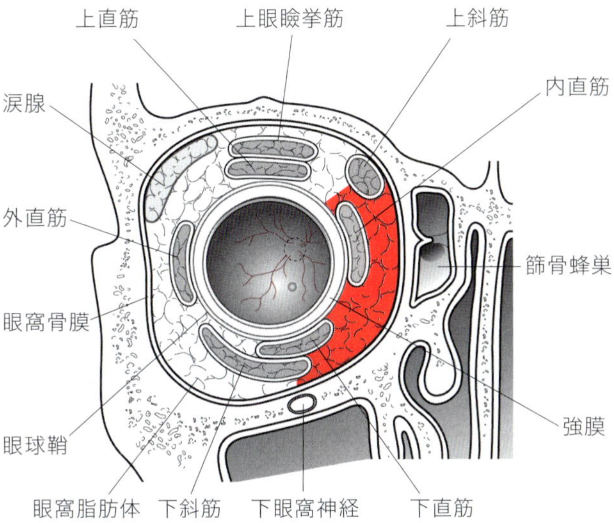

図1　眼窩の解剖（右眼）
■ 経鼻内視鏡的アプローチが可能な領域

適応

・急性副鼻腔炎による眼窩骨膜外および眼窩内膿瘍
・眼窩内腫瘍（海綿静脈血管腫およびその他の良性腫瘍，悪性腫瘍）

術前に注意すること

1. 眼窩膿瘍の場合には，CTおよびMRIにて眼窩骨膜内外の膿瘍の位置を確かめる．眼科医と相談して視力障害および眼球運動障害の状況を把握する．視力障害のある場合には，手術時期を早急にする必要がある．
2. 眼窩内腫瘍に対する場合には，腫瘍の位置が眼窩内側および下壁内側に位置している症例が経鼻的アプローチの適応になる．画像にて，腫瘍の境界の位置を把握する．また，腫瘍の位置で全摘できるのか，生検にとどめるかも考慮しておくべきである．
　眼窩腫瘍では海綿状血管腫の頻度が高いので，造影検査は重要である．
3. 眼窩骨膜外での手術操作では，術後の合併症（眼球運動障害など）の出現は少ない．しかし，眼窩骨膜内の手術操作を加える場合には，眼球運動筋の損傷を与え，術後の複視出現などを発症する可能性について，事前に患者に説明する必要がある．
4. ナビゲーションを準備する．

手術の実際

❶通常のESS同様に，篩骨蜂巣を開放する．前・後篩骨洞を可及的に単洞化し，眼窩紙様板の粘膜を除去し，骨壁を十分に露出する．また眼窩下壁まで操作する場合には，上顎洞膜様部を可及的に開放する．
❷患側が鼻中隔彎曲凸側の場合には，眼窩内操作をしやすくするために，鼻中隔矯正術を施行する．
❸前頭洞および蝶形骨洞の開放は眼窩内操作時に必要と考えられた場合に行う．
❹眼窩膿瘍では，前部副鼻腔の急性炎症による眼窩内への波及の場合が多い．まず，通常のESS同様に篩骨洞，前頭洞，上顎洞を開放し，洞内を処置する．続いて，眼窩紙様板の骨を除去する．眼窩骨膜外膿瘍の場

合には膿汁の流出が認められる．眼球を圧迫し，眼窩内の膿汁を十分に流出させる（**図2，3**）．このとき，膿汁の流出を認めない場合には，眼窩内膿瘍を考える．眼窩滑膜を切開し膿汁を確認し，眼球を圧迫して十分に膿汁を流出させる．

前頭洞炎による眼窩上膿瘍もあり，その場合には前頭洞口を十分に開放し，前頭洞内処置とともに眼窩内膿瘍を流出させる．

眼窩内を十分に生理食塩水で洗浄する．

❺眼窩腫瘍では，十分に眼窩紙様板の骨を除去する．腫瘍の位置が眼窩下方に位置する場合には，下壁の骨も除去する必要がある．

海綿状血管腫では眼窩滑膜を通して青く透けて観察されることが多い（**図4，図5**）．眼窩滑膜を切開して，

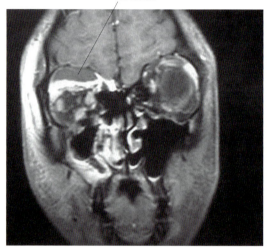

図2

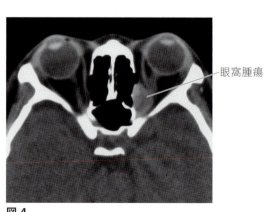

図4

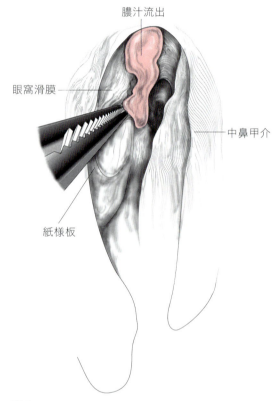

図3

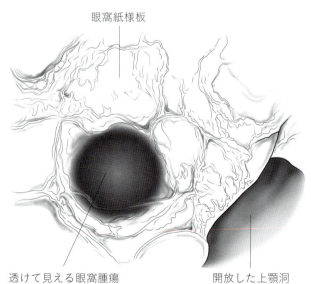

図5　70度斜視鏡下

腫瘍の被膜を十分に露出する．斜視鏡にて腫瘍を明視下にし，眼球を圧迫して腫瘍をできるだけ篩骨洞内に突出させる（**図6，図7**）．できるだけ出血しないように丁寧に剥離しながら摘出する．眼窩内脂肪が篩骨洞内に突出しすぎると，かえって視野を妨げ操作性を悪くさせる．また血管腫の壁を穿破すると出血に伴い操作性が悪くなり，内眼筋との位置が確認しにくくなる．

腫瘍が内直筋あるいは下直筋の篩骨洞側にある場合には，眼球運動筋を損傷せずに摘出しやすい．しかし，腫瘍が眼球と筋肉との間に位置する場合には，内直筋や下斜筋を避けて腫瘍を摘出しなくてはならない．この場合，何らかの筋肉の損傷をきたす可能性が高い．

❻術後に篩骨洞内に脂肪の突出が多い場合には，眼窩内に脂肪を押し入れ，逆U字のシリコンプレートを挿入する．術後のガーゼ挿入は，篩骨洞のみとし，通常より少なめに入れる．

術後管理

必ず患者の複視の有無を確認する．複視の疑いのある場合には，早期のステロイド点滴を追加する．必要なら眼科医と相談する．

> **手術のポイント**
> - CT，MRIにて，眼窩内病変の位置および大きさを確認する
> - 眼窩紙様板を大きく開放し，斜視鏡を多用する
> - 膿瘍の場合には，眼窩上方の位置でも経鼻的アプローチでドレナージ可能である．眼窩滑膜を露出しても膿汁の流出を認めない場合には，眼窩内膿瘍を考える
> - 腫瘍では内側および内下方の位置にある場合に，経鼻的アプローチのよい適応である．眼球を圧迫して病変をできるだけ篩骨洞内へ突出させ，眼窩内操作を少なくして摘出する．常に，眼球運動筋の損傷の可能性を考慮しなくてはいけない

（春名眞一）

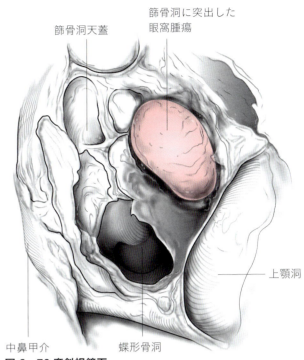

図6　70度斜視鏡下

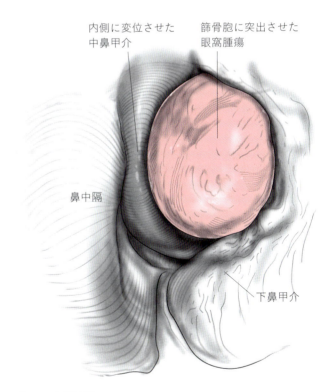

図7　直視鏡下

和文索引

主要な説明のある頁については太字で示した．

あ

アブミ骨　3
アブミ骨固着症　160
アブミ骨手術　160
　──，人工ピストンの使用　72
アブミ骨上部構造　4
　──欠如　62
アブミ骨底板固着　62
アブミ骨底板周囲の構造　8
アブミ骨底板の小開窓　163
アルゴンプラズマ凝固装置　268

い

イオントフォレーゼ　43

う

ウイルス性顔面神経麻痺　224
埋め込み型骨導補聴器挿入術　177

お

オトガイ部の挙上術　232
横稜　10

か

カウンターシンク・ドリルによる皿穴作成　179
下顎骨折　398
下顎の挙上術　232
下眼瞼形成術　227, 231
下鼓室　9
　──の開放　139
下垂体手術　338, 342
下鼻甲介切除術　277
下鼻甲介粘膜切除術　278
下鼻甲介粘膜レーザー焼灼術　277, 278
蝸牛下法　138, 139
蝸牛下蜂巣の削開　139
蝸牛神経　10
蝸牛水管　11
蝸牛水腫　200
蝸牛窓　7
蝸牛窓小窩膜　175
蝸牛内閉塞　192
蝸牛閉塞例に対する人工内耳手術　197
蝸電図　200
画像診断，耳科　12
画像診断，鼻副鼻腔　260
外耳道　3
外耳道入口部の拡大　115, 119
外耳道癌　152
外耳道奇形　14
外耳道形成術　34, 35
外耳道後壁再建術　120
外耳道後壁削除型鼓室形成術　88, 89, 117
外耳道後壁の削除　117
外耳道後壁保存型鼓室形成術　85, 86, 90
外耳道骨腫　39
外耳道再建(型)鼓室形成術　85
外耳道腫瘍　39
外耳道切開　126
外耳道軟骨　3
外耳道皮弁の作成　118
外耳道閉鎖症　34
外耳道保存(型)鼓室形成術　85, 87
外傷，側頭骨　19
外傷性視神経障害　371
外側半規管　9
外側半規管瘻孔　135
外リンパ瘻　172
顎関節開放　153
顎動脈の結紮　356, 358
滑車下神経ブロック　365
含歯性嚢胞の画像所見　335
眼窩　384
　──，前面　306
眼窩下孔　249
眼窩下壁骨折　386
眼窩下蜂巣　249
眼窩上蜂巣　261
眼窩底骨折　378
眼窩内側壁骨欠損　261
眼窩内側壁骨折　384
眼窩膿瘍　409
眼窩壁骨折　378, 383
眼球運動障害　321
眼瞼痙攣　234
眼神経　243
顔面形成術　227
顔面痙攣　234
顔面神経　8, 10
　──，側頭骨内　148, 222, 228
　──の切断　149
　──の走行　148
　──の同定　9, 213, 218, 224
　──の剝離　219
顔面神経移植術　228
顔面神経管の開放　149
顔面神経減荷手術　222
顔面神経鼓室部　5
顔面神経鞘腫　21, 147
顔面神経麻痺　147, 222, 227, 234
顔面神経麻痺後遺症の病的共同運動　234, 236
顔面神経モニタリング　209
顔裂嚢胞　335

き

キーゼルバッハ部位　242, 259
キヌタ・アブミ骨の離断　111, 144
キヌタ骨　3, 5
機能的 ESS　241
弓下動脈　10
急性鼻副鼻腔炎，CT　263
嗅神経　243
嗅裂ポリープ　291
頬骨　392
頬骨弓骨折　394
頬骨骨折整復術　392
頬骨体骨折　393
筋移行術　227
緊張部型真珠腫　85, 105

く

グリセロールテスト　200
グロムス腫瘍　143

け

経外耳道的内視鏡下耳科手術　125
経下眼瞼法，眼窩底骨折　381
経外耳道的上鼓室開放術　101
経上顎洞法，眼窩壁骨折　379
経中頭蓋窩法　138, **208**
経蝶形骨洞下垂体手術　342
経蝶形骨洞法　342, 404
経鼻内視鏡下頭蓋底手術　338
経迷路法　138, **141**, 208, **216**
頸静脈型グロムス腫瘍　145
頸静脈球　9
　──周辺の臨床解剖　11
血瘤腫，MRI　263

犬歯窩　249
犬歯窩骨弁作製　301
犬歯窩閉窓　300
牽引試験　379
瞼裂比　236

こ

コーンビーム CT　12
コレステリン肉芽腫　96, 110, 138
鼓索神経　9
鼓室　5
　── 周辺の構造　4
鼓室階の開窓　198, 199
鼓室型グロムス腫瘍　144
鼓室峡部　7
鼓室形成術
　──, canal wall down 法　110
　──, canal wall up 法　90
　──, cartilage tympanoplasty　105
　──, closed 法　90
　──, open method　110
　──, staged tympanoplasty method　96
　──, transcanal attiocotomy　101
　──, 鼓膜形成術　46, 50
　──, 術前の検査　22
　──, 小児　24
　──, チタン製人工耳小骨の使用　70
　──, 1 型　50
　── の術式　82
鼓室硬化症　90
鼓室骨　3
鼓室洞　9
　── 周囲の構造　7
鼓室乳突裂　3
鼓室部顔面神経　222
鼓室鱗裂　3
鼓膜　3
鼓膜換気チューブ　43
鼓膜換気チューブ挿入術　42
鼓膜換気チューブ留置術　44
鼓膜形成（術）　52, 99, 105, 115, 123, 129
　──, inlay 法　50
　──, underlay 法　54
　──, 接着法　46
鼓膜切開（術）　**42**, 44, 167
鼓膜麻酔　43, 49
口蓋粘膜の切開法　354
口角吊り上げ術　231
交感神経　243
好酸球性副鼻腔炎　274, 290, 298
　──, CT　262
岬角　7
後 S 状洞法　216
後下鼓室開放（術）　79, 224
後鼓室開放（術）
　　　79, 92, 98, 144, 154, 185, 190, 198
後篩骨洞　244
後篩骨動脈　242

後篩骨蜂巣の開放　302
後天性真珠腫　85
後頭下開頭法　216
後半規管型 BPPV に対する遮断術　203
後鼻神経切断術　281
後部篩骨洞手術　292
高位頸静脈球　9
高周波凝固装置　268
硬膜の剥離　140
鉤状突起　240, 244, 245, 322, 384
骨導端子の埋め込み　179
骨弁形成法　307
骨膜弁の作成　76, 91, 121

さ

サジ状突起　8
三脚骨折　392
三叉神経　243
三半規管の開放　141
残存聴力（活用）型人工内耳　186, 191

し

弛緩部型真珠腫　85, 101, 105
　── の内視鏡下手術　126
視神経管　261
視神経管（視束管）開放術　371
歯原性嚢胞　335
　── の上顎洞進展　337
歯性副鼻腔炎, CT　263
篩骨洞　244
篩骨洞乳頭腫　332
篩骨洞嚢胞　321, 324
篩骨動脈結紮術　360
篩骨胞　240
篩骨蜂巣の単洞化　293
篩骨漏斗　240
篩板低位　261
自家耳小骨　64
自律神経　243
耳介　3
耳介奇形　26
耳介挙上術　28, 35
耳介形成術　26
耳介軟骨の採取　107
耳管開放症　166
耳管上陥凹　5
耳管内チューブ（耳管ピン）挿入術　166
耳管ピン　166
耳硬化症　160
　── の画像診断　15
耳小骨　3
耳小骨奇形　14
耳小骨形成（術）　**64**, 95, 108
耳小骨再建　95
耳小骨再建法の分類　69
耳小骨連鎖再建（術）　**64**, 100, 123, 129
耳性髄液漏　132
耳内法皮膚切開　3

膝神経節　6
斜台　406
手術用ナビゲーションシステム　268
術後性上顎嚢胞　316
術中神経モニタリング　209
小耳症　26, 34
　── の分類　26
小児真珠腫に対する手術　89
小児の鼓室形成術　24
小児の人工内耳手術　189
小児の正常画像（耳）　12
上顎骨　395
上顎骨骨折整復術　395
上顎骨前頭突起　311
上顎神経　243
上顎洞　249
上顎洞癌, MRI　263
上顎洞手術　299
上顎洞前壁の開窓　300, 357
上顎洞乳頭腫　330
上顎部嚢胞の鑑別診断　336
上眼瞼挙上術　227
上鼓室　5
上鼓室開放（術）　78, 92, 101, 112
上鼓室削開術　85
上鼓室前骨板　5
上鼓室側壁の除去　102
神経移植　150, 227
神経吻合術　227
真菌性副鼻腔炎　263
真珠腫　81, 90, 96, 110, 135, 138
　──, 後天性　85
　──, 弛緩部型　85, 101, 105
　──, 小児　89
　──, 先天性　84
　── の画像診断　16
　── の除去　103
　── の進展度分類　83
　── の摘出　94, 112, 141
真珠腫上皮の剥離　129
真珠腫性中耳炎　81
人工アブミ骨　160
人工耳小骨　70
　── の挿入　164
人工内耳　182, 193
　──, 再手術例　193
　──, 小児　189
人工内耳埋込術後の手術部位感染　194
人工内耳手術
　──, 蝸牛閉塞例　197
　──, 中耳炎症例　196
人工内耳電極挿入　191
人工ピストン　72

す

水平部　222
垂直部　222
垂直稜　10, 219

錐体骨外側切除　152
錐体尖　138
錐体尖炎　138
錐体尖部コレステリン肉芽腫症　404
錐体尖部の開放　141
錐体隆起　8
髄液漏　132, 348
髄膜炎　197
髄膜瘤　401

せ

正円窓　7
静的顔面形成術　227
整復手技，Walsham 鉗子を用いた　391
脊索腫　406
截除鉗子　275
舌下神経-顔面神経吻合術　229
舌下神経吻合術　227
先天奇形　14
先天性アブミ骨硬化症　132
先天性後鼻孔閉鎖症　353
先天性耳瘻孔　31
先天性真珠腫　84
腺様嚢胞癌　152
線状骨折型眼窩底骨折　378
前鼓室開放術　79, 93
前篩骨洞　244
前篩骨洞手術　292
前篩骨動脈　242
前篩骨蜂巣の開放　303
前庭神経　11
前庭水腫　200
前庭窓　7
前庭窓小窩　8
前庭窓閉鎖　62
前頭洞　250, 306
　——の開窓　308
　——の開放　294, 297, 307
前頭洞根本手術　305
前頭洞充填術　310
前頭洞単洞化手術　289, **311**
前頭洞嚢胞　321, 322
　——の開放　323

そ

側頭筋移行術　230
側頭筋弁作成　183
側頭骨　3
　——内の顔面神経　148
　——の画像診断　12
側頭骨悪性腫瘍　152
側頭骨亜全摘　155
側頭骨外顔面神経移植術　228
側頭骨外傷の画像診断　19
側頭骨外側切除術　152
側頭骨内顔面神経移植術　228

た

多発血管炎性肉芽腫症　18
大耳介神経の移植　228
大錐体神経　6
第 2 膝部　9, 222
段階的鼓室形成術　87, 88

ち

チタン製人工耳小骨　70
チタン製人工ピストン　73
知覚神経　243
中鼓室　7
　——の開放　106
中耳
　——の換気　22
　——の含気スペース　5
　——の調圧生理　22
中耳炎　22
中耳炎症例に対する人工内耳手術　196
中耳癌　152
中耳奇形　60
中耳根本術　116
　——術後の再手術　121
中耳手術の歴史　81
中耳真珠腫　81, 90, 110, 135
　——の画像診断　16
中頭蓋窩底の露出　212
中頭蓋窩法　140
中鼻甲介　240
中鼻甲介基板　244
中鼻道　249
超音波切開凝固装置　268
調圧生理　22
蝶形骨洞　254, 261, 344
　——の開放　294, 297
　——へのアプローチ法　327, 338
蝶形骨洞乳頭腫　333
蝶形骨洞嚢胞　321, 324, 326
　——の CT 像　327
　——の進展方向　326
蝶口蓋動脈　242
　——の結紮　360
蝶篩陥凹　240
聴覚モニタリング　210
聴器悪性腫瘍　152
聴神経腫瘍　208, 216
聴神経腫瘍手術の歴史　208
聴性脳幹反応　210
聴保根治手術　81
陳旧性吹き抜け骨折　261

つ

ツチ骨柄　3
ツチ骨頭　5

て

デルマトームを用いた皮弁挙上　177

電気的聴性脳幹反応　199
電気誘発複合電位　199
電極の挿入，人工内耳　191

と

トルコ鞍　344
頭蓋底再建手術　401
頭部冠状切開　401
動的顔面形成術　227

な

内視鏡下眼窩内手術　409
内視鏡下経鼻的下垂体手術　338
内視鏡下中耳手術　125
内視鏡下蝶口蓋動脈結紮術　359
内視鏡下頭蓋底再建術　401
内視鏡下鼻内視神経管（視束管）開放術　371
内視鏡下鼻内頭蓋底手術　401
内視鏡下鼻内副鼻腔手術　289
内視鏡下鼻副鼻腔手術　318
内視鏡洗浄機器　273
内耳奇形　14, 191
内耳神経　10
内耳窓閉鎖術　172
内耳道　10
　——の骨削開　212
　——の同定　212
内耳道底の解剖　10
内反性乳頭腫，MRI　263
内リンパ水腫　200
内リンパ嚢開放術　200, 201
内リンパ嚢減荷術　201
軟骨板の作製　107
軟骨板の挿入　108

に

乳突腔充填術　85, 87, 120
乳突腔障害　120
乳突削開後の術式選択　23
乳突洞削開術　76
乳突削開（術）
　——，鼓室形成術　90, 112
　——，人工内耳（小児例）　190
　——，錐体尖病変　141
　——，側頭骨悪性腫瘍　154
　——，中耳根本手術　117
　——，中耳真珠腫　81
　——，聴神経腫瘍（経迷路法）　217
　——，内リンパ嚢開放術　200
　——，半規管遮断術　204
乳突削開術後の MR venography　19
乳突洞　9
乳突部顔面神経　222
乳突蜂巣　9, 22
乳突蜂巣削開（術）　92, 184
乳様突起削開術　36

ね

粘液囊胞　138
粘膜下下鼻甲介骨切除術　277, 279
粘膜下窓形成術　283, 286

の

脳髄膜瘤　401

は

ハイドロデブリッダー　272
バルーンカテーテル　271
パルパのフラップ　76
パワーパンチ　267
鼻茸切除術　274
鼻ポリープの切除　291
半規管遮断術　203
半規管水腫　200
半規管瘻孔　135
半月裂孔　240
半導体レーザー　268

ひ

ヒーリングキャップの装着　180
腓腹神経の移植　228
眉毛・上眼瞼挙上術　227, 230
鼻外前頭洞手術　305
鼻外法　319
鼻腔　239
鼻腔側壁骨の解剖　239
鼻腔側壁軟部組織の解剖　240
鼻骨骨折　389
鼻骨周囲の骨・軟骨　389
鼻出血　356
鼻唇溝吊り上げ術　231
鼻性髄液漏　401
　――閉鎖　348
鼻前庭囊胞　335, 336
鼻前頭陥凹　240
鼻泉門　249

鼻中隔　259
　――の動脈　242
鼻中隔矯正術　283
鼻中隔粘膜弁　351
鼻中隔彎曲　283
鼻副鼻腔乳頭腫　330
鼻副鼻腔の血管分布　242
鼻副鼻腔の神経分布　243
病的共同運動　151, 234

ふ

フロセミドテスト　200
フロセミド負荷前庭眼反射　200
フロセミド負荷前庭誘発筋電位　200
吹き抜け型眼窩底骨折　378
副交感神経　243
副鼻腔　239
副鼻腔自然口開窓術　289
副鼻腔単洞手術　289
副鼻腔囊胞　321

へ

閉鎖不全耳管　24
片側顔面痙攣　234
　――の術後評価　236
片側性前頭洞開放術　307

ほ

ボツリヌストキシン注射療法　234
ポジトロン断層撮影　12
傍神経節腫　143

ま

マイクロデブリッダー　266, 275
マクロライド少量長期投与療法　23
埋没耳　26
膜様部　249
末梢性顔面神経高度麻痺　222
慢性化膿性中耳炎　96, 110
慢性化膿性副鼻腔炎　274, 298

慢性穿孔性中耳炎　46, 54, 105
慢性鼻副鼻腔炎，CT　262

め

メニエール病　200
めまいに対する手術　200, 203
迷路下法　9, 138, 140
迷路摘出　217
迷路部　6
迷路部顔面神経　222

ゆ

癒着性中耳炎　90, 105
有茎鼻中隔粘膜弁　404
有茎鼻粘膜弁　351
誘発筋電位検査装置　210

よ

翼口蓋窩の露出　357

ら

卵円窓　7
卵円窓小窩　8
　――周囲の構造　7

り

リトル部位　259
リビニ切痕　3
裏面骨　201
両側性前頭洞開放術　309
良性発作性頭位めまい症　203

る

涙管チューブ挿入術　364
涙管チューブの留置　370
涙囊剝離　366
涙囊鼻腔吻合術　364, 368

ろ

肋軟骨移植術　26, 27

欧文索引

主要な説明のある頁については太字で示した．

A

ABR　210
agger nasi cell（ANC）　251
anterior blunting　3
anterior cells　251
anterior rerouting　146
anterior tympanotomy　79
Arnold 神経　3
auto-paralytic syndrome　233

B

balloon catheter　271
Bell 麻痺　222, 227
bicoronal incision　401
Bill's bar　10, 219
Bill's island　217
blue line　217
bone anchored hearing aid（BAHA）　177
BPPV　203

C

Caldwell-Luc 手術　299
canal wall down（CWD）法
　　　83, 90, **110**, 117
canal wall down tympanoplasty with
　　mastoidectomy　88
canal wall down tympanoplasty with
　　mastoidectomy and mastoid obliteration
　　　89
canal wall up（CWU）法　84, **90**, 112
canal wall up tympanoplasty with
　　mastoid obliteration　85, 87
canal wall up tympanoplasty with
　　mastoidectomy　85, 86
canine fossa　249
cartilage palisade technique　105
cartilage tympanoplasty　105
chordal crest　9
closed method　84, 85, **90**
closed septorhinoplasty　288
CO_2 レーザー　268
cochleostomy　191
cog　5
common cavity（CC）　14, 132, 191
conchal plate　240
Cope 分類, 蝶形骨洞の発育　256

craniofacial disjunction　395
CT, 耳科学　12
CT, 鼻科学　260
CWD 法　83, 90, **110**, 117
CWU 法　84, **90**, 112

D

DCR　364
Denker 手術　299
Donaldson's line　10
Draf Ⅱb　311, 312, 333
Draf Ⅲ　311, 314, 333

E

eABR　199
electric acoustic stimulation（EAS）
　　　186, 191
electrically evoked compound action
　　potential（ECAP）　199
endoscopic modified medial maxillectomy
　　（EMMM）　330
endoscopic sinus surgery（ESS）　241
ethmoidal infundibulum　240

F

face lift　232
facial recess　9
FDG-PET　12
fenestration 法　319
Fisch の分類, グロムス腫瘍　143
forced duction test　379
fossa incudis　3
frontal beak　311
frontal septal cell（FSC）　252
functional endoscopic sinus surgery
　　（FESS）　241

G

Gillies 法　394
Gillies-Andersen 変法　230
glomus jugulare tumor　143
glomus tympanicum tumor　143
gusher　15, 132

H

Haller's cell　249, 260
hemi-transfixion approach　288

Hess 赤緑試験　379, 383
Ho：YAG レーザー　268
horizontal crest　10
hydrodebrider　272
hypoglossal-facial anastomosis　229
hypoglossal-facial interpositional jump
　　graft　229

I

incomplete partition type-Ⅰ（IP-Ⅰ）　14
incomplete partition type-Ⅱ（IP-Ⅱ）　14
infra-orbital foramen　249
infracochlear approach　138, 139
infralabyrinthine approach　138, 140
inlay 法　50
inlay-underlay 法　53
International Frontal Sinus Anatomy
　　Classification（IFAC）　251
I-S joint の離断　111, 144, 154

J

Jahrsdoerfer の 10 段階評価法　34
JD score　34

K

Kiesselbach　242, 259
Killian 法　283, 286
Koerner's septum　9
KTP レーザー　268

L

lateral petrosectomy　152
Le Fort 分類, 上顎骨骨折　395
longitudinal flow　200

M

Macewen の三角　77, 91
mastoidectomy　36
meatal foramen　222
meatoplasty　119
medial cells　252
meningocele　401
meningoencephalocele　401
microdebrider　266
microfissure　174
middle cranial fossa approach　138, 140
middle fossa approach　216

modified radical mastoidectomy　81
MR venography　16
MRI，耳科学　12
MRI，鼻科学　260

N

nasofrontal beak　309
Nd：YAG レーザー　268
nerve anastomosis　227
nerve grafting　227
nerve integrity monitoring(NIM)システム　209
niche membrane　175
non-EP 拡散強調 MRI　16

O

OMC　241
OMU　241
Onodi cell　261
open method　83, 88, 117
open septorhinoplasty　288
operculum　202
ostiomeatal complex　241
ostiomeatal unit　241

P

Palva 弁（フラップ）　76, 91, 121
pars flaccida　3
partial stapedectomy　160, 164
PET　12
petrous apex　138
piecemeal resection　213
pink line　217, 224
planned staged tympanoplasty　87
ponticulus　9

posterior cells　252
posterior hypotympanotomy　98
posterior tympanotomy　9, 79, 92, 144, 154
powered punch　267
powered TEES　125
Prussak 腔　3
pyramidal fracture　395

R

radical mastoidectomy　116
Ramsay Hunt 症候群　222, 227
retrosigmoid 法　208, 216
Rivinus notch　3

S

Sennaroglu の分類，内耳奇形　14, 191
short process of incus　217
singular canal　11
staged tympanoplasty method　96
subarcuate artery　10
subfacial tympanotomy　9
subiculum　9
suboccipital approach　216
subtotal temporal bone resection　152
supine lateral　216
supra agger cell(SAC)　251
supra agger frontal cell(SAFC)　251
supra bulla cell(SBC)　252
supra bulla frontal cell(SBFC)　252
supra orbital ethmoid cell(SOEC)　252

T

total stapedectomy　160, 164
traction test　383, 385

trans-mastoid approach　148
transcanal approach(TCA)　85, 148
transcanal atticotomy　101
transcanal endoscopic ear surgery(TEES)　125
translabyrinthine approach　138, 141, 216
Trautmann の三角　77
tripod fracture　392
tympanic isthmus　7
tympanic sinus　9
tympanic sulcus　3
tympanomeatal flap　173
──の挙上　126
──の作成　57, 133, 139
tympanoplasty with atticotomy and canal reconstruction　85
tympanoplasty の術式　82

U

underlay 法　54

V

VEMP　200
vertical crest　10, 219
Vidian 神経切断術　281
VOR　200

W

Walsham 鉗子を用いた整復手技　391
Wegener 肉芽腫症　18